养血论

主审　王永炎　潘桂娟
主编　王　忠　黄亚博　申春悌

人民卫生出版社
·北　京·

图书在版编目（CIP）数据

养血论 / 王忠，黄亚博，申春悌主编. -- 北京 ：人民卫生出版社，2024. 10. -- ISBN 978-7-117-36456-0

Ⅰ. R212

中国国家版本馆 CIP 数据核字第 2024ZW6432 号

人卫智网	www.ipmph.com	医学教育、学术、考试、健康，购书智慧智能综合服务平台
人卫官网	www.pmph.com	人卫官方资讯发布平台

养　血　论

Yangxuelun

主　　编：王　忠　黄亚博　申春悌
出版发行：人民卫生出版社（中继线 010-59780011）
地　　址：北京市朝阳区潘家园南里 19 号
邮　　编：100021
E - mail：pmph @ pmph.com
购书热线：010-59787592　010-59787584　010-65264830
印　　刷：廊坊一二〇六印刷厂
经　　销：新华书店
开　　本：787 × 1092　1/16　　印张：19　　插页：4
字　　数：474 千字
版　　次：2024 年 10 月第 1 版
印　　次：2024 年 11 月第 1 次印刷
标准书号：ISBN 978-7-117-36456-0
定　　价：158.00 元

《养血论》编委会

主　　审　王永炎　中国中医科学院中医临床基础医学研究所

潘桂娟　中国中医科学院中医基础理论研究所

主　　编　王　忠　中国中医科学院中医临床基础医学研究所

黄亚博　江苏省中医药发展研究中心

申春悌　南京中医药大学常州附属医院

副 主 编　曾　莉　南京中医药大学

刘　骏　中国中医科学院中医临床基础医学研究所

朱方石　江苏省中医药研究院

王　旭　南京中医药大学

彭　锦　中国中医科学院中医临床基础医学研究所

冯广清　江苏省中医药发展研究中心

刘振权　北京中医药大学

常务编委　熊丽辉　长春中医药大学

杨力强　广西中医药大学

李　兵　中国中医科学院中药研究所

卞尧尧　南京中医药大学

李文林　南京中医药大学

陈　宁　江苏省中西医结合学会

编　　委（按姓氏笔画排序）

王　念　中国中医科学院中医临床基础医学研究所

王延涛　国家胶类中药工程技术研究中心

王利红　南京中医药大学张家港附属医院

王朋倩　中国中医科学院中药研究所

庄　鑫　南京中医药大学常州附属医院

刘海滨　国家胶类中药工程技术研究中心

汤轶波　北京中医药大学

安振涛　江苏省中医药研究院

孙　波　国家胶类中药工程技术研究中心

严展鹏　江苏省中医药研究院

杨丽丽　南京中医药大学

沈春锋　南京中医药大学常州附属医院

张　懿　南京中医药大学常州附属医院
赵　敏　南京中医药大学
顾建军　国家胶类中药工程技术研究中心
参编人员（按姓氏笔画排序）
万　娟　广西中医药大学
王　丽　南京中医药大学
王　茜　广西中医药大学
王帅强　北京中医药大学
王莞秋　南京中医药大学
王熠慧　南京中医药大学
朱澄漪　南京中医药大学张家港附属医院
刘　佳　北京中医药大学
刘　琼　中国中医科学院中医临床基础医学研究所
刘晓歌　南京中医药大学
苏克雷　江苏省中医药研究院
李正钧　南京中医药大学
李琳琳　南京中医药大学
吴亚姗　广西中医药大学
吴欣瑜　南京中医药大学
吴晓燕　南京中医药大学附属中西医结合医院
邱玲艳　南京中医药大学
沈真如　北京中医药大学
张　晶　长春中医药大学
张　擎　南京中医药大学
张新淼　中国中医科学院中医临床基础医学研究所
张曦元　长春中医药大学
陈妍锜　南京中医药大学
陈婉珍　南京中医药大学
邵长乐　南京中医药大学
赵　云　南京中医药大学
赵书彬　长春中医药大学
徐婷婷　江苏省中医药研究院
唐　田　北京中医药大学
理　文　南京中医药大学
黄子娟　广西中医药大学
黄钰萍　南京中医药大学
盛　沛　南京中医药大学
蒋春建　广西中医药大学
缪　佳　南京中医药大学

主编简介

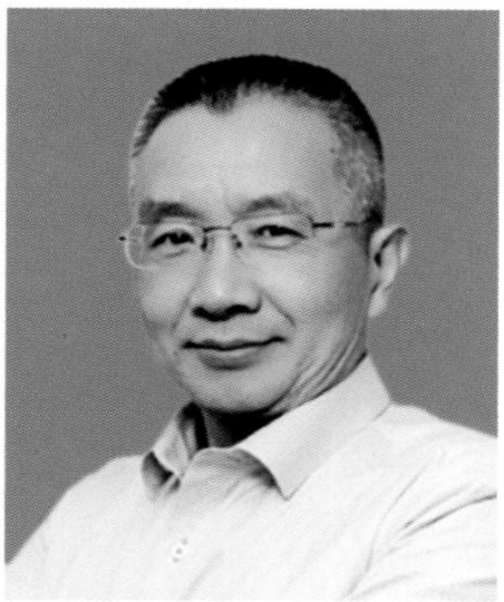

王　忠

研究员，博士研究生导师，现任中国中医科学院中医临床基础医学研究所副所长、中药临床药理学科带头人，中国药学会方剂组学专业委员会主任委员，中国民族医药协会健康文化工作委员会会长，世界中医药学会联合会临床研究数据监查与决策专业委员会会长，中国药理学会临床药理专业委员会常务委员；国家药品监督管理局中药新药审评专家，国家自然科学基金项目评审专家。先后承担和参与国家973计划、863计划项目，"十二五"国家科技支撑计划项目和"重大新药创制"科技重大专项及国家自然科学基金等多个项目。在*Trends in Molecular Medicine*、*Signal Transduction and Targeted Therapy*、*Drug Discovery Today*、*Journal of Clinical Pharmacology*等国内外期刊发表文章100余篇，被SCI收录文章80余篇。2011年在*Journal of Clincal Pharmacology*上提出了具有中国特色的创新学科——"方剂组学"(Fangjiomics)，系统分析了中药配伍的理论、方法以及可能指导未来组合治疗的巨大潜力，被*Nature*专刊引用。2012年和2013年先后在*Expert Opinion on Drug Discovery*和*Drug Discovery Today*上系统介绍创新学科"模块药理学"(Modular pharmacology)的新概念，全面地诠释药物与疾病间关系，当年即被*Pharmacology & Therapeutics*引用。2014年出版《医案学》。

主编简介

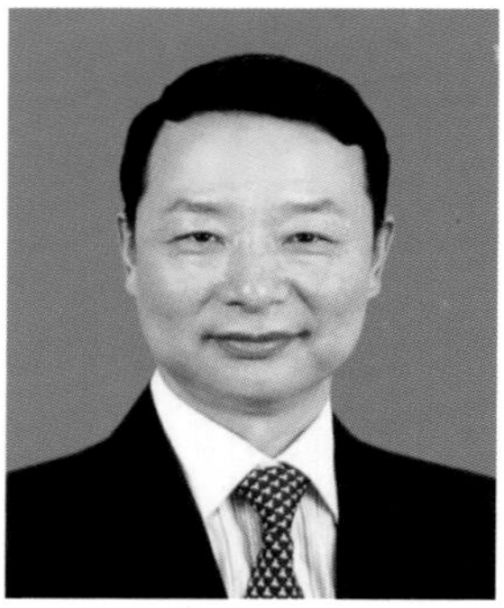

黄亚博

研究员，主任医师，教授。1983年毕业于南京中医学院（现南京中医药大学）。2001—2023年担任江苏省中医药学会、江苏省中西医结合学会副会长兼秘书长，2011—2022年任江苏省中医药发展研究中心主任。现任江苏省中西医结合学会常务副会长，《江苏中医药》杂志主编，兼任中华中医药学会常务理事、学术委员会委员、膏方分会副主任委员，中国中西医结合学会常务理事，江苏省中医药学会膏方研究专业委员会主任委员，江苏中医药科学技术奖评审专家等。

传承吴门医派、孟河医派学术精髓，博采众家之长，擅长中医药治疗脾胃病、中医体质调理和亚健康膏方调理。围绕中医药发展热点问题，领衔主持了“中医药强省指标体系研究”“中医优势病种研究”等重大研究课题10多项；主编《新世纪江苏省中医药学科发展报告》《江苏国医大师文集》等著作10多部；作为主要负责人，在全国率先制订了学会团体标准《江苏中医膏方临床应用专家共识》。

1995年被国家中医药管理局评为全国优秀中医药工作者，2006年、2011年连续两届被评为中国科学技术协会先进工作者，2011年获中国中西医结合学会中西医结合贡献奖，2012年获江苏省五一劳动奖章，2017年被评为全国卫生系统先进工作者，2020年被评为江苏省名中医。

主编简介

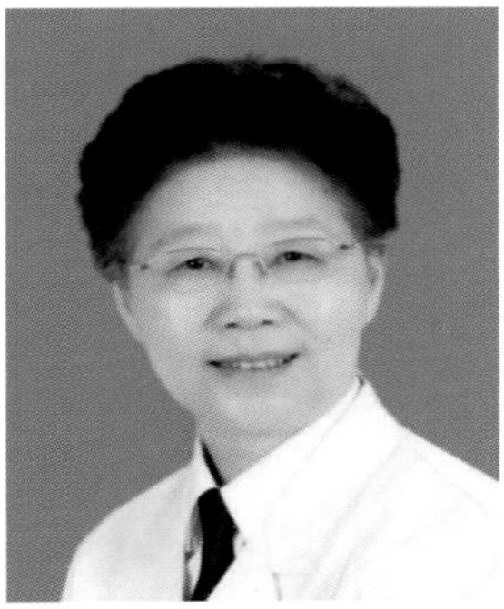

申春悌

主任医师，教授，孟河医派传人，江苏省名中医，博士研究生导师，全国中医药传承博士后合作导师，第五批、第七批全国老中医药专家学术经验继承工作指导老师，申春悌全国名老中医药专家传承工作室导师，中国中医科学院特聘研究员，江苏省中医临床研究院特聘学术顾问；科技部中医药科技审评专家，国家自然科学基金委员会审评专家，国家药品监督管理局新药审评专家，国家科学技术奖评审专家，青年岐黄学者支持项目遴选专家，江苏省中医药科技评审专家。现任世界中医药学会联合会临床数据监查与决策专业委员会名誉会长，中国中药协会中药注射剂安全有效性研究与评价专业委员会副主任委员，江苏省中医药学会膏方研究专业委员会高级顾问，获2022年度常州市科技人物称号。

从事中医临床、科研、教学工作50余年。共主持国家级、部级、省级、市级项目23项，获部、省、市成果奖22项次、新药证书1项、新药临床批件3项，专利6项。在医学期刊发表学术论文154篇，主编专著5本，参编著作8本，作为主要执笔者制定指导原则3项。

王永炎序

本世纪信息守恒定律的提出使中国知识界进入了东方农耕文明与西方工业文明互鉴互动的整合时期：回归华夏民族优秀的传统文化复兴原象创生性，象思维具象与概念思维的整合；系统性研究与描述性研究整合；综合归纳与还原分析方法学的整合。中医药学具有科学人文的双重属性，以气神为主体本体的一元论，象数易气神混沌一体，气血精津液一元互化互用，体现国学原理是指导天人合一、物我合一、身心合一、知行合一的尚一尚同的大成智慧。本书名为“养血论”，论者，理论钩玄，以国医国药国学惟是求真求实，源于实践又指导实践，重在经验积淀与重逢，以共识疗效为命脉，展示当今系统诠释创新品格、实用品格、与时俱进的品格，是具有原创意义之中医著作。

中医药学是全球唯一全面系统传承的医药学，历时千年，为中华民族的繁衍昌盛作出了巨大贡献，其独特理论体系根植于国学哲理深邃的符号系统，如阴阳、气血、动静、刚柔、顺逆、坚脆等。血即为核心术语之一，何谓血？《灵枢·决气》曰：“中焦受气取汁，变化而赤，是谓血。”《读医随笔·气血精神论》谓其功能曰：“夫血者，水谷之精微，得命门真火蒸化，以生长肌肉皮毛者也，凡人身筋骨肌肉皮肤毛发有形者，皆血类也。”《证治准绳·杂病·诸见血证》进一步说：“血者神气也，得之则存，失之则亡，是知血盛则形盛，血弱则形衰，神静则阴生，形役则阳亢，阳盛则阴必衰，又何言阳旺而生阴血也。”可见血是生命能量的重要物质基础和功能单元。

中医学具有的科学与人文双重属性、所蕴含的高概念时代特征、所始源的中国古代科学和哲学以及象思维等重要元素，有助于我们从唯物史观中进行向思能旨的思考，使我们在应对重大慢性疾病时，既追求“术”的创新，以治疗身体和精神疾病，又不忽视“道”的传承，以象数、人文、多元、整体动态观等回归本源，在维护健康和防治疾病中发挥更大作用。《养血论》基于血之本义，探失养之因，审失养之机，悟失养之象，立养血之意，详养血之方，举适宜之病，列禁忌之事，乃在大健康模式下系统梳理养血之理法方药的一部专著，不仅传承了中医养血理论精华，丰富了中医养血内涵，似《血证论》之姊妹篇也，而且结合现代药理研究成果，特别是模块药理学相关研究，深化了对养血类方的认识，探索了守正创新发展之路径。

中医药学正处于生命科学与人文哲学融合互动的高概念时代，学科知识和技能正在进步，以辨证论治的疗效带动了学科框架的更新，以中国人的哲学智慧进一步完善辨证论治的证候体系。《养血论》有利于丰富中医辨证论治理论，促进中医原创思维的回归与发展，更新中医学教材内容和推动新药开发。

目前国家正在落实“中西医并重”的国策。政策理念与管理机制体制的进步，为中医中药学科建设事业产业的发展带来了前所未有的机遇。回首上世纪初叶中医存废之论争，“教育系统漏列中医案”等，摆脱传统淡化国学、数典忘祖追逐西化以及改造中医两面化，非主流医学的排斥打压，我辈师长奋力抗争，为求生存成就卓著，如沪上名医恽铁樵、丁甘仁先生恪守“揆度奇恒，道在于一”，中西汇通我主人随，以疗效为命脉扬国学原理指引国医国药惟国是。我辈学长欣逢盛世致力中医药学科建设当是幸运的一代人。

本书主编申春悌教授久居常州，系中医世家，幼承庭训，现任南京中医药大学教授、孟河学派传承人。申学长自上世纪八十年代热衷于学会科协工作，对我多鼓舞助力。本世纪初受聘为中国中医研究院研究员，与我及进站王忠博士对中医证候与复方配伍潜心研究。申学长聪敏智慧，精进求真，性格爽直，助人为乐。历四十载治学执教成就卓著。有感《养血论》编写团队中数十名后学治学执教著书，颇受启迪，草拟“进学”诗一首与同学及学长指教。

复学孔孟崇仁爱，治学执教气浩然。
细读老庄朴纯素，躬行岐黄智慧添。
国医国药惟国是，东学西学相互参。
笃志临床勤磨砺，薪火相传人世间。

文稿已杀青即将付梓，邀我作序实为对我的勉励，不敢懈怠，谨志数语，乐观厥成。

中央文史研究馆馆员、中国工程院院士　王永炎

壬寅季夏时年八十五岁

前言

血是维持人体生命活动的基本物质之一。《素问·调经论篇》说："人之所有者，血与气耳。"亦即人的生命活动，离不开血液在脉管中的循行，可内至脏腑，外达肢节，全身周而复始。诚如明李中梓《医宗必读》所说："气血者，人之所赖以生者也。"从中医历代对血的生理、病理认识来看，六淫、七情、外伤及"内生五邪"等病因、病机变化，皆可导致血的病理改变，如血虚、血瘀、血热和出血，从而形成气血津液的变化和脏腑功能的紊乱，进而导致多种疾病的发生；反之，脏腑功能紊乱的多种疾病，又可导致血的生化、运行和濡养失常等病理改变，形成病理性循环。如气虚、寒凝，致血液在脉中运行迟缓，涩滞不畅，停积不行，可形成血虚、血瘀；如热迫血行，可使血行不循常道，逸出脉外，轻则皮肤瘀紫、瘀斑，重则形成吐血、便血；如病久气虚，生血不足，或暗耗阴血，或外伤、产后出血，均可形成血虚失养。

养血是中医治疗疾病及调理善后及养身保健的主要方法之一。自古以来，养血治法在诸多疾病的治疗中，发挥着重要的作用。"血失所养"不仅仅表现为血本身的生理和病理变化，更强调了脏腑功能在血行不畅和血失所养时的病理改变。同样，养血之法，不能仅囿于对血的调养，而是要通过调养五脏六腑功能的盛衰偏颇来纠正血气失和。明缪希雍《先醒斋医学广笔记》中，针对血瘀出血、肝血瘀结及气逆吐血，首次提出了"治血三法"，即"宜行血，不宜止血""宜补肝，不宜伐肝""宜降气，不宜降火"。明末清初，程履新在《程氏易简方论》中，提出了"治血八法"。清蒋示吉《医宗说约》，则提出"治血之法有五"。而对后世较有影响的，是清唐宗海《血证论》中提出的"治血四法"，即"止血、消瘀、宁血、补血"。可以看出，对血失所养导致的各类疾病的治疗，养血治血为其主要手段和方法，包括了健脾益气生血、温阳益气摄血、益气滋阴养血、清气降气宁血、活血化瘀止血、清热凉血止血、疏肝理气行血及收敛止血等，这些养血治血之法目前仍广泛应用于临床。

随着中医药科技的迅猛发展，现代医家对血失所养、血行失常的因、机、病、证及其治法、方药，也开展了深入的研究；养血类方在临床各科治疗中，也得到了广泛的应用；有关养血之代表中药"阿胶"，以及"阿胶类方"的理论、临床、实验及制剂等研究进展迅速。古今有关养血之法、养血类方的相关记载十分丰富，但散见于历代文献、著作之中，近年来，对养血之法、养血类方、养血制剂的研究，也取得了显著的成果，然而，在《血证论》之后，尚缺少专门针对"养血治血"的专业著作。2018 年，在中国中医科学院王永炎院士的倡导下，中国中医科学院、北京中医药大学、南京中医药大学、江苏省中医药发展研究中心、江苏省中医药研究院、长春中医药大学、广西中医药大学、南京中医药大学常州附属医院等单位的多位专家学者，组织成立了《养血论》编委会，并多次召开了《养血论》编委工作会议，完成了这部有关"养血"的专著。

全书内容共九章，涉及“血失所养”之病因、病机、证候，治则治法，养血中药及古今方剂，养血方药的临床应用和辑选养血之医案，“血失所养”所致病证及养血之剂的现代研究进展；最后，就养血之代表药阿胶、阿胶类方等的临床应用、药理作用及实验现代研究进展，进行了系统的介绍和评价。

吸纳古人的智慧，融合现代科技的发展，承古亦要创新，这是贯穿本书最重要的原则。本书从“古”至“今”，以中医养血理论为指导，同时吸纳了现代医学对于血的研究，挖掘整理了在临床上行之有效的治则治法、诊疗药物，充分展示了现代研究成果。在编写过程中，我们查阅了40余部古代和当今著作及近20年的相关研究文献，经过研思、论证和反复讨论、修改、校对，历经4年，终于完稿。本书集养血之基础理论、治法方药、临床应用和现代研究为一体，冀希对广大的临床医生、科研人员有所帮助。

由于编者水平有限，书中的不足和错误之处难免，敬请读者指正，并提出宝贵意见。

敬告读者，书中所涉及的治法、方药，请在医师指导下使用。

申春悌

2022年12月

目录

第一章
绪论

第一节　基本概念

一、血的基本概念

血是循行于脉中的富有营养的红色液态物质，是构成人体的基本物质，也是维持生命活动的必需物质。血主要由营气和津液组成，营气与津液源自人体脾胃消化吸收而生成的水谷精微，所以脾胃为气血生化之源。此外，肾藏精，精与血之间有相互资生和转化的关系。故水谷精微和肾精是血液化生的基础，饮食营养的优劣、脾胃运化功能的强弱、肾中精气的盈亏，直接影响着血液的化生。饮食营养的长期摄入不足，脾胃运化功能的长期失调，肾中精气的持续失养，均可导致血液的生成不足，因而形成血虚的病理变化。

脉是血液运行的管道，血液在脉中循行于全身，所以又将脉称为“血府”。脉起着约束血液运行的作用，血液循脉运行周身，内至脏腑，外达肢节，周而复始，为脏腑、经络、形体、官窍的生理活动提供营养物质，是人体生命活动的根本保证。人体任何部位缺少血液的供养，都能影响其正常生理活动，造成生理功能的紊乱以及组织结构的损伤，严重的甚至危及生命。或因某种原因，血液在脉中运行迟缓涩滞，停积不行则成瘀血。或因外伤等造成血液不在脉中运行而逸出脉外，则形成出血，称为“离经之血”，离经之血若不能及时排出或消散，则变为瘀血；离经之血及瘀血，均失去了血液的正常生理功能。

二、养血的含义

“养”有滋养、调养之意。滋养即是补养，针对血虚而言，此为狭义的养血概念。一般是针对由于脾胃虚弱而生血不足，久病虚损耗伤过多，或失血过多所引起的血虚证；补血便能使脏腑组织得到血液的充分滋养，使其功能恢复正常。而导致血虚的原因有很多，如果由于“瘀血不去，新血不生”所致血虚证，则还要考虑活血法；若同时存在气虚，则还要补气；如果由于热迫血行导致出血，还需凉血止血。此时单纯的补血法，已经不能满足临床需要，所以我们需要引入一个新的概念——“调养”。

调养即是调治保养，有调和、和顺之意，此为广义的养血概念。主要针对血虚之因，如血之不足、血不循经、血行不畅、血瘀留积，采取非对抗、顺势而为的治法，如“补其不足”“化其瘀结”“通其阻滞”“和其不顺”等，故，补血、宁血、活血、消瘀等，都是养血。总而言之，让血液充足、血行有常，使人体阴阳平衡、脏腑协调、中正平和，是为“养血”。

临床应当注重辨证求因，审因论治。若血虚为标，病因为本，勿犯虚虚实实之戒，而应洞察造成血虚证背后的根本原因，充分考虑血与脏腑功能、气血阴阳、病理因素之间的关系。针对主要矛盾，施加干预手段。如此，补虚泻实、扶正祛邪，才能达到治病求本、调整虚实之目的。

第二节　源流发展

长期以来，历代医家从五脏的生克制化、经脉的相互络属、气血的相依相存等角度，对血脉于生命之要义、血脉失常之表现、养血之理法方药等进行了多角度研究，为当代养血理论体系的形成提供了文献参考。

一、先秦两汉时期

先秦两汉时期，《五十二病方》中，最早出现了以头发、蒲席炒炭治疗外伤出血的记录。其中，对痔血的治疗方药尤为具体，除用青蒿、茜草等药物煎煮内服外，还外用熏洗法。

《黄帝内经》（简称《内经》）对血液的生成、性质、功能、循环路径等，进行了初步的论述。其中，“肺主气、肾主精、心主血、脾统血、肝藏血”等生理功能的总结归纳，迄今仍对临床实践具有指导意义。《黄帝内经》指出了对“血枯”的病因与病机的认识，并按出血部位的不同，论及呕血、唾血、咯血、鼻衄、尿血、便血、瘀血、崩漏等病证。此外，《黄帝内经》中尚有对血脉失常病证的望诊与脉诊的论述，外伤、饮食、劳倦等病因辨证，寒热虚实阴阳、气血津液、脏腑经络等病机辨证的内容。这些论述，为后世医家对血虚、血瘀等血证的辨证奠定了基础。

《神农本草经》记载有与血证相关的中药，且分为上、中、下三品。上品中，如地黄“逐血痹，填骨髓”，阿胶主“女子下血”。中品中，干姜“温中止血”，白芷主“女人漏下赤白血闭”等。下品中，桃仁主“瘀血，血闭瘕，邪气，杀小虫”，水蛭主“逐恶血瘀血，月闭”等。

东汉张仲景《伤寒杂病论》，对血证相关的辨证论治、禁忌、预后等进行了详细论述；并以理、法、方、药结合的形式，提升了辨证论治的思维；重视“和解法”与“汗血同源”，至今仍是中医对血证辨证论治的重要指导原则。其所创制的方剂，不仅被历代医家奉为圭臬，迄今仍是当代临床治疗各种血脉失常病证的参考。

二、魏晋至隋唐时期

魏晋南北朝时期（公元 220—589 年）　晋王叔和《脉经》指出“脉者，血之府”，并指出了通过辨脉象而确定气血盛衰与邪正胜负的可行性；其以脉证论呕血、唾血、下脓血、血虚出血病证，治疗则针药并行。晋葛洪《肘后备急方》，治疗各种血证，都采用药精效验的简易方，并辅以针灸与外治法。

隋唐五代时期（公元 581—960 年）　隋巢元方《诸病源候论》，在《黄帝内经》与《伤寒杂病论》的基础上，结合临床实践，对中医血证的病因、病机、病位，以及临床脉证的辨证诊治，进行了详细的论述。如《诸病源候论·血病诸候》专列“血证”，并对虚劳伤血以及妇儿科相关血证重点论述。《诸病源候论·虚劳病诸候》论及“虚劳损伤血脉”“虚劳损血”“其根在五脏六腑”。《诸病源候论·漏下候》：“漏下者由劳伤血气，冲任之脉虚损故也。”《诸病源候论·崩中候》：“崩中者，腑脏伤损，冲脉任脉血气俱虚故也。”此外，还多次引用《养生方》的导引法，食疗、修身养性等法，表明巢元方等对血脉失常之证，除强调虚劳内伤之病因外，也重视平日的保养与调养，强调身体勿过于劳动，情志勿太过与不及。

唐孙思邈《备急千金要方》(简称《千金要方》)和《千金翼方》中，详尽地记载了唐以前主要的医学医论、医方、诊法、治法、食养、导引等，堪称我国第一部医学百科全书。其中，记载当时常用的血证治疗药物39种，包括吐血常用药物13种，下血常用药物17种，瘀血常用药物6种，尿血常用药物3种等。治方49首，包括治小便出血方13首；治鼻衄、妇人崩中血出、妇人产后崩中、漏下不止诸方等计36首。

唐王焘《外台秘要》，是唐代另一部总结性的医学著作。其医论中也有关于血证的记载，相关内容多引自《诸病源候论》与《千金要方》。

三、宋金元时期

宋金元时期(公元960—1368年)，由于长期战乱，民不聊生，疾病横行，因此虚损劳伤成为当时医家共同重视的问题。其时，攻邪学派与丹溪学派等“中医诸子百家”兴起。如张从正提出“出血所以养血”；朱震亨认为“湿热相火为病甚多”，同时重视脾阴，强调养阴补血的重要性。

宋朱肱《类证活人书》，以《伤寒论》为基础，论述血证的病因病机与治疗方药。《太平惠民和剂局方》中，也专列“论伤寒吐血发衄”“论诸血热妄行”“论月经诸疾”等内容，并结合具体方药讨论血证治疗。南宋陈言《三因极一病证方论》，论及基于“三因”的血证病因病机，以及个别血证的病因病机阐释与治方。南宋陈自明在《妇人大全良方》中，对妇人血证，重视劳伤与阴气衰弱的病机，以及风冷病因对气血的影响。

金成无己《伤寒明理论》中专列“衄血”，将自《诸病源候论》以来的“内衄”吐血与“外衄”鼻血进行区分。金刘完素在《素问玄机原病式》《黄帝素问宣明论方》中，强调脏腑功能的协调，倡“六气皆能化火”之说，重视“火热为病”的病机；从六淫病机、脏腑病机的认识与辨证论治角度，对血证予以阐释。如《素问玄机原病式》中，将“血溢血泄”“衄衊血汗”归为“热”类。金张子和在《儒门事亲》中，体现出其善于运用汗、吐、下三法。指出“人身不过表里，气血不过虚实；表实者里必虚，里实者表必虚；经实者络必虚，络实者经必虚，病之常也”。其论人体血气流通，主张以祛邪为首要。指出血太过与不及皆能致病，血少者禁出血，逐瘀所以生新血，即“出血者乃所以养血”；其用药遣方注重审慎求因，在治疗上强调“汗血同源”。元朱震亨《丹溪心法》认为，即使在正常生理状态下，人体也存在着“阳常有余，阴常不足”“气常有余，血常不足”的情况。

四、明清时期

明清时期(公元1368—1912年)，医家沿袭了金元医家的看法，认为“劳倦动血伤气”是血证最重要的病因病机。

明缪希雍《先醒斋医学广笔记》指出：“血不行经络者，气逆上壅也。行血则血循经络，不止自止。”并在其所撰《神农本草经疏》(简称《本草经疏》)中，提出了血证辨证论治的原则：“盖血为荣阴也，有形可见，有色可察，有证可审者也。病既不同，药亦各异。治之之法，要在合宜。”

明萧京在《轩岐救正论》中提出“治血贵静”的论点，认为“夫血既外溢则阳动之太过也，治专主寒则阴制之有余也。益气固云救血，未免动而复动，了无归息之日；泻阴虽曰抑阳，乃至静而益静，殊绝生发之机，均非有得乎”。

明李中梓《医宗必读·水火阴阳论》指出：“人身之水火，即阴阳也，即气血也，无阳则阴无以生，无阴则阳无以化，然物不生于阴而生于阳。”“气血俱要，而补气在补血之先；阴阳并需，而养阳在滋阴之上。”

明张介宾在《景岳全书·杂证谟·血证》中，阐述血对人身的重要性，指出：“人有阴阳，即为血气。阳主气，故气全则神王；阴主血，故血盛则形强。人生所赖，惟斯而已。”提出火盛、气伤、虚劳为血证的最主要病因病机。因此，血证之治则，为“血宜温而不宜寒”“血宜静而不宜动”。

清喻嘉言在其《寓意草》《医门法律》《生民切要》中，留下了有关血证的医案与论述。尤其对虚劳养血之要，喻嘉言根据《黄帝内经》“形不足者，温之以气，精不足者，补之以味”，提出虚劳“当以脾肾二脏为要”。

清傅山在《傅青主女科》中，多次论述关于血证的观点。如“火之所以旺者，由于血之衰，补血即足以制火”“治血则湿亦除……利其湿反引火下行”“平肝正所以扶脾”等。

清叶桂在《临证指南医案》中指出，心肝脾虽为血之主司，但血之所生化，莫如阳明胃腑，所以血证当先治胃。

清陈念祖从脉象论血分病的虚实，还在《金匮要略浅注》中提出“水肿之必关营卫”；指出血分病虽在下焦，亦与上中二焦有关。

清王清任在《医林改错·气血合脉说》中，论气血有新论，尤着重瘀血的病因病机和治疗。指出无论外感或内伤，初病“不能伤脏腑，不能伤筋骨，不能伤皮肉，所伤者无非气血”；并针对不同部位之瘀血，创通窍活血汤、血府逐瘀汤、膈下逐瘀汤等方剂，开创了“益气活血”法治疗中风的先河。

附：历代文献中有关“血”之论述

何谓血？岐伯曰：中焦受气取汁，变化而赤，是谓血。

——《灵枢·决气》

愿闻中焦之所出？岐伯答曰：中焦亦并胃中，出上焦之后，此所受气者，泌糟粕，蒸津液，化其精微，上注于肺脉，乃化而为血，以奉生身，莫贵于此，故独得行于经隧，命曰营气。

——《灵枢·营卫生会》

血出而射者，何也？血出黑而浊者，何也？血出清而半为汁者，何也……曰……血气俱盛而阴气多者，其血滑，刺之则射；阳气蓄积，久留而不泻者，其血黑以浊，故不能射。新饮而液渗于络，而未合和于血也，故血出而汁别焉；其不新饮者，身中有水，久则为肿。

——《灵枢·血络论》

冲脉任脉，皆起于胞中，上循脊里，为经络之海，其浮而外者，循腹上行，会于咽喉，别而络唇口，血气盛则充肤热肉，血独盛则澹渗皮肤，生毫毛。今妇人之生有余于气，不足于血以其数脱血也。冲任之脉，不荣口唇，故须不生焉。

——《灵枢·五音五味》

其有天宦者，未尝被伤，不脱于血，然其须不生，其故何也？岐伯曰：此天之所不足也，其任冲不盛，宗筋不成，有气无血，唇口不荣，故须不生。

——《灵枢·五音五味》

血脉盛者，坚横以赤，上下无常处，小者如针，大者如筯，则而泻之万全也，故无失数矣。失数而反，各如其度。

——《灵枢·血络论》

营气不从，逆于肉理，乃生痈肿。

——《素问·生气通天论篇》

五脏之道，皆出于经隧，以行血气，血气不和，百病乃变化而生，是故守经隧焉。

——《素问·调经论篇》

血有余则怒，不足则恐，血气未并，五脏安定，孙络外溢，则络有留血。

——《素问·调经论篇》

津液至中宫变化为血也。脉者，血之府也，血亡则七神何依，百脉皆从此中变来也。

——金李杲《脾胃论·脾胃虚则九窍不通论》

心主血，其脉居左寸，肝、胆、肾、膀胱，皆精血之隧道管库，故亦附焉。

——元朱震亨《格致余论·左大顺男右大顺女论》

半身不遂，大率多痰，在左属死血、无血。

——元朱震亨《金匮钩玄·中风》

荣者水谷之精也。和调五脏，洒陈于六腑，乃能入于脉也。源源而来，生化于脾，总统于心，藏于脾肝，宣布于肺，施泄于肾，灌溉一身。目得之而能视，耳得之而能听，手得之而能摄，掌得之而能握，足得之而能步，脏得之而能液，腑得之而能气。是以出入升降濡润宣通者，由此使然也。注之于脉，少则涩，充则实，常以饮食日滋，故能阳生阴长，液汗变化而赤为血也。生化旺，则诸经恃此而长养，衰耗竭，则百脉由此而空虚，可不谨养哉。故曰：血者，神气也。持之则存，失之则亡。是知血盛则形盛，血弱则形衰，神静则阴生，形役则阳亢。阳盛则阴必衰，又何言阳旺而生阴血也。盖谓血气之常，阴从乎阳，随气运行于内，而无阴以羁束，则气何以树立？故其致病也易，而调治也难。以其比阳常亏，而又损之，则阳易亢阴易乏之论，可以见矣。

——元朱震亨《金匮钩玄·血属阴难成易亏论》

以人之生也，年至十四而经行，至四十九而经断，可见阴血之难成易亏。知此阴气一亏伤所变之证：妄行于上则吐衄；衰涸于外则虚劳；妄返于下则便红；稍有热则膀胱癃闭；溺血渗透肠间则为肠风；阴虚阳搏，则为崩中；湿蒸热瘀，则为滞下；热极腐化则为脓血。火极似水。血色紫黑；热盛于阴，发于疮疡；湿滞于血，则为痛痒瘾疹，皮肤则为冷痹。蓄之在上，则人喜忘；蓄之在下，则为喜狂。堕恐跌仆，则瘀恶内凝。

——元朱震亨《金匮钩玄·血属阴难成易亏论》

圣人虽言目得血而能视，然血亦有太过不及也。太过则目壅塞而发痛，不及则目耗竭而失明。故年少之人多太过，年老之人多不及。但年少之人，则无不及；年老之人，其间犹有太过者，不可不察也。夫目之内眦，太阳经之所起，血多气少；目之锐眦，少阳经也，血少气多；目之上纲，太阳经也，亦血多气少；目之下纲，阳明经也，血气俱多，然阳明经起于目两旁交頞之中，与太阳少阳俱会于目，惟足厥阴经连于目系而已。故血太过者，太阳阳明之实也；血不及者，厥阴之虚也。故出血者，宜太阳阳明，盖此二经，血多故也。少阳一经，不宜出血，血少故也。刺太阳阳明出血，则目愈明；刺少阳出血，则目愈昏。要知无使太过不及，以养血目而已。凡血之为物，太多则滥，太少则枯。人热则血行疾而多，寒则血行迟而少，此常理也。

——元倪维德《原机启微·论目疾宜出血最急》

血阴物，类地之水泉，性本静。行，其势也。行为阳，是阴中之阳，乃坎中有火之象。阴外阳内，故行也。纯阴，故不行也。不行则凝，凝则经络不通。

——元倪维德《原机启微·血为邪胜凝而不行之病》

夫血者，水谷之精气也。和调五脏，洒陈六腑，男子化而为精，女子上为乳汁，下为经水。故虽心主血，肝藏血，亦皆统摄于脾，补脾和胃，血自生矣。凡经行之际，禁用苦寒辛散之药，饮食亦然。

——明孙一奎《赤水玄珠·调经门》

夫治血当明血出何经，时师多宗丹溪有曰：吐血、衄血，多是火载血上，错经妄行，越出上窍。此论固是，犹有未尽，乃所以启后人过用寒凉之惑也。夫火者，无形之气也，非水可比，安能称载？盖血随气行，气和则血循经，气逆则血乱。气有余，即是火也。实由气逆而血妄行，兼于火化，因此为甚。经曰：怒则气逆，甚则呕血，暴瘅内逆，肝肺相搏，血溢鼻口是也。又东垣曰：血妄行上出于鼻口者，皆气逆也。

——明孙一奎《赤水玄珠·血门》

妇人之于血也，经水蓄而为胞胎，则蓄者自蓄，生者自生，及其产育为恶露，则去者自去，生者自生。

——明王肯堂《证治准绳·杂病·诸见血证》

血者神气也，得之则存，失之则亡。是知血盛则形盛，血弱则形衰，神静则阴生，形役则阳亢。阳盛则阴必衰，又何言阳旺而生阴血也。

——明王肯堂《证治准绳·杂病·诸见血证》

而血即精之属也。但精藏于肾，所蕴不多，而血富于冲，所至皆是。盖其源源而来，生化于脾，总统于心，藏受于肝，宣布于肺，施泄于肾，灌溉一身，无所不及。故凡为七窍之灵，为四肢之用，为筋骨之和柔，为肌肉之丰盛，以至滋脏腑，安神魂，润颜色，充营卫，津液得以通行，二阴得以调畅。凡形质所在，无非血之用也。是以人有此形，惟赖此血。故血衰则形萎，血败则形坏，而百骸表里之属。凡血亏之处，则必随所在而各见其偏废之病。倘至血脱，则形何以立，气何所归，亡阴亡阳，其危一也。

——明张介宾《景岳全书·杂证谟·血证》

血逆者，即经所云，血之与气，并走于上之谓。又曰：大怒则形气绝，而血菀于上之类也。

——明张介宾《景岳全书·杂证谟·厥逆》

脉者，血脉也。血脉之中，气道行焉。五脏六腑以及奇经，各有经脉，气血流行，周而复始，循环无端，百骸之间，莫不贯通，而总会之处，则在寸口。夫寸口左右手六部，皆肺之经脉也，何以各经之脉，皆于此取乎？肺如华盖，居于至高，而诸脏腑皆处其下，各经之气，无不上熏于肺，故曰肺朝百脉，而寸口为脉之大会也。

——明李中梓《医宗必读·新著四言脉诀》

盖饮食多自能生血，饮食少则血不生，血不生则阴不足以配阳，势必五脏齐损。

——清喻昌《医门法律·虚劳论》

经云：营气之道，内谷为宝。谷入于胃，乃传之肺，流溢于中，布散于外，精专者行于经隧。是血乃中焦之汁，流溢于中以为精，奉心化赤而为血。冲脉与少阴之大络，起于肾上，循背里，为经络之海。其浮而外者，循腹右上行，至胸中而散，充肤热肉，渗皮肤，生毫毛，男子上唇口而生髭须，女子月事以时下。此流溢于中之血，半随冲任而行于经络，半散于脉外而充于肤腠皮毛。卧则归于肝脏，是以热入血室，刺肝之期门。卧出而风吹之，则为血痹，此散于皮肤肌腠，故曰布散于外，乃肝脏所主之血也。故妇人之生，有余于气，不足于血，以其月事，数脱于血也。

——清张志聪《侣山堂类辩·辩血》

中焦蒸水谷之津液，化而为血，独行于经隧，以奉生身，莫贵于此。荣行脉中，如机缄之环转。

——清张志聪《侣山堂类辩•辨血》

或问：人身阳气，为阴血之引导，阴血为阳气之依归，何为清浊相干，乱于中外，而致血不归经，则有上溢下脱之患。其血或从吐出，或从呕出，或从咯出，或从鼻出，或从眼耳齿舌出，或从津唾而出，或从肌肤而出，或从二便而出，复有积蓄不行者，为患各有不同，愿一一显示至理，条分脏腑经络之源，以启学人蒙昧。石顽答曰：经言血之与气，异名同类，虽有阴阳清浊之分，总由水谷精微所化，其始也混然一区，未分清浊，得脾气之鼓运，如雾上蒸于肺而为气；气不耗，归精于肾而为精；精不泄，归精于肝而化清血；血不泻，归精于心，得离火之化，而为真血，以养脾脏，以司运动，以奉生身，莫贵乎此。虽经有上注于肺，乃化为血之说，而实不离五行之气化，转注如环也。如上所云，不过统论营卫血气之大端，乃节文耳。夫营卫者，精气也。血者，神气也。气主煦之，血主濡之，虽气禀阳和，血禀阴质，而阴中有阳，阳中有阴，不能截然两分。其至清至纯者，得君主之令，以和调五脏，藏而不失，乃养脏之血也。其清中之浊者，秉输运之权，以洒陈六腑，实而不满，则灌注之血也。其清中之清者，会营周之度，流行百脉，满而不泄。此营经之血也，其源则一，析而为三，各有司属，若各守其乡，则阴平阳秘，安有上溢下脱之患乎？

——清张璐《张氏医通•诸血门•诸见血证》

毛窍之内则有孙络，孙络之内则有横络，横络之内则有经焉。络与经，皆有血也。孙络、横络之血，起于包中之血海，乃冲脉、任脉所主，其血则热肉充肤，澹渗皮毛。皮毛而外，肺气主之；皮毛之内，肝血主之。盖冲任之血，肝所主也。其经脉之血，则手厥阴心包主之，乃中焦取汁奉心化赤之血也。血海之血，行于络脉，男子络唇口而生髭须，女子月事以时下，皆此血也。心包之血，行于经隧，内养其筋，外荣于脉，皆奉心化赤之血也。血海之血，出多不死；心包之血，出多便死。是又络脉之血为轻，而经脉之血为重也。经云：阳络伤，则吐血；阴络伤，则便血。此血海之血也。一息不运，则机针穷，一丝不续，则霄壤判。此经脉之血也。

——清高秉钧《医学真传•气血》

肝主血，肝以血为自养，血足则柔，血虚则强。

——清吴瑭《温病条辨•解儿难•小儿痉病瘛病共有九大纲论•本脏自病痉》

肝主藏血，血生于心，下行胞中，是为血海。凡周身之血，总视血海为治乱，血海不扰，则周身之血，无不随之而安。

——清唐宗海《血证论•脏腑病机论》

夫血者，水谷之精微，得命门真火蒸化，以生长肌肉、皮毛者也。凡人身筋骨、肌肉、皮肤、毛发有形者，皆血类也。

——清周学海《读医随笔•证治总论•气血精神论》

第三节　血之功能

一、血的生成

血主要由营气和津液所组成。此外，精和血之间还存在相互资生和转化的关系。所以就物质来源而言，水谷精微和肾精是血液生成的主要物质基础。

（一）水谷精微

水谷精微来自脾胃摄纳、消化和吸收的食物。《灵枢·决气》："中焦受气取汁，变化而赤，是谓血。"饮食营养的优劣，脾胃运化功能强弱，直接影响着血液的化生。《医门法律·虚劳论》："盖饮食多自能生血，饮食少则血不生。"

（二）营气

营气可以转化为血液。《灵枢·邪客》："营气者，泌其津液，注之于脉，化以为血。"《灵枢·营卫生会》："此所受气者，泌糟粕，蒸津液，化其精微，上注于肺脉，乃化而为血……命曰营气。"营气为血中之气，具有阳火之性；阳气之化生阴血，固为临床之所验证。如《血证论·阴阳水火气血论》："火者，心之所主，化生血液，以濡周身；火为阳而生血之阴，即赖阴血以养火，故火不上炎；而血液下注，内藏于肝，寄居血海，由冲、任、带三脉，行达周身，以温养肢体。"

（三）津液

血液的盈亏与津液有密切关系。《灵枢·决气》说："中焦受气取汁，变化而赤，是谓血。"所取之汁，即是津液。津液可以化生为血，不断补充血液，以使血液满盈。如《灵枢·痈疽》："中焦出气如露，上注溪谷，而渗孙脉，津液和调，变化而赤为血。"

（四）肾精

肾所藏之精气，亦为化生血液的基本物质之一，故又有"精血同源"之说。《景岳全书·杂证谟·血证》："血即精之属也。"《诸病源候论·虚劳精血出候》："肾藏精，精者，血之所成也。"《侣山堂类辩》："肾为水脏，主藏精而化血。"

二、血的贮存

脉为血之府，血液贮存于经脉和络脉之中。脉管是一个相对封闭的管道系统，流布于周身，表里上下，无处不有，环周不休，为全身各脏腑组织器官提供着丰富的营养。所有经脉之中，尤以冲脉是人身之血海。《灵枢·海论》："冲脉者为十二经之海。"肝亦为藏血的脏器之一。《素问·五脏生成篇》提到"人卧血归于肝"。

三、血的循行

（一）血的循行条件

血的正常循行，需要满足以下三点：一是血液要充盈；二是脉管系统完整而通畅；三是全身各脏腑生理功能正常，相互协调平衡。

（二）血的循行特点

血液在脉中不是静止的，而是处于循环往复的流动状态中，以营养人体的周身内外上下。如《灵枢·营卫生会》提到"营在脉中，卫在脉外，营周不休，五十而复大会，阴阳相贯，如环无端"。其次，血处于有节律的流动状态中。如《素问·平人气象论篇》："人一呼脉再动；一吸脉亦再动，呼吸定息脉五动，闰以太息，命曰平人。"

（三）血的循行与脏腑的关系

关于血的循行，《景岳全书·杂证谟·血证》中，提到"盖其源源而来，生化于脾，总统于心，藏受于肝，宣布于肺，施泄于肾，灌溉一身，无所不及"。其中，与心、肺、肝、脾四脏的关系最为密切。

1. 与心的关系　心主血脉，是血液循行的动力，脉是血液循行的通路，血液在心气的推动下，循行于脉管中；全身的血液依赖心脏的搏动，通过经脉输布全身，发挥其濡养作用。

心脏的正常搏动是血液正常循环的关键。《素问·五脏生成篇》说："诸血者皆属于心。"《素问·经脉别论篇》说："食气入胃，浊气归心，淫精于脉。"

2. 与肺的关系 肺朝百脉，主一身之气而司呼吸，调节全身气机；血非气不运，血的运行依赖气的推动，辅助心脏推动和调节血液的运行。《素问·经脉别论篇》说："脉气流经，经气归于肺，肺朝百脉。"

3. 与脾的关系 脾主统血，为气血生化之源。《济阴纲目·调经门》中提到"大抵血生于脾土，故云脾统血"，五脏六腑之血，全赖脾气统摄；脾气健旺，则气血旺盛，气之固摄作用健全，血液就不会溢出脉外。

4. 与肝的关系 肝主藏血，具有贮藏血液和调节血量的功能，调节脉管中的血液流量，使脉中循环血量维持在一个恒定水平上，并能防止失血。肝主疏泄，肝的疏泄作用，一方面能够调畅气机，有利于血液的通畅循行；另一方面，也能保障肝本身的藏血功能。王冰注《素问·五脏生成篇》提到"肝藏血，心行之，人动则血运于诸经，人静则血归于肝脏"。

四、血的功用

（一）营养和滋润作用

《难经·二十二难》说："血主濡之。"血流行于脉管之中，输布全身，为各脏腑组织器官的功能活动提供营养，人体的五脏六腑、四肢百骸、五官九窍，都需要在血的濡养作用下发挥生理功能。如《景岳全书·杂证谟·血证》："故凡为七窍之灵，为四肢之用，为筋骨之和柔，为肌肉之丰盛，以至滋脏腑，安神魂，润颜色，充营卫，津液得以通行，二阴得以调畅。凡形质所在，无非血之用也。是以人有此形，惟赖此血。故血衰则形萎，血败则形坏，而百骸表里之属。凡血亏之处，则必随在而各见其偏废之病。倘至血脱，则形何以立，气何所归，亡阴亡阳，其危一也。"如目能视、耳能听、鼻能嗅、手能摄物、足能步行、喉能发声等，都是在血的作用下完成的。此外，面色、肌肉、皮肤、毛发等，都可以反映血的营养和滋润作用。当作用正常或较好时，表现为面色红润、肌肉丰满壮实、肌肤和毛发光滑等；当作用减弱时，则会表现为面色不华或萎黄、肌肤干燥，肢体或肢端麻木、运动不灵活等。

（二）血是神志活动的物质基础

人的精神充沛，神志清晰，感觉灵敏，活动自如，均有赖于血气的充盛，血脉的调和与流利。血对心、肝等脏的濡养作用正常，才能有人体正常的神志活动。古人通过大量的临床观察发现，一旦出现血虚或血液运行失常，均可能出现不同程度的神志症状，如血虚，有眩晕、健忘、失眠、多梦等症状；血热、血瘀，有神昏、发狂、谵语等。《灵枢·营卫生会》："血者，神气也。"《灵枢·平人绝谷》："血脉和利，精神乃居。"血与人的神志活动有密切关系，是机体精神活动的主要物质基础。

五、血与脏腑的关系

（一）心

心主血脉，一则行血以输送营养物质，使全身各脏腑获得充足的营养，维持其正常的功能活动，从而促进血液的生成；二则水谷精微通过脾的转输、升清作用，上输于心、肺；在肺吐故纳新之后，复注于心脉化赤而变成新鲜血液。

（二）肺

肺主一身之气，在气的生成和运行过程中具有重要作用。由于这一作用，气旺可使脏腑功能旺盛，促进血液的生成；反之，气虚则生血功能减弱，常可导致血液衰少。肺朝百脉而主治节，脾胃消化、吸收水谷精微，化生为营气和津液等精微物质，通过经脉而汇聚于肺，赖肺之呼吸，在肺内进行气体交换之后，方可化而为血。《灵枢·营卫生会》云："中焦亦并胃中，出上焦之后，此所受气者，泌糟粕，蒸津液，化其精微，上注于肺脉乃化而为血。"

（三）脾

脾为后天之本，气血生化之源。脾胃消化、吸收水谷精微，化生为营气和津液等基本物质。若中焦脾胃虚弱，不能运化水谷精微，化源不足，往往导致血虚。如《景岳全书·传忠录·脏象别论》云："血者水谷之精也，源源而来，而实生化于脾。"

（四）肝

肝主疏泄而藏血。肝在五行中属木，应春日生发之气，有助于脾胃与心的生血功能。《素问·六节脏象论篇》："肝者……其充在筋，以生血气。"肝脏也是一个贮血器官，肝血充足，因精血同源，故肾亦有所藏，精有所资，精充则血足。

（五）肾

肾藏精，肾中精气化生元气，促进脾胃化生水谷精微，也有利于血液的化生。精生髓，精髓也是化生血液的基本物质。肾主藏精、肝主藏血，由于精血同源，二者可以互化。因此，肾中精气充盈，则肝有所养，血有所充；肝中藏血充盛，则肾有所藏，精有所资。如《张氏医通·诸血门·诸见血证》："血之与气，异名同类，虽有阴阳清浊之分，总由水谷精微所化，其始也混然一区，未分清浊，得脾气之鼓运，如雾上蒸于肺而为气；气不耗，归精于肾而为精；精不泄，归精于肝而化清血。"

综上所述，血液是以水谷精微中的营气和津液为物质基础，在脾胃、心、肺、肝、肾等脏腑的共同作用下生成的，其中与脾胃的关系尤为密切。

六、血和气、精、神、津液的关系

（一）血和气的关系

气为血之帅，血为气之母，二者互根互用。气与血是人体内的两大类基本物质，在人体生命活动中占有重要地位。气与血都由人身之精所化，而相对言之，则气属阳，血属阴，具有互根互用的关系。气有推动、激发、固摄等作用，血有营养、滋润等作用。故《难经·二十二难》："气主呴之，血主濡之。"

1. 气对血的作用 气为血之帅，包含气能生血、气能行血、气能摄血三个方面。

气能生血：气能生血，是指血液的化生离不开气作为动力。血液的化生以营气、津液和肾精作为物质基础，在这些物质本身的生成以及转化为血液的过程中，每一个环节都离不开相应脏腑之气的推动和激发作用，这是血液生成的动力。气能生血还包含了营气在血液生成中的作用，营气与津液入脉化血，使血量充足。因此，气充盛则化生血液的功能增强，血液充足；气虚亏则化生血液的功能减弱，易导致血虚的病变。

气能行血：气能行血，是指血液的运行离不开气的推动作用。血液的运行有赖于心气、肺气的推动及肝气的疏泄调畅，《血证论·阴阳水火气血论》："运血者即是气。"因此，气的充盛，气机调畅，气行则血行，血液的正常运行得以保证。反之，气的亏少则无力推动血行，或气机郁滞不通则不能推动血行，都能够产生血瘀的病变。再者，气的运行发生逆乱，升降出入失常，也会影响血液的正常运行，出现血液妄行的病变，如气逆者血随气升，气陷者血随气下等。

气能摄血：气能摄血，是指血液能正常循行于脉中离不开气的固摄作用。气能摄血，主要体现在脾气统血的生理功能之中。脾气充足，发挥统摄作用，使血行脉中而不致溢出脉外，从而保证了血液的正常运行及其濡养功能的发挥。如若脾气虚弱，失去统摄，往往导致各种出血病变，临床上称为“气不摄血”或“脾不统血”。因而治疗这些出血病变时，必须用健脾补气法，益气以摄血。

2. 血对气的作用　血为气之母，包含血能养气和血能载气两个方面。

血能养气：血能养气，是指气的充盛及其功能发挥离不开血液的濡养。在人体各个部位中，血不断地为气的生成和功能活动提供营养，故血足则气旺。人体脏腑、肢节、九窍等任何部位，一旦失去血的供养，这些部位即可出现气虚衰少或气的功能丧失的病变。血虚的患者往往兼有气虚的表现，其道理即在于此。

血能载气：血能载气，是指气存于血中，依附于血而不致散失，赖血之运载而运行全身。《血证论·吐血》：“血为气之守。”《张氏医通·诸血门·吐血》：“气不得血，则散而无统。”说明气依附于血而得以存在体内，并以血为载体而运行全身。因此，血液虚少的患者，也就会出现气虚病变。而大失血的患者，气亦随之发生大量的丧失，往往导致气的涣散不收、漂浮无根的气脱病变，称为“气随血脱”。

（二）血和精的关系

精能化血，血能生精，精血互生，故有“精血同源”之说。精血可以互相转化，精得血而能充，血得精而能旺，两者共同维持人体生命活动的正常进行。病理情况下，精亏则血少，血虚则精衰，最终导致精血亏虚的病证。

1. 血对精的作用　《赤水玄珠·调经门》提到：“夫血者，水谷之精气也。和调五脏，洒陈六腑，男子化而为精，女子上为乳汁，下为经水。”《诸病源候论·虚劳精血出候》：“精者，血之所成也。”血液流于肾中，与肾精化合而成为肾所藏之精。由于血能生精，血旺则精充，血亏则精衰。临床上每见血虚之候往往有肾精亏损之征。

2. 精对血的作用　肾藏精，精生髓，髓养骨。《素问·生气通天论篇》：“骨髓坚固，气血皆从。”说明精髓是化生血液的重要物质基础。精足则血足，所以肾精充足则血盈，肾精亏损则血虚。目前临床上以此为理论依据，常常运用补肾为主治疗血虚，有良好疗效。

（三）血和神的关系

血与神之间相互依存、同源互化，神化于血，血以蕴神。如《灵枢·营卫生会》：“营卫者，精气也，血者，神气也。”

1. 血对神的作用　血可养神，也可载神。正如《灵枢·平人绝谷》所言：“血脉和利，精神乃居。”神的功能需要血的濡养，才能得以发挥。人体血气充盛、血脉调和、血液清纯，则能精神得守、神志清晰、精神充沛，是为平人；神蕴于血中，靠气血运行达于周身。

2. 神对血的作用　神能够控制经脉的运动和血液生成与运行，故神正则血气旺盛而血流和畅，助血清纯。精神安宁、情志舒畅，则能助血液运化。血神相附，最早对血进行补充的就是神。经脉营运血气流行周身，实赖神明为之主。

（四）血和津液的关系

血与津液皆为人体阴液，根源于肾，生化于脾胃，均具有滋润和濡养作用。两者在生理上相互资生、相互转化，在病理上相互影响、相互累及，关系更为密切。血与津液不仅同源互化，而且在运行输布过程中，相辅相成，相互转化；津可入血，血可成津。《血证论·经血》：“血是男子之精，水中有血；女子之经，血中有水。”“固并行而不悖也。”因血和津液共同发挥其滋润、濡养作用，故有“津血同源”之说。

1．血对津液的作用 运行于脉中的血液，渗于脉外便化为有濡润作用的津液。《灵枢·邪气脏腑病形》：“十二经脉，三百六十五络，其血气皆上于面而走空窍……其气之津液，皆上熏于面。”如果失血过多或突然大出血，血管外的津液可渗入到血管中，补充血液容量。如血液瘀结，无以渗于脉外为津液以养皮肤肌肉，则肌肤干燥粗糙甚至甲错。若出现血液相关病因病机，必会出现津液失调相关病证，故中医有“夺血者无汗”“衄家不可发汗”“亡血家不可发汗”之说。

2．津液对血的作用 津液和血液同源于水谷精微，但津液也是化生血液的主要成分之一。脾胃运化水谷所生成的津液，可上输于心肺，进入脉中，与营气相合化生为血液。另外，布散于肌肉、腠理等处的津液，也可以不断地渗入孙络，以化生和补充血液。汗为津液所化，汗出过多则耗津，津耗则血少，故又有“血汗同源”之说。因此，如果津液大量损耗，不仅渗入脉内之津液减少，反而脉内之液态成分会较多地渗出于脉外，使血容量骤减，血液变得黏稠，从而形成血脉空虚、津枯血燥或津亏血瘀等病变。故有“夺汗者无血”之说。

第二章
病因病机

第一节　血病之因

血液遍存于机体脏腑经络，若其发生病变，对机体各项功能会造成广泛影响。《医学入门·内伤》云："人知百病生于气，而不知血为百病之胎也。凡寒热、蜷挛、痹痛、瘾疹、瘙痒、好忘、好狂、惊惕、迷闷、痞块、疼痛、癃闭、遗溺等证，及妇人经闭、崩中、带下，皆血病也。"

造成"血病"的因素，主要有外邪侵袭，或情志、饮食、劳倦、外伤等。这些因素导致的血液病变，主要有血虚、血瘀、出血、血热、血寒、血脱等。正如《景岳全书·杂证谟·血证》所云："血本阴精，不宜动也。而动则为病，血主营气，不宜损也，而损则为病。盖动者，多由于火，火盛则逼血妄行；损者，多由于气，气伤则血无以存。故有以七情而动火者，有以七情而伤气者，有以劳倦色欲而动火者，有以劳倦色欲而伤阴者；或外邪不解而热郁于经，或纵欲不节而火动于胃，或中气虚寒，则不能收摄而注陷于下；或阴盛格阳，则火不归原而泛溢于上，是皆动血之因也。"

一、六淫侵袭

六淫致病多由皮肤或口鼻而入，多先由气分而入血分。以风、暑、火、燥为甚，最能动血伤阴；但寒和湿对血液的运行，也有一定的影响。如《素问·至真要大论篇》："岁太阴在泉，草乃早荣，湿淫所胜，则埃昏岩谷，黄反见黑，至阴之交……阴病血见……岁少阳在泉，火淫所胜，则焰明郊野，寒热更至。民病注泄赤白，少腹痛，溺赤，甚则血便。"

（一）风邪

风为阳邪，善动而数变。燥动则曰风燥，热动则曰风热，寒动则曰风寒，湿动则曰风湿，湿热动则曰风暑，易走泄气分，尚易动血伤阴。《临证指南医案·风》曰："盖六气之中，惟风能全兼五气。"《素问·金匮真言论篇》云："春气者，病在头……故春善病鼽衄。"《灵枢·论疾诊尺》云："尺肤涩者，风痹也。"

（二）寒邪

寒主凝滞、收引，寒邪客于血脉的主要病理变化表现为血凝不通。寒邪一旦侵及血脉，就会引起血脉滞涩、疼痛，甚则瘀积结块的变化。通常寒邪会先伤气分，后及血分。寒邪客于经络之中则血泣，血泣则不通，疼痛会立即发生。《素问·举痛论篇》云："寒气客则脉不通。"《素问·调经论篇》云："厥气上逆，寒气积于胸中而不泻，不泻则温气去寒独留，则血凝泣，凝则脉不通。"

（三）暑邪

暑邪自口鼻而入，先伤上焦气分，继则伤及营血。暑邪致病，轻则为伤暑，重则为暑温、中暑、暑瘵。病及营血后，以暑温、暑瘵为最著。暑温有伤气、伤阴、伤营血之异，伤营血则高热神昏、躁动不安。

（四）湿邪

湿邪重浊，湿邪痹阻经络气血，可致关节痹重疼痛、屈伸不利，甚至经络强直。《景岳全书·杂证谟·湿证》："湿之为病……在经络则为痹，为重，为筋骨疼痛，为腰痛不能转侧，为四肢痿弱酸痛。在肌肉则为麻木，为跗肿，为黄疸，为按肉如泥不起。"这种湿在经络、筋骨、肌肉的病变，与湿阻血脉直接相关。另外，由于湿内合于脾，所以外湿还会内困脾阳，影响脾的运化功能。脾虚日久不愈，由"中焦受气取汁变化而赤"之血就会减少，形成脾不生血的血虚证，或脾不统血的出血证。

（五）燥邪

燥邪具有干涩肃敛之性，易伤及人的津液和阴血。燥邪（外燥、内燥）损伤气血津液，而致阴津损耗、气血亏虚，使筋脉失养，瘀血痹阻，痰凝结聚，脉络不通，会导致肢体疼痛；甚至肌肤枯涩，脏器损害。正如《素问·至真要大论篇》所云："枯燥燔爇……惊瘛咳衄。"《素问·气交变大论篇》云："岁金不及，炎火乃行，生气乃用……燥烁以行……民病肩背瞀重，鼽嚏、血便注下。"

（六）火邪

火邪具有炎热升腾等特性，易生风动血、耗伤津液。火为热极，其性燔灼，故火邪致病，常见高热，口渴，骚动不安，舌红苔黄，尿赤，脉数等热象。火邪极易耗伤津液，致筋脉失养，肝风内动；灼伤脉络，迫血妄行，导致出血和发斑。正如《伤寒论·辨太阳病脉证并治》中所云："太阳病，以火熏之，不得汗，其人必躁，到经不解，必清血，名为火邪。"

二、七情内伤

人若精神愉快，则脏腑功能协调，气血畅通，正气旺盛，不易发生疾病。若情志异常，则会损伤气血；七情过极，则化火伤络，导致血分发生病变。

（一）喜

正常的喜乐，可使血脉流通，气机和顺。若喜极而过，则会导致心气受伤，心气涣散，精神不能集中，使气脱阴消，诱致"阴阳离决"的危证。清喻嘉言在《寓意草》记载："昔有新贵人，马上扬扬得意，未及回寓，一笑而逝。"

（二）怒

肝藏血，在志为怒，怒气动肝，必致血不归脏而上逆，不但可见到呕血，还可见到鼻衄以及血瘀薄厥等病证。《素问·举痛论篇》云："怒则气逆，甚则呕血。"《景岳全书·杂证谟·血证》云："怒气伤肝，动肝火则火载血上，动肝气则气逆血奔，所以皆能呕血。"《素问·生气通天论篇》云："阳气者，大怒则形气绝而血菀于上，使人薄厥。"

（三）忧

忧愁、情绪抑郁导致肺气闭塞，肺气无法宣发肃降，气机阻滞，气滞则血瘀。《素问·阴阳应象大论篇》云："在志为忧，忧伤肺。"《灵枢·本神》亦云："愁忧者，气闭塞而不行。"忧致肺气闭塞，常有胸膈满闷，长吁短叹，乃至咳唾脓血，音低气微等症状。

（四）思

思虑过度，郁结不解，导致气滞不畅，血液瘀闭不通。《灵枢·百病始生》云："忧思伤心。"心主血脉，心伤则血脉不和。初起有胸闷，气短等。若迁延不愈，血脉瘀阻，会出现口唇发绀，面色青紫，胸痛彻背，脉结代等瘀血重证。

（五）悲

过度悲哀，可使意志消沉，心肺之气耗伤；伤及阴血，胞络损伤，阳气乘虚在内扰动，就使血络破而尿血。《素问·痿论篇》云："悲哀太甚，则胞络绝；胞络绝，则阳气内动，发则心下崩数溲血也。"

（六）恐

过于恐怖，不但可致肾气不固，气陷于下，也容易伤精败血。精伤则骨痿不能久立，甚则精自流出，甚则精脱；血败则目眩，心悸，面憔等。

（七）惊

惊为不自知，事出突然而受到惊吓。惊则气乱，如《素问·举痛论篇》曰："惊则心无所倚，神无所归，虑无所定，故气乱矣。"气乱则血难以归经，久则气不摄血，气血双亏。惊恐常相伴发生，常因惊后致内恐，内生恐也常遇事易惊，二者皆伤肾，故过惊也会致使肾气不固，伤精败血，出现精脱、血败而目眩，心悸，面憔等症状。

三、饮食劳逸

（一）饮食失调

饮食失调，包括饥饱失常、饮食不洁、饮食偏嗜等。这些因素都会影响三焦气化功能，以致出现气血亏虚的病变。如饮食不节，可致脾气亏虚，中焦运化失司，水谷精微不为人体所利用，反生痰湿等病理产物；痰湿阻于体内，导致气血运行不畅，聚集于脉道而成瘀血。同时，脾气亏虚，推动无力，气不帅血，亦可变生血瘀，"不通则痛"。而实证日久，化火伤阴；或久病精血亏虚，日久耗伤阴津，"不荣则痛"。

酒对人体的影响最为突出，酒为水谷之液，虽能活血利气，亦能损伤血液。由于酒具有剽悍滑利之性，入口下胃，直走血分。明张介宾《景岳全书·杂证谟·肿胀》指出："凡酒入血分，血欲静而酒动之，血欲藏而酒逐之，故饮酒者身面皆赤，此入血之征，亦散血之征也。"酒性燥烈，纵饮无度，则助火灼血，遂之出现咯血、吐血、衄血、便血、尿血等血热妄行证候。饮酒过度，对心、肝血分有直接损伤。心主血脉，酒伤则会使血流加快，症见心慌，心烦，神志不安，以及皮肤紫斑等。酒伤肝，则致肝血瘀滞，筋脉拘急，呈现肝脏肿大，手足抽搐或震颤等。

冷食与血液疾病也密切相关。《医述·杂证汇参》中，有"冷食伤血"之说。冷食内侵，首伤脾阳。脾阳不能运化水谷，则血脉涩而不流，出现寒犯中焦及寒凝血脉的证候。

水谷之五味中，又以咸味对血脉的损害最大，辛味次之。咸入肾，适当的咸味能固肾强骨，但过食则能伤血。古人对于咸味伤血有着诸多阐述。如《素问·宣明五气篇》云："咸走血，血病无多食咸。"《素问·异法方宜论篇》云："盐者胜血。"《素问·五脏生成篇》云："多食咸，则脉凝泣而变色。"《素问·生气通天论篇》云："味过于咸，大骨气劳，短肌，心气抑。"再者，辛味也会伤血。辛走气，过食辛味则气急而血搏，出现"筋脉沮弛"等病变，也会伴有血热表现，如面红目赤，大便干结或便血等。

（二）劳倦过度

劳倦过度，也是损伤血液的重要原因之一。心主神明，神劳则伤心；脾主肌肉，体劳则伤脾；肾主藏精，房劳则伤肾。劳倦过度，会导致心、脾、肾气阴的损伤。若损伤于气，则气虚不能摄血，以致血液外溢，而形成衄血、吐血、便血、紫斑；若损伤于阴，则阴虚火旺，迫血妄行，而致衄血、尿血、紫斑。《素问·宣明五气篇》中，阐明"久视伤血"；肝藏血，上注于目，久视会使肝血虚亏而目昏。所谓“血汗同源”，当劳力过度，汗出过多的同时，也会使体内的血液相对地减少。此外，房事过度也会使精血亏损。《灵枢·邪气脏腑病形》云：“若入房过度，汗出浴水，则伤肾。”《素问·脉要精微论篇》云：“肾脉搏坚而长，其色黄而赤者，当病折腰；其耎而散者，当病少血，至令不复也。”

四、水湿痰饮

痰饮是在肺脾肾及三焦气化功能失调时，形成的一种病理性产物。一旦形成，便作为一种继发性致病因素，而影响全身的气血运行。对血液的影响，主要是使血液瘀滞。血不利则病水，血瘀可妨碍水液的流行而成痰饮；水停则血亦停，痰饮可阻滞经脉而形成血瘀。由痰饮所致的瘀血证，前人称为“痰挟瘀血”。

五、久病外伤

久病使阴精伤耗，以致阴虚火旺，迫血妄行而致出血；久病使正气亏损，气虚不摄，血溢脉外而致出血；久病入络，使血脉瘀阻，血行不畅，血不循经而致出血。金刃所伤及跌打损伤，也是导致出血、瘀血的重要因素。《素问·缪刺论篇》中，提到“人有所堕坠，恶血留内”。《素问·刺腰痛篇》还论述到：“得之举重伤腰，衡络绝，恶血归之。”

第二节　血病之机

一、血不循经出血

血既可流存于体内，又可溢出于体外。血液离开脉道而溢出于外，谓之出血。《黄帝内经》对于出血有许多精辟论述。责其病因，有“热淫所胜”“寒淫所胜”“炎暑流行”；还有“卒然多食饮”“起居不节，用力过度”等。导致出血的因素，按照六淫、七情、饮食及外伤，可分为外因与内因。这些因素都可使血脉受损，尤其是络脉受损。经脉失去“壅遏营气，令无所避”的作用，血液就会外渗而出血。

（一）病因病机

关于出血形成的病机，《景岳全书·杂证谟·血证》指出：“血动之由，惟火惟气耳。”火有实火、虚火，气有气实、气虚。实火者，如感受热邪，或外感寒邪入里化热，或五志化火，热甚迫血妄行而出血；虚火者，如房劳过度，暗耗阴液，或热病日久，耗伤阴津，阴虚火动，营血妄行而出血；气实者，如情志内伤，或饮食失调，或外邪侵犯，或痰浊壅阻，致气逆于上，血随气逆而出血；气虚者，如脾胃虚弱，气之生成不足，或过于劳倦，外感热病，气之消耗过多，气虚不能统摄而出血。此外，瘀血内阻，血流不畅，以至血不循经，亦可发生出血。

（二）证候特点

当热盛迫血时，大多起病较急；出血的同时，伴有发热，烦躁，口渴欲饮，便秘，尿黄；舌质红，苔黄，少津，脉弦数或滑数等。当阴虚火旺时，一般起病较缓，或由热盛迫血证迁延转化而成，表现为反复出血，伴有口干咽燥，颧红，潮热，盗汗，头晕，耳鸣，腰膝酸软，舌质红，苔少，脉细数等。当气虚不摄时，多见于病程较长，久病不愈的出血患者，表现为起病较缓，反复出血，伴有神情倦怠，心悸，气短懒言，头晕目眩，食欲不振，面色苍白或萎黄，舌质淡，脉弱等。

由于出血的部位不同，临床上有咯血、吐血、衄血、尿血、便血，妇女崩漏下血等。常见的出血，是清窍出血及皮肤出血。清冯楚瞻云："血行清道出于鼻，血行浊道出于口；咳血、衄血出于肺，呕血出于肝，吐血出于胃，痰涎血出于脾，咯血出于心，唾血出于肾。耳血曰衈，鼻血曰衄。肤血曰血汗，口鼻俱出曰脑衄，九窍皆出曰大衄。"(《冯氏锦囊秘录·方脉吐血咳血咯血唾血合参》)皮肤出血，是指外伤皮肤出血及皮下紫斑。另外，崩漏下血多由脾不统血和血热妄行所致。

（三）出血与血虚

人体在短时间内大量出血，未能得到及时补充，可引起体内血液的严重亏虚。如《灵枢·五禁》云："黄帝曰：何谓五夺……大夺血之后，是二夺也……新产及大血之后，是五夺也。此皆不可泻。"此言短时间内大量失血，易引起血虚。临床各科各种出血病证，无论是长期慢性失血，或急性失血，均可形成血虚或血脱证候。诸如痔血久下，月经过多，崩漏下血，衄血不止，外伤及手术出血等。失血者有急缓之分。有大吐、大衄、大崩造成急性大量出血者，属于中医学"血脱"之范畴。《景岳全书·杂证谟·厥逆》云："血脱者，如大崩、大吐或产血尽脱，则气亦随之而脱。"有的病情较缓，长期少量失血，日久不愈，则形成血虚。《临证指南医案·便血》云："痔血久下，肌肉痿黄，乃血脱气馁。"

二、热盛动血损血

血热是指血内有热，使血液运行加速，脉道扩张；或使血液妄行，而致出血的病理状态。

（一）病因病机

血热，包括血分郁热，血分虚热，热邪由营入血。血热病变多由气分郁热所致，如外感温热病邪入于血分，或外感寒邪入里化热，伤及血分；也可因情志郁结，五志过极，郁久化热，水火失调，伤及血分而导致。并且血热与心、肝、肾的病理变化最密切。心属火，肾属水，水静火动，相反相成。心火暴甚，水亏而血热。肾水亏又可使肝木偏亢，木火太过，反燔于血。

（二）证候特点

血热病变的临床表现，既有热象，又有动血、扰神、耗血、伤津的特征。外感热性病，热邪由营入血，是病变较为严重的阶段，因血液本为火所化生，故对于火热最有亲和力。当火热入于营分时，则会出现舌质红绛；血热扰动心神，则使心神不安，导致烦躁不安，夜甚无寐，斑疹隐现，舌干而不渴饮；或神昏谵语，舌謇肢厥等。当火热入于血分，则会出现舌色深绛；或紫晦干枯，斑疹外透，色多紫黑，吐血便血；或大便色黑易解，妇女月经增多，甚则神昏谵语、痉厥。

血分热盛，故临床可见头身发热，尤以夜间为甚；血热炽盛，灼伤络脉，迫血妄行，可引起出血，如吐血、衄血、尿血、月经提前量多等，称为"动血"。心主血脉而藏神，血热扰动心神，则使心神不安，表现为心烦，躁扰发狂，神昏谵语等。血得热则行，由于血流加速，脉道扩张，络脉充血，故可见面红目赤，舌绛，脉数等。此外，邪热还可煎熬血液和津液。

（三）血热与血虚

火热之邪，最易耗津消液，伤阴动血。热为阳邪，内陷血脉，久留不去，暗耗阴血，或引起出血，从而导致血虚证。如《灵枢·论疾诊尺》云："尺炬然热，人迎大者，当夺血。"

湿热毒邪，侵入机体，损伤营血，产生血虚之证。或为湿热毒邪侵犯，脾胃受损，化源不足，而致营血亏虚；或感受湿热毒邪，迫及血分，血液妄行，产生出血，导致血虚；亦有湿热伤津，导致血量不足，而致血虚者，如急性再生障碍性贫血、溶血性贫血等。

情志郁结，五志过极，郁久化热，暗耗阴血，可引起血虚证的发生，如“积怒伤肝，积忧伤肺，烦思伤脾，失志伤肾，暴喜伤心，皆能动血”。

三、血阻新血不生

血阻新血不生即血瘀，是指血液运行迟缓，流行不畅，甚则瘀结停滞成积的病理状态。

（一）病因病机

血瘀主要有内因和外因两方面。内因方面，气滞和气虚是两个重要因素。“气为血之帅，血为气之母，气行则血行，气滞则血滞”。如气机郁滞，气停血亦停，故而成瘀；或气虚推动无力，血行迟缓不畅而成瘀；或七情失常，特别是思郁、忧郁、怒郁所引起的肝气郁结，也容易使血行不畅，久而导致血脉瘀阻；或痰浊阻滞脉道，血行受阻而成瘀；或产后恶露不下（或恶露不净），瘀血内停而成瘀。若气分虚亏，则推动血行的力量减弱，尤其是心气不足，对血液运行影响最大。脉管中的血液，在气虚的情况下，初起流动缓慢，继而瘀滞成块，形成虚中夹实的血瘀证。外因方面，寒邪和热邪均可导致血瘀。《素问•调经论篇》云：“寒独留，则血凝泣，凝则脉不通。”《素问•举痛论篇》云：“经脉流行不止，环周不休，寒气入经而稽迟，泣而不行，客于脉外则血少，客于脉中则气不通。”寒邪具有收敛凝滞的特点，若寒邪侵入血分，寒性凝滞，血得寒则凝涩不流而成瘀血；或邪热入血，煎灼血津，血稠难流而成瘀血；或外伤之后，局部气血流通受阻而成瘀血。《诸病源候论》云：“血之在身，随气而行，常无停积。若因堕落损伤，即血行失度，随伤损之处即停积；若流入腹内，亦积聚不散，皆成瘀血。”以上因素均可导致血瘀病变的形成。当血瘀病变较甚者，可使血液凝结而成瘀血；而瘀血形成后，又能阻滞脉道。因此，瘀血既是血瘀病变的病理产物，也是血瘀病变形成的一种原因。

（二）证候特点

血瘀的主要病理变化，为血液运行郁滞不畅，或血液凝结而成瘀积。当血瘀发生于脏腑、经络、形体、官窍等某一局部时，一方面血液流行缓慢而不畅，另一方面阻碍气的运行而形成气滞。气滞与血瘀相互影响，两者恶性循环，造成气血不通，不通则痛。因此，血瘀时可表现为持续性疼痛，且痛有定处而拒按，得寒温而不减。同时，血瘀也会加剧气机的阻滞，使气的流通受碍，亦可使津液运行不畅。在上焦，多见胸膈、肩髆间满痛，喉中有血腥气，或兼善忘，上肢麻木；在中焦，则心下痛，软而拒按，漱水不欲咽；在下焦，则小腹满痛，小便自利，大便暗黑，甚或发狂。血瘀气滞不通，可使局部血液逐渐瘀积，凝结而成瘀血，日久则形成肿块，固定不移，称为“癥积”。同时，由于血行迟缓或瘀积，可伴见肌肤甲错，面色黧黑，唇舌紫暗，舌边有瘀斑、瘀点等。血瘀也会影响营卫气的运行，运行失常，以致发热；其发热之初，亦类似外感，但不头痛，也不恶寒；继则天明少间，至午复剧，有汗，汗多剂颈而还，自汗无气以息，目光短，不思饮食，不得眠，二便自利。

（三）血瘀与血虚

血瘀必见血虚。盖瘀血本身即是“败血”，已无濡养作用可言。另瘀血不去，阻滞脉道，进一步影响血的运行，脏腑经络无以营养，也必然影响新血生成，久而产生血虚。《血证论•瘀血》亦曰：“瘀血不去，新血且无生机，况是干血不去，则新血断无生理，故此时虽诸虚毕见。”离经之血，亦属瘀血范围，也可导致血虚。血瘀是因血行不畅或局部血液瘀阻所致。由于气为血之帅，血为气之母，气行则血行，血虚则气弱。故血虚之体，脉道不充，血气不旺，血行缓，易于凝聚成瘀，犹如河道，水浅则流滞，水枯则瘀塞。正如《灵枢•天年》曰：“血气虚，脉不通。”《临证指南医案·痹》中，亦有“血虚络涩”“虚成痹”的记载。清唐宗海阐述道：“吐衄，便漏，其血无不离经。凡系离经之血，与荣养周身之血，已睽绝而不合……此血在身，不能加于好血，而反阻新血之化机。”《血证论·男女异同论》指出：“盖瘀血去则新血已生，新血生而瘀血自去，其间初无间隔。”《血证论·吐血》进而从扶正与祛邪的角度，论述了补血与活血的辩证关系，谓：“不知克敌者存乎将，祛邪者赖乎正，不补血而去瘀，瘀又安能尽去哉？”又曰：“不独补法是顾虚，即止血消瘀，用攻治法，亦恐其久而致虚，故亟攻之，使邪速去，以免其致虚耳。”西医所谓出血过多，血细胞比容（hematocrit，HCT）伴血液黏度明显下降，即是“血虚”之表现；同时，也可造成血液循环障碍，供血不足，即所谓“血虚而血瘀”。

关于血虚血瘀证的治疗法则，不少医家作过精辟的论述。明张介宾谓：“血有虚而滞者，宜补之活之。”（《景岳全书·杂证谟·血证》），气血旺盛，百脉充盈，瘀血自能化散。亦即所谓“新血日生，瘀血无处可留，迫之不得不去”（《血证论·吐血》）。否则，“血既枯矣而复通之，则枯者愈枯，其与榨干汁者何异”（《景岳全书·妇人规》）。清傅山亦认为，“新血不生，旧血不散，补血以生新血，正活血以逐旧血也。”《傅青主女科·产后》又曰：“若不补血而反败血，虽瘀血可消，毕竟耗损难免，不若于补血之中以行逐瘀之法，则气血不耗而瘀亦尽消矣。”《傅青主女科·产后》概言之，“逐瘀于补血之中，消块于生血之内”，是本证的治疗大法。如黄芪桂枝五物汤治“血痹”，补阳还五汤疗“半身不遂”，皆据此理。这充分说明了补血生新可以消瘀的理论机制和临床意义。

此外，祛瘀足以生新，亦是临床必须重视的一个方面。因此，清唐宗海曾提醒后学，凡“治失血者，不去瘀而求补血，何异治疮者。不化腐而求生肌哉”。《血证论·吐血》还指出：“血证属虚劳门，故宜滋补，第恐瘀邪未清，骤用补法，则实以留邪为患，而正气反不受益。”“如木之有蛀，不急去之，非木死，其蛀不止也。”（《血证论·吐血》）。清汪昂针对产妇的特点，提出：“又血块凝滞作祸，不可泥于产后大补气血，放胆下之……推陈致新亦是补法，只因产后大补气血一语，致积血而损者多矣。”（《医方集解·补养之剂·四物汤》）。张仲景大黄䗪虫丸以祛瘀为主，寓补于消，其道理殆亦在“祛正为生新计也”。

当然，在运用补血和活血法则时，必须根据病情权衡利弊，或寓消于补，或寓补于消，或先消后补，或先补后消，有的放矢，方可奏效。

《素问·阴阳应象大论篇》云：“血实宜决之。”即治血瘀病变应以祛瘀为要。祛瘀又称消瘀、活血化瘀。对于血瘀所致的疼痛、肿块、出血病证，均可以活血化瘀之法治疗。应用活血化瘀法时，应掌握以下几个原则：

其一，辨证精当。除应正确掌握血瘀之诊断要点外，还应分清其病位之表里、脏腑、经络，病性之孰寒孰热，病势之或虚或实，方能收到预期效果。同时，由于瘀血有轻重缓急之分，活血化瘀又有“和血化瘀”“活血化瘀”“破血逐瘀”之别，应根据血瘀程度之轻重选择治法，切不可动则破瘀攻逐，虽取快于一时，但造成瘀去而正气大伤。

其二，掌握药性。活血化瘀法，是通过具有活血化瘀之功的药物和方剂发挥作用的。血瘀有因寒致瘀和因热致瘀之分，因此，要根据药物之寒热温凉分别选用。此外，活血化瘀药物除具有通行血脉、调畅气血、祛除瘀滞的共同功效外，每味药还兼有其他不同的特殊作用，如行血、养血、凉血、止血、消癥、通络、利水、消痈等。某些药物对病变部位具有敏感特性，如瘀血在上用川芎，在下用牛膝，在心用郁金，在肝用泽兰等。只有掌握了这些药物的药性，才能准确选药组方。

其三，熟悉配伍。血瘀往往由多种因素引起，因此应用活血化瘀疗法时，应根据辨证结果，视具体情况配合其他疗法，才能充分发挥其功效。如理气行气，补气益气，补血养血，止血消癥，清热凉血，温经通络，清热解毒，利水消肿等治疗方法，皆为临床所常用。

四、气虚生化不足

气虚，是指气不足导致脏腑功能低下或衰退，抗病能力下降的病理状态。

（一）病因病机

引起气虚的原因，主要有两个方面：一是气的化生不足。如先天禀赋不足，则先天之精气来源匮乏；脾胃虚弱，则水谷之精气不足；肺虚则吸入精气不足。二是气的消耗过度。如过于劳倦、外感热病、慢性消耗性疾病，均可使气消耗过多，而致气虚。由于气的生成和敷布与肺、脾、肾三脏关系最为密切，因此，气虚虽然有五脏六腑之分，而以肺、脾、肾气虚为多见。

（二）证候特点

气虚的病理变化，涉及全身各个方面，如脏腑之气虚、元气虚、卫气虚、中气虚、经络气虚等。由于气的来源、循行部位及生理功能不同，因此，气虚的表现十分复杂多样。从临床来看，气虚的主要症状，有精神委顿，倦怠，四肢乏力，自汗，易于感冒，头痛，眩晕，咳喘，水肿，麻木，心悸，腹痛，呃逆，吐利，脱肛，尿频，出血，阳痿，中风，瘫痪等。

（三）气虚与血虚

血对气的关系：《血证论·阴阳水火血气论》云："守气者即是血。"血为气之府，血盛则气旺，血病亦可导致气疾。临床上，血虚常见少气；失血过多则每见气脱；血液瘀滞又易导致气机阻塞，如跌打损伤则每见胸闷便结，故《金匮要略·惊悸吐衄下血胸满瘀血病脉证治》云："病人胸满，唇痿舌青，口燥，但欲漱水不欲咽，无寒热，脉微大来迟，腹不满，其人言我满，为有瘀血。"

气对血的关系：《血证论·阴阳水火血气论》云："运血者即是气。"唐王冰注《素问·五脏生成篇》云："气行乃血流。"气生成于血中，而固护于血外。气为血之帅，血在脉中流行，实赖于气之率领和推动。故气之正常运行，对保证血液的产生、运行和功能，有着重要的意义。气旺则血充，气虚则血少，气行则血流，气滞则血瘀。临床上，常见气虚不能摄血，则血溢而崩漏；不能行血，则血不华色而面色白。治用补气以摄血则血止，补气以运血则色泽。气滞则失去行血之用，而腹胀经闭，治用行气以活血则经通。《灵枢·营卫生会》云："血之与气，异名同类。"血与气的关系非常密切，临床上每见血液外失则无以守气而气脱，气脱又无以摄血则血更外失，治疗用"血脱者固气"，以大剂"独参汤"补气摄血而气充血止，气充又有助于新血的产生而病愈。故元葛可久《十药神书》论血证治法，于甲字十灰散止血、乙字花蕊石散破瘀之后，用丙字独参汤补气以生血。

气和血是构成机体和人体生命活动的基础。精为气所化生，神藏于血液之中。因此，精神还是来源于气血。正因为气能化精，故《素问·上古天真论篇》曰："二八肾气盛，天癸至，精气溢泻……七八，肝气衰，筋不能动，八八，天癸竭，精少。"说明精溢和精少，都决定于气的盛衰。正因为神藏于血之中，故《灵枢·本神》云："心藏脉，脉舍神。"气属阳，血属阴，血无气不行，气非血不载。《灵枢·营卫生会》云："血之与气，异名同类，何谓也？岐伯答曰：营卫者，精气也；血者，神气也，故血之与气，异名同类焉。"即营血和卫气均由水谷精微之气所化生，这是相同的一面；但营血毕竟是神气之所舍，属阴而行于经脉之中，与卫气的属阳而行于经脉之外，还有所不同，这是相异的一面。《外台秘要》引《删繁论》云："夫血与气，异形而同类，卫是精气，营是神气，故血与气异形而同类。”相同，是统一的；相异，是对立的。从另一角度也可以说，气血是构成机体的重要物质基础，这是相同的；而气和血的功能却大不一样，这是相异。因此，气和血之在机体，不仅是一个物质的概念，而且是一个功能的概念。

血液的功用，也即营气的功用。因营气存于血液之中，故营亦可指血之功用，即血与营具有不可分性。《素问•痹论篇》云：“荣者，水谷之精气也，和调于五脏，洒陈于六腑，乃能入于脉也。故循脉上下，贯五脏，络六腑也。”即概括指出了营血之功用。明张介宾于《景岳全书•杂证谟•血证》中，进一步发挥指出：“故凡为七窍之灵，为四肢之用，为筋骨之和柔，为肌肉之丰盛，以至滋脏腑，安神魂，润颜色，充营卫，津液得以通行，二阴得以调畅。凡形质所在，无非血之用也。”

由于气虚与肺、脾、肾三脏关系密切，因此，临床治疗气虚之证多从肺、脾胃、肾等脏腑入手，常可取得立竿见影之效。肺主一身之气，脾胃为后天之本，气血生化之源，故补气主要是补脾肺之气，而尤以培补中气为重。先天之精气，依赖于肾藏精的生理功能，才能充分发挥其生理效应。因此，气虚之极，又要从补肾入手。此外，补气时还应辨别气虚侧重于何脏腑，方能有的放矢。

气为血之帅，血为气之母，二者相互为用，故补气又常与补血相结合。气虚为阳虚之渐，阳虚为气虚之极，故气虚较甚时又当与补阳同用。此外，若痰湿壅盛，则不宜过用补气之品，以防壅滞生变，但必要时可与化痰、理湿之剂同用。又久虚之病，则不宜大剂峻补，急切收功，所谓“虚不受补”，当行缓补之法。

临床常用的补气之法，有健脾益气法、补益肺气法、培土生金法、益气固表法、温补肾气法等。

五、阴虚内热耗血

阴虚内热又称阴虚发热，是指由于体内阴液亏虚，水不制火所致的发热。症见两颧红赤，形体消瘦，潮热盗汗，五心烦热，夜热早凉，口燥咽干，舌红少苔，脉细数。治宜养阴清热，或滋阴降火。

阴虚内热，常见肾阴不足；肾阴不足，导致水不克火，心火倍加旺盛；心主血脉，心火旺盛，灼热耗伤阴血，导致阴虚内热耗血。

（一）病因病机

张景岳指出，“凡内证发热者，多属阴虚，或因积热，然必有内证相应，而其来也渐。盖阴虚者必伤精，伤精者必连脏”。（《景岳全书•传忠录•十问篇》）

素体阴虚，或劳心好色，内伤真阴；或热病日久，耗伤阴液；或治病过程中误用、过用温燥药物，导致阴精亏虚，阳热偏盛，水不制火，而致阴虚发热。

（二）证候特点

阴虚发热，是指因精血津液等耗损所致虚热。清李用粹《证治汇补•外体门•发热•阴虚发热》：“有劳心好色，内伤真阴；阴血既伤，阳气独盛；发热不止，向晚更甚；或饮食如常，头胀时作，脉洪数无力，视其舌大而色赤者，阴虚也。”症见口干体瘦，食少懒倦，头痛时作时止，遗精盗汗，骨蒸肉烁，唇红颧赤，咳嗽痰血。

（三）阴虚与血虚

阴虚发热的产生，是以机体的阴液亏损为基础的。其热象的出现，常伴有内燥的症状。血虚发热源于血虚，故其发热前多有慢性出血病史；气虚发热源于气虚，虽因“气血同源”，与血虚发热在症状上常有相似之处，但患者既往体质较弱，症状上以气虚表现比较明显，且发热前多不伴出血史。临床上通过病机与症状，不难与血虚发热进行鉴别。

广义之阴，包括津液与精血，故血虚应属于广义阴虚的一部分。那么，血虚发热亦是同理，应该属于广义阴虚发热的范畴。但阴包括精血与津液，所以在范围上两者是不完全等同的，阴虚发热的范畴比血虚发热大。因此，两者的症状必然也存在一定的不同之处。阴虚，是指机体的精血津液的亏损。其滋养、抑制、宁静等作用减退，阴无以制阳，导致体内阳相对亢盛，出现虚性亢奋的病理状态，故阴虚易导致发热。《灵枢·刺节真邪》云："阴气不足则内热，阳气有余则外热。"其临床表现以虚热为主，临床常见五心烦热，骨蒸潮热，消瘦，盗汗，舌红少苔，脉细数等症状。同时，由于阴虚常伴有津液不足，故多出现内燥而表现出口干咽燥的症状；血虚主要是周身之血不足，造成全身或者局部的脏腑组织器官失荣失养，从而出现唇舌爪甲色淡无华、舌质淡白、脉细无力等"不荣"的表现。血虚发热，其热势或高或低，但结合临床所见多为低热，且兼有气虚、血虚证候，而不一定兼有内燥的表现。但是，两者的产生机理也有共通之处：血虚发热的形成，必定是因为机体血虚的状态，导致气虚证候的产生。久而气虚，无以敛阳，从而形成浮阳致热；阴虚发热，是由于阴不能敛阳，阳气偏亢所致。故临床诊治疾病时，要分清内伤发热的病机，弄清其发热的根源是血虚还是阴虚。对于血虚的患者，治本应以补血为主；而对于阴虚的患者，则应以补阴气为主。同时，也要注意两者相同的地方，在补阴补血的同时，要注意补气药的使用。

阴虚内热，导致水不克火，心火倍加旺盛；心主血脉，心火旺盛，灼烧血脉，导致耗血。若阴虚单补血，血无由而生，无阳故也。而血虚补气之法，又以健脾益气、温养心气、补益肾气为主。

六、伤津（精）耗髓亏血

津液是人体一切正常水液的总称。津液包括各脏腑组织的正常体液和正常的分泌物，如胃液、肠液、唾液、关节液等。此外，还包括代谢产物中的尿、汗、泪等。津液以水为主要成分，含有大量营养物质，是构成人体和维持人体生命活动的基本物质。"人禀阴阳二气以生，有清有浊；阳之清者为元气，阳之浊者即为火；阴之清者为津液，阴之浊者即为痰"（《罗氏会约医镜·论痰饮》）。人体之内，除血液之外，其他所有正常的水液均属于津液的范畴。津液广泛存在于脏腑、形体、官窍等，起到滋润濡养作用。同时，津能载气，全身之气以津液为载体，而运行全身并发挥其生理作用。津液又是化生血液的物质基础之一，与血液的生成和运行也有密切关系。津与液虽同属水液，但在性状、功能及其分布部位等方面，又有一定的区别。一般而言，其性质清稀，流动性大，主要布散于体表、皮肤、肌肉和孔窍等，并渗入血脉，起滋润作用者，称之为津；其性状较为稠厚，流动性较小，灌注于骨节、脏腑、脑、髓等，起濡养作用者，称之为液。《灵枢·五癃津液别》曰："津液各走其道，故上焦出气，以温肌肉，充皮肤，为津；其留而不行者，为液。"

津液主要由水分构成，具有很强的滋润作用，富含多种营养物质，具有营养功能。津之与液，津之质最轻清，液则清而晶莹，厚而凝结。精、血、津、液四者，在人之身，血为最多，精为最重，而津液之用为最大。内而脏腑筋骨，外而皮肤毫毛，莫不赖津液以濡养。体表的津液，能滋润皮肤，温养肌肉，使肌肉丰润，毛发光泽；体内的津液，能滋养脏腑，维持各脏腑的正常功能；注入孔窍的津液，使口、眼、鼻等九窍滋润；流入关节的津液，能温利关节；渗入骨髓的津液，能充养骨髓和脑髓。

津液经孙络渗入血脉之中，成为化生血液的基本成分之一。津液使血液充盈，并可濡养、滑利血脉，而血液环流不息。《脾胃论》云：“水入于经，其血乃成。”

精有促进人体生长发育和繁殖的作用，并化生血液。精、血均是生命活动不可缺少的物质，同为水谷精微所化。因而，中医学素有肝藏血、肾藏精、精血同源之说。精血同源，又被认为是乙癸同源（即肝肾同源）的物质基础。古代医家对“精血同源”的认识也早有论述。如《诸病源候论·虚劳病诸候》云：“精者血之所成也。”清周学海《读医随笔·证治总论·气血精神论》曰：“精者，血之精微所成。”两者在生理上相互化生、相互为用，在病理上也相互影响。

（一）病因病机

中医学认为，“夺血者无汗”“夺汗者无血”。夺，耗损之意。血汗同出一源，已经失血的，不能再发其汗；已经发汗的，不能再耗其血。耗血而又发汗，发汗而又耗血，汗血两失，气阴大伤，会加重病情。汗液的分泌和排泄，还有赖于卫气对腠理的开阖作用。腠理开则汗液排泄，腠理闭则无汗。因为汗为津液所化，血与津液又同出一源，因此有“汗血同源”之说。血又为心所主，汗为血之液，气化而为汗，故有“汗为心之液”之称。正如明李中梓所言：“心之所藏，在内者为血，在外者为汗，汗者心之液也。”（《医宗必读·汗》）汗与血液，在生理病理上密切联系，互相影响。汗出过多，可耗血伤津。反之，津亏血少，则汗源不足。故临床上出现血虚之候时，慎用汗法，即体现了“夺血者无汗，夺汗者无血”之理。汗出过多，耗伤心之气血，则见心悸、怔忡等。此外，由于汗出是阳气蒸发津液的结果，故大汗淋漓也会伤及人的阳气，导致大汗亡阳的危候。反之，当心的气血不足时，也会引起病理性出汗，如心气虚，表卫不固而自汗；心阴虚，阳不敛阴而盗汗。

精损，是精不足所产生的病理变化。血虚导致津液不足，进而可致精亏；同时，精亏也可致血液不足。

（二）证候特点

血虚肌肤失养，可进一步产生气虚、风燥、夹瘀等病理变化，临床上常见干燥、肥厚、脱屑、瘙痒、斑块等相应症状。血虚津亏，是指血与津液相关的病机。《灵枢·决气》曰：“人有精、气、津、液、血、脉，余意以为一气耳。”血虚津亏，指出人身之血、津等体液的同源性。故血的虚损，也会导致津液的不足，表现出口干、无泪、无涕、无汗、尿少、大便干结，以及眼、鼻、口等腔道黏膜干燥破损的症状及精损的临床表现，多见小儿发育迟缓，成人早衰，男子精少不育，及女子经闭、不孕。

（三）津亏与血虚

1. 血对津液的关系 《灵枢·邪气脏腑病形》云：“十二经脉三百六十五络，其血气皆上于面而走空窍。”津液是血液的重要组成部分，全身组织中的津液渗于脉中，即成为血液的组成部分；而血液如渗出脉外，则成为津液。由于津液和血可以相互转化，因此有“津血同源”之说。《伤寒论·辨太阳病脉证并治》云：“衄家不可发汗，汗出必额上陷，脉急紧，直视不能眴，不得眠。”“亡血家，不可发汗，发汗则寒栗而振。”若血液瘀结，不能渗于脉外为津液以养皮肤肌膝腠，则肌肤干燥粗糙甚至甲错。

2. 津液对血的关系 中焦水谷化生的津液，从中焦进入肺脉，与经脉中运行的血液化合，即通过心脏变化为血。《灵枢·痈疽》云：“肠胃受谷……中焦出气如露，上注溪谷而渗孙脉，津液和调，变化而赤为血。”汗乃津液之所化，汗出过多则津少血伤，血伤则无以养心而心慌。如《伤寒论·辨太阳病脉证并治》记载：“汗家，重发汗，必恍惚心乱……”临床可见由于吐泻过甚，致津液衰少，无以充实血脉，而脉微欲绝者。如《伤寒论·辨霍乱病脉证并治》云："恶寒脉微一作缓。而复利，利止，亡血也，四逆加人参汤主之。"金成无己注引《金匮玉函》曰："水竭则无血。"给予四逆汤温经助阳，加人参以生津液益血。

3. 津血同源 血和津液都是液态的物质，也都有滋润和濡养的作用。与气相对而言，二者都属于阴的范畴。因此，血和津液之间存在极其密切的关系。在生理上，津液是血液的重要组成部分；在病理上，血与津液又相互影响，血行不畅，瘀血阻滞，可导致津液输布障碍而形成水湿痰饮；反之，水湿痰饮内生，亦可阻滞气血，使血行不畅而致瘀血。

血是运行于脉中，而循环流注全身的，富有营养和滋润作用的红色液体，是构成人体和维持人体生命活动的基本物质之一。津液，是指人体一切正常的体液及正常分泌物，如唾液、胃液、肠液以及泪、涕、汗、尿等。《景岳全书·杂证谟》明确指出："血亦水谷之液。"血与津液的生成，都来源于脾胃所化生的水谷精气；亦即，血由水谷精气所化生，故有"津血同源"之说。津血同行，血循行于脉中，营养五脏六腑、五官九窍、四肢百骸。而津液则广泛存在于脏腑、形体、官窍等器官的组织之内或组织之间，起到滋润濡养周身的作用，并通过与血脉的渗入、渗出运动，借血脉流行于周身。因此，血与津液是并行于脉中的。正如《血证论·肿胀》所云："水与血，原并行不悖。"

4. 津血相互转化 《灵枢·决气》云："中焦受气取汁，变化而赤，是谓血。"这里所取的汁，即是津液，说明津液本身即是血的组成成分之一。而在一定条件下，血液中的水液成分可渗出脉外，与脉外的津液合在一起，成为津液的一部分。血和津液通过渗出或渗入血脉，则相互转化而互为生成之源。血与津液同行脉中，在脏腑之气的推动下，运行不息，周流全身。然而，因血脉如环无端，血不能出于脉外而行。因此，血只有通过渗透将血中之津液渗于脉外以合津液，而津液也只有通过渗透作用渗入血脉以滋润血液。这种渗透出入是双向的。如《素问·痿论篇》所云："冲脉者……渗灌溪谷。"《灵枢·痈疽》指出："肠胃受谷……上注溪谷而渗孙脉，津液和调，变化而赤为血。"《灵枢·血络论》所谓"液渗于络"，就是说明了津液与血通过这种双向的渗透运动，而实现二者之间的相互影响。

（四）精损与血虚

1. 肝肾与精血关系

（1）肝藏血："肝藏血"，早在《内经》中就有明确的记载。如《灵枢·本神》云："肝藏血，血舍魂。"《素问·调经论篇》云："心藏神，肺藏气，肝藏血，脾藏肉，肾藏志。"肝主藏血，是指贮藏血液、调节血量及防止出血的生理功能。肝贮藏血液，以濡养肝之本体及筋、爪、目等；又可化生濡养肝气，维持肝气舒畅条达；肝血为女子经血之源，同时又是人体精神活动的物质基础。肝为血之府库，对人体外周血液的流通起重要调节作用。此外，肝还具有重要的凝血功能，防止血液逸出脉外。

（2）肾藏精：从《内经》有关"肾藏精"的论述可知，肾藏精体现在两个方面：肾藏"生殖之精"，肾藏"诸脏腑之精"。"生殖之精"的溢泻，在生理状态下是显而易见的。机体的生长、发育，与生殖功能的发展是同步的。这又使《黄帝内经》将"主生长、发育"归结于"生殖之精"。对于肾藏"诸脏腑之精"，其发生以肾藏"生殖之精"为基础和前提。因为肾藏"生殖之精"，故为先天；但先天又受后天以养、以长，故言"肾者主水，受五脏六腑之精而藏之"（《素问·上古天真论篇》）。

2. 精血同源

（1）"并属于水"认识的发生：《内经》中没有直接关于精、血"并属于水"的明文记载，但间接的论述不少。如《灵枢·口问》云："人之哀而泣涕出者，何气使然……液道开，故泣涕出焉。液者，所以灌精濡空窍者也。故上液之道开则泣，泣不止则液竭，液竭则精不灌，精不灌则目无所见矣，故命曰夺精。""人之涎下者，何气使然？岐伯曰：饮食者皆入于胃……胃缓则廉泉开，故涎下，补足少阴。"《灵枢·决气》云："何谓液？岐伯曰：谷入气满，淖泽，注于骨，骨属屈伸，泄泽，补益脑髓，皮肤润泽，是谓液。何谓血？岐伯曰：中焦受气取汁，变化而赤，是谓血。"由此可见，《内经》实际上早就认识到，涕、液、涎、精、血同出一源。这一认识的发生，主要缘于观察之法和临床实践。中医学历来有"津血同源""血汗同源"之说，也当是基于对其成分主要由水构成的观察。清唐宗海在《血证论·男女异同论》中指出："男子以气为主，故血入丹田，亦从水化而变为水，以其内为血所化，故非清水，而极浓极稠，是之谓肾精。"也就是说，精血并属于水，只是颜色和清稠不一而已。

（2）"取汁于水谷"认识的发生：《内经》早已有精血"取汁于水谷"的认识。如《灵枢·决气》云："中焦受气取汁，变化而赤，是谓血。"《素问·脏气法时论篇》云："五谷为养，五果为助，五畜为益，五菜为充，气味合而服之，以补精益气。"《灵枢·五癃津液别》云："五谷之津液和合而为膏者，内渗入于骨空，补益脑髓。"《灵枢·营卫生会》云："人受气于谷，谷入于胃，以传于肺，五脏六腑皆以受气。"后世医家对这一认识加以发挥，如明孙一奎《赤水玄珠·调经门》："夫血者，水谷之精气也，和调于五脏，洒陈于六腑，男子化而为精，女子上为乳汁，下为经水。"这一认识充分说明，先天赖后天以养、以长，体现了水谷精血的生成、滋养关系。其发生则主要源于长期生活的体验和观察，并以翔实的临床经验事实为依据。

（3）精血互化：精血的相互转化，在生理状态下是看不到的。所以这一认识的发生，主要通过临床观察及治疗反证，也受五行学说的影响。对精血同亏病变的观察，《内经》有许多记载。如进入老年期，即表现出肝肾精血不足的病理现象。《素问·上古天真论篇》云："七八肝气衰，筋不能动，八八天癸竭，精少，肾脏衰，形体皆极。"《灵枢·痈疽》云："骨伤则髓消，不当骨空，不得泄泻；血枯空虚，则筋骨肌肉不相荣，经脉败漏，熏于五脏，脏伤故死矣。"老年耳聋，多由肾亏所致。但《黄帝内经》认为，肝之病变也可引起"目冥耳聋"（《素问·五脏生成篇》）。目盲常属肝血不足，而"精不灌则目无所见"（《灵枢·口问》）者，亦不少见。此外，"令人善怒，忽忽眩冒而巅疾"（《素问·玉机真脏论篇》），或"喜忘其前言"（《灵枢·本神》），皆为肝肾精血所伤而导致的病理变化。后世医家，如明张介宾《景岳全书·传忠录·小儿补肾论》云："凡小儿之病最多者，惟惊风之属。而惊风之作，则必见反张、戴眼、斜视、抽搐等证。此其为故，总由筋急而然。盖血不养筋，所以筋急；真阴亏损，所以血虚。此非水衰之明验乎？"治疗上，如著名的补血方剂四物汤，在清张秉成《成方便读·补养之剂》中评论说："补血者，当求之肝肾。地黄入肾，壮水补阴，白芍入肝，敛阴益血，二味为补血之正药。"又如，右归丸有"温补肾阳，填精补血"的功用，正切合《素问·阴阳应象大论篇》所言"形不足者，温之以气，精不足者，补之以味"之意。这里的"温气"与"补味"，就是补气、补血药物的主要区别。

肾为肝之母，肝为肾之子。五行学说对"肝肾同源"理论的促进作用不可低估。《素问·阴阳应象大论篇》云："肾生骨髓，髓生肝。"体现了肾与肝之间的母子联系。肝主藏血，所以"髓生肝"即生肝血。从母子生养关系而言，肾（水）生肝（木），不仅是肾精对肝血的滋养关系，包括肾阳对肝阳的资助、温煦作用，及肾阴对肝阴的濡养、滋润作用。但对精血互化的认识，其发生应主要归于"司外揣内"的病机认识及治疗反证的观察。

（4）"精血同源"的意义："精血并属于水"的认识，一方面，给临床血容量不足时进行补液以扩充血容量提供了中医理论依据；另一方面，肾主封藏，如冬日蓄水，涓滴可珍。故曰："北方之水，无实不可泻，泻肝即所以泻肾"(《医宗必读·乙癸同源论》)又，"血不足者濡之，水之属也。滋水之源，木赖以荣"(《目经大成·乙癸同源说》)"精血取汁于水谷"的认识，其重要意义，正如明张介宾在《景岳全书·杂证谟·脾胃》中所云："凡先天之有不足者，但得后天培养之力，则补天之功，亦可居其强半。"所以，通过滋补后天水谷精气，不仅可以治疗本由后天营养不足引起的疾病，也可以治疗一部分先天不足的疾病。明李中梓提出"肾为先天之本，脾为后天之本"的脾肾并重观，也是基于此理论。

血液生成之来源，其一是肾藏精，精生髓，乃化而为血。髓位居骨中而化生血液，肾精主要以脾的运化功能，将水谷精微输送于肾；其二依靠肾的滋养、温煦作用，充盈于骨中，化生血液而充盈于脉中。先天之精，得后天之精不断充养；后天之精的化生，又依赖先天之精的滋养。脾化后天之精微，肾藏先天之精髓，相辅为用，充于骨髓。《灵枢·海论》曰："髓海有余，则轻劲多力，自过其度；髓海不足，则脑转耳鸣，胫酸眩冒，目无所见，懈怠安卧。"实际是骨髓生血的正常生理和反常病态的真实写照。

第三节　血病之象

一、证候分类

(一) 心血虚证

1. 临床表现

(1) 主症：心悸，怔忡，失眠，健忘。

(2) 次症：眩晕，面色淡白或萎黄，多梦，口唇色淡。

(3) 舌脉：舌质淡红，脉细无力。

2. 类证鉴别　心血虚证，多见于心脏病、脑神经衰弱、贫血等疾病。在心脏病中，以心悸、怔忡为主要症状；在脑神经衰弱中，以失眠、健忘、头晕、目眩为主要症状；而在贫血中，则以心悸、怔忡、面色少华、头晕、目眩为主要症状。

心血虚证与心阴虚证均属心病虚证，同具有心悸、怔忡、失眠、健忘等症状。但心阴虚证是在心血虚证的基础上发展而成，具有心烦、潮热颧红、舌质红、脉细数等阴虚内热症状，而无面色无华、舌淡等血虚之症状。

3. 病因病机　心血虚证，多因过度思虑劳神，致心血暗耗；或因劳倦伤脾，脾失健运，使气血生化不足；或久病失调，营血不能奉养，使心血亏虚；亦有先天禀赋不足，使心脏处于血亏状态。

4. 文献摘录

心藏神而主血脉，虚劳损伤血脉，致令心气不足；因为邪气所乘，则使惊而悸动不定。

——隋巢元方《诸病源候论·虚劳惊悸候》

人之所主者心，心之所主者血，心血一虚神气不守，此惊悸所由作也，当补气血为主。

——明王肯堂《证治准绳·女科·产后门》

心病不寐者，心藏神，血虚火妄动，则神不安，烦而不寐。

——清唐容川《血证论·卧寐》

（二）肝血虚证

1. 临床表现

（1）主症：眩晕眼花，视物模糊，肢麻筋挛，爪甲不荣。

（2）次症：面色无华，耳鸣如蝉，月经量少，色淡或暗，口唇淡白，失眠多梦。

（3）舌脉：舌质淡红，脉细。

2. 类证鉴别　肝血虚证，多见于高血压病、神经症、风湿或类风湿性关节炎、夜盲症、慢性肝炎、月经不调等。在前两种疾病中，以眩晕、失眠、多梦为主；在关节炎中，以筋脉拘挛或兼有酸痛为主要症状；在夜盲症中，以目干昏花为主要症状；在慢性肝炎中，以爪甲不荣，或兼有右胁下隐痛为主要症状。

肝血虚证与肝阴虚证均具有眩晕、目干昏花、失眠多梦等症状，但阴虚是血虚进一步损耗形成的，凡阴虚必有内热，如肝阴虚则舌边红赤，脉细数，面部烘热，口燥咽干等。抓住有无内热症状，两者不难区别。

3. 病因病机　肝血虚证，多因脾胃运化能力不及，使生血不足，肝失血养；或失血过多，或久病耗伤肝血，使肝血不能上荣头面，筋脉失去营血濡养所致。

4. 文献摘录

五脏六腑之精华，皆上注于目，目为肝之外候；肝藏血，血气不足，则肝虚，致受风邪，风邪搏于精气，故精气聚生于白睛之上，绕于黑睛之际，精彩昏浊，黑白不明审，谓之目晕。

——隋巢元方《诸病源候论·目晕候》

肝藏血而候筋，虚劳损血，不能荣养于筋，致使筋气极虚，又为寒邪所侵，故筋挛也。

——隋巢元方《诸病源候论·虚劳筋挛候》

（三）心脾两虚证

1. 临床表现

（1）主症：心悸，怔忡，失眠，健忘，食欲不振，腹胀便溏。

（2）次症：面色萎黄，肢倦乏力，头昏目眩，皮下出血，月经量少色淡；或月经量多色淡，或淋漓不断，或经少经闭。

（3）舌脉：舌淡红，苔白，脉细弱。

2. 类证鉴别　心脾两虚证，常见于贫血、神经症、胃及十二指肠溃疡、功能性子宫出血等。在贫血中，以心悸怔忡、面色不华为主要症状；在神经症中，以失眠、健忘为主要症状；在溃疡病中，以心悸、怔忡、食少腹胀为主要症状；而在功能性子宫出血中，常以经行如崩或淋漓不断，兼有不同程度的血亏为主要症状。

心脾两虚证与心血虚证不同。心血虚证，仅有心血不足、血不养心之征，而无脾不运化的症状；而心脾两虚证，两者症状皆有。

3. 病因病机　心脾两虚证多由思虑过度，心脾气血两伤；或久病失调，慢性出血；或饮食不调，营养欠奉，使脾脏生化不及，心血不得充盈。这些因素均可导致心脾两虚。

4. 文献摘录

心藏神而生血，心伤则不能生血而血少，故怔忡健忘，惊悸盗汗，汗者心之液也。脾主思而藏血，脾伤则血不归脾，故不眠。脾主肌肉，故肌热。脾主四肢，故体倦。脾不健运，故食少。脾不能统血则妄行，而有吐衄肠风崩漏等证。

——清汪昂《医方集解·理血之剂·归脾汤》

（四）心肝血虚证

1. 临床表现

（1）主症：心悸，失眠，健忘，多梦，头晕，眼花，两目干涩，视物模糊，肢麻筋挛，面色无华，爪甲不荣。

（2）次症：胁肋隐痛，急躁易怒，低热盗汗，女子月经量少。

（3）舌脉：舌淡少苔，脉弦细无力。

2. 类证鉴别 心肝血虚证，常见于神经症、更年期综合征、贫血、夜盲症等。在神经症中，以眩晕、失眠多梦、心悸等为主症。在更年期综合征中，以失眠多梦、易惊或兼有肢体麻木为主要症状，有的则以眩晕、心悸为主要症状；在贫血病中，以心悸、眩晕、面色少华、无力为主要症状，女子必然月经量少；在夜盲症中，则以两目干涩、视物不清为主要症状。

心肝血虚证包括心血虚证、肝血虚证两种证候，既包括心血虚证的心悸、易惊等症状，又包括肝血虚证的头目症状。所以本证与心或肝血虚证不难区别。

3. 病因病机 心藏神而主血脉，肝藏血而主疏泄。心（阳）气是血行的动力，肝主调节血量，二者共同作用，使全身的血液环周不休。若心血不足或肝血亏虚，两者互相影响，便会形成心肝血虚证，出现血不奉养、心肝失荣的症状。

4. 文献摘录

肝候于目，而藏血。血则荣养于目。腑脏劳伤，血气俱虚，五脏气不足，不能荣于目，故令目暗也。

——隋巢元方《诸病源候论•虚劳目暗候》

（五）肾精亏损证

1. 临床表现

（1）主症：腰腿酸软，头昏健忘，男子精少不育，女子经闭不孕，小儿发育迟缓或不良，如五软、五迟等；成人早衰，发脱或齿摇，耳鸣失聪，足痿无力，精神呆钝。

（2）次症：失眠多梦，眩晕，少寐。

（3）舌脉：舌苔薄，脉细尺弱。

2. 类证鉴别 肾精亏损证，常见于神经衰弱、慢性肾病、更年期综合征等。若是脑神经衰弱，以头昏健忘、耳鸣耳聋为主要症状；性神经衰弱，则男子以精少不育或多梦遗精为主要症状，女性则以经少不孕为特征；慢性肾病，则以腰腿酸软为主要症状；更年期综合征，则会出现捉摸不定的症状；妇女会有月经周期紊乱，或过早停经，或年过七七而不止。

肾精亏损证与肾阴亏虚证都是阴精不足的证候，但后者有五心烦热、潮热盗汗、阳事易兴等阴虚内热症状。而肾精亏损证则无内热证。

3. 病因病机 肾精亏损证，多因房事不节，纵欲过度，则损伤肾脏所藏之精气，以致肾精不充；或因惊恐伤肾，精气内夺；或因过食甘甜之味，伤肾耗髓；亦有热病愈后，阴精久不充盈者。

4. 文献摘录

腰者肾之府，转摇不能，肾将惫矣。

——《素问•脉要精微论篇》

腰痛之虚证十居八九，但察其既无表邪，又无湿热，而或以年衰，或以劳苦，或以酒色斫丧，或七情忧郁所致者，则悉属真阴虚证。凡虚证之候，形色必清白，而或见黎黑；脉息必和缓，而或见细微。或以行立不支而卧息少可；或以疲倦无力而劳动益甚。

——明张介宾《景岳全书•杂证谟•腰痛》

（六）肝肾精亏证

1. 临床表现

（1）主症：眩晕，耳鸣，健忘，失眠，腰膝酸软，精少不育或经枯不孕。

（2）次症：胁肋隐痛，目干视弱。

（3）舌脉：舌红，少苔，脉细弱。

2. 类证鉴别 肝肾精亏证，常见于高血压、神经衰弱、中心性浆液性脉络膜视网膜病变、不孕不育症、慢性肝炎、早期肝硬化等。在高血压及神经衰弱中，以眩晕、耳鸣、健忘为主要症状；在中心性浆液性脉络膜视网膜病变中，以目干视弱为主要症状；在妇科疾病中，主要表现为经少或经枯；在慢性肝病中，以头晕目干伴消瘦、肋下不适为主要症状。

肝肾精亏证与肝肾阴虚证不尽相同。一般而言，精亏之甚为阴亏，阴亏之渐为精亏。由于阴亏之证，较易发生阳亢现象，所以表现出不同程度的虚热症状，如五心烦热、盗汗、脉数等。而肝肾精亏证，系肝肾精血亏虚，无明显虚热之征。

3. 病因病机 肝肾精亏证多因房事过度，耗散肾精；或生育频接，精血损伤；或禀赋薄弱，元阴不充；或五志化火，内灼真阴；或不适当地用温燥之品，使精血内夺而酿成。

4. 文献摘录

肝主筋而藏血，肾主骨而生髓。虚劳损血耗髓，故伤筋骨也。

——隋巢元方《诸病源候论·虚劳伤筋骨候》

古称乙癸同源，肾肝同治……东方之木无虚不可补，补肾即所以补肝，北方之水，无实不可泻，泻肝即所以泻肾。

——明李中梓《医宗必读·乙癸同源论》

二、常见临床表现

《景岳全书·杂证谟·血证》云："凡为七窍之灵，为四肢之用，为筋骨之和柔，为肌肉之丰盛，以至滋脏腑，安神魂，润颜色，充营卫，津液得以通行，二阴得以调畅，凡形质所在，无非血之用也。"故凡血虚之处，则必随所在而各见其偏废之病。

血虚可兼见其他证候。若兼气虚，可见少气懒言，倦怠乏力，脉细缓等；若兼血瘀，可见痛如针刺，固定不移；或见癥积；或见妇女痛经，闭经，舌暗紫有瘀斑，脉细涩；若兼阴虚，可见潮热盗汗，五心烦热，舌红少苔，脉细数；若兼气滞，可见胀满疼痛。血虚证亦常兼见表证、热毒证、风动证、痰湿证等。

（一）血虚不荣之象

临床上，血虚主要表现为面色淡白或萎黄，唇舌、爪甲色淡，头晕，眼花，心悸多梦，手足发麻，妇女月经量少、色淡，后期或经闭，脉细等。"血主濡之"，五脏六腑、四肢百骸，皆赖以滋养。故《素问·五脏生成篇》云："肝受血而能视，足受血而能步，掌受血而能握，指受血而能摄。"血虚不足，肌肤失养，故面色无华或萎黄，唇爪色淡；血虚肝失所养，目不受血，则出现眩晕眼花，视物不清，夜盲等。经络失养，故手足麻木，舌淡苔白，脉细无力。血虚不能荣于四肢关节，筋脉肌肤失养，则可形成痿证、痹证、身痒、风疹等。妇女以血用事，冲为血海；冲任血虚，经水不调，或胎失所养，可致月经不调、闭经、痛经、胎动不安、不孕等病证。

心藏神，主神志。因心主血，血舍神，神藏于血液之中。故血虚不能养神，导致神失所养，不能潜藏守舍，可以使人失眠、健忘、胆怯等。

（二）气随血亏之象

血为气之母，血能载气，气存于血中，赖血之运载而达于全身。血为气之守，气必依附于血而静谧。故血盛则气旺，血虚则气少。在临床上，若见有血虚证，往往伴有气虚，症见少气懒言、倦怠乏力、脉细缓等。

（三）血虚精亏之象

血与精有互相生化的关系。久病血虚者，常常伴有精之化源不足，从而血虚精亏。血本属阴，若血虚较轻，或病程较短，通过机体内的阴阳调节作用，血虚患者未必出现阴虚之证。如果血虚日久不愈，体内的津液、精气随之消耗，导致体内阴津不足；可见潮热盗汗、五心烦热、舌红少苔、脉细数等阴虚症状。

（四）血虚则生风化燥之象

《素问·至真要大论篇》云："诸风掉眩，皆属于肝。"肝主藏血，体阴而用阳；肝血不足，则阴不潜阳，故风自内生，而出现眩晕、耳鸣、震颤等症状。"津血同源"，血虚失于濡养，津亏失于滋润，则出现"燥胜则干"之现象，诸如皮肤憔悴，皮毛发黄，口唇燥裂，舌上无津，口渴咽燥，目涩鼻干等。

第三章 治则治法

第一节　养血之法

血是构成人体的基本物质，也是维持生命活动的必需物质，对人体脏腑组织起着营养和濡润作用。正如《素问·调经论篇》所云："人之所有者，血与气耳。"血液的生成和循行，与五脏功能及气、精、津液等物质密切相关。血的病理变化，主要有虚、寒、热、瘀等。临床在调养血脉的病变时，应根据其病因病机入手，正确制定治疗法则，辨证论治，理、法、方、药才能丝丝入扣，取得满意的治疗效果。由此，化源足则血液充，病邪去则血脉宁。

一、从五脏角度论养血

血液的化生源于水谷，经脾胃的运化生成精微，再通过心肺的作用注之于脉，通过五脏的气化与协同作用化而为血；血液以血脉为通路周流循行，使人体内而脏腑、外而四肢百骸，得到营养滋润，从而保障人体的生长发育和健康状态。因此，五脏功能中的任何一个环节失调，均可影响血之化生和血之循行；反之，血液亏虚与失调，必然导致脏腑功能衰退而危及健康。故调养五脏功能，是血液充沛和运行正常的重要保障。而养血又能使脏腑组织得到血液的充分濡养，使脏腑组织的功能恢复正常。因此，针对血脉生成与运行异常，从五脏角度如何确立正确治法，是我们必须关注的重要内容。

在血液的生成和运行中，五脏分别发挥着不同的功能作用。心主血脉，心气旺盛，则血脉充盈，血运正常。同时，水谷精微进入心脉，通过心的化赤作用而变化为血。故《素问·五脏生成篇》谓："诸血者，皆属于心。"肺朝百脉，司治节，主一身之气，气为血之帅，故肺具有辅助心脏主持血脉敷布环流的治理和调节作用。脾为"营之居"，不仅为生化之源，影响血液成分质量，还有统摄血液循经脉运行，防止血液溢出脉外的作用。肝藏血，主疏泄，对人体血量的分布及血的运行有调节作用。肾藏精，主命火（即肾阳），除了肾精化血（即"精血同源"）之外，命火（肾阳）对血的生理活动还有温养和推动作用。由此可见，只有在心、肝、脾、肺、肾五脏的共同作用下，血液才能正常生成和循环运行于全身，营养各组织、器官，维持人体生理功能。正如《景岳全书·妇人规·经脉》所云："经血为水谷之精气……生化于脾，总统于心，藏受于肝，宣布于肺，施泄于肾，以灌溉一身。"因此，五脏功能正常与否，直接影响血液的生成和循行；对于血脉的养护，应根据病机进行论治。

（一）从心论治

中医认为，心为"君主之官"，为五脏六腑之大主。其在人体生命活动中居于重要地位。心与血脉密切相关的两大生理功能：一是心主血脉。《素问·五脏生成篇》："诸血者，皆属于心。"《素问·痿论篇》："心主身之血脉。"心主血脉，是对心主生血和心主行血功能的概括。

首先，心脏参与血液的化生。正如《侣山堂类辩·辩血》所云："血乃中焦之汁，流溢于中以为精，奉心化赤而为血。"若心血亏虚，则会导致各脏腑组织和四肢百骸失养，功能减退或受损等诸多疾病。其次，推动和控制血液在脉道中正常运行。脉为血府，与心相连。血液在脉中的循行依赖心气的推动，心脏为全身血管的总枢纽，通过血脉将气血输至全身，发挥营养和滋润作用。若心气不足，鼓动无力，或脉道不利，血行不畅，则可造成气血瘀阻的各种疾病。二是心主神明。《素问·灵兰秘典论篇》云："心者，君主之官也，神明出焉。"《素问·六节脏象论篇》云："心者，生之本，神之变也。"心为精神、意识和思维活动的中心，在人体内处于最高主导地位，对各脏腑功能具有统领和调节作用。但是，血与神的功能活动密切相关，血是思维活动的物质基础；血液的充盈与否，直接关系到人的精神意识和思维活动的正常与否。基于心的生理功能和病理变化，及其与血、脉密切相关的病机，养血从心论治的相关治法如下。

1. 补养心血法　是根据心血亏虚的病机拟定的治法。心血，是指心所主之血，涵养心脏，是充养血脉、上荣舌面的主要物质。心血亏损是指血虚见于心系的病理改变，常以心悸、头晕、健忘为主要症状；兼见面色无华，唇舌淡白，脉象细弱等心血不足的临床表现。《灵枢·邪客》指出："营气者，泌其津液，注之于脉，化以为血。"若心血化生不足或损耗过多，则心血不足，心失濡养，心动失常，故见心悸。《说文解字》谓："悸，心动也。"元朱震亨《丹溪心法·惊悸怔忡》提到"人之所主者心，心之所养者血，心血一虚，神气不守，此惊悸之所肇端也"，明确指出血虚可以致心悸。血虚不能上荣头面，故见头晕眼花、健忘、面色淡白或萎黄，唇、舌色淡；血少而脉道失充，故脉细无力。明董宿原撰、方贤编定的《奇效良方·怔忡健忘动悸门》，指出"健忘者，陡然而忘其事也。皆主于心脾二经……盖心主血，因血少不能养其真脏"，遂致健忘。

心主血脉。若失血过多，或久病体虚，忧思过度，暗耗心血；或脾胃功能减弱，血液之源不足；心失血养，影响心主血脉和心主神明的功能，均可形成心血亏虚的病机变化。血虚不能奉于心，养于神，荣于面，华于舌，充于脉，遂导致上述一系列心血亏虚病证。

心血亏虚，治当补养心血。补心血的常用药物，有地黄、阿胶、酸枣仁、柏子仁、五味子、当归等。代表方如养心汤、天王补心丹。虽然推动血液运行的直接动力是心气，但心血充盈是血液得以正常运行的前提条件。因此，临床若气血亏虚，心神失养，也常用八珍汤加养心安神药物调理。由于心脾两脏在血液的生化和运行方面存在着密切的关系，所以补养心血时，常结合健脾益气法进行治疗。这类方剂常在选用地黄、当归、白芍、阿胶等补养心血药的基础上，配伍党参、白术等健脾益胃药物。这是因为脾胃为气血生化之源，如此配伍有补气生血之意。常用方如归脾汤、炙甘草汤等。此外，由于心血虚则易扰动心神，使心神不宁，故常配伍五味子、酸枣仁、柏子仁等养血安神之品。

2. 补益心气法　是根据心气不足之病机而拟定的治法。心气不足，是指心气虚损，功能减退，推动血行无力，心脏功能低下的病理变化。如临床以心悸，自汗，气短，动则加重为主要表现的病证。心气为心之功能，是推动心脏搏动、血液运行及振奋精神的动力。心脏的正常搏动，血液在脉管内的正常运行，以及心所主管的精神意识思维活动，均有赖于心气的鼓动和振奋。明李梴《医学入门·脏腑》指出："人身动则血行于诸经，静则血藏于肝脏，故肝为血海，心乃内运行之，是心主血也。"心主血脉，通过心气的推动作用，保障血液在脉道中得以正常运行，发挥营养和滋润作用。心气充沛，则心脏搏动有力，血运通畅，精神振奋，思维敏捷。

心居胸中，心气不足，心失其养，鼓动无力，以血行不畅及心神失养为其基本病机变化。导致心气不足的原因，多有先天禀赋不足，过度疲劳，久病不愈，年迈体衰，误汗、过汗等因素。心气不足，一般可在神、心、血、脉、舌这五个方面观察到病理改变。①神：心气不足，血运无力，神无阴血滋养，失其清明之常，遂呈精神恍惚，语无伦次；或心神不安，而常怀恐惧，悲伤欲哭。故《素问·调经论篇》云："神不足则悲。"《金匮要略·五脏风寒积聚病脉证并治》亦云："心气虚者，其人则畏。"②心：心气是推动血脉运行的动力。心气虚损则鼓动无力，血脉不得充盈以运行全身，心脏被迫加快收缩进行补偿，由是心悸、气短。③血：血赖心气推动，才能运行于脉。由于心气不足，血液不能充盈于脉，遂呈脉弱无力。④脉：脉为血行隧道，心气虚损，不能鼓动血液，其脉自然细弱无力；或因脉气不相接续而呈结代不齐。⑤舌：舌为心的苗窍，心血的荣枯，阴津的亏盈，最能显现于舌。心气虚损，则血液不能充于身、荣于面、华于舌，故面色苍白，舌质淡嫩。

以上病证，均是由于心气不足而致，治法当补心益气以养血，使虚损的心气得补，血气得以宣流，神得血气濡养，脉得血液充盈，血在经脉中运行不息，才能濡养全身，保持人体组织器官的正常功能，上述病证才可逐渐消失。心气虚证是临床常见的，病势较缓的证候。多因禀赋不足，心气素虚；或年迈体衰，脏气渐弱；或劳倦思虑过度，耗伤心气；或久病气血双亏，心气乏源；或误汗、过汗，汗出过多，心气随之而泄等因素，导致心气不足。根据补益心气的治疗原则，选用人参、党参、西洋参、黄芪、白术、甘草等补气类药为主，同时辅以益心血、宁心神的阿胶、当归、酸枣仁、远志、菖蒲等药物，共奏补心气、安心神、行气血之效。常用方，如养心汤、宅中汤、炙甘草汤、妙香散等。

3. 温补心阳法　是根据心阳虚损之病机拟定的治法。心阳虚损，是指心之阳气不足，虚寒内生，导致血的化生和运行障碍引起病理改变，常以胸闷，胸痛，心悸，冷汗，恶寒，肢冷为主要表现；兼见面色苍白，短气自汗，舌质淡嫩，脉迟无力等。心阳对于血液的化生和运行具有重要影响。其一，心阳具有帮助血液化生的作用。正如清唐宗海《血证论·阴阳水火气血论》所云："食气入胃，脾经化汁，上奉心火，心火得之，变化而赤是之谓血。"可见饮食物经过脾胃的消化吸收之后，其精微物质再通过心火的化生作用而变成心血；若心阳虚损，则心血化生受阻，脏腑滋养匮乏，心神失养。其二，心阳对血液的运行具有温煦推动作用。心阳不足，不仅心气推动无力，还易导致寒自内生，寒凝经脉，血瘀脉阻等病理改变。

心阳虚多因寒邪伤阳，或由心气虚证发展而来；或发汗、攻下之品用之太过，骤损心阳而致。心阳虚的基本病理变化，主要表现在以下三个方面：①心神不足。心阳虚损，则精神、意识和思维活动减弱，易抑制而不易兴奋。临床可见精神萎靡，神思衰弱，反应迟钝，迷蒙嗜睡，懒言声低等症状。②阳虚阴盛。阳虚则寒，心阳不足，温煦功能减退，故临床可见畏寒喜暖，四肢逆冷，舌淡胖，苔白滑，脉象沉弱等虚寒之象。③血运障碍。血得温则行，得寒则凝。心阳不足，心主血脉的功能减退，血行不畅而致血瘀；阳虚则生寒，寒凝经脉，心脉痹阻，胸阳不展，所以又见心胸憋闷，或作痛，甚或口唇指甲青紫，脉涩或结代等表现。

治疗心阳虚损之证，治法当温补心阳，使心阳得复；阳气复则心脉通，心血得运，神得养而意识明。临床常选用桂枝、附子、人参、甘草为主温补心阳，适当配伍半夏、生姜之属流通津液。若兼心神不安，可佐重镇的龙骨、牡蛎，共奏温心阳、补心气之效。代表方如桂枝甘草汤合人参汤、桂枝去芍药加蜀漆龙骨牡蛎救逆汤、薏苡附子散类。心气虚衰与心阳虚衰，在病变上有其内在联系，所以温补心阳与补益心气两法，用药大体相同。此证多呈肢冷、畏寒、脉迟等症状，用药重在温通，可与补益心气法合参。若心阳暴脱，症见大汗淋漓、四肢厥逆、神志模糊、脉微欲绝，治法当回阳救逆，主方为参附汤。若兼见血随气脱者，宜在参附汤基础上，配伍阿胶、当归和黄芪，以益气摄血，回阳救脱。

4. 化瘀通脉法 是根据心脉受阻，血液运行不畅的病机拟定的治法。主治以心胸部憋闷疼痛，唇舌瘀暗等局部或全身血液运行不畅为主要表现的病证。《素问•痿论篇》指出“心主身之血脉”。心主血脉的功能，包括主血和主脉两个方面。脉为血府，心气推动血液在脉中运行；脉道富有弹性并畅通无阻，是血液正常循行的重要前提条件，心、脉和血液在体内构成一个相对独立的密闭系统，使血液在脉中运行不息，周流全身，如环无端。血液沿着脉道循行不息，从而将血液中的营养物质源源不断地输布于全身，以供养机体生理活动的需要。心脉的正常运行，与心气充沛、血液充盈、脉道通利三者密切相关。心、血、脉三者协同合作，形成血液循环系统，通过这一系统将血气输送到全身，五脏六腑和四肢百骸才能得到阳气温煦，阴血滋养。

若因久病体虚，思虑劳心过度，或痰湿内阻，或失血过多等脉道不充盈，心之阳气不足以推动血液运行，则容易导致心脉受阻、气机阻滞。出现瘀血内阻的常见表现，如心前区刺痛，甚至绞痛难忍，舌质紫暗；或有瘀点、瘀斑，脉细涩或结、代等。若体胖痰多，痰浊停聚，阻滞血脉者，疼痛以闷痛为主，伴见身重困倦，舌苔白腻，脉沉滑等痰浊内蕴的症状。若阳虚阴寒凝滞，疼痛以突发性剧痛、得温痛减为特点，伴见畏寒肢冷，舌质淡苔白，脉沉迟或沉紧等寒象。若气机郁滞，使心脉受阻者，疼痛多为胀痛，往往与情绪因素相关；可见舌质淡红或暗红，苔薄白，脉弦等。

心脉受阻，血液运行不畅导致的心血瘀阻之证，治法宜活血化瘀，温通心脉。临床常选用活血行瘀之品以宣通痹塞，使瘀去络通。应把握急则治标，缓则治本的原则，疼痛发作时，着重祛瘀行气，化痰散寒；缓解时，以温通心阳，宣通心脉为主。治疗方药常选用丹参、三七、川芎、赤芍、红花、桃仁、五灵脂、蒲黄、郁金、降香、山楂之属为主，适当配伍枳壳、木香、檀香、桔梗之类疏畅气机，共呈行气活血之效。本类方中配伍行气药，一是气为血之帅，配伍行气药有气行则血行之意；二是血瘀多兼气滞，单纯血瘀者少，用行气药可以兼顾。代表方如血府逐瘀汤、膈下逐瘀汤等。此外，临床辨治时，还应根据寒、痰、气等不同病机与证候特点，进行论治。若阳虚寒凝者，兼见舌淡、脉沉弦或迟弱等阳虚征象。因心阳虚损不能温煦鼓运气血，而致寒凝血瘀者，可选用人参、炙甘草、干姜、桂枝、附子等温补宣痹，使心阳振奋，阳长阴消，气血通调，则疼痛可止。代表方如人参汤、桂枝人参汤、乌头赤石脂丸等。若因于气机痹阻，常因情绪激动或紧张，引起经脉挛急和气机受阻而呈绞痛者，可选用枳实、厚朴、郁金、香附、木香、檀香、麝香、冰片之属为主，兼配通利血脉的桂枝、川芎、丹参、三七、红花、桃仁等，代表方如苏合香丸等。若痰浊壅阻，血瘀脉阻者，可在化瘀通脉药物基础上，配伍涤痰泄浊的瓜蒌、薤白等，共呈疏畅气机、通阳宣痹之效。代表方如瓜蒌薤白半夏汤、枳实薤白桂枝汤、橘皮枳实生姜汤等。

5. 清心凉血法 是针对心火旺盛，迫血妄行的病机而拟定的治法。临床可见发热，心烦，失眠，尿黄，口舌生疮，舌尖红绛，苔黄，脉数，并见尿血、吐血、衄血、崩漏等血不循经的病证表现。中医阴阳五行学说认为，脏腑分阴阳，五脏皆属于阴；但心居膈上而近于背，背为阳；心在五行属火，火亦为阳。正常情况下，心阴心阳平衡协调，共同维持心主血脉的功能活动。若阴阳平衡失调，心火旺盛则可扰乱心主血脉的正常功能活动；甚至火旺迫血妄行，血不循经而溢于脉外，出现各种出血病证。

“火”乃“热”之极也，有外感、内生之分。其发生可因于火热之邪内侵，或平素过食辛辣刺激、温补之品，或因五志过极化火，或因过劳耗伤心血，而致阴虚火旺等；诸多因素导致心火亢盛，伤及心阴，扰动血脉，出现一系列病理变化。其主要病机特点为：①火为阳邪，其性炎上，故火之为病，常见面红，目赤，发热，口舌生疮，牙龈肿痛，咽红肿痛，舌红绛、舌尖赤；②心移热于小肠，心与小肠互为表里。心火旺盛可循经下移，而发生小便黄赤，灼热刺痛，甚至尿血等小肠实热之证候；火热之邪易耗气伤津，消灼阴液，往往口渴喜冷饮，咽干舌燥，大便秘结；③热入血分，可使血流薄疾，甚则灼伤脉络，迫血妄行，而致各种出血，如吐血、衄血、便血、尿血、崩漏等。

治疗心火旺盛，迫血妄行之证，宜清心泻火，凉血止血。临床常选用黄连、黄芩、大黄、栀子、竹叶等清心泻火类药物。由于心火旺盛，容易耗伤心阴；心阴不足，则不利于抑制心火。因此，临床论治时应注重配伍养阴凉血的药物，如生地黄、牡丹皮、赤芍、阿胶、白茅根等。可根据临床具体情况，选用以下方剂加减：心火内炽，迫血妄行，而致吐血、衄血、便血、尿血、崩漏等血不循经之出血证，宜用泻心汤、犀角地黄汤等；心火上炎，宜用黄连上清丸、清心泻火汤等；热扰心神，宜用黄连阿胶汤、天王补心丸、牛黄清心丸等；心火移于小肠，宜用导赤散；若兼有出血现象，可加入凉血止血之品。

（二）从肝论治

肝属木，肝性升发，肝藏血，主疏泄，以血为体，以气为用。肝对人体血量的分布及血的运行，具有调节作用。①肝主藏血。肝具有贮藏血液和调节血量的生理功能。《灵枢·本神》云“肝藏血”，此功能并非简单贮存。《素问·五脏生成篇》指出“人卧血归于肝”。人体内部各部分的血液，常随着不同生理情况而改变其血流量。当人体处于休息和睡眠状态时，机体代谢降低，耗血量少，相对多余的血液就归藏于肝；当机体活动较剧时，肝又能把贮藏的血液供给到机体各脏腑、组织、器官中，满足其活动所需。所以，肝是根据人体（动或静）对血液的需要情况，通过对血液量的调节而藏血。故唐王冰注曰：“肝藏血，心行之，人动则血运于诸经，人静则血归于肝脏，肝主血海故也。”②肝主疏泄。疏泄具有疏通、调达之意。肝主疏泄，表现在气机的调节、精神情志活动和胆汁的分泌与排泄等。肝疏泄的生理功能，能够调畅全身气机，促进血和津液的疏布运行。肝主疏泄和藏血功能，体现了肝体阴而用阳的生理特点，二者相互为用、相辅相成。肝主疏泄，调畅气机，促进血液的正常运行；肝为血海，血液充盈，涵养肝气，维持肝气的冲和调达；血液藏于肝中，肝血输布外周，或女性血液下注冲任而形成月经的功能，又需要在肝气疏泄作用的调节下完成。另外，肝喜调达而恶抑郁，血液的贮藏和疏泄，还易受到情志因素的影响。

肝的病变主要反映在疏泄失常和血失归藏方面。肝有司疏泄、藏血液、行水津、泌胆汁等功能，一旦发生病变，也就表现为肝气的升发、血液的贮藏、胆汁的分泌、水津的疏布等出现反常，从而反映出气血津液的盈、虚、通、滞等证象。根据肝的生理功能和病理变化与血、气密切相关的病机，养血从肝论治的相关治法如下。

1. 调肝养血法　是根据肝血亏虚病机拟定的治法。肝血亏虚是指肝藏血不足的病理状态；常表现为头晕耳鸣，双目干涩，视物昏花，肢体麻木，爪甲无华，面色萎黄等，多见于虚劳、眩晕、不寐、雀盲、月经不调等病证。导致肝血虚的机理有二：其一，血的生化不足。肝血来源于脾胃吸收的水谷精微，同时又化生于肾精，需五脏的协同作用，才能正常生成和贮运。清张璐《张氏医通·诸血门·诸见血证》云：“得脾气之鼓运，如雾上蒸于肺而为气；气不耗，归精于肾而为精；精不泄，归精于肝而化清血。”故血的生成，取资于脾，生化于肾；阴血生成之后，贮藏于肝脏，运行于心脉。若脾虚气弱，则化源不足；肾中精气亏损，生化血液的功能障碍，则不能将阴精生化为血。因脾肾所致的血虚，即属血的生化不足。其二，已生之血受损，致血液贮藏亏虚。常因于肝脏病变，耗伤肝阴，致阴血受损而血虚；以及各种出血性疾病，如因创伤、吐衄、崩漏、产后等大量失血，则属已生之血受损，肝所藏之血不足而亏虚。因此，脾肾亏虚，生化不足；或慢性病耗伤肝血，或失血过多等，均可导致肝血亏虚。

《素问•五脏生成篇》云："肝受血而能视，足受血而能步，掌受血而能握，指受血而能摄。"肝血虚证，以筋脉、爪甲、两目、肌肤等血失濡养等表现为特点。肝血虚则筋失血濡，而见肢体麻木，关节拘急不利，手足震颤，爪甲干枯脆薄；血虚则头目失血养，则见视物模糊、眼花、视力减退，甚至雀盲、眩晕、耳鸣，面、舌色淡，脉细等血虚症状。也可兼有虚烦多梦，易惊善恐，月经不调等病症。若血虚日久，导致肝阴血亏虚，阴不制阳，虚火旺盛，迫血妄行，影响肝的藏血功能，还可出现吐衄、血崩等出血疾病。《血证论•吐血》云："肝为藏血之脏，血所以运行周身者，赖冲、任、带三脉以管领之。而血海胞中又血所转输归宿之所，肝则司主血海，冲、任、带三脉，又肝所属。故补血者总以补肝为要。"

治疗肝血亏虚不足之证，治法宜补肝养血。临床常用药物，如地黄、当归、白芍、川芎、枸杞子、知母、阿胶、龟甲胶等。代表方如四物汤、归芍地黄汤、当归补血汤、当归生姜羊肉汤等。本法是治疗肝血亏虚的基本治法，临床立法选方时，还应注重导致肝血虚的病因病机。如脾虚气弱而生血之源不足，法当健脾益气，养肝生血；若因肾之阴阳亏损而致血的生化障碍，法当补肾益精，养肝生血，以期恢复生化之常；若阴虚火旺，迫血妄行，法当滋阴止血，养血宁血，宜于止血同时，配伍阿胶、地黄、玄参、麦冬、龟甲之属，补充受损之营阴。在此基础之上，或配清热药物降火滋阴，或配补气药物以益气养阴，代表方如白及枇杷丸、四生丸、生地黄散、清热止崩汤、固经丸等。此外，还需根据临床证候具体表现，配合疏肝、清肝、息风等治法。

2. 疏肝活血法　是根据肝气郁结，气滞血瘀病机拟定的治法。肝郁血瘀，是由于肝失疏泄，气机郁滞，影响血液的正常运行；出现两胁胀痛或刺痛，胸胁胀痛；或胁下、少腹有肿块，情志抑郁，舌紫暗或有斑点，脉弦涩等为常见症状的证候。临床常见于女性月经不调，以及胁痛、胃脘痛、腹痛等疼痛证。

肝主升发疏泄，若情志不畅，恼怒伤肝；或因其他原因，影响气机升发和疏泄，均可导致肝气郁结。肝的疏泄失调，易致血行不畅；或因瘀血阻滞，影响气机升降。气滞血瘀，经气痹阻，既可造成血瘀而脉道不通，也可导致血瘀而癥瘕积聚。肝气郁结的临床表现，以心情抑郁和肝经循行部位的胀闷疼痛为主。如胸胁、少腹胀闷窜痛，善太息，妇女乳房胀痛，月经不调，痛经，闭经等；肝气郁结，经气阻痹，故胸胁、乳房、少腹胀闷疼痛或攻窜作痛；气机郁结不畅，则心情抑郁；气病及血，气滞血瘀，可形成癥瘕，冲任不调，则痛经，月经不调，甚至闭经等。

治疗肝气郁结，气滞血瘀之证，宜疏肝解郁，活血化瘀。肝喜调达而恶抑郁，血随气行，亦随气滞。此种因肝郁而致的气滞血瘀之证，治疗上需行气与活血并举；常用红花、桃仁、当归、川芎、牡丹皮、赤芍、乳香、没药、牛膝、延胡索、苏木、丹参等活血药物为主，随症配入柴胡、枳壳、香附、木香、青皮、乌药等疏肝理气药物而成。常用方如加味逍遥丸、血府逐瘀汤、膈下逐瘀汤、丹参饮、三棱汤、鳖甲煎丸之类。

3. 暖肝温经法　是根据肝阳不足，寒凝血瘀病机拟定的治法。寒凝血瘀是由于肝脏阳气不足，不能温煦经脉，寒则血凝，所造成的血瘀偏寒之病理改变；出现畏寒怕冷，神疲胆怯，颠顶头痛，性功能减退，舌淡苔白，脉沉无力等表现。

肝阳来源于肾阳，是维持肝脏正常生理功能的动力。或年老体衰，肾阳不足；或外寒侵入机体，伤及肝阳；或肝病日久，损伤肝阳，均可导致肝阳不足，经脉失温，血液运行不利，而出现寒凝血瘀的病理状态。中医认为肝为“罢极之本”，若肝阳亏虚，功能减退，温养不足，则精神疲惫，肢体倦怠，畏寒肢冷，面色萎黄；肝居胁下，阳虚寒凝，血行不畅，故胁肋隐痛，女性痛经、闭经等；瘀血阻滞且属于寒性，故除了血滞血瘀主证外，还可兼见色素沉着，面色晦暗，月经后期，经色暗黑，小腹冷痛，喜暖畏寒，脉迟而涩，舌质偏淡等征象。

治疗肝阳不足，寒凝血瘀之证，宜暖肝助阳，温经祛瘀。常用温肝行气的吴茱萸，温通血脉的桂枝、干姜、小茴香、肉桂、乌药、沉香等，与当归、川芎、桃仁、阿胶等活血养血药，组成温经祛瘀的方剂进行治疗，才能兼顾血因寒凝的上述征象。《仁斋直指方论•寒》云：“官桂、当归，又温血之上药也。”温经与祛瘀两组药物各有所主，温药消除病因，振奋脏腑经络功能，促进血脉运行畅通。瘀血形成以后，唯有祛瘀药，才能使病去络通，血行无阻。前者针对病因、病性，后者针对瘀血阻滞，两组药物相互为用，相得益彰。代表方如温经汤、暖肝煎、生化汤、过期饮等，都体现了这种配伍方式，既可温散寒邪，又可通利血脉。在具体组方时，一般以祛瘀为主，温通为辅；如果寒凝太重，则要以温通为主，祛瘀为辅。

（三）从脾论治

脾气，是指脾的功能活动及其化生的精气。包括广义、狭义概念，其广义指脏腑功能活动，狭义指脾所化之气。脾气可以理解为脾的生理功能之气，具有主运化、升清、统血等功能，与人体消化吸收、血液生化等代谢功能密切相关。《灵枢•脉度》云：“脾气通于口，脾和则口能知五谷矣。”脾为人体后天之本，气血生化之源。正如宋严用和《严氏济生方•呕吐论治》所云：“盖胃受水谷，脾主运化，生血生气，以充四体者也。”脾与血的关系非常密切，其功能包括“化血”和“统血”两部分。①脾化血。明皇甫中《明医指掌•诸血证》指出：“血者，水谷之精也……生化于脾。”脾胃主运化水谷，血液的生成有赖于脾胃对水谷精微的消化吸收功能。如《灵枢•决气》所云：“中焦受气取汁，变化而赤是谓血。”此外，血液的主要组成，还包括营气和津液。如《灵枢•邪客》指出：“营气者，泌其津液，注之于脉，化以为血，以荣四末，内注五脏六腑。”对营气化血的生理机制进行阐释，所以有“营血并称”“津血同源”的说法。而营气和津液的化生，均源自人体每日所摄入的饮食，经脾和胃的消化吸收而成精微物质。因此，血液的生成与脾胃生理功能密切相关。②脾统血。统，即统摄、控制之意。脾气具有生化血液，营运血液，统摄血液，防止血液逸出脉外和瘀滞脉内的功能。脾胃共居中焦，升降相因，为气机升降之枢纽。《难经•四十二难》云：“脾……裹血，温五脏。”脾的统血功能，全赖之于脾气。沈明宗《金匮要略编注》卷十六云：“五脏六腑之血，全赖脾气统摄。”气足则能摄血，故脾统血与气摄血是统一的。脾气健旺，运化正常，生化有源，气足而固摄作用健全，血液则循脉内运行而不逸出脉外。清何梦瑶《医碥•杂证•血》指出：“脾统血，则血随脾气流行之义。”脾之所以能统血，与脾为气血生化之源密切相关。脾气健旺则能固摄血液，确保血在脉道内的正常运行，无出血之虞。

涉及与脾相关的血证，不外“生血”和“统血”两方面的异常。根据脾的生理功能和病理变化与血液化生和运行密切相关的病机，养血从脾论治的相关治法如下。

1. 健脾生血法　是根据脾气不足，运化失司、血液化生乏源之病机而拟定的治法。运化是脾的主要生理功能，若脾气虚，运化水谷精微功能失常，主要表现为面色萎黄，唇甲色淡，食欲不振，腹胀便溏，肌肉消瘦，四肢清冷，舌淡苔白，脉细弱等症状。中医认为，脾为后天之本，气血生化之源。脾胃纳运正常，水谷精微才能源源不断地化生血液，与清气、元气合而充身，为生命活动提供动力。正如《景岳全书•传忠录•脏象别论》所云：“血者，水谷之精也，源源而来，而实生化于脾。”

脾胃所吸收的水谷精微，是化生血液的基本物质，关系着血气的充盈与亏虚。或先天禀赋不足，素体脾胃虚弱；或后天失于调养，饮食不节，饥饱失常；或劳倦忧思，损伤脾胃；或年老体衰，或大病、久病，失于调养，均可造成脾气亏虚，运化功能失常。其病理表现主要有两个方面：其一，气血生化不足，气血亏虚，中气不足，故精神不振，少气懒言，形体消瘦，面色萎黄；脾主四肢肌肉，脾气不足，肢体失养，故肢体倦怠。其二，脾失健运，精微不布，水湿内生，故纳少，腹胀，便溏；脾虚失运，水湿泛滥，故肢体浮肿。不同年龄，脾气虚证的临床表现有所不同。在小儿多表现为消化不良，营养不良，慢性腹泻，呕吐，肚腹胀大，身体消瘦，面色萎黄等；成年人或年老体弱或大病久病者，多表现为身体沉重，四肢无力，倦怠嗜卧；或消瘦乏力，语声低微，面色萎黄等。总之，均为脾气虚弱，运化水谷精微失健所致。

治疗脾气不足，运化失司，血液化生乏源之证，宜健脾生血。临床常选用益气健脾的药物，如人参、白术、山药、黄精、白扁豆、大枣、茯苓、芡实、薏苡仁、甘草等。代表方如四君子汤、六君子汤、八珍汤、参苓白术散、补中益气汤等。

2. 补脾摄血法　是根据脾虚无力摄血病机而拟定的治法。脾气虚弱，不能统摄血液，则血不循经，多见于各种慢性出血的病证，如月经过多、崩漏、便血、衄血、皮下出血等。除出血外，必兼见脾气虚弱的一些临床表现。“脾主统血”是脾的重要生理功能，即指脾气能统摄约束血液循行于脉中，使其不致逸出脉外而为各种出血病证。中医认为，营行脉中，卫行脉外；气为血之帅，血为气之母，气与血是相互依存的。血能正常运行脉中而不逸出脉外，有赖于气的固护和统摄，脾不统血即是气不摄血的病理反映。

脾统血的作用，是脾气化生血液和固摄血液功能的综合体现。若因脾胃素虚，或脾胃因饮食所伤，或劳倦思虑伤脾，或久病耗伤脾气，均可使脾气虚弱，固摄无力，则血逸脉外而致出血。脾气虚弱，不仅统血无权，而且影响血的化生之源；脾虚精微失运，营亏而生血匮乏，致血液生化上的形、质不全，则血液不能自固，血液不循经而外溢，因此产生各种出血现象。脾不统血的临床表现，主要包括三个方面：其一，脾气虚则运化无力，可见饮食减少，腹胀便溏，气短乏力等症状；其二，血液不循脉道，而出现各种出血表现，如便血，尿血，皮下出血，月经过多，崩漏等；其三，气血亏虚不能濡养，可见头晕，肢体倦怠，少气乏力，面色萎黄，舌淡，脉细弱等血虚现象。

治疗脾气不足，不能统摄血液，致血逸脉外之证，宜补脾摄血。治疗此证，常选人参、黄芪、白术、甘草、大枣等药物，通过补脾益气而摄血归经，体现益气摄血之法。代表方如人参饮子、归脾汤、加味补中益气汤、八珍汤等。

脾气亏虚日久，损伤脾阳或累及肾阳，可致脾肾阳虚不能统血。其治法当温阳摄血。《素问•生气通天论篇》云：“阳者，卫外而为固也。”阳气有固护阴血的作用，卫外阳气亏虚，脉中阴血即可泄于脉外，则为出血。临床于吐血、咯血、便血、崩漏等病理表现之外，兼见血色晦暗不鲜，或色淡清稀如水，面色萎黄，四肢不温，喜暖畏寒，舌淡苔白，脉沉细无力等阳虚症状。人身阳气根于肾中真阳，不能舍此而只咎脾胃，所以阳虚不能统血，当从脾肾论治。临床在选用健脾益气药时，常与温阳散寒的附子、肉桂、干姜联用，同时配伍伏龙肝、阿胶、艾叶、三七、炮姜等温性或平性止血药。代表方如黄土汤、温经摄血汤、柏叶汤、理中丸等。

（四）从肺论治

肺为五脏之华盖，主气，司呼吸，主宣发、肃降；主治节，朝百脉，通调水道。肺气具有助心行血的重要功能。①肺朝百脉。“朝”是朝向、会合的意思，指百脉会合于肺，即脉在呼吸过程中，全身血流均须流经于肺。《类经·藏象类·食饮之气归输脏腑》云：“精淫于脉，脉流于经，经脉流通，必由于气，气主于肺，故为百脉之朝会。”肺吸入自然界之清气，与脾胃运化生成的水谷之精气结合，生成宗气。《灵枢·邪客》云：“宗气积于胸中，出于喉咙，以贯心脉而行呼吸焉。”宗气是呼吸运动与血液循行相互联系的中心环节，又具有贯心脉行血气、走息道行呼吸的生理功能。②司治节。《素问·灵兰秘典论篇》云：“肺者，相傅之官，治节出焉。”所谓治节，主要是指肺助心行血，使血运行有序，周而复始，循环不息的生理功能。生命的基本特征之一就是节律性。心搏之数，呼吸之节，二便摄纳、排泄之度，月经盈泻之期，气机升降出入之贯序，营血循行之次递，胃肠满实之互替，寤寐昼夜之交替等，都有一定的节度和规律。生命节律虽是在五脏六腑的共同参与下完成，但其权衡节度，主要是依赖肺主气，宣发肃降，通调水道，朝百脉等生理功能来实现的。③肺主气。人体一身之气，皆归属于肺，而受肺之统领。凡元气、宗气、谷气、营气等，皆需通过肺的呼吸得以敷布；而营卫、脏腑之气的功能活动，皆要通过肺的调节，而实现其各自的升降出入，发挥其应有的功能，可见肺为气之主宰。肺气旺盛，吸清呼浊平稳，气体交换协调，血中清气丰富，宗气生成充沛，助心推动血行，则血行正常。若肺气虚弱，吸清呼浊减弱，气体交换失调，血中浊气增加，清气减少；宗气生成不足，推动血行无力，则血行障碍，心律失常。《灵枢·刺节真邪》云：“宗气不下，脉中之血，凝而留止。”临床可表现为胸中憋闷胀痛，咳喘无力，心悸，口唇发绀，舌质青紫等症状。

肺为娇脏，其病多虚多瘀。在治疗时，不仅要考虑活血化瘀，更应补气及宣畅肺气，恢复肺的宣发肃降功能，助肺行气，气行则血行，瘀血自化。由肺气虚或宣降失常导致的肺源性心脏病，在治疗上应考虑调畅肺气，通利血脉，以助心行血，恢复心的功能。根据肺的生理功能和病理变化与血液化生和运行密切相关的病机，养血从肺论治的相关治法如下。

1. 补益肺气法 是根据肺气虚损不足，影响司呼吸、朝百脉功能的病机而拟定的治法。适于声低息短，少气懒言，面白神疲，自汗畏风，舌淡苔白，脉弱为主要表现的病证。《素问·五脏生成篇》云：“诸气者皆属于肺。”肺司呼吸，主一身之气，气对血有主导作用；血之所以能够正常运行，离不开气的推动和固摄作用，故气能行血，又能摄血；血的生成，离不开脾胃运化水谷精气，也离不开肺气和营气的作用，故气能生血。肺朝百脉，助心行血。通过心、肺二脏功能的相互协作，可共同实现血液在“百脉”中的循环。

肺助心行血的生理作用，主要表现为三个方面：其一，全身血脉及脉中之血源源不断地汇聚于肺；其二，肺主管血之清浊转化。清血是指含有自然界大量清气的血液，浊血是指含有体内大量浊气的血液。肺通过朝百脉的生理功能，使心血不断地在肺中进行气体交换，确保心血的清浊转化，从而维持人体生命活动正常进行；其三，肺通过生成宗气助心行血。心脏搏动是血液循行的基本动力，心搏又主要依赖心气的推动，而心气的盛衰与宗气密切相关，宗气影响着心搏的强弱和节律。宗气贯心脉而助心行血，正是通过肺朝百脉实现的。若因久咳耗伤肺气，或平素体弱，肺气不足；或因后天脾胃虚弱，水谷精微不能上荣于肺，则可导致肺气不足，肺的生理功能减弱。若肺气虚，或宣降失常，可导致血液循行异常，甚至累及于心。临床上常见肺病日久则累及心，如慢性阻塞性肺疾病、肺结核、慢性支气管扩张等，长期发展则均能导致肺源性心脏病。肺朝百脉功能异常，亦可导致血液凝滞而致瘀血。肺功能失调导致血瘀的机制有二：一是肺气虚，无力推行血液，变为瘀血；二是肺气滞，血行不畅，变为瘀血。临床表现为面唇舌及甲床紫暗，鼻色青晦，手足紫肿等症状。

治疗肺气虚损不足，导致肺司呼吸、朝百脉功能减退而致的肺气亏虚证，治法当补益肺气为主。常用人参、黄芪、生姜、白术、防风、炙甘草等药物，代表方如人参胡桃汤、玉屏风散等。若气虚日久致肺阳不足，可用保元汤类。

此外，肺、脾二脏关系密切，在生理功能上相互支持，病理状态下相互影响，肺的清气与脾的谷气注于心脉以行五脏六腑，成为脏腑功能活动的物质基础，故肺、脾两脏同为后天之气的源泉。二气相合而成的宗气，具有司呼吸、行血脉、资元气的作用。若脾的功能衰弱，生化之源不足，常易导致肺的功能低下。中医从五行相生理论出发，认为是脾土不生肺金。因此，临床针对肺气亏虚，治法常采用健脾益肺，又称为“培土生金”，通过温补中焦，使脾气健运，谷气旺盛，从而肺气充益；代表方常选用六君子汤、香砂六君子汤、参苓白术散等。

2. 清肺凉血法 是根据热邪犯肺，导致热伤脉络病机而拟定的治法。热邪犯肺，肺气失宣，热伤脉络，临床以咳嗽痰喘，发热，咯血、吐血、便血等为主要特点。清代叶天士提出：“温邪上受，首先犯肺。”（《温热论•温病大纲》）温热邪气侵袭人体，可直接犯肺，导致肺热证候。除风热、风温等温邪外，或风寒犯肺郁久化热，或体内痰浊化热蕴结于肺，或其他脏腑热盛熏蒸于肺，均可形成肺热证候。

热邪犯肺导致的肺热证，临床表现为咳嗽，喘息，胸闷，咳痰黄稠，发热，舌红，苔黄，脉滑数。若风温犯肺，热邪深入，壅塞气道，热灼肺津，损伤脉络，则可见痰中带血或咯血，胸胁刺痛；若痰浊化热，停聚于肺，肺热成痈，则可见咯血、吐血；若肺热移于大肠，则可见便血等。

治疗热邪犯肺，导致热伤脉络而致出血之证，治法宜清肺凉血。若痰热壅肺，肺失宣降者，宜清热化痰、宣肺平喘，代表方为麻杏石甘汤；风温犯肺，宜宣肺清热，代表方银翘散、桑菊饮等；肺热成痈者，宜清肺解毒、祛痰化瘀，代表方如千金苇茎汤、黄连解毒汤等；肺热移于大肠，大肠积热，宜清肺通腑、消肿止血，代表方如宣白承气汤、地榆槐角丸等。

（五）从肾论治

肾为藏精之所，是人体生命之源，故称肾为“先天之本”。肾的主要功能为主藏精，主生长、发育与生殖，主纳气，主骨生髓等。中医认为精血同源，肾主藏精的功能，与血液化生和运行具有密切关系。

精是构成人体的基本物质，也是生命活动的物质基础。先天之精禀受于父母，藏之于肾；后天之精来源于饮食，由脾胃化生，二者相互依存，相互为用。先天之精藏于肾，并不断得到后天之精的充养，五脏六腑的精气都可以在充足、有余的时候“溢于肾”，由肾进行贮藏。故中医认为，“肾者主水，受五脏六腑之精而藏之”（《素问•上古天真论篇》），“肾者……封藏之本”（《素问•六节脏象论篇》）。

精髓是化生血液的重要物质基础。肾主骨生髓，也源于肾精所化而生髓，髓能养骨，且髓可化为血，故精足则血足。如《素问•生气通天论篇》云：“骨髓坚固，气血皆从。”另一方面，肾藏精，肝藏血，在正常生理状态下，肝血与肾精相互资生转化。肝藏血与肾藏精的关系，实际上也就是精和血之间，相互资生和相互转化的关系。肝血的生成，有赖于肾中精气的滋助；而肾中精气的封藏，又要依靠肝血的滋养。精能生血，血能化精；精藏于肾，血舍于肝；精得血而能充，血得精而能旺，肝肾相互滋养，故有“精血同源”之说。在病理变化方面，精血之间也相互影响。如肝血不足，可以引起肾精的亏损；反之，肾精亏损，也可导致肝血不足。如血耗则精不足，《血证论•男女异同论》提到“男子精薄，则为血虚”，说明男子血虚则生殖之精淡薄。又如，精亏血也少，肾精衰少的患者，常可见毛发枯槁，易于脱落，此乃发为血之余，精亏而致血少的缘故。

根据肾的生理功能和病理变化，及其与血液化生和运行密切相关的病机，养血从肾论治的相关治法如下。

益肾补血法 是根据肾精亏虚，血液生化匮乏之病机而拟定的治法。以小儿生长发育迟缓，成人生殖功能减退，早衰，视物模糊，耳鸣，发脱，牙齿松动，健忘等为常见症状的证候。中医认为，精血来源于脾胃对饮食的运化生成，然后收藏于肝肾之内；精血之间相互转化，供给人体以维持各种生理功能的正常发挥，如眼目受精血营养而能视物，双足受精血供给而能步行，皮肤受精血濡养而能润泽，筋骨受精血滋养而能坚固。血液的化生，是以水谷精微作为物质基础，通过脾胃、肺心、肾肝等脏器的功能活动来完成的。这些脏器功能的协调平衡，是血液化生的重要条件。由于肾在精化血的过程中起着重要的作用，所以，当肾精不足，肾气功能低下时，便可影响血液的化生。

肾精亏虚证，多因久病失调，阴液亏虚；或情志内伤，化火伤阴；或房事不节，耗伤肾阴；或温热病后，津液被劫，导致肝肾阴虚，阴不制阳，虚热内扰。肾精亏虚，血化乏源，临床常表现为精亏和血虚两方面的病理状态。精亏的表现，如小儿发育迟缓；男子精液清稀，不育；女子月经不调，久不受孕；或出现早衰表现，如须发早白、脱发、视力减退、听力减退、健忘等。血虚的表现，如面色淡黄，唇爪色淡，头晕目眩，月经量少，舌淡苔白，脉微细等。

治疗肾精亏虚，血液生化匮乏导致的血虚之证，治宜补肾益精生血。临床对于血液生成不足的病证，主要从脾肾入手；或调理脾胃，以补化血之源；或补肾填精，以滋生血之根。根据精血互补之理，精亏血虚证，常治以血肉有情之品，达到填精补血作用。常用药物，有阿胶、龟甲胶、鹿角胶、紫河车等。血肉有情之品，具有补肾益精的功效，一般分为以下几类：①胶类，如阿胶、龟甲胶、鹿角胶、鱼鳔胶等。胶类药物具有较好的补益精血作用，可用于治疗各种血虚之证。②髓类，如牛骨髓、猪骨髓、羊骨髓等。髓类药物，最初被朱丹溪应用在大补阴丸中，意在滋补肾之精血，清叶天士《临证指南医案》发展了此类药物的使用。③血液类，如猪血、蛇血、鹅血、鳖血等。从中医药学“以血补血”之理，某些动物的血液具有补血作用。近年来的临床与实验研究证明，猪血精制品或提取物，能治疗缺铁性贫血。临床在治疗肾精不足而致血虚证时，除用填精补肾方药外，还应兼用养血补血药物，这样可以收到更好疗效。

二、从虚瘀寒热病理状态论养血

血与气、津液流通于五脏，均是脏腑正常生理活动的物质基础。一方面，气血津液有赖于脏腑功能活动，才能正常摄纳、生化、贮调、输布、排泄；另一方面，脏腑功能活动，又以气血津液作为物质基础和动力源泉。因此，有关血的治法，不仅要从脏腑的角度探讨，还应考虑气、血、津液等方面的病理变化。其中，血的病理变化，主要有虚、瘀、寒、热等改变。血虚或因于大出血，或因于生化之源不足，如营养不良、脾胃消化吸收功能减弱、肾精亏虚等因素所致；血寒多因寒邪侵袭，或体内阳气不足所致；血热多由邪热入血，或阴虚内热，扰动血脉或迫血妄行所致；瘀血的形成是由于血行不畅，或离经之血未排出体外所致。血寒、血热可致血瘀，而血瘀又可导致血虚，所以血的病理变化常相互影响，最终影响血的生成和循行。因此，养血应该从血的病理角度进行论治，针对血不足、血有瘀、血有寒、血有热和血不束等病理状态，拟定治法，遣方用药进行治疗。

（一）血不足

血不足即血虚，是指血液不足或血的濡养功能减退的一种病理状态。心主血，肝藏血，脾生血、统血，肾精可化而为血。所以，血虚多与心肝脾肾等脏腑功能有密切关系，相关治法上文已有论述。在本节中，主要讨论血不足与气、津液、精等的相互影响，其具体治法如下。

1. 益气养血法 是根据气血两虚病机拟定的治法。又称补益气血法、气血双补法，是治疗气血两虚证的方法。常用于脾胃亏损，失血伤精，或胎产崩漏，而致气血两虚者。症见面色无华，心悸气短，消瘦无力，月经不调，舌淡脉弱等。

气与血是人体生命活动的两大基础物质。气是一种动力，而血是基础，两者相辅相成。在生命体中不存在无气之血，也没有无血之气。从气血的运行而言，血为气之母，气为血之帅，气行则血行，气滞则血瘀。气为血之帅，即气对血有主导作用。血之所以能够正常运行，离不开气的推动和固摄作用，故气能行血，又能摄血；血的生成，离不开脾胃运化水谷精气，也离不开肺气和营气的作用，故气能生血。血为气之母，指血既能养气，又能载气，故血为气之母，又称血为气之舍。气为阳，血为阴。《灵枢·本脏》云："人之血气精神者，所以奉生而周于性命者也。"因此，可以把气与血之间的关系，理解为"如影随形"，即互相资生、互相依存的关系。临床中，对于血虚证的治疗，常常结合益气之法。对于气虚证，常常配以养血之法。血病常虑及气，气病常虑及血，其理即在于此。

气血对人体最重要的作用就是滋养。气血充足，则人面色红润，肌肤饱满丰盈，毛发润滑有光泽，精神饱满，感觉灵敏。若气虚，则畏寒肢冷，自汗，头晕耳鸣，疲倦无力，心悸气短，发育迟缓。若血虚，则面色无华萎黄，皮肤干燥，毛发枯萎，指甲干裂，视物昏花，手足麻木，失眠多梦，健忘心悸，精神恍惚。气血不足，则神疲乏力，气短懒言，面色淡白或萎黄，头晕目眩，唇甲色淡，心悸失眠，女性月经量少，延期或闭经，舌淡脉弱。

益气养血法便是针对正气亏虚，或脾失健运，运血无力，或生血不足的病机而拟定的治法。补气法的重点在脾肺，亦即，补气法着重于恢复脾肺功能。脾主运化水谷精微，为后天之本，气血生化之源；脾胃功能正常，气血生化之源充足，能为全身各脏腑功能活动提供足够的物质和能量。肺主气，司呼吸，肺吸入的清气，和水谷之精气结合成为宗气，是推动肺的呼吸和心血运行的主要动力。故脾气虚，则食少便溏，倦怠乏力；肺气虚，则少气懒言，语言低微，动则汗出气喘等，进而影响其他脏腑，产生全身性气虚证。所以，应该着重于脾、肺两脏，常选健脾益气药物，如人参、黄芪、白术、甘草、大枣等。代表方剂如归脾汤、人参饮子、加味补中益气汤、八珍汤等。针对气虚不能统血而致的吐血、便血、崩漏等出血病证，选用归脾汤配黄芪、人参、白术、茯苓，就是取气能生血统血之意。而大失血时，由气有神而无形，补之易充；血有形而无神，补血之药难取速效。故又宜以峻剂补气摄血，临床常用独参汤。

2. 滋阴养血法 是根据津液耗伤导致血虚的病机而拟定的治法。此法适用于津亏血虚证，症见面色萎黄，唇甲色淡，口唇燥裂，舌上无津，口渴咽燥，目涩鼻干，或大便秘结干燥。临床常见大汗、大吐、大泻等津液耗伤者，往往相继表现出心悸气短，面白，舌淡，脉细无力等心血亏虚证候。

中医认为，阴平阳秘是人体的健康状态。阴是指体内的阴液，包括血液、津液等。人体的阴液，对脏腑组织有滋润濡养的作用。津液和血都是来源于饮食之精气，并能相互资生，相互作用。因为血和津液密切相关，所以在病机上也相互影响。津液耗损常使气血同时亏虚，而气血亏虚，同样会引起津液的不足。如失血过多，则津液渗入脉中，使脉外津液不足，就会导致津亏血燥证。临床表现为口中燥渴、舌干无津、尿少便秘等津液不足的现象。生理上，人体阴阳维持着动态平衡，阴虚则阳失去制约，从而出现火旺的证候，进而加重对血、津液的耗伤程度，便会导致津枯血燥证。津枯血燥证，是指津液严重亏损，从而导致血燥，虚热内生所表现的证候，常由高热、吐泻、大汗等使津液大量耗伤所引起。临床表现为口咽干燥，渴欲饮水，唇焦或裂，小便短少，大便干燥，五心烦热，形体消瘦，皮肤干燥；甚或瘙痒，舌红少津，脉细数。若因汗、吐、下等不当治法伤亡津液，则脉中津液渗出脉外，就会导致血燥津伤证。所以，《灵枢•营卫生会》云："夺血者无汗，夺汗者无血。"张仲景也曾告诫："衄家不可发汗""亡血家不可发汗"。

因各种原因耗伤津液，导致阴虚血亏的病证，治法当滋阴养血。机体内血及津液等阴液不足，阳气失于制约而偏亢，故补阴常与降火配合使用。在用药方面，多选用生地黄、熟地黄、麦冬、百合、山茱萸、沙参、知母、黄柏等甘寒滋润及清虚热的药物。代表方如天王补心丹、沙参麦门冬汤、清燥救肺汤、益胃汤、增液汤、知柏地黄丸、当归六黄汤、秦艽鳖甲散等。

中医治疗津亏血燥证，有生津、增液、润燥、养血等治法，临床应根据阴液亏损程度的不同，考虑具体选择生津养血、滋阴养血、润燥养血等治法。此外，还应根据不同脏腑的阴虚证，考虑补心阴、补肺阴、补胃阴、补肝阴、补肾阴等孰轻孰重，斟酌遣方用药。

3. 填精养血法　是根据肾精亏虚导致精转化为血的阻碍和匮乏，出现头晕，目眩，耳鸣，健忘，腰膝酸软，男子遗精，女子经少等症状而拟定的治法。常选用填精生髓的药物，如龟甲胶、阿胶、紫河车、枸杞子、菟丝子、牡蛎等。代表方剂，有六味地黄丸、龟鹿二仙胶等。由于肾主藏精，为先天之本，因此，填精养血法的具体机理和选方用药，可与上节中"益肾养血法"互参。

临床在论治血不足时，还应考虑到气为阳，血为阴，气能生血，血能载气；根据阳生阴长的理论，血虚之重证，常于补血方内配入补气药物，可收补气生血之效。此外，血虚与阴虚常常互为因果，故对血虚而兼有阴虚者，常配伍补阴之品以加强其治疗作用。

（二）血有瘀

血瘀，是指由于各种病理因素影响，导致血液运行不畅的一种病理状态。因为瘀血常阻碍新血的产生，故临床常同时出现血虚和血瘀两方面的症状。如肢体麻木刺痛，身痒如蚁行，头晕，面色萎黄或苍白，唇爪色淡，心悸，四肢畏寒，口渴喜热饮，腰膝酸软，舌质暗淡，或有瘀点瘀斑、脉沉细涩；兼见形体羸瘦，肌肤甲错如鳞，两目暗黑，腹满不能食，舌淡有瘀斑，脉沉细或细涩等。人体血脉异常，不外虚、瘀二证，但血虚与血瘀，又常虚实夹杂而并见于临床，两者相互搏结，互相影响其病机演变。其一，因虚而瘀。如《景岳全书•杂证谟》所言："凡人之气血犹源泉也，盛则流畅，少则壅滞。故气血不虚则不滞，虚则无有不滞者。"阐明津血充足，脉道通利，则血行畅达。若营血亏虚，血枯不荣，脉道涩滞，血行不畅，久而成瘀。其二，因瘀而虚。人体五脏六腑、四肢百骸，无不依赖气血之充盈、濡养和调节。血行脉中，环流周身，营养脏腑四肢百骸，贵流不宜滞。而外感六淫，寒温不调，七情内伤，气机逆乱，脏腑虚损，跌仆闪挫等病因，皆能造成血行障碍，以致血滞血瘀。瘀血不祛，新血亦不生，日久必致血液因瘀而虚。

治疗血虚兼见血瘀的虚实夹杂之证，治法宜养血活血。本法以《素问•至真要大论篇》"结者散之，留者攻之"为立法依据，具有活血、散瘀、消肿、止痛、散结等作用。本法适用广泛，不仅适用于血行不畅或瘀滞、离经之血存积体内等各种瘀血病证，而且也可用此法增强气血流行，以达治疗某些没有明显瘀血特征的疾病。此法可以畅旺血行，消除瘀血，化其癥积，反映了“通”的治疗原则。本法主要针对血虚血瘀，脉络不通而设，选用药物包括养血药物和化瘀药物两类，临床应根据虚与实的孰轻孰重，分别采取养血为主，辅以祛瘀；或祛瘀为主，佐以养血的方法。在祛瘀的同时考虑致瘀的原因，如因气虚则补气活血，如因气滞则理气活血，如因寒凝则散寒化瘀等。具体治法如下。

1. 养血活血法 是针对因虚致瘀，或因瘀血而引起虚劳病证而拟定的治法。常用药物如当归、丹参、鸡血藤、鳖甲、三七、血竭等。代表方剂如圣愈汤、四物汤等。

2. 补气活血法 是根据气虚不足以运血而发生血行瘀滞病机而拟定的治法。常选用补气药，如黄芪、党参、白术、黄精等与活血化瘀药相配伍。代表方剂如补阳还五汤等。

3. 理气活血法 是根据气滞血瘀病机而拟定的治法。常用理气活血药，如川芎、延胡索、郁金、姜黄、降香、月季花、牛膝、香附等。代表方剂如膈下逐瘀汤、血府逐瘀汤等。

4. 散寒化瘀法 是根据寒邪伏于血分，血凝不运而瘀的病机而拟定的治法。常选用温经散寒药，如炮姜、桂枝、吴茱萸、小茴香、附子、干姜、桂心、川椒等与活血化瘀药配伍。代表方剂如少腹逐瘀汤、生化汤、温经汤等。

5. 凉血活血法 是根据温热病邪入于营血，热邪煎熬血液而瘀，或血瘀化热的病机而拟定的治法。常用清热或泻火之药，如黄芩、黄柏、栀子、生石膏、牡丹皮、生地黄、毛冬青、凌霄花等与活血化瘀药相配伍。代表方剂如犀角地黄汤等。

6. 活血通络法 是根据血瘀脉中，经络不通的病机而拟定的治法。临床上，通经络药与活血化瘀药常相互配伍，常用药物为当归、川芎、红花、威灵仙、桂枝、苏木、羌活、独活、姜黄、川乌、草乌、地龙、炮山甲等。代表方剂如通窍活血汤、活络效灵丹等。

7. 活血解毒法 是根据内外痈肿引起血瘀的病机而拟定的治法。临床常将活血化瘀药与连翘、贯众、重楼、蒲公英、板蓝根、大青叶、升麻、败酱草等清热解毒药相配伍。代表方剂如仙方活命饮、解毒活血汤等。

8. 利水活血法 是根据瘀血与水相结而引起痰饮、水肿等病证而拟定的治法。临床常选用茯苓、泽泻等行水之品，与益母草、泽兰、天仙藤、刘寄奴等化瘀行水之药相配伍，以期共奏活血化瘀，利水消肿之效。代表方剂如桃仁控涎丹、益肾汤等。

9. 攻下逐瘀法 是根据瘀血停聚于胃肠的病机而拟定的治法。临床常将攻下通便药与活血化瘀药同用，以逐瘀外出。用药多选大黄、芒硝、冬瓜仁、桃仁、红花等。代表方剂，有大黄牡丹汤、桃核承气汤、抵当丸等。

（三）血有寒

血得温而行，得寒则凝。阳气亏损不足，经脉和血液失于温煦，必然导致血液运行无力。人体各脏腑皆需阳气温煦，推动以发挥各自功能。若脏腑、经络及组织器官失去阳气温煦，则会出现功能活动减弱，四肢不温，畏寒喜暖，血和津液运行迟缓等寒凝血滞之象。当人体阳气不足时，往往导致心阳虚、脾阳虚、肾阳虚或脾肾阳虚；阳虚程度加深，则会导致气血运行障碍而形成血虚或血瘀。

治疗阳虚血滞之证，治法宜温经养血。在应用时，应根据不同脏腑的阳虚证，考虑选用补心阳、补脾阳、补肾阳之侧重。但温经养血的关键，应重视脾肾阳气的温补。脾为气血生化之源，脾阳不足则全身气血不足，肾阳亦无以资助。而肾为元阳之本，为人一身功能活动的原动力。清沈金鳌《杂病源流犀烛·虚损痨瘵源流》云：“阳虚者，肾中真阳虚也。”阳虚不能温养形体，振奋精神，则面色苍白，形寒肢冷，神疲乏力；腰为肾之府，肾阳不足，下元虚惫，故腰膝酸软，小便不利或频数清长；男子火衰阳痿，女子宫寒不孕等，皆为常见的肾阳不足之证。治疗此证，治法宜温补肾阳，温补命门真火，补火又能生土。如此先后天俱得温补，则虚寒可消。在用药方面多选用温热的药物，如附子、肉桂、干姜、鹿茸等。代表方如参附汤、理中汤、肾气丸、右归饮、复元汤等。

此外，中医认为，人体以真阳为主，真阴为基，阴阳互根。《景岳全书•新方八阵》云："故善补阳者，必于阴中求阳，则阳得阴助，而生化无穷。"在临床治疗时，在补阳同时，宜辅以补阴之药，以阳根于阴，使阳有所附，并可借阴药之滋润，以制阳药之温燥。当人体阳气恢复，气血便可畅通无阻，瘀血自消而新血自生。具体治法，可分为温经活络、温经活血、温阳活血以及温阳补血等法。

1. 温经活络法　是针对经络受寒，而四肢冷痛，或血脉流通不畅，肢端青紫的病证而拟定的治法。选药以温经通络为主，如川乌、草乌、桂枝、细辛、鸡血藤、当归等，并配伍秦艽、羌活、独活、豨莶草、苏木、姜黄、威灵仙、海风藤、络石藤、桑枝等，以及当归、川芎、红花等活血行血之品。代表方剂如当归四逆汤、乌头汤等。

2. 温经活血法　是针对冲任虚寒，瘀血阻滞，导致月经不调、痛经、宫寒不孕等而拟定的治法。在用药方面，可用温经散寒之吴茱萸、桂枝，补血调肝之当归、芍药、阿胶，并配伍人参、甘草以益气，川芎、莪术、泽兰、牛膝、月季花、红花以活血行血。代表方剂如温经汤等。

3. 温阳活血法　是针对阳气亏损或阴寒内生，瘀血阻滞，经脉痹阻的病机而拟定的治法。临床常用药物，如附子、干姜、肉桂、吴茱萸、小茴香、丁香、川芎、延胡索、郁金、姜黄、当归、桂枝、赤芍等。代表方剂如参茸三鞭丸、金匮肾气丸、河车大造丸、通经活络丸等。

4. 温阳补血法　是针对阳气亏损，或阴寒内生，瘀血阻滞，气血虚痹的病机拟定的治法。在用药方面，多选用温热的药物，如附子、肉桂、干姜、鹿茸等。代表方剂如参附汤、理中汤、肾气丸、右归饮、复元汤等。

（四）血有热

血热是脏腑火热炽盛，热迫血分；或外感温热邪气侵入血分的一种病理状态，以出血和热象为其临床特征。热者寒之，故血热多选用清热凉血和凉血止血之品治之。血得寒则凝，得温则行。所以，应用凉血止血和清热凉血等寒凉药物，要中病即止，不可过剂。出血而有明显瘀滞者，不宜一味地使用大剂量寒凉药止血，必要时可配合活血行血药，旨在避免留瘀之患。热盛必伤阴，除配伍有清热作用的清热凉血和凉血止血之品外，亦可加入养阴之药。具体治法如下。

1. 清热凉血法　是根据邪热侵入营血导致心烦不寐、舌绛、发斑等血热病机所拟定的治法。用药方面，常选用甘寒、咸寒的药物为主，如水牛角、玄参、生地黄、牡丹皮、大青叶、板蓝根、紫草、金银花、连翘等，共奏清热凉血之效。代表方剂如犀角地黄汤、凉血地黄汤、凉血解毒汤等。

2. 凉血止血法　是根据血热妄行而以出血为主的病机而拟定的治法。常选用凉血清热和凉血止血药，如生地黄、玄参、牡丹皮、紫草、小蓟、地榆、黄芩、黄柏、石膏等。代表方剂如犀角地黄汤，根据病情而增损。若吐血热盛者，可加入黄芩、黄连；因怒而吐血呕血者，加柴胡、焦栀子；唾血者，加玄参、黄柏、知母；嗽血者，加知母、贝母；鼻衄者，加青蒿、黄芩；便血者，加槐花、地榆；尿血者，加茅根、小蓟；发斑者，加青黛、紫草。

3. 滋阴养血法　是根据热伤津液导致血虚的病机而拟定的治法。由于机体内血及津液等阴液不足，阳气失于制约而偏亢，故滋阴药常与降火药配合使用。在用药方面，多选用生地黄、熟地黄、麦冬、百合、山茱萸、沙参、知母、黄柏等甘寒滋润及清虚热的药物。代表方如天王补心丹、沙参麦冬汤、清燥救肺汤、益胃汤、增液汤、知柏地黄丸、当归六黄汤、秦艽鳖甲散等。

4. 解毒养血法　是根据邪毒热入血分病机而拟定的治法。解毒养血法是由清热凉血法与养血行血法组合而成，用以治疗血热化毒，或兼虚、兼瘀的病证。热邪入营血，热毒与血相结于血室，血瘀化热，出现伤处肿胀热痛等病证，当治以清热解毒，养血而行瘀毒。代表方剂有犀角地黄汤、清营汤等。

临床应用解毒养血法治疗温疫之邪导致的热病时，还应注意把握疾病的阶段病机。若温邪犯肺，由气分传入营血；或气分热邪犹盛而营血热势已张，即呈高热、汗出、烦渴、斑疹失血，神昏痉厥，舌绛脉数等气血两燔见证。气血两燔，治法宜气血两清。清气当用辛凉甘寒药物，退热保津；凉血当用咸寒，佐以辛凉散血药物。由于气血两燔是因温疫病邪所致，尤须使用清热解毒药物，消除病因，才是治病求本之道。故本法常用清气分热邪的石膏、知母、金银花、连翘、黄连、黄柏之类，与凉血解毒的水牛角、生地黄、玄参、牡丹皮、大青叶、板蓝根、紫草、青黛等药组合成方。代表方如清瘟败毒饮。治疗气血两燔证象的两组药物，可以根据临床具体证候的偏胜而决定主次。气分热盛，以清气分热的石膏、知母为主；营血热盛，以凉血热的水牛角、生地黄为主；兼见风动抽搐，配入息风解痉的药物；兼见窍闭昏谵，配入开窍之品，但均要注重解毒药物的配伍，并注意各法间的配合使用，才能获得较好的临床效果。

（五）血不循经

平人之血，畅行脉络，充达肌肤，流通无滞，谓循其经常之道也。一旦不循常道，溢出于经脉之外称为“血不循经”。出血部位不一，有从上部溢出者，如鼻衄、齿衄、咯血、吐血等；有从下部溢出者，如尿血、便血、崩漏等；有溢于皮肤肌肉之间者，如斑疹等；有郁于身体之内者，如积瘀、血症等。究其出血原因，不外虚、实两端。虚者，如阴虚火旺，迫血妄行之出血；或气虚，尤其是脾气虚无力摄血之出血；亦或各种原因导致的血虚出血。实者，如气火上逆、血随气升之出血；或是血热炽盛之出血，以及瘀血内阻，血脉阻塞而导致的出血等。

治疗各种原因导致的出血之证，治法宜养血止血。临床对于出血的辨治立法时，首当分清寒热虚实之属性，并需辨其脏腑病位，根据不同部位的出血，明确相关脏腑。一般认为，阳络伤则血从上溢，阴络伤则血从下溢；血出初期，多属实证、热证；血出日久，多属虚证、寒证；血色鲜红，多属实证；血色淡红，多属虚证；血色淡暗，多为虚寒；血色紫黑，多为血瘀。由于出血的原因，有寒有热，有虚有实，因此，在治疗时要区别对待。出血之证总体以止血为主，根据临床证候病机，需要与其他治法联合应用。止血为治标之法，而冲气的逆乱是导致出血的根本原因。为了达到束血的目的，就务必除其病因，使冲气安和，保证出血不再复发，此之谓标本兼顾之广义“养血”。根据前人治疗血证经验，主要细分为以下九种治法：

1. 清热止血法　用于气火上逆的出血证。心、肺、胃的火热炽盛，以致气随火升，血随气逆，因而引起的出血。治宜清热止血，选药以清热泻火为主，如黄连、黄芩、黄柏、银花炭、槐花、藕节、石膏、黑山栀、知母等。代表方如龙胆泻肝汤、黄连解毒汤等。

2. 凉血止血法　用于血热妄行的血证。血热的原因，可由外感入里而化热伤营引起，亦可由饮食、情志等导致血分热盛，治宜凉血清热。用药常以清热凉血为主，如生地黄、玄参、丹参、水牛角、大蓟、小蓟、茜草等。代表方如犀角地黄汤，清营汤等。

3. 养阴止血法 用于阴虚火旺，迫血妄行的血证。肾阴亏虚，肾火偏盛的证候，治宜养阴清热。用药方面，常用墨旱莲、天冬、麦冬、沙参、玉竹、石斛、百合、女贞子、龟甲等滋阴清虚热药。代表方如知柏地黄汤，百合固金汤等。

4. 益气止血法 用于气虚引起的血证。脾虚中气不足，不能统血，可使血出日久不止，治宜补脾益气。在用药方面，多用补气的药物，如党参、黄芪、白术、炙甘草等。代表方如补中益气汤、当归补血汤、独参汤等。

5. 补血止血法 用于血虚不足引起的血证，或血证日久不止，或反复发作。治宜补血益气。在用药方面，常用补血的药物，如当归、熟地黄、首乌、川芎、桑椹、阿胶、紫河车等。代表方如胶艾四物汤、归脾汤等。

6. 温阳止血法 用于阳虚不固的血证。脾肾虚寒，不能温通血脉，以致气血凝滞，发生出血之证，治宜祛寒补虚。用药方面，以温经散寒药为主，如炮姜、干姜、附子、桂枝、肉桂、吴茱萸等。代表方如黄土汤、十四味建中汤等。

7. 化瘀止血法 应用于瘀血内阻的血瘀证。跌仆闪挫，或内脏受损，引起积瘀内停，血脉阻滞，以致血出不止；甚则瘀结成块，形成血瘀证。治宜活血祛瘀，使气血流畅则出血自止，血瘀也可逐渐清除。用药方面，以活血化瘀药为主，如三七、红花、桃仁、丹参、益母草、当归尾。代表方如少腹逐瘀汤、生化汤、失笑散等。

8. 收涩止血法 此法除应用于大出血的急救外，常和其他方法配合使用。如气火上逆，宜与清热药同用；气虚不摄，宜与补气药同用；血热妄行，宜与凉血药同用；阴虚热迫，宜与养阴药同用；血虚出血，宜与补血药同用；气寒不固，宜与祛寒药同用。但应注意的是，若瘀血未清，则不宜使用收涩药，以免留瘀为患。用药方面，常选用收涩止血药物，如侧柏叶、藕节、仙鹤草、白及、血余炭、五倍子、赤石脂、乌梅肉、煅牡蛎。代表方如十灰散、花蕊石散等。

9. 外敷止血法 此法是将止血药物研成粉末，外敷创口作止血之用；临床上有单用一味的，有数味合用的；有用生药研末的，有煅炭研末的。用药方面，常用收敛止血药物，如紫珠叶、血见愁、棕榈炭、刘寄奴、海螵蛸、岗松叶、血余炭、马勃。代表方如云南白药、止血散等。

三、小结

从中医整体观而言，心、肝、脾、肺、肾五脏的生理功能，皆对血脉的功能正常与否具有重要影响。血液化生离不开先天肾精和后天脾胃水谷精微。而营气是血中的主要营养成分，津液是组成血的基本物质，精髓对生成血液具有重要作用。血液的正常运行，须赖心气的推动，肺气的宣降，脾气的统摄，肝气的疏调，肾气的温煦，才能运行不息，不滞不溢。没有肺气的宣降辅佐，心气也就不能推动血液运行；没有脾气裹摄固护，血液将失去约束而外溢；没有肾气的温煦，血液将会涩而不流；没有肝气的疏调作用，血液将无法根据生理活动而统筹调节。正如明代张介宾所言，血“盖其源源而来，生化于脾，总统于心，藏受于肝，宣布于肺，施泄于肾，灌溉一身，无所不及”（《景岳全书·杂证谟》），故“五脏皆有气血”（《景岳全书·传忠录》）。

血循行全身，内至五脏六腑，外达皮肉筋骨，对各脏腑、组织器官起着营养和滋润的作用。养护血脉，维护血液的正常生理功能，是中医养生、保健和治疗疾病的重要方面。血液出现的虚、实、寒、热、瘀等病理状态，在临床论治时，均应联系五脏生理功能和病理变化对血脉的影响，同时结合人体阴阳偏颇，及精、津液、营气的盈亏情况，才能分析把握病机实质，而调治血液的病变；在临床制定治法时，必须从脏腑阴阳，以及气、精、津液等立法论治，才能合理地遣方用药，获得满意的临床疗效。

第二节　养血之方

一、益气养血方剂

（一）当归补血汤

【来源】《内外伤辨惑论》

【组成】 黄芪 30g　当归 6g

【方剂索引】

《内外伤辨惑论》：治肌热，燥热，困渴引饮，目赤面红，昼夜不息。其脉洪大而虚，重按全无。《内经》曰：脉虚血虚。又云：血虚发热，证象白虎，惟脉不长实为辨耳，误服白虎汤必死。此病得之于饥困劳役。

黄芪一两　当归（酒洗）二钱

上件㕮咀，都作一服，水二盏，煎至一盏，去滓，温服，空心食前。

【功效】 益气养血。

【主治】 血虚阳浮发热证。肌热面赤，烦渴欲饮，脉洪大而虚，重按无力。亦治妇人经期、产后血虚发热头痛；或疮疡溃后，久不愈合者。

【方解】 本方证为劳倦内伤，血虚气弱，阳气浮越所致。血虚气弱，阴不维阳，故肌热面赤、烦渴引饮，此种烦渴，常时烦时止，渴喜热饮；脉洪大而虚、重按无力，是血虚气弱，阳气浮越之象，是血虚发热的辨证关键。治宜益气养血，使气旺血生，虚热自止。方中重用黄芪，其用量五倍于当归，其义有二：本方证为阴血亏虚，以致阳气欲浮越散亡，此时，恐一时滋阴补血固里不及，阳气外亡，故重用黄芪补气而专固肌表，即“有形之血不能速生，无形之气所当急固”之理，此其一；有形之血生于无形之气，故用黄芪大补脾肺之气，以资化源，使气旺血生，此其二。配以少量当归养血和营，则浮阳秘敛，阳生阴长，气旺血生，而虚热自退。

（二）归脾汤

【来源】《重辑严氏济生方》

【组成】 白术 15g　当归 6g　茯苓 10g　黄芪 20g　远志 6g　龙眼肉 12g　酸枣仁（炒）15g　人参 6g　木香 6g　炙甘草 6g

【方剂索引】

《重辑严氏济生方》：夫健忘者，常常喜忘是也。盖脾主意与思，心亦主思，思虑过度，意舍不精，神宫不职，使人健忘。治之之法，当理心脾，使神意清宁，思则得之矣。

归脾汤　治思虑过度，劳伤心脾，健忘怔忡。

白术　茯神（去木）　黄芪（去芦）　龙眼肉　酸枣仁（炒，去壳）各一两　人参　木香（不见火）各半两　甘草（炙）二钱半　当归一钱　远志（蜜炙）一钱（当归、远志从《内科摘要》补入）

上㕮咀，每服四钱，水一盏半，生姜五片，枣子一枚，煎至七分，去滓，温服，不拘时候。

【功效】 益气养血，健脾养心。

【主治】 ①心脾气血两虚证：心悸怔忡，健忘失眠，盗汗，体倦食少，面色萎黄，舌淡，苔薄白，脉细弱。②脾不统血证：便血，皮下出血，妇女崩漏，月经超前，量多色淡，或淋漓不止，舌淡，脉细弱。

【方解】 本方证因思虑过度，劳伤心脾，气血亏虚所致。心藏神而主血，脾主思而统血，思虑过度，面色萎黄，脾气亏虚则体倦、食少；心血不足则见惊悸、怔忡、健忘、不寐、盗汗；面色萎黄、舌质淡，苔薄白，脉细缓均属气血不足之象。上述诸症虽属心脾两虚，却是以脾虚为核心，气血亏虚为基础。脾为营卫气血生化之源，《灵枢·决气》曰："中焦受气取汁，变化而赤是谓血。"故方中以人参、黄芪、白术、甘草多个甘温之品补脾益气以生血，使气旺而血生；当归、龙眼肉甘温补血养心；茯苓（多用茯神）、酸枣仁、远志宁心安神；木香辛香而散，理气醒脾，与大量益气健脾药配伍，大枣调和脾胃，以资化源。全方共奏益气养血，健脾养心之功，为治疗思虑过度，劳伤心脾，气血两虚之良方。

（三）八珍散

【来源】《瑞竹堂经验方》

【组成】 人参 10g　白术 15g　茯苓 10g　当归 6g　川芎 10g　白芍 15g　熟地黄 15g　炙甘草 10g

【方剂索引】

《瑞竹堂经验方·妇人门》：治月水不调，脐腹痛，全不思食，脏腑怯弱，泄泻，小腹坚痛，时作寒热，此药调畅荣卫，滋养气血，能补虚损。

当归（去芦）　川芎　熟地黄　白芍　人参（去芦）　甘草（炙）　茯苓（去皮）　白术各一两

右㕮咀，每服三钱，水一盏半，生姜五片，枣一枚，煎至七分，去滓，不拘时候，通口服。

【功效】 益气养血。

【主治】 气血两虚证。面色苍白或萎黄，头晕目眩，四肢倦怠，气短懒言，心悸怔忡，饮食减少，舌淡苔薄白，脉细弱或虚大无力。

【方解】 本方所治气血两虚证多由久病失治，或病后失调，或失血过多而致，病在心、脾、肝三脏。心主血，肝藏血，心肝血虚，故见面色苍白、头晕目眩、心悸怔忡、舌淡脉细；脾主运化而化生气血，脾气虚，故面黄肢倦、气短懒言、饮食减少、脉虚无力。治宜益气与养血并重。方中人参与熟地黄相配，益气养血，共为君药。白术、茯苓健脾渗湿，助人参益气补脾；当归、白芍养血和营，助熟地黄滋养心肝，均为臣药。川芎为佐，活血行气，使熟地黄、当归、白芍补而不滞。炙甘草为使，益气和中，调和诸药。全方八药，实为四君子汤和四物汤的复方。用法中加入生姜、大枣为引，调和脾胃，以资生化气血，亦为佐使之药。

（四）八珍益母丸

【来源】《景岳全书》

【组成】 益母草 20g　人参 10g　炒白术 15g　茯苓 10g　白芍 20g　川芎 10g　熟地黄 20g　当归 6g　炙甘草 6g

【方剂索引】

《景岳全书·妇人规古方》：治血气两虚，脾胃并弱，饮食少思，四肢无力，月经不调，或腰酸腹胀，或断或续，赤白带下，身作寒热，罔不获效。服一月之后即可受胎，虚甚者，用药一斤，必能受子。

人参　白术（土炒）　茯苓　川芎各一两　当归（酒洗）　熟地（酒洗）各二两　炙甘草五钱　芍药（醋炒）一两　益母草四两（五六月采取，只用上半截带叶者，不见铁器，晒，杵为末）

上为末，炼蜜丸，弹子大，空心蜜汤或酒下一丸。或为小丸亦可。

【功效】 益气养血，活血通经。

【主治】 用于气血两虚兼有血瘀所致的月经不调，症见月经周期错后、行经量少、淋漓不净、精神不振、肢体乏力。

【方解】 方由九味药组成，即八珍汤加益母草。方以党参补脾益气，熟地黄大补阴血，益母草活血祛瘀为君药。白术、茯苓助人参补脾益气且祛湿；当归、白芍助熟地黄补血养心肝；共为臣药。川芎行气活血，使补而不滞，为佐药。甘草益气调药为使。全方益气养血，活血祛瘀，为气血不足兼瘀血证的常用方。

（五）五福饮

【来源】《景岳全书》

【组成】 人参 6g　熟地黄 9g　当归 6g　炙甘草 3g　炒白术 10g

【方剂索引】

《景岳全书·新方八阵》：凡五脏气血亏损者，此能兼治之，足称王道之最。

人参（随宜，心）　熟地（随宜，肾）　当归（二、三钱，肝）　白术（炒，一钱半，肺）　炙甘草（一钱，脾）

水二盅，煎七分，食远温服，或加生姜三五片。凡治气血俱虚等证，以此为主。或宜温者，加姜、附；宜散者，加升麻、柴、葛，左右逢源，无不可也。

【功效】 益气养血。

【主治】 五脏气血亏损。痘收靥而痂不落，昏昏欲睡；胎动不安。五脏气血亏损，日晡潮热，阴虚盗汗，脾胃不香，疟痢反复，经久不愈，怔忡心悸，遗精滑脱等。

【方解】 方中熟地黄补益肝肾，与当归相配，重于养血补血，人参大补元气，白术健脾助运，白术得人参相助，大补中气。炙甘草补气和中，调和诸药。生姜辛温、大枣甘温，二味同用的意义：一是调补营血，二是温运补中，促进补气养血药物的吸收，以奏补而不腻之功。

（六）胎元饮

【来源】《景岳全书》

【组成】 人参 10g　当归 6g　杜仲 15g　白芍 15g　熟地黄 9g　白术 10g　炙甘草 6g　陈皮 6g

【方剂索引】

《景岳全书·新方八阵》：治妇女冲任失守，胎元不安不固者，随证加减用之，或间日，或二三日，常服一二剂。

人参（随宜）　当归　杜仲　芍药各二钱　熟地二三钱　白术钱半　炙甘草一钱　陈皮七分（无滞者，不必用）

水二盅，煎七分，食远服。如下元不固而多遗浊者加山药、补骨脂、五味之类。如气分虚甚者，倍白术，加黄芪。但芪、术气浮，能滞胃口，倘胸膈有饱闷不快者，须慎用之。如虚而兼寒多呕者，加炮姜七、八分，或一、二钱。如虚而兼热者，加黄芩一钱五分，或加生地二钱，去杜仲。如阴虚小腹作痛，加枸杞二钱。如多怒气逆者，加香附无妨，或砂仁亦妙。如有所触而动血者，加川续断、阿胶各一、二钱。如呕吐不止，加半夏一、二钱，生姜三、五片。

【功效】 补气养血，固肾安胎。

【主治】 妇人冲任失守，胎元不固。气血两虚而胎不安者，六脉微弱，神昏气倦，一切不足之证。

【方解】 方中人参、白术、陈皮、炙甘草补脾益气调中，当归、白芍、熟地黄养血，杜仲固肾安胎。全方有补脾、养血、安胎之效。如胎坠甚者，加菟丝子、桑寄生；已下血者，加阿胶、艾叶；气虚者，加黄芪。

（七）通乳丹

【来源】《傅青主女科》

【组成】 人参 10g　生黄芪 30g　当归 10g　麦冬 15g　木通 5g　桔梗 5g　七孔猪蹄 2 个

【方剂索引】

《傅青主女科·产后气血两虚乳汁不下》：妇人产后绝无点滴之乳，人以为乳管之闭也，谁知是气与血之两涸乎！夫乳乃气血所化而成也，无血固不能生乳汁，无气亦不能生乳汁，然二者之中，血之化乳，又不若气之所化为尤速。新产之妇，血已大亏，血本自顾不暇，又何能以化乳？乳全赖气之力，以行血而化之也。今产后数日，而乳不下点滴之汁，其血少气衰可知。气旺则乳汁旺，气衰则乳汁衰，气涸则乳汁亦涸，必然之势也。世人不知大补气血之妙，而一味通乳，岂知无气则乳无以化，无血则乳无以生。不几向饥人而乞食，贫人而索金乎？治法宜补气以生血，而乳汁自下，不必利窍以通乳也。方名通乳丹。

人参一两　生黄芪一两　当归二两（酒洗）　麦冬五钱（去心）　木通三分　桔梗三分　七孔猪蹄二个（去爪壳）

水煎服。二剂而乳汁如泉涌矣。此方专补气血以生乳汁，正以乳生于气血也。产后气血涸而无乳，非乳管之闭而无乳者可比。不去通乳而名通乳丹，亦因服之乳通而名之；今不通乳而乳生，即名生乳丹亦可。

【功效】 补气血，通乳汁。

【主治】 产后气血两虚，乳汁不下。

【方解】 方中人参、黄芪补气，当归、麦冬养血滋液，桔梗、木通利气宣络，猪蹄补血通乳。全方有补气养血，疏通经络之效。气血充足，乳汁自生。如药物不便时，单用猪蹄汤服之，亦效。

二、温经养血方剂

（一）当归四逆汤

【来源】《伤寒论·辨厥阴病脉证并治》

【组成】 当归 18g　桂枝 15g　白芍 20g　细辛 3g　通草 5g　大枣 25g　炙甘草 6g

【方剂索引】

《伤寒论·辨厥阴病脉证并治》：手足厥寒，脉细欲绝者，当归四逆汤主之。

当归三两（辛温）　桂枝三两，去皮（辛热）　芍药三两（酸寒）　细辛三两（辛热）　大枣二十五个（甘温）　通草二两（甘平）　甘草二两（炙，甘平）

右七味，以水八升，煮取三升，去滓，温服一升，日三服。

【功效】 温经散寒，养血通脉。

【主治】 血虚寒厥证。手足厥寒，或腰、股、腿、足、肩臂疼痛，口不渴，舌淡苔白，脉沉细或细而欲绝。

【方解】 本方多由营血虚弱，寒凝经脉，血行不利所致，治疗以温经散寒，养血通脉为主。方中当归甘温，养血和血；桂枝辛温，温经散寒，温通血脉，为君药。细辛温经散寒，助桂枝温通血脉；白芍养血和营，助当归补益营血，共为臣药。通草通经脉，以畅血行；大枣、甘草，益气健脾养血，共为佐药。重用大枣，既合当归、白芍以补营血，又防桂枝、细辛燥烈大过，伤及阴血。甘草兼调药性而为使药。

（二）阳和汤

【来源】《外科证治全生集》

【组成】 熟地黄 30g　肉桂 6g　麻黄 3g　鹿角胶 20g　白芥子 6g　姜炭 5g　生甘草 6g

【方剂索引】

《外科证治全生集·煎剂类》：治鹤膝风，贴骨疽，及一切阴疽。如治乳癖乳岩，加土贝五钱。

熟地一两　肉桂一钱（去皮，研粉）　麻黄五分　鹿角胶三钱　白芥子二钱　姜炭五分　生甘草一钱

煎服。马曰：此方治阴症，无出其右，用之得当，应手而愈。乳岩万不可用。阴虚有热及破溃日久者，不可沾唇。

【功效】 温经养血，散寒通滞。

【主治】 阴疽。漫肿无头，皮色不变，酸痛无热，口中不渴，舌淡苔白，脉沉细或迟细。或贴骨疽、脱疽、流注、痰核、鹤膝风等属于阴寒证者。

【方解】 本证多由素体阳虚，营血不足，寒凝湿滞所致，治疗以温经养血，散寒通滞为主。方中重用熟地黄，滋补阴血，填精益髓；配以血肉有情之鹿角胶，补肾助阳，益精养血，两者合用，温经养血，以治其本，共为君药。少佐麻黄，宣通经络，与诸温和药配合，可以开腠里，散寒结，引阳气由里达表，通行周身。甘草生用为使，解毒而调诸药。综观全方，养血与温阳并用，化痰与通络相伍，益精气，扶阳气，化寒凝，通经络，温经养血与治本，化痰通络以治标。用于阴疽，犹如离照当空，阴霾自散，故以“阳和”名之。

（三）黄芪桂枝五物汤

【来源】《金匮要略·血脉虚劳病脉证并治》

【组成】 黄芪 20g　桂枝 15g　白药 15g　生姜 12g　大枣 12g

【方剂索引】

《金匮要略·血脉虚劳病脉证并治》：血痹，阴阳俱微，寸口、关上微，尺中小紧，外证身体不仁，如风痹状，黄芪桂枝五物汤主之。

黄芪桂枝五物汤方：黄芪三两　芍药三两　桂枝三两　生姜六两　大枣十二枚

上五味，以水六升，煮取二升，温服七合，日三服。（一方有人参）

【功效】 益气温经，和血通痹。

【主治】 血痹。肌肤麻木不仁，微恶风寒，舌淡，脉微涩而紧。

【方解】 方中黄芪为君，甘温益气，补在表之卫气。桂枝散风寒而温经通痹，与黄芪配伍，益气温阳，和血通经。桂枝得黄芪益气而振奋卫阳；黄芪得桂枝，固表而不致留邪。芍药养血和营而通血痹，与桂枝合用，调营卫而和表里，两药为臣。生姜辛温，疏散风邪，以助桂枝之力；大枣甘温，养血益气，以资黄芪、芍药之功；与生姜为伍，又能和营卫，调诸药，以为佐使。五味相合，配伍精当，共奏益气温经，和血通痹之效。

（四）加味温经汤

【来源】《竹林女科证治》

【组成】 当归尾 10g 赤芍 15g 川牛膝 12g 肉桂 6g 莪术 10g 补骨脂 12g 小茴香 10g 香附 10g 乌药 10g 川芎 10g 甘草 6g 生姜 6g

【方剂索引】

《竹林女科证治·调经上》：石瘕证治。

石瘕因经来之后，寒入阴户，客于胞宫，血凝不行，而腹渐大，如有胎孕。不壮盛之妇，半年之后，气力强康，不治自消。若虚弱者，必成肿胀，宜服加味温经汤。

加味温经汤

当归尾 赤芍 川牛膝 肉桂 莪术（醋炙） 补骨脂（盐水炒） 小茴香 香附（四制者） 乌药（炒） 川芎各一钱 甘草五分 姜三片用引，水煎服

【功效】 温经散寒，养血祛瘀。

【主治】 石瘕。经来之后，寒入阴户，客于胞宫，血凝不行而腹渐大，如有胎孕，在壮盛之妇，半年之后气力强健，不治自消，若虚弱者，必成肿胀。

【方解】 方中乌药辛热，散寒止痛；肉桂辛甘热入血分，温经通脉；小茴香辛温，入肝肾经，既温肾暖肝又散寒止痛。三者温经通脉，散寒止痛，共为君药。当归、川芎、芍药、香附活血祛瘀，养血调经止痛，能补血之虚，能祛血之瘀，共为臣药。川牛膝酸苦甘平，入肝肾经，活血祛瘀，引血下行；莪术辛苦温，入血分，破血行气，消积止痛。补骨脂温补肾阳，暖脾阳，其中生姜又温胃气以助生化，且助肉桂、乌药、小茴香以温经散寒，以上均为佐药。甘草尚能调和诸药，兼为使药。诸药合用，共奏温经散寒，养血祛瘀之功，使瘀血去新血生。

三、生津养血方剂

（一）七子散

【来源】《备急千金要方》

【组成】 五味子 10g 牡荆子 10g 菟丝子 15g 车前子 10g 菥蓂子 10g 石斛 10g 山药 15g 生地黄 20g 杜仲 15g 鹿茸 10g 远志 6g 钟乳粉 12g 附子 10g 蛇床子 10g 川芎 10g 山茱萸 10g 天雄 6g 人参 10g 茯苓 10g 黄芪 25g 牛膝 15g 巴戟天 10g 肉苁蓉 12g 桂心 10g

【方剂索引】

《备急千金要方·妇人方·求子》：治丈夫风虚目暗，精气衰少，无子，补不足方。

五味子 牡荆子 菟丝子 车前子 菥蓂子 石斛 薯蓣 干地黄 杜仲 鹿茸 远志各八铢 附子（炮） 蛇床子 芎䓖各六铢 山茱萸 天雄 人参 茯苓 黄芪 牛膝各三铢 桂心十株 巴戟天十二铢 苁蓉十铢 钟乳粉八铢

上二十四味，治下筛。酒服方寸匕，日二，不知，增至二匕，以知为度。禁如药法。不能酒者，蜜和丸服亦得。一方加覆盆子八铢。求子法一依后房中篇。

【功效】 温肾益气，养血生津。

【主治】 治男子风虚目暗，精气衰少，无子。

【方解】 此方专为精少无子，阳气不振者。精不足者，补之以味，以人参、黄芪、鹿茸为君，益气温阳补精；形不足者，温之以气，臣以钟乳、天雄、附子益火助阳。人参、黄芪温厚，非天雄、附子不能激；钟乳慓悍，非鹿茸无以濡；巴戟天、肉苁蓉、五味子、地黄、山茱萸、菟

丝子、山药、杜仲、牛膝滋补肾精，合人参、黄芪益气补肾；菥蓂子、蛇床子、桂心、远志则助天雄、附子之益火助阳；川芎活血行气，是补而不滞。石斛养阴润燥防天雄、附子、鹿茸温燥太过伤阴血；牡荆子、车前子、茯苓祛湿防地黄、山茱萸、菟丝子等滋腻生湿。

（二）加减复脉汤

【来源】《温病条辨》

【组成】 炙甘草 18g　干地黄 18g　生白芍 18g　麦冬 15g　阿胶 9g　麻仁 9g

【方剂索引】

《温病条辨·下焦篇》：风温、温热、温疫、温毒、冬温，邪在阳明久羁，或已下，或未下，身热面赤，口干舌燥，甚则齿黑唇裂，脉沉实者，仍可下之；脉虚大，手足心热甚于手足背者，加减复脉汤主之。

温邪久羁中焦，阳明阳土，未有不克少阴癸水者，或已下而阴伤，或未下而阴竭。若实证居多，正气未至溃败，脉来沉实有力，尚可假手于一下，即《伤寒论》中急下以存津液之谓。若中无结粪，邪热少而虚热多，其人脉必虚，手足心主里，其热必甚于手足背之主表也。若再下其热，是竭其津而速之死也。故以复脉汤复其津液，阴复则阳留，庶可不至于死也。去参、桂、姜、枣之补阳，加白芍收三阴之阴，故云加减复脉汤。在仲景当日，治伤于寒者之结代，自有取于参、桂、姜、枣，复脉中之阳；今治伤于温者之阳亢阴竭，不得再补其阳也。用古法而不拘用古方，医者之化裁也。

加减复脉汤方（甘润存津法）炙甘草六钱　干地黄六钱（按地黄三种用法：生地者，鲜地黄未晒干者也，可入药煮用，可取汁用，其性甘凉，上中焦用以退热存津；干地黄者，乃生地晒干，已为丙火炼过，去其寒凉之性，本草称其甘平；熟地制以酒与砂仁，九蒸九晒而成，是又以丙火、丁火合炼之也，故其性甘温。奈何今人悉以干地黄为生地，北人并不知世有生地，佥谓干地黄为生地，而曰寒凉，指鹿为马，不可不辨。）　生白芍六钱　麦冬（不去心）五钱　阿胶三钱　麻仁三钱（按柯韵伯谓：旧传麻仁者误，当系枣仁。彼从心悸动三字中看出传写之误，不为无见，今治温热，有取于麻仁甘益气，润去燥，故仍从麻仁）

水八杯，煮取八分三杯，分三次服。剧者加甘草至一两，地黄、白芍八钱，麦冬七钱，日三夜一服。

【功效】 滋阴养血，生津润燥。

【主治】 温热病后期阴液亏虚证。症见身热面赤，口干舌燥，脉虚大，手足心热。

【方解】 方中干地黄、白芍、麦冬、阿胶滋阴养血，生津润燥，为方中主药。炙甘草补益心气，调中和胃；麻仁润肠通便。全方合用，达养血敛阴，生津润燥功效。

四、滋阴养血方剂

（一）活血润燥丸

【来源】《寿世保元》

【组成】 当归 10g　生地黄 20g　熟地黄 20g　火麻仁 15g　枳壳 10g　杏仁 10g

【方剂索引】

《寿世保元·大便闭》：一治大便常闭结，宜久服。

当归（酒洗）二两　怀生地黄一两　怀熟地黄一两　火麻仁一两五钱　枳壳（麸炒）七钱　杏仁（去皮）五钱

上为细末，炼蜜为丸，如梧桐子大。每服七十丸，空心温水送下。

【功效】 养血滋阴，润肠通便。

【主治】 血虚便秘。可用于产后血虚便秘、老年习惯性便秘，以及热病伤阴后肠燥津枯所致的便秘。

【方解】 方用生地黄、熟地黄、当归养血和血，滋阴润燥以滑肠为君；臣以火麻仁、杏仁润肠通便；佐以枳壳理气导滞助通便。综观全方，养阴与润燥并投，和血与行气共举，共奏养血滋阴，润燥通便之功。

（二）天王补心丹

【来源】《校注妇人良方》

【组成】 酸枣仁（炒）20g 柏子仁（炒）15g 当归身 12g 天冬 10g 麦冬 10g 生地黄 20g 人参 10g 丹参 15g 玄参 10g 白茯苓 10g 五味子 6g 远志 6g 桔梗 3g

【方剂索引】

《校注妇人良方·妇人热劳方论》：宁心保神，益血固精，壮力强志，令人不忘，清三焦，化痰饮，祛烦热，除惊悸，疗咽干，育养心神。

人参（去芦） 茯苓 玄参 丹参 桔梗 远志各五钱 当归（酒浸） 五味子 麦门冬（去心） 天门冬 柏子仁 酸枣仁（炒）各一两 生地黄四两

上为末，炼蜜丸桐子大，用朱砂为衣。每服二三十丸，临卧竹叶煎汤送下。一方多石菖蒲、熟地黄、杜仲、百部、茯神、甘草。此方内天麦门冬、玄参、生地，虽能降火生血化痰，然其性沉寒，损伤脾胃，克伐生气，若人饮食少思，大便不实者，不宜用。

【功效】 滋阴养血，补心安神。

【主治】 阴虚血少，神志不安证。心悸怔忡，虚烦失眠，神疲健忘，或梦遗，手足心热，口舌生疮，大便干结，舌红少苔，脉细数。

【方解】 方中重用甘寒之生地黄，滋阴养血，清虚热为君药。天冬、麦冬滋阴清热，酸枣仁、柏子仁养心安神，当归补心血，共助生地滋阴补血，以养心安神，俱为臣药。人参补气，使气旺而阴血自生，以宁心神；五味子酸收敛阴，以养心神；茯苓、远志养心安神，交通心肾；玄参滋阴降火，以制虚火上炎；丹参养心血而活血，可使诸药补而不滞；朱砂镇心安神，兼治其标，共为佐药。桔梗为舟楫，载药上行，以使药力上入心经，为使药。诸药相伍，共奏滋阴养血、补心安神之功。

（三）当归养荣汤

【来源】《原机启微》

【组成】 熟地黄 15g 当归 6g 白芍 20g 川芎 10g 防风 10g 羌活 6g 白芷 10g

【方剂索引】

《原机启微·附方》：当归养荣汤。

治睛珠痛甚不可忍。余治并同上。

防风 白芷各七分半 白芍药 熟地黄 当归 川芎各一钱 羌活七分半

作一服，水二盏，煎至一盏，去滓，食后热服。

上方，以七情五贼、劳役饥饱重伤脾胃。脾胃者，多血多气之所。脾胃受伤，则血亦病。血养睛，睛珠属肾，今生意已不升发，又复血虚不能养睛，故睛痛甚不可忍。以防风升发生意，白芷解利，引入胃经为君；白芍药止痛益气，通血承接上下为臣；熟地黄补肾水真阴为佐；当归、川芎行血补血，羌活除风，引入少阴经为使。血为邪胜，睛珠痛者，及亡血过多之病，俱宜服也。

【功效】 祛风散邪，滋阴养血。

【主治】 睛珠痛甚不可忍；又治红赤羞明，泪多眵少。

【方解】 方用防风、羌活、白芷祛风散邪，共为君药。配以白芍止痛益气，通血承接上下为臣。佐以熟地黄补肾水真阴；当归、川芎养血滋阴。诸药合用，共奏祛风散邪，滋阴养血之功。

五、填精养血方剂

（一）七宝美髯丹

【来源】《本草纲目》卷十八引《积善堂方》

【组成】 赤、白何首乌各 20g　赤、白茯苓各 20g　怀牛膝 15g　当归 12g　枸杞 12g　菟丝子 15g　补骨脂 15g

【方剂索引】

《本草纲目》：七宝美髯丹，乌须发，壮筋骨，固精气，续嗣延年。用赤、白何首乌各一斤（米泔水浸三四日，瓷片刮去皮，用淘净黑豆二升，以砂锅木甑，铺豆及首乌，重重铺盖蒸之。豆熟，取出去豆，暴干，换豆再蒸，如此九次，暴干为末），赤、白茯苓各一斤（去皮研末，以水淘去筋膜及浮者，取沉者捻块，以人乳十碗浸匀，晒干研末），牛膝八两（去苗，酒浸一日，同何首乌第七次蒸之，至第九次止，晒干），当归八两（酒浸晒），枸杞子八两（酒浸晒），菟丝子八两（酒浸生芽，研烂晒），补骨脂四两（以黑脂麻炒香）。

并忌铁器，石臼为末，炼蜜和丸弹子大，一百五十丸。每日三丸，侵晨温酒下，午时姜汤下，卧时盐汤下。其余并丸梧子大，每日空心酒服一百丸，久服极验。忌见前。

【功效】 补益肝肾，乌发壮骨。

【主治】 肝肾不足，白发，脱发，不育，崩带，齿牙动摇，腰膝酸软，肾虚无子等。

【方解】 方中重用赤、白何首乌补肝肾，益精血，乌须发，壮筋骨为君药。赤、白茯苓补脾益气，宁心安神，以人乳制用，其滋补之力尤效为臣药。佐以枸杞子、菟丝子补肝肾，益精血；当归补血养肝；牛膝补肝肾，坚筋骨，活血脉。少佐补骨脂补肾温阳，固精止遗。诸药相合，补肝肾，益精血，壮筋骨，乌须发，故以“美髯”名之。

（二）首乌延寿丹

【来源】《世补斋医书》

【组成】 制何首乌 15g　豨莶草 12g　桑椹子 15g　黑芝麻 12g　金樱子 15g　墨旱莲 10g　菟丝子 10g　杜仲 15g　牛膝 12g　女贞子 20g　桑叶 12g　金银藤 12g　生地黄 20g

【方剂索引】

《世补斋医书·老年治法》：延寿丹者，思翁年登耄耋，服此神明不衰，须发白而复黑，精力耗而复强。梁茝林中丞云：我朝服此方者，亦不乏人。咸能臻上寿，享康强，黄发变元，腰脚转健，真延年却病之仙方也。又云：康熙朝有人珍公手录是方，字带行草，断为晚年所书，其效尤为可睹。余就养以来，自处方剂虽不全用此方，而取意必本于此。今年近七十矣，须发未见二毛，灯下能书细字，未始非不服阳药之功也。录方如下，并为各药注释焉。

延寿丹方

何首乌七十二两　豨莶草十六两　菟丝子十六两　杜仲八两　牛膝八两　女贞子八两　霜桑叶八两　忍冬藤四两　生地四两　桑椹膏一斤　黑芝麻膏一斤　金樱子膏一斤　旱莲草膏一斤　酌加炼熟白蜜捣丸。

【功效】 补益肝肾，滋养精血。

【主治】 肝肾亏虚、精血不足，症见头晕目花、耳鸣重听、四肢酸麻、腰膝无力、夜尿频数、须发早白等。

【方解】 方用首乌、女贞子、桑椹子、黑芝麻、生地黄、墨旱莲养肝肾、益精髓、壮精骨、乌须发；菟丝子、杜仲、金樱子补肾助阳以化阴；豨莶草、金银藤、桑叶、牛膝祛风湿、热邪、舒筋活络。纵观全方，阴中寓阳，且生发之性，补精血中祛邪舒络，正邪兼顾，共达补益肝肾、滋养精血、祛邪舒络之效。

（三）右归丸

【来源】《景岳全书》

【组成】 熟地黄 20g　山药 15g　山茱萸 10g　枸杞子 15g　菟丝子 15g　鹿角胶 10g　杜仲 15g　肉桂 6g　当归 10g　制附子 10g

【方剂索引】

《景岳全书·新方八阵》：治元阳不足，或先天禀衰，或劳伤过度，以致命门火衰，不能生土，而为脾胃虚寒，饮食少进，或呕恶膨胀，或翻胃噎膈，或怯寒畏冷，或脐腹多痛，或大便不实，泻痢频作，或小水自遗，虚淋寒疝，或寒侵溪谷而肢节痹痛，或寒在下焦而水邪浮肿。总之，真阳不足者，必神疲气怯，或心跳不宁，或四体不收，或眼见邪祟，或阳衰无子等证，俱速宜益火之原，以培右肾之元阳，而神气自强矣，此方主之。

大怀熟八两　山药（炒）四两　山茱萸（微炒）三两　枸杞（微炒）四两　鹿角胶（炒珠）四两　菟丝子（制）四两　杜仲（姜汤炒）四两　当归三两（便溏勿用）　肉桂二两，渐可加至四两　制附子自二两，渐可加至五、六两

上丸法如前，或丸如弹子大。每嚼服二、三丸。以滚白汤送下，其效尤速。

【功效】 温补肾阳，滋养精血。

【主治】 元阳不足，或先天禀衰，或劳伤过度，以致命门火衰不能生土，而为脾胃虚寒，饮食少进；或呕恶膨胀；或翻胃噎膈；或怯寒畏冷；或脐腹多痛；或大便不实，泻痢频作；或小水自遗，虚淋寒疝；或寒侵溪谷，而肢节痹痛；或寒在下焦而水邪浮肿。总之，真阳不足者，必神疲气怯，或心跳不宁，或四肢不收，或眼见邪祟，或阳衰无子等症。

【方解】 方中附子、肉桂温壮元阳，鹿角胶温肾阳、益精血，共为君药。熟地黄、山茱萸、枸杞子、山药滋阴益肾，填精补髓，并养肝补脾，亦称“阴中求阳”之义，共为臣药。佐以菟丝子、杜仲补肝肾，强腰膝；当归养血补肝，与补肾之品相合，共补精血。诸药合用，温壮肾阳，滋补精血。

（四）十补丸

【来源】《济生方》

【组成】 炮附子 10g　五味子 6g　山茱萸 10g　山药 15g　牡丹皮 10g　鹿茸 6g　熟地黄 12g　肉桂 6g　白茯苓 12g　泽泻 10g

【方剂索引】

《济生方·五脏门·肾膀胱虚实论治》：治肾脏虚弱，面色黧黑，足冷足肿，耳鸣耳聋，肢体羸瘦，足膝软弱，小便不利，腰脊疼痛，但是肾虚之证，皆可服之。

附子（炮，去皮脐）　五味子各二两　山茱萸（取肉）　山药（剉炒）　牡丹皮（去木）　鹿茸（去毛酒蒸）　熟地黄（酒蒸）　肉桂（去皮不见火）　白茯苓（去皮）　泽泻各一两

上为细末，炼蜜为丸，如梧桐子大。每服七十丸，空心，盐酒盐汤任下。

【功效】 补肾阳，益精血。

【主治】 肾阳虚损，精血不足证。面色黧黑，足冷足肿，耳鸣耳聋，肢体羸瘦，足膝软弱，小便不利，腰脊疼痛，或阳痿遗精，舌淡苔白，脉沉迟，尺脉弱。

【方解】 肾阳虚损，法当补阳，故用鹿茸、肉桂、附子壮其元阳，助其气化，补其气血，益其精髓，强其筋骨。阴精耗损，无以生阳，故用熟地黄、怀山药补肾填精，令精不虚；山茱萸、五味子固精敛气，令精不泄。补虚当兼行滞，故用茯苓、泽泻合桂附以温阳利水；牡丹皮合肉桂以活血行滞。诸药合用，成以补阳为主，补阴为辅，行滞为佐的基本结构，也是补中寓通的配伍形式。

六、养血活血方剂

（一）生化汤

【来源】《傅青主女科》

【组成】 全当归 15g　川芎 10g　桃仁 10g　炮姜 10g　炙甘草 6g

【方剂索引】

《傅青主女科·产后诸症治法》：血块。

此症勿拘古方，妄用苏木、蓬、棱，以轻人命。其一应散血方、破血药，俱禁用。虽山楂性缓，亦能害命，不可擅用，惟生化汤系血块圣药也。

生化汤原方

当归八钱　川芎三钱　桃仁十四粒（去皮尖，研）　黑姜五分　炙草五分

用黄酒、童便各半，煎服。

【功效】 养血祛瘀，温经止痛。

【主治】 血虚寒凝，瘀血阻滞证。产后恶露不行，小腹冷痛。

【方解】 本方证由产后血虚寒凝，瘀血内阻所致。妇人产后，血亏气弱，寒邪极易乘虚而入，寒凝血瘀，故恶露不行；瘀阻胞宫，不通则痛，故小腹冷痛。治宜活血养血，温经止痛。方中重用全当归补血活血，化瘀生新，行滞止痛，为君药。川芎活血行气，桃仁活血祛瘀，均为臣药。炮姜入血散寒，温经止痛；黄酒温通血脉以助药力，共为佐药。炙甘草和中缓急，调和诸药，用以为使。原方另用童便同煎（现多已不用）者，乃取其益阴化瘀，引败血下行之意。全方配伍得当，寓生新于化瘀之内，使瘀血化，新血生，诸症向愈。

（二）大黄䗪虫丸

【来源】《金匮要略·血痹虚劳病脉证并治》

【组成】 大黄 10g　黄芩 6g　甘草 9g　桃仁 6g　杏仁 6g　白芍 12g　干地黄 30g　干漆 3g　虻虫 6g　水蛭 6g　蛴螬 6g　䗪虫 6g

【方剂索引】

《金匮要略·血痹虚劳病脉证并治》：五劳虚极羸瘦，腹满不能饮食，食伤、忧伤、饮伤、房室伤、饥伤、劳伤，经络营卫气伤，内有干血，肌肤甲错，两目黯黑。缓中补虚，大黄䗪虫丸主之。

大黄十分（蒸）　黄芩二两　甘草三两　桃仁一升　杏仁一升　芍药四两　干地黄十两　干漆一两　虻虫一升　水蛭百枚　蛴螬一升　䗪虫半升

上十二味，末之，炼蜜和丸小豆大。酒饮服五丸，日三服。

【功效】 祛瘀生新。

【主治】 五劳虚极，干血内停证。形体羸瘦，少腹挛急，腹痛拒按，或按之痛不减，腹满食少，肌肤甲错，两目无神，目眶暗黑，舌有瘀斑，脉沉涩或弦。

【方解】 本方中䗪虫破瘀血，消肿块，通经脉，合大黄通达三焦以逐干血；桃仁、干漆、水蛭、虻虫、蛴螬活血通络，消散积聚，攻逐瘀血；黄芩配大黄，清上泻下，共逐瘀热；桃仁配杏仁降肺气，开大肠，祛瘀血；地黄、甘草、芍药滋阴补肾，养血濡脉，和中缓急；黄芩、杏仁清宣肺气而解郁热；用酒送服，以行药势。诸药合用共奏祛瘀血、清瘀热、滋阴血、润燥结之效。本方特点是以通为补，祛瘀生新，缓中补虚。

七、养血止血方剂

（一）小蓟饮子

【来源】《严氏济生方》

【组成】 生地黄 20g　小蓟 12g　滑石 20g　木通 6g　蒲黄 10g　藕节 10g　淡竹叶 5g　当归 10g　山栀子 10g　甘草 9g

【方剂索引】

《济生方·小便门·淋利论治》：小蓟饮子　治下焦结热血淋。

生地黄（洗）四两　小蓟根　滑石　通草　蒲黄（炒）　藕节　淡竹叶　当归（酒浸）　山栀子仁　木通　甘草（炙）各半两

上㕮咀，每服四钱，水一盏半，煎至八分，去滓，温服，空心食前。

【功效】 凉血止血，利水通淋。

【主治】 热结下焦之血淋、尿血。尿中带血，小便频数，赤涩热痛，舌红，脉数。

【方解】 本方证因下焦瘀热，损伤膀胱血络，气化失司所致。热聚膀胱，损伤血络，血随尿出，故尿中带血，其痛者为血淋，若不痛者为尿血；由于瘀热蕴结下焦，膀胱气化失司，故见小便频数、赤涩热痛；舌红脉数，亦为热结之征。治宜凉血止血，利水通淋。方中小蓟甘凉入血分，功擅清热凉血止血，又可利尿通淋，尤宜于尿血、血淋之症，是为君药。生地黄甘苦性寒，凉血止血，养阴清热；蒲黄、藕节助君药凉血止血，并能消瘀，共为臣药。君臣相配，使血止而不留瘀。热在下焦，宜因势利导，故以滑石、竹叶、木通清热利水通淋；栀子清泄三焦之火，导热从下而出；当归养血和血，引血归经，尚有防诸药寒凉滞血之功，合而为佐。使以甘草缓急止痛，和中调药。诸药合用，共成凉血止血为主，利水通淋为辅之方。本方是由导赤散加小蓟、藕节、蒲黄、滑石、栀子、当归而成，由清心养阴，利水通淋之方变为凉血止血，利水通淋之剂。其配伍特点是止血之中寓以化瘀，使血止而不留瘀；清利之中寓以养阴，使利水而不伤正。这是治疗下焦瘀热所致血淋、尿血的有效方剂。

（二）圣愈汤

【来源】《医宗金鉴》

【组成】 熟地黄 20g　白芍 15g　川芎 8g　人参 20g　当归 15g　黄芪 18g

【方剂索引】

《医宗金鉴·删补名医方论》：治一切失血过多，阴亏气弱，烦热作渴，睡卧不宁等证。

四物汤加人参、黄芪（一方去芍药）。

上水煎服。

[集注] 柯琴曰：经云：阴在内，阳之守也；阳在外，阴之使也。故阳中无阴，谓之孤阳；阴中无阳，谓之死阴。朱震亨曰，四物皆阴，行天地闭塞之令，非长养万物者也。故四物加

知柏，久服便能绝孕，谓嫌于无阳耳。此方取参，芪配四物，以治阴虚血脱等证。盖阴阳互为其根，阴虚则阳无所附，所以烦热燥渴；气血相为表里，血脱则气无所归，所以睡卧不宁。然阴虚无骤补之法，计在培阴以藏阳，血脱有生血之机，必先补气，此阳生阴长，血随气行之理也。故曰：阴虚则无气，无气则死矣。此方得仲景白虎加人参之义而扩充者乎。前辈治阴虚，用八珍，十全，卒不获效者，因甘草之甘，不达下焦，白术之燥，不利肾阴，茯苓渗泄，碍乎生升，肉桂辛热，动其虚火。此六味皆醇厚和平而滋润，服之则气血疏通，内外调和，合于圣度矣。

【功效】 补气，养血，摄血。

【主治】 气血虚弱，气不摄血证。月经先期而至，量多色淡，四肢乏力，体倦神衰。

【方解】 方中以黄芪、人参大补元气，以气统血，以治阴虚血脱等证。盖阴阳互为其根，阴虚则阳无所附，所以烦热燥渴；气血相为表里，血脱则气无所归，所以睡卧不宁。然阴虚无骤补之法，计在培阴以藏阳，血脱有生血之机，必先补气，此阳生阴长，血随气行之理也。以川芎、当归补血活血，行血中之气；熟地黄、白芍养血滋明；全方合用共奏益气摄血补血之效。

（三）固冲汤

【来源】《医学衷中参西录》

【组成】 白术（炒）30g　生黄芪 18g　煅龙骨 20g　煅牡蛎 20g　山茱萸 10g　白芍 12g　海螵蛸 10g　茜草 9g　棕边炭 6g　五倍子 5g

【方剂索引】

《医学衷中参西录·治女科方》：治妇女血崩。

白术一两（炒）　生黄耆六钱　龙骨八钱（煅捣细）　牡蛎八钱（煅捣细）　萸肉八钱（去净核）　生杭芍（四钱）　海螵蛸四钱（捣细）　茜草三钱　棕边炭二钱　五倍子五分（轧细药汁送服）

脉象热者加大生地一两；凉者加乌附子三钱。

【功效】 益气健脾，固冲摄血。

【主治】 脾气虚弱，冲脉不固之崩漏证。崩漏或月经过多，色淡质稀，心悸气短，头晕肢冷，四肢乏力，舌淡，脉微弱。

【方解】 本方证为脾气虚弱，冲脉不固所致。冲为血海，脾主统血、摄血，脾气虚弱，统摄无权，致冲脉不固，故见月经过多，甚或崩漏；气虚及失血过多，则色淡质稀，心悸气短；舌质淡，脉微弱，均为血虚气弱之象。治宜益气健脾，固冲摄血。方中重用白术、黄芪补气健脾，使脾健统摄有权，以固冲摄血，为君药。山茱萸、白芍甘酸敛阴，既补益肝肾，又敛阴摄血，共为臣药。煅龙骨、煅牡蛎、棕榈炭、海螵蛸、五倍子收敛固涩以止血；茜草祛瘀止血，使血止而不留瘀，共为佐药。冲为血海，崩漏则冲脉空虚，本方有益气健脾，固冲摄血之功，故以“固冲”名之。

（四）安老汤

【来源】《傅青主女科》

【组成】 人参 10g　黄芪 30g　熟地黄 30g　白术 15g　当归 15g　山茱萸 15g　阿胶 3g　荆芥穗 3g　甘草 3g　香附 5g　木耳炭 3g

【方剂索引】

《傅青主女科·调经》：年老经水复行（十九）。

妇人有年五十外或六七十岁忽然行经者，或下紫血块，或如红血淋，人或谓老妇行经，是还少之象，谁知是血崩之渐乎！夫妇人至七七之外，天癸已竭，又不服济阴补阳之药，如何能精满化经，一如少妇。然经不宜行而行者，乃肝不藏，脾不统之故也，非精过泄而动命门之火，即气郁甚而发龙雷之炎，二火交发，而血乃奔矣，有似行经而实非经也。此等之症，非大补肝脾之气与血，而血安能骤止。方用安老汤。

人参一两　黄芪一两（生用）　大熟地一两（九蒸）　白术五钱（土炒）　当归五钱（酒洗）　山萸五钱（蒸）　阿胶一钱（蛤粉炒）　黑芥穗一钱　甘草一钱　香附五分（酒炒）木耳炭一钱

水煎服。一剂减，二剂尤减，四剂全减，十剂愈。

此方补益肝脾之气，气足自能生血而摄血。尤妙大补肾水，水足而肝气自舒，肝舒而脾自得养，肝藏之而脾统之，又安有泄漏者，又何虑其血崩哉！

【功效】益脾补肝，育阴止漏。

【主治】老年妇女肝脾两虚，肾水亏耗，月经已绝，忽而复行，或下紫血块，或下血淋漓如红血淋。

【方解】此方重用人参、黄芪、熟地黄，补气填精以摄血；辅以白术、当归、山茱萸、阿胶养血健脾，使血有统藏之舍；荆芥穗炭、木耳炭，皆止血归经之妙品；香附量少以疏肝解郁；甘草助参、术补脾益气。共奏大补肝、脾、肾之血，而解郁止血之功。

八、养血解毒方剂

（一）驻车丸

【来源】《备急千金要方》

【组成】黄连 6g　干姜 6g　当归 6g　阿胶 10g

【方剂索引】

《备急千金要方·冷痢》：治大冷洞痢肠滑，下赤白如鱼脑，日夜无节度，腹痛不可堪忍者方。

黄连六两　干姜二两　当归　阿胶各三两

上四味末之，以大醋八合烊胶和之，并手丸如大豆，候干。大人饮服二十丸，小儿百日以还三丸，期年者五丸，余以意加减，日三服。

【功效】滋阴养血，益气固肠，解毒止痢。

【主治】治阴虚发热，下痢脓血，日夜无节，腹痛难忍者。

【方解】本方所治证属痢疾延久阴分已伤，肠中湿热未尽者，故用清热燥湿、养阴止痢之法。方中重用黄连清热化湿，以祛肠中致痢之湿热；阿胶、当归滋阴和血，以养机体因痢而伤之阴液；用少量干姜温中燥湿，黄连得干姜，温清并用，清热化湿而不伤脾胃之阳，阿胶、当归得干姜，滋燥兼行，滋阴和血而不嫌滋腻。药虽四味，配伍殊有深意。《太平惠民和剂局方》所载此方将干姜炮黑应用，辛味稍减，并兼有摄血之功。临床用于痢久阴伤而湿热未尽者，以久痢赤白相杂，稠黏如冻，腹痛绵绵，里急后重，心烦口干，午后低热，体瘦无力，舌红少苔，脉细数为辨证要点。

（二）乙字汤

【来源】日本《丛桂亭医事小言》

【组成】柴胡 10g　黄芩 10g　甘草 6g　升麻 6g　大黄 5g

【方剂索引】

日本《丛桂亭医事小言》：治痔疾，脱肛，痛楚，或肠风下血，或前阴痒痛者。诸疮疥误以枯药（干药）洗涂，暂愈，之后上逆，郁冒，气癖（神经症），纤忧细虑（轻的精神病），或如心神不定者并主之。

柴胡　黄芩各七分　升麻　大黄各四分　甘草三分　大枣四分　生姜二分

【功效】 清热解毒，养血消痔。

【主治】 原南阳之经验方，一般用于各种痔疮疾患。特别宜于痔核疼痛、出血，肛门裂伤等。亦可转用于脱肛初期之轻症，妇女会阴部痒痛。又可用于皮肤病误治而成神经症者。

【方解】 柴胡、升麻有清解下焦湿热之功，当归、甘草有滋润调和之效，黄芩清里热。便秘者加大黄，大便如常者减量，或去之亦可。

九、养血润燥方剂

（一）当归饮子

【来源】《重订严氏济生方》

【组成】 当归 6g　白芍 15g　川芎 6g　生地黄 12g　白蒺藜 10g　防风 6g　荆芥穗 10g　何首乌 10g　黄芪 20g　炙甘草 12g

【方剂索引】

《重订严氏济生方·疮疥论治》：治心血凝滞，内蕴风热，发见皮肤遍身疮疥。或肿，或痒，或脓水浸淫，或发赤疹瘖瘟。

当归（去芦）　白芍药　川芎　生地黄（洗）　白蒺藜（炒，去尖）　防风（去芦）　荆芥穗各一两　何首乌　黄芪（去芦）　甘草（炙）各半两

右㕮咀，每服四钱，水一盏半，姜五片，煎至八分，去滓，温服，不拘时候。

【功效】 养血润燥，祛风止痒。

【主治】 主治心血凝滞，内蕴风热，皮肤遍身疮疥，或肿或痒，或脓水浸淫，或发赤疹瘖瘟，舌淡，苔白，脉濡细或细涩。

【方解】 当归饮子方中之当归、川芎、白芍、生地黄为四物汤组成，滋阴养血以治营血不足，同时取其“治风先治血，血行风自灭”之义；何首乌滋补肝肾，益精血；防风、荆芥穗疏风止痒；白蒺藜平肝疏风止痒；黄芪益气实卫固表；甘草益气和中，调和诸药。诸药合用，共奏养血润燥，祛风止痒之功。全方配伍严谨，益气固表而不留邪，疏散风邪而不伤正，有补有散，标本兼顾。

（二）益血润肠丸

【来源】《证治准绳·类方》

【组成】 熟地黄 15g　杏仁 15g　麻仁 15g　枳壳 10g　橘红 12g　阿胶 6g　肉苁蓉 15g　苏子 10g　荆芥 10g　当归 6g

【方剂索引】

《证治准绳·类方·大便不通》：熟地黄六两　杏仁（炒，去皮尖）　麻仁各三两（以上三味俱杵膏）　枳壳（麸炒）　橘红各二两五钱　阿胶（炒）　肉苁蓉各一两半　苏子　荆芥各一两　当归三两

末之，以前三味膏同杵千余下，仍加炼蜜丸，如桐子大。每服五六十丸，空心白汤下。

【功效】 滋阴养血，润燥通便。

【主治】 阴亏血虚，大便干结不通。

【方解】 本方中熟地黄、阿胶、当归善于滋阴养血，麻仁、杏仁、肉苁蓉、苏子润肠通便，枳壳、橘红下气宽肠而助通便。诸药配伍，有滋阴养血，润燥通便之效。

（三）滋燥养血润肠丸

【来源】《林氏活人录汇编》

【组成】 当归尾 12g　牛膝 15g　麻仁 10g　杏仁 10g　枳壳 10g　桃仁 10g　红花 5g　芒硝 10g

【方剂索引】

《林氏活人录汇编·中风门》：滋燥养血润肠丸　专治久病及年老血枯液燥，肠胃闭塞，小水反数，大便虚秘，关格之症，难于传导。

归尾四两　牛膝　麻仁　杏仁（去皮尖）　枳壳（炒）各二两　桃仁（去皮尖）　红花　玄明粉各一两

蜜丸桐子大，空心白滚汤吞服三五钱。

【功效】 养血生津，润燥通便。

【主治】 主治老年血虚津少，咽干肠燥，脘腹闷胀，大便秘结。久病及老年血枯液燥，肠胃闭塞，小便反数，大便虚秘，关格之症，难于传导。

【方解】 方中当归尾甘辛温，补血活血，润肠，为君药。麻仁、杏仁、桃仁养血润肠通便，为臣药。红花活血祛瘀，通经止痛，使燥屎去而不伤血络，不致瘀血阻滞，为佐药。芒硝泻下通便，润燥软坚，为治里热燥解之要药。枳壳宽肠下气，助燥屎通行，为使药。全方共奏养血生津，润肠通便之功。

第三节　养血之药

凡能调养机体血液功能，使机体达到健康平衡状态的药物，我们都可以称之为“养血药”。根据病因病机不同，养血可以通过“补血不足”“通其有瘀”达到目的。血虚与心、肝、脾、肾等脏腑都有着密切关联，气为阳，血为阴，“气为血之帅，血为气之母”，血虚与阴虚常互为因果，针对“补血不足”，本节将补血兼有滋阴、益气、温补肝肾等具有补益功效的中药归结为“补益养血药”；“瘀血不去，新血不生”，瘀血不去，新血难以化生则血虚，针对“通其瘀”，根据瘀血严重程度，本节将祛瘀功效的中药归结为“活血养血药”和“祛瘀养血药”。

一、补益养血药

（一）阿胶

阿胶，又称盆覆胶、驴皮胶，是驴皮经漂泡去毛后经煎煮、浓缩制成的固体胶。历史上，在唐代以前，“阿胶”是指牛皮胶，唐宋时代，牛皮、驴皮均可作为熬制阿胶的主要原料，明代以后，阿胶制作原料由乌驴皮所替代，新中国成立后，中国药典规定阿胶的原材料为驴皮，与人参、鹿茸合称为“中药三宝”。

【性味归经】 味甘，性平。归肺、肝、肾经。

【功效主治】 补血滋阴、润燥、止血安胎。用于血虚诸证、出血证、肺阴虚燥咳、热病伤阴。如血虚萎黄、眩晕心悸、肌痿无力、心烦不眠、虚风内动、肺燥咳嗽、劳嗽咯血、吐血尿血、便血崩漏、妊娠胎漏。

【用法用量】 内服：烊化兑服，3～9g；炒阿胶可入汤剂或丸、散。

【现代研究】 阿胶具有丰富的药理作用，在贫血、肺炎、咳嗽、免疫功能障碍等多种疾病的治疗中有着良好的应用价值。阿胶含有明胶原、骨胶原、蛋白质、氨基酸、甘氨酸及钙、钾、钠、镁、锌等17种元素。其中氨基酸具有产生负离子以及结构物质的基础条件，可扩张血管、缩短活化部分凝血酶原时间，提高血小板（platelet，PLT）计数，降低病变的血管通透性。另外其中的甘氨酸成分，可调节血清铁以发挥加快血液血红蛋白（hemoglobin，Hb）合成速度，控制缺铁性贫血。阿胶可用于治疗出血性疾病、月经病以及血液病等。此外，阿胶还有抗疲劳、抗衰老、抗肿瘤、改善睡眠质量、强化记忆以及提升机体免疫力的作用。

【使用禁忌】 阿胶性滋腻，脾胃虚弱、消化不良者注意适量服用；女性经期时，应停止服用阿胶，因为阿胶服食过后利于下血，会导致经血量增加；感冒、咳嗽、腹泻者也应停服。

【补益调养】 ①阿胶冻：阿胶200g，砸碎，加黄酒500ml，浸泡2～3天后，略加水炖化，加入黑芝麻（碾碎）、核桃仁（砸碎）各50g，冰糖30g，在熬制过程中不断搅拌，30分钟后关火，放凉成冻，每日早晚各1匙，温水冲服，适用于骨蒸潮热、阴虚盗汗、耳鸣耳聋者。②阿胶藕粉：将阿胶粉碎，取3g充分溶解，取适量藕粉温水搅拌再加开水冲拌，与阿胶汤混匀，温热服。有滋阴养血、润肠通便之功，适用于气血双亏者。

【名著论选】

阿胶，味甘，平、微温，无毒。主治心腹内崩，劳极洒洒如疟状，腰腹痛，四肢酸疼，女子下血，安胎。丈夫少腹痛，虚劳羸瘦，阴气不足，脚酸不能久立，养肝气。久服轻身，益气。……生东平郡，煮牛皮作之。出东阿，故曰阿胶。

——《神农本草经》

凡胶，俱能疗风止泄补虚，驴皮胶主风为最。

——唐陈藏器《本草拾遗》

阿胶……煎用乌驴必阳谷山中验其舌黑、其皮表里通黑者，用以熬胶，则能补血、止血。

——清张璐《本经逢原》

（二）当归

当归，又称云归、秦归，来自伞形植物当归的根部。当归作为祖国传统医学“补血活血”要药，素有“十方九归”之美称，“药王”之美誉。

【性味归经】 味甘、辛，性温。归肝、心、脾经。

【功效主治】 补血活血，调经止痛，润肠通便。用于血虚萎黄、眩晕心悸、月经不调、虚寒腹痛、痈疽疮疡、肠燥便秘。酒当归活血通经，用于经闭痛经，风湿痹痛，跌仆损伤。

【用法用量】 内服：煎汤，6～12g；或熬膏、浸酒；或入丸、散。

【现代研究】 当归含有多糖类、挥发油、黄酮类、有机酸等化学成分，其中多糖类具有造血功能，能够促进造血细胞的分化和增殖，对造血微环境形成刺激促进其释放造血生长因子，最终促进造血细胞生成；挥发油具有舒张胃肠平滑肌的作用，降低肌张力；黄酮类和苯酞类两种化学成分均具有较强的抗氧化作用；另外它还有抗氧化、抗肿瘤、抗抑郁等作用。

【使用禁忌】 热盛出血患者禁服，湿盛中满及大便溏泄者慎服。

【补益调养】 ①人参当归茶：红参须10g，当归10g，加开水300～400ml，浸泡，温饮。补益气血，活血通络，养血安神，适用于气血两亏，血行不畅，神疲乏力，面色不荣等症。②当归薄荷茶：当归15g，薄荷3g，茶叶3g，绿豆30g，加水煎煮，取汁代茶饮，用于产后头痛。

【名著论选】

当归，其味甘而重，故专能补血，其气轻而辛，故又能行血，补中有动，行中有补，诚血中之气药，亦血中之圣药也……大约佐之以补则补，故能养营养血，补气生精，安五脏，强形体，益神志，凡有形虚损之病，无所不宜。佐之以攻则通，故能祛痛通便，利筋骨，治拘挛、瘫痪、燥、涩等证。

——明张景岳《景岳全书·本草正》

脉者血之府也，诸者血皆属心，通脉者必先补心益血。苦先入于心，当归之苦以助心血。

——金成无己《注解伤寒论》

（三）何首乌

何首乌，又称首乌、赤首乌，是一味临床常用的补益中药，始载于北宋《开宝本草》，蓼科植物何首乌的干燥块根，根据炮制的方法不同，将其分为生何首乌与制何首乌。

【性味归经】 性温，味苦、甘、涩。归肝经、肾经、心经。

【功效主治】 制首乌：补肝肾，益精血，乌须发、强筋骨；生用：解毒，截疟，润肠通便。制首乌，用于肝肾阴虚导致的眩晕、失眠，头发早白，腰膝酸软；生首乌，用于瘰疬，痈疮或阴血不足引起的大便秘结。

【用法用量】 内服：煎汤，3～6g；熬膏、浸酒或入丸、散。外用：适量，煎水洗、研末撒或调涂。

【现代研究】 何首乌的药理作用主要有抗氧化及抗衰老、保肝、降血脂及抗动脉粥样硬化、抗骨质疏松、抗炎、免疫调节、抗肿瘤等。它能够增加免疫器官如脾、腹腔淋巴结及肾上腺的重量，提高机体免疫力，促进骨髓干细胞增殖，使网织红细胞升高，增强生血作用。何首乌具有一定的毒副作用，如服用过量会对胃肠产生刺激作用，出现肠鸣，恶心，腹痛等胃肠道反应。重者可出现躁动不安，抽搐，甚至出现肝损害或者呼吸麻痹。

【使用禁忌】 大便溏泄及有湿痰者慎服；忌萝卜、猪肉、无鳞鱼、血（各种血制品，如：血豆腐）、葱、蒜；忌铁器。

【名著论选】

何首乌，白者入气分，赤者入血分。肾主闭藏，肝主疏泄，此物气温味苦涩，苦补肾，温补肝，涩能收敛精气，所以能养血益肝，固精益肾，健筋骨，乌髭发，为滋补良药，不寒不燥，功在地黄、天门冬诸药之上。气血太和，则风虚、痈肿、瘰疬诸疾可知（除）矣。

——明李时珍《本草纲目》

首乌，专入肝肾，补养真阴，且味固甚厚，稍兼苦涩，性则温和，皆与下焦封藏之理符合，故能填益精气，具有阴阳平秘作用，非如地黄之偏于阴凝可比。

——清张德裕《本草正义》

（四）地黄

地黄，又称地髓、阳精等，地黄是重要的补血药材之一，是玄参科植物地黄的块根。根据炮制方法不同，分为鲜地黄、生地黄和熟地黄。

【性味归经】 鲜地黄：味甘、苦，性寒，归心、肝、肾经；生地黄：味甘，性寒，归心、肝、肾经。熟地黄：味甘，性微温，归肝、肾经。

【功效主治】 鲜地黄：清热生津、凉血、止血。用于热病伤阴，烦躁口渴，舌绛，温毒发斑，吐血，衄血，咽喉肿痛。生地黄：清热凉血，养阴生津。用于热病烦躁，发斑发疹，阴虚低热，消渴，吐血，衄血，崩漏。熟地黄：补血滋阴，益精填髓。用于血虚萎黄，心悸怔忡，月经不调，崩漏下血，肝肾阴虚，腰膝酸软，骨蒸潮热，盗汗遗精，内热消渴，眩晕，耳鸣，须发早白。

【用法用量】 鲜地黄，12～30g；生地黄，10～15g；熟地黄，9～15g。

【现代研究】 地黄中含有多种化学成分，例如甘露醇、地黄素、脂肪酸、果糖、葡萄糖等，能够起到镇静、抗炎、调节免疫力、降压、造血等多种效果，改善体内心血管、内分泌等系统功能。

【使用禁忌】 脾胃虚弱、气滞痰多、腹满便溏者禁服。

【补益调养】 ①熟地烧牛肉：熟地黄 12g，牛肉 400g，佐餐食用。补益气血，适用于气血两虚者补养。②地黄冰糖茶：鲜地黄 500g，茶叶 5g，冰糖适量，将鲜地黄榨汁，茶叶冲汁，加冰糖搅溶即可，适用于肺结核低热、潮热。

【名著论选】

地黄性唯下行，故字从节藉汤饮，则上行外达言不但逐血痹，更除皮肉筋骨之痹也，除皮肉筋骨之痹，则折跌绝筋，亦可疗矣。久服则精血充足，故轻身不老。

——清张志聪《本草崇原》

干地黄，味甘寒主折跌绝筋，伤中，逐血痹，行血之功。填骨髓，血足能化精，而色黑归肾也，长肌肉。脾统血，血充则肌肉亦满矣。作汤，除寒热积聚，血充足则邪气散，血流动则凝滞消。除痹。血和利则经脉畅。生者尤良。血贵流行，不贵滋腻，故中古以前用熟地者甚少。久服，轻身不老，补血之功。

——清徐大椿《神农本草经百种录》

（五）紫河车

紫河车，又称胎盘、衣胞、胎衣等，为健康人的干燥胎盘。

【性味归经】 味甘、咸，性温。归心、肺、肾经。

【功效主治】 温肾补精，益气养血。用于虚劳羸瘦，骨蒸盗汗，咳嗽气喘，食少气短，阳痿遗精，不孕少乳。

【用法用量】 2～3g，研末吞服。

【现代研究】 人胎盘中含有的激素有：促性腺激素 A 和 B，催乳素，促甲状腺激素，催产素样物质，多种甾体激素如雌酮、雌二醇、雌三醇、孕甾酮等。并含有多种有应用价值的酶，如溶菌酶、激肽酶、组胺酶、催产素酶等。另含红细胞生成素、磷脂（其中卵磷脂占 45.5%～46.5%）、多种多糖。能够增强机体抵抗力和免疫力，促进乳腺发育和乳汁分泌，刺激造血系统，增加红细胞（red blood cell，RBC）和血红蛋白，升高血小板，增强凝血作用，并有抗感染、抗组胺等作用。

【使用禁忌】 阴虚火旺者不宜单用；凡有表邪及实证者禁服；脾虚湿困纳呆者慎服。

【补益调养】 ①紫河车粥：紫河车 100g，小米 100g，将新鲜胎盘洗净切碎，与小米同煮粥，如无新鲜胎盘，可用紫河车 10g 研粉，待小米粥煮熟后调入，再煮 2～3 沸，调匀即可，具有益气养血、补虚之功。适用于元气不足，精血亏虚，而至虚损羸弱，倦怠乏力，咳喘咯血，遗精早泄，性功能减弱，女子不孕、乳少等症。②胎盘饮：鲜胎盘半个，冬虫夏草 10～15g，桂圆肉 30g，将胎盘洗净切块，同二药共入锅中，加水炖熟。具有温肾补脾之功，适用于气血羸瘦，妇人劳损，面皯皮黑，腹内诸病渐瘦悴者。

【名著论选】

天地之先，阴阳之祖，乾坤之始，胚胎将兆，九九数足，胎儿则乘而载之，遨游于西天佛国，南海仙山，飘荡于蓬莱仙境，万里天河，故称之为河车。

——明李时珍《本草纲目》

（紫河车）主气血羸瘦，妇人劳损，面䵟皮黑，腹内诸病渐瘦悴者。

——唐陈藏器《本草拾遗》

紫河车，治男女之一切虚损劳极，癫痫，失志恍惚，安心养血，益气补精。

——元吴瑞《日用本草》

（六）枸杞子

为茄科植物宁夏枸杞的成熟果实。以宁夏的质量最好。

【性味归经】 味甘，性平偏温。归肝、肾经。

【功效主治】 滋补肝肾，助益精血，养肝明目，生津安神。用于肝肾精血亏虚，头晕目眩，耳鸣如蝉，腰膝酸软，须发早白，劳伤虚损；或肝血不足，视力减退，视物模糊；以及肾虚，性功能减退，阳痿，不孕、不育，消渴等。

【用法用量】 6～15g，也可熬膏、浸酒或入丸、散。

【现代研究】 枸杞子含胡萝卜素、烟酸、维生素 B_1、维生素 B_2、维生素 C 及 β- 谷甾醇、亚油酸等。本品有增强细胞及体液免疫的作用，能显著提高淋巴细胞转化率，能提高恶性肿瘤患者的免疫功能，同时具有免疫调节作用。对造血功能有促进作用。枸杞子还有延缓衰老、抗突变、抗肿瘤、降血脂、保肝及抗脂肪肝、降血糖、降血压等作用。能促进乳酸杆菌的生长，并刺激其产酸。因此，常服枸杞子对人体大有益处，能起到治病健身、延缓衰老的效果。

【使用禁忌】 脾胃虚弱、时有泄泻者慎服。

【补益调养】 ①枸杞炒猪肝：枸杞子 15g，猪肝 200g，炒熟后，佐餐食用。补益肝肾，养血明目，适用于阴虚火旺所致的青光眼。②枸杞炖兔肉：枸杞子 15g，兔肉 250g，将枸杞子和兔肉放入适量水中，文火炖熟，用盐调味，饮汤吃肉。滋补肝肾，补气养血，适用于气血虚弱所致视力减弱者。

【名著论选】

今考《本经》止云枸杞，不指是根，茎、叶、子。《别录》乃增根大寒、子微寒字，似以枸杞为苗。

——明李时珍《本草纲目》

枸杞子，润而滋补，兼能退热，而专于补肾、润肺、生津、益气，为肝肾真阴不足、劳乏内热补益之要药。老人阴虚者十之七八，故服食家为益精明目之上品。

——明缪希雍《本草经疏》

（七）龟甲

本品为龟科动物乌龟的背甲及腹甲。全年均可捕捉，以秋、冬季为多，捕捉后杀死，剥取背甲及腹甲，除去残肉，称为“血板”。或用沸水烫死，剥取背甲及腹甲，除去残肉，晒干者，称为“烫板”。龟甲是一种滋阴要药，最初载于《神农本草经》，称为神屋。

【性味归经】 味咸、甘，性微寒。归肝、肾、心经。

【功效主治】 滋阴潜阳，益肾强骨，养血补心，固经止崩。用于阴虚潮热，骨蒸盗汗，头晕目眩，虚风内动，筋骨痿软，心虚健忘，崩漏经多等。

【用法用量】 9～24g，先煎。

【现代研究】 龟甲含有含骨胶原，其中含丙氨酸、谷氨酸、天冬氨酸、苏氨酸、蛋氨酸等多种氨基酸，脂肪、钙、磷等，能够调节甲状腺、肾上腺功能的影响，增强免疫功能，促进发育，延缓衰老等。

【使用禁忌】 脾胃虚寒、内有寒湿及孕妇禁服。

【补益调养】 龟甲鸡骨核桃汤：龟甲 30g，乌鸡胫骨 2 对，核桃 10g，将龟甲、鸡骨打碎，加水适量，文火炖约 2 小时，再加核桃、食盐继续炖至核桃熟烂，入味精调味即可。益肾气，填肾精。适用于佝偻病。

【名著论选】

龟甲，味咸，平。主漏下赤白，破癥瘕，痎疟，五痔阴蚀，湿痹四肢重弱，小儿囟不合，久服轻身不饥。

——《神农本草经》

（八）龟甲胶

本品为龟科动物乌龟的背甲及腹甲经煎煮、浓缩制成的固体胶。褐色略带微绿，上面有老黄色略带猪鬃纹之“油头”，对光视之，透明，洁净如琥珀。质坚硬。以松脆、透明者为佳。

【性味归经】 味咸、甘，性凉。归肝、肾、心经。

【功效主治】 滋阴，养血，止血。用于阴虚血亏，劳热骨蒸，吐血，衄血，烦热惊悸，肾虚腰痛，脚膝痿弱，崩漏带下。

【用法用量】 烊化兑服，3～9g。

【现代研究】 龟甲胶含有骨胶原、胶质、脂肪、钙、磷、肽类、酶和多种氨基酸，还含有锶、锌、铜、锰、铬、镁、铁等多种人体必需微量元素。龟甲胶通过上调或下调一系列基因的表达，可促进软骨细胞的增殖，抑制细胞的凋亡，从而修复受损软骨，最终延缓骨关节炎的病理进程。并且能够抑制软骨细胞凋亡，提高血清雌二醇水平，促进软骨Ⅱ型胶原（collagen-Ⅱ）的合成及增殖。

【使用禁忌】 胃有寒湿者及孕妇禁服，恶人参、沙参。

【名著论选】

主阴虚不足，发热口渴，咳咯血痰，骨蒸劳热，腰膝痿弱，筋骨疼痛，寒热久发，疟疾不已，妇人崩带淋漏，赤白频来，凡一切阴虚血虚之证，并皆治之。

——明倪朱谟《本草汇言》

（九）鹿茸

本品为鹿科动物梅花或马鹿的雄鹿未骨化密生茸毛的幼角。前者习称“花鹿茸”，后者习称“马鹿茸”。

【性味归经】 味甘、咸，性温。归肾、肝经。

【功效主治】 壮肾阳，益精血，强筋骨，调冲任，托疮毒。用于阳痿滑精，宫冷不孕，羸瘦，神疲，畏寒，眩晕，耳鸣耳聋，腰脊冷痛，筋骨痿软，崩漏带下，阴疽不敛。

【用法用量】 1～2g，研末冲服。

【现代研究】 鹿茸含有丰富的氨基酸、卵磷脂、维生素和微量元素等。鹿茸具有振奋和提高机体功能，可以提高机体的细胞免疫和体液免疫功能，促进淋巴细胞的转化，具有免疫促进剂的作用。它能增加机体对外界的防御能力，调节体内的免疫平衡而避免疾病发生和促进创伤愈合、病体康复，从而起到强壮身体、抵抗衰老的作用。

【使用禁忌】 凡阴虚阳亢，血分有热，胃中火盛，肺有痰热及外感热病未愈者均禁服。

【补益调养】 ①鹿茸炖乌鸡：鹿茸 10g，乌鸡 1 只（约 1kg）。温补肝肾，填补精血。适用于宫冷、肾虚精衰不孕者，症见婚久不孕，月经不调，经血色淡量少，小腹冷感，腰酸无力等。②鹿茸蛋：鹿茸0.3g，鸡蛋1个。在鸡蛋尖顶钻一小孔，将鹿茸末从小孔中放入鸡蛋内，蒸熟食之。补肾阳，益精血。适用于肾阳亏虚所致腰膝冷痛、四肢不温、形寒怕冷、阳痿不举、夜尿频多、低血压而属阳虚者。

【名著论选】

鹿茸功用，专主伤中劳绝，腰痛羸瘦，取其补火助阳，生精益髓，强筋健骨，固精摄便，下元虚人，头旋眼黑，皆宜用之。《本经》治漏下恶血，是阳虚不能统阴，即寒热惊痫，皆肝肾精血不足所致也……八味丸中加鹿茸、五味子，名十补丸，为峻补命门真元之专药。

——清张璐《本经逢原》

鹿茸，禀纯阳之质，含生发之气。妇人冲任脉虚，则为漏下恶血，或瘀血在腹，或为石淋。男子肝肾不足，则为寒热、惊痫，或虚劳洒洒如疟，或羸瘦、四肢酸疼、腰脊痛，或小便数利。泄精、溺血。此药走命门、心包络及肝、肾之阴分，补下元真阳，故能主如上诸证，及益气强志也。痈肿疽疡，皆营气不从所致，甘温能通血脉，和腠理，故亦主之。

——明缪希雍《本草经疏》

（十）鹿角胶

本品为鹿角经水煎熬、浓缩制成的固体胶。表面棕红色或棕色，光滑，半透明。有的一端有黄白色多孔性薄层。质坚而脆，易破碎，断面光洁，对光透视不混浊。

【性味归经】 味甘、咸，性温。归肾、肝经。

【功效主治】 温补肝肾，益精养血。用于阳痿滑精，腰膝酸冷，虚劳羸瘦，崩漏下血，便血尿血，阴疽肿痛。

【用法用量】 3～6g，烊化兑服。

【现代研究】 鹿茸含有含胶质、磷酸钙、碳酸钙、磷酸镁、甘氨酸、氨基酸及氮化物等。它对人体的淋巴母细胞转化有促进作用，并且能够促进周围血液中的红细胞、白细胞（white blood cell count，WBC）、血小板的量增加，促进钙的吸收和体内的潴留，使血中钙略有增高，这种钙质载运作用可能与其所含甘氨酸有关，钙能降低毛细血管通透性，使渗出减少，有消炎、消肿和抗过敏作用。

【使用禁忌】 阴虚阳亢及火热内蕴之出血、咳嗽、疮疡、疟痢者禁服。

【补益调养】 ①鹿角胶粥：鹿角胶20g，粳米100g，生姜3片，先煮粳米做粥，待沸后加入鹿角胶、生姜同煮成粥。补肾阳，益精血。适宜于肾气不足、虚劳，男子阳痿早泄、遗精、腰痛，妇女子宫虚冷、不孕、崩漏、带下等症。②鹿角胶蜜奶饮：鹿角胶20g，牛奶200ml，蜂蜜适量，将鹿角胶捣碎后放入开水使其溶化，再将牛奶煮沸，放入溶化后的鹿角胶，最后加入蜂蜜，搅拌，煮沸后即可出锅食用。补肾、养肺、生津、润肠。适宜于中老年关节炎患者食用，症见腰膝酸痛、四肢倦怠、头晕眼花等。

【名著论选】

鹿角胶，壮元阳，补血气，生精髓，暖筋骨之药也……前古主伤中劳绝，腰痛羸瘦，补血气精髓筋骨肠胃。虚者补之，损者培之，绝者续之，怯者强之，寒者暖之，此系血属之精，较草木无情，更增一筹之力矣。

——明倪朱谟《本草汇言》

（十一）肉苁蓉

本品为列当科植物肉苁蓉的干燥带鳞叶的肉质茎。多于春季苗未出土或刚出土时采挖。

【性味归经】 味甘、咸，性温。归肾、大肠经。

【功效主治】 补肾阳，益精血，润肠通便。用于男子阳痿，女子不孕，带下血崩，腰膝酸软，筋骨无力，肠燥便秘。

【用法用量】 内服：煎汤，9～15g；或入丸、散；或浸酒。

【现代研究】 肉苁蓉含有肉苁蓉苷 A、B、C、H，洋丁香酚苷，2- 乙酰基洋丁香酚苷，海胆苷七种苯乙醇苷成分，还含鹅掌楸苷、甜菜碱、β- 谷甾醇、甘露醇及多种氨基酸和多糖类。肉苁蓉能兴奋垂体分泌促肾上腺皮质激素，提高免疫功能，提高“阳虚”动物 DNA 合成率、增加体重、提高耐缺氧能力，并有抗寒及抗疲劳作用，调整内分泌功能，促进代谢，提高性功能和记忆力，并具有抗衰老作用。

【使用禁忌】 胃弱便溏，相火旺者忌服。忌铜、铁。

【补益调养】 ①苁蓉羊肉粥：肉苁蓉 15g，羊肉 100g，粳米 100g。温肾阳，补精血。适用于腰膝冷痛，筋骨萎弱，大便秘结。②鸡肉炖苁蓉：小公鸡 1 只，肉苁蓉 30g。补肾，助阳，益气。适宜于肾阳虚衰，阳痿，早泄，滑精，尿频或遗尿。

【名著论选】

肉苁蓉，养命门，滋肾气，补精血之药也……男子丹元虚冷而阳道久沉，妇人冲任失调而阴气不治，此乃平补之剂，温而不热，补而不峻，暖而不燥，滑而不泄，故有从容之名。

——明倪朱谟《本草汇言》

肉苁蓉……益髓，悦颜色，延年，治女人血崩，壮阳，大补益，主赤白下。

——唐甄权《药性论》

（十二）白芍

本品为毛茛科植物芍药（栽培种）的根，以根粗长、匀直、质坚实、粉性足、表面洁净者为佳。

【性味归经】 味苦、酸，性微寒。归肝、肾经。

【功效主治】 平肝止痛，养血调经，敛阴止汗。用于头痛眩晕，胁痛，腹痛，四肢挛痛，血虚萎黄，月经不调，自汗，盗汗。

【用法用量】 内服：煎汤，9～12g（大剂量 30g）；或入丸、散。

【现代研究】 芍药根含芍药苷、牡丹酚、芍药花苷，苯甲酸、挥发油、脂肪油、树脂、鞣质、糖、淀粉、黏液质、蛋白质、β- 谷甾醇和三萜类等。值得注意的是，四川产地种植的白芍含一种酸性物质，对金黄色葡萄球菌有抑制作用。另外，白芍还具有明显的镇痛解痉、抗炎抗菌、解毒保肝和抗肿瘤作用。

【使用禁忌】 不宜与藜芦同用。虚寒证不宜单用。

【补益调养】 ①白芍石斛瘦肉汤：猪瘦肉 250g，白芍 12g，石斛 12g，红枣 4 枚。益胃养阴止痛。适用于胃病阴血不足者，症见面色苍白，眩晕，心悸，口渴，舌淡等。②白芍牡蛎汤：白芍 20g，牡蛎 30g，陈皮 5g，生姜 5g。滋阴养血、平肝息风。适宜于甲状腺功能亢进者。

【名著论选】

白芍不惟治血虚，大能行气。古方治腹痛，用白芍四钱，甘草二钱，名芍药甘草汤。盖腹痛因营气不从，逆于肉里，白芍能行营气，甘草能敛逆气。又痛为肝木克脾土，白芍能伐肝故也。

——清汪昂《本草备要》

《本经》芍药，虽未分别赤白，二者各有所主。然寻绎其主治诸病，一为补益肝脾真阴，而收摄脾气之散乱，肝气之恣横，则白芍也；一为逐血导瘀，破积泄降，则赤芍也。”“成无己谓白补而赤泻，白收而赤散。故益阴养血，滋润肝脾，皆用白芍药；活血行滞，宣化疡毒，皆用赤芍药。

——张山雷《本草正义》

二、活血养血药

（一）川芎

本品为伞形科植物川芎的干燥根茎。

【性味归经】 味辛，性温。归肝、胆、心包经。

【功效主治】 活血行气，祛风止痛。用于月经不调，经闭痛经，癥瘕腹痛，胸胁刺痛，跌仆肿痛，头痛，风湿痹痛。

【用法用量】 内服：煎汤，3～10g；研末，每次 1～1.5g；或入丸、散。外用：适量，研末撒，或调敷，或煎汤漱口。

【现代研究】 川芎含有挥发油、生物碱、酚性物质、内酯类、有机酸类等。生物碱成分为川芎嗪、环肽类生物碱。酚类物质成分为阿魏酸、大黄酚和瑟丹酸等。川芎能降低血小板表面活性，抑制体内和体外血小板聚集作用，预防血栓形成，扩张外周血管，改善微循环，有一定的抗肾炎及预防肾衰作用，能够抑制中枢，并有抗癌等作用。

【使用禁忌】 阴虚火旺，上盛下虚及气弱之人忌服。

【补益调养】 ①川芎煮鸡蛋：鸡蛋 2 个，川芎 9g，一起煮至蛋熟后，鸡蛋去壳，再放回药汤内，用文火煮 5 分钟，加黄酒适量。行气活血。适用于气血瘀滞型闭经、痛经者。②黑豆川芎粥：黑豆 25g，川芎 10g，粳米 50g，红糖 20g。活血化瘀，行气止痛。适宜于气血瘀滞型闭经、痛经者。

【名著论选】

芎藭，上行头目，下调经水，中开郁结，血中气药。尝为当归所使，非第治血有功，而治气亦神验也。

——明倪朱谟《本草汇言》

川芎……其性善散，又走肝经，气中之血药也。反藜芦，畏硝石、滑石、黄连者，以其沉寒而制其升散之性也。

——明张景岳《景岳全书·本草正》

（二）延胡索

延胡索，又称玄胡素、元胡，本品为罂粟科植物延胡索的干燥块茎。

【性味归经】 味辛、苦，性温。归肝、脾经。

【功效主治】 活血，行气，止痛。用于胸胁、脘腹疼痛，经闭痛经，产后瘀阻，跌仆肿痛。

【用法用量】 内服：煎汤，5～10g；研末，1.5～3g；或入丸、散。

【现代研究】 延胡索含有 20 多种生物碱，如紫堇碱、异紫堇球碱、小檗碱、隐品碱、去氢南天宁碱等。另含延胡索乙素、亚油酸、香草酸、胡萝卜苷、去氢延胡索胺等。延胡索具有良好的镇痛镇静、催眠安定、抗惊厥、扩张冠状动脉、抑制心脏、抗心律失常、抗溃疡、促进垂体分泌促肾上腺皮质激素等功能。

【使用禁忌】 孕妇禁服；体虚者慎服，或与补益药同用。

【补益调养】 延胡索清热粥：延胡索 8g，马齿苋、赤芍各 10g，干山楂 8g，大米 100g，白砂糖5g，红枣5枚。去瘀止痛、清热祛湿。适用于胸痹心痛、脘腹诸痛、头痛、腰痛、疝气痛、筋骨痛、痛经等症。该药膳行气活血，故血热气虚及孕妇禁用。

【名著论选】

延胡索，能行血中气滞，气中血滞，故专治一身上下诸痛，用之中的，妙不可言。

——明李时珍《本草纲目》

延胡索……不论是血是气，积而不散者，服此力能通达，以其性温，则于气血能行能畅，味辛则于气血能润能散，所以理一身上下诸痛，往往独行功多。然此既无益气之情，复少养营之义，徒仗辛温攻凝逐滞，虚人当兼补药同用，否则徒损无益。

——清黄宫绣《本草求真》

（三）郁金

本品为姜科植物温郁金、姜黄、广西莪术或蓬莪术的干燥块根。现代根据栽培的地区、药材商品的品种不同，分为“黄丝郁金”又称“川郁金”，“黑丝郁金”又称“温郁金”“绿丝郁金”等。

【性味归经】 味辛、苦，性寒。归肝、心、肺经。

【功效主治】 行气活血，清心解郁，利胆退黄。用于经闭痛经，胸腹胀痛、刺痛，热病神昏，癫痫发狂，黄疸尿赤。

【用法用量】 3～9g。

【现代研究】 郁金含有挥发油，主要含芳樟醇、樟脑、丁香烯、莪术二酮、胡萝卜苷等。郁金具有良好的增强免疫功能和中枢神经抑制效应，对心肌损伤有保护作用，并且能够抗肝损伤。

【使用禁忌】 阴虚失血及无气滞血瘀者禁服，孕妇慎服。不宜与丁香、母丁香同用。

【补益调养】 ①车前草郁金煮水鸭：车前草20g，郁金9g，水鸭1只（1kg）。清热祛湿，利水消肿，补益脾胃。适用于急性病毒性肝炎，湿热交阻，小便赤黄患者。②柴郁莲子粥：柴胡、郁金各10g，莲子（去心）15g，粳米100g，白糖适量。疏肝解郁，固摄乳汁。适用于防治产后肝气郁结所致乳汁自出等症。

【名著论选】

郁金本入血分之气药，其治以上诸血证者，正谓血之上行，皆属于内热火炎，此药能降气，气降即是火降，而其性又入血分，故能降下火气，则血不妄行。

——明缪希雍《本草经疏》

郁金，清气化痰，散瘀血之药也。其性轻扬，能散郁滞，顺逆气，上达高巅，善行下焦，心肺肝胃气血火痰郁遏不行者最验，故治胸胃膈痛，两胁胀满，肚腹攻疼，饮食不思等证。又治经脉逆行，吐血衄血，唾血血腥。此药能降气，气降则火降，而痰与血，亦各循其所安之处而归原矣。前人未达此理，乃谓止血生肌，错谬甚矣。

——明倪朱谟《本草汇言》

（四）乳香

本品为橄榄科乳香树属植物乳香树、药胶香树及野乳香树等树干皮部伤口渗出的油胶树脂。

【性味归经】 味辛、苦，性温。归肝、心、肺经。

【功效主治】 活血行气止痛，消肿生肌。用于心腹诸痛，筋脉拘挛，跌打损伤，疮痈肿痛；外用消肿生肌。

【用法用量】 内服：煎汤，3～10g，或入丸、散。外用：适量，研末调敷。

【现代研究】 乳香含有树脂60%～70%、树胶27%～35%、挥发油3%～8%。树脂主要成分为游离α-乳香脂酸，游离β-乳香脂酸，结合乳香脂酸，蒎烯，二戊烯，α-水芹烯，β-水芹烯等成分。挥发油为乳香镇痛的有效成分，主要为具镇痛作用的乙酸正辛酯，占挥发油总量的92.46%。

【使用禁忌】 脾胃虚弱、孕妇及虚证无瘀者慎服。

【补益调养】 皂荚乳香酒：皂荚刺（大者）1枚，乳香（为鸡头大）1块，白酒100ml。搜风，拔毒，消肿，排脓。适用于肿毒，疮毒，癣疮等。

【名著论选】

乳香，活血去风，舒筋止痛之药也。《陈氏发明》云，香烈走窜，故入疡科，方用极多。又跌扑斗打，折伤筋骨，又产后气血攻刺，心腹疼痛，恒用此，咸取其香辛走散，散血排脓，通气化滞为专功也。故痈疡可理，折伤可续，产后瘀血留滞可行，癥块痞积，伏血冷瘕可去矣，但性燥气烈，去风活血，追毒定痛，除痈疡、产后及伤筋骨之外，皆不须用。

——明倪朱谟《本草汇言》

乳香香窜，入心经，活血定痛，故为痈疽疮疡、心腹痛要药。

——明李时珍《本草纲目》

（五）没药

本品为橄榄科植物没药树或其他同属植物树干皮部渗出的油胶树脂，主要含有树脂、树胶和挥发油。

【性味归经】 味辛、苦，性平。归心、肝、脾经。

【功效主治】 活血止痛，消肿生肌。用于胸痹心痛，胃脘疼痛，痛经经闭，产后瘀阻，癥瘕腹痛，风湿痹痛，跌打损伤，痈肿疮疡等病症。

【用法用量】 3～10g，炮制去油，多入丸散用。

【现代研究】 没药含有挥发油、没药树脂、树胶、苦味质、没药酸、甲酸、乙酸等。挥发油含有丁香油酚、桂皮醛等成分。没药具有显著的镇痛作用，明显的降低胆固醇和血浆纤维蛋白原作用，并对高凝状态所致继发性纤溶亢进有治疗作用。可以有效缓解心绞痛及减轻胸闷症状。

【使用禁忌】 孕妇及胃弱者慎用。

【补益调养】 ①没药粥：没药10g，大米100g，白糖适量。活血止痛，消肿生肌。适用于痛经，闭经，胃脘疼痛，风湿痹痛，跌打伤痛，痈疽肿痛等。②没药鸡子酒方：没药（研末）15g，生鸡蛋3枚，陈酒1 000ml。上药先将鸡蛋开破，取蛋清置碗内，入没药备用；陈酒加热，投于碗中拌匀。活血化瘀止痛。适用于跌打损伤。

【名著论选】

乳香活血，没药散血，皆能止痛消肿，生肌，故二药每每相兼而用。

——明李时珍《本草纲目》

（六）益母草

本品为唇形科植物益母草的新鲜或干燥地上部分。

【性味归经】 味辛、苦，性微寒。归肝、心包经。

【功效主治】 活血调经，利尿消肿。用于月经不调，痛经，经闭，恶露不尽，水肿尿少；急性肾炎水肿。

【用法用量】 内服：煎汤，10～30g；或熬膏，或入丸、散。外用：适量，煎水洗或鲜草捣敷。

【现代研究】 全草含益母草碱、水苏碱、益母草定及益母草二萜、前益母草二萜，地上部分含挥发油。益母草具有兴奋子宫、增加冠状动脉流量、改善微循环、扩张外周血管及降低血压等作用，还有利尿及抑制皮肤真菌等作用。

【使用禁忌】 阴虚血少、月经过多、泻利者及孕妇禁服。

【补益调养】 ①益母草煮蛋：益母草 60g，鸡蛋 2 个。益母草与鸡蛋同煮至熟，蛋去壳，再煮片刻。活血调经。适用于气血瘀滞之痛经、月经不调、产后恶露不止、功能性子宫出血等症状。②益母草红枣瘦肉汤：红枣 6 粒，瘦肉 200g，鲜益母草 75g，水 4 碗，盐 3g。活血祛瘀，调经止痛。适用于产后服用。

【名著论选】

益母草，行血养血，行血而不伤新血，养血而不滞瘀血，诚为血家之圣药也。

——明倪朱谟《本草汇言》

益母草，消水行血，去瘀生新，调经解毒，为胎前胎后要剂。

——清黄宫绣《本草求真》

（七）王不留行

本品为石竹科植物麦蓝菜的种子。

【性味归经】 味苦，性平。归肝、胃经。

【功效主治】 活血通经，下乳消肿。用于乳汁不下，经闭，痛经，乳痈肿痛。

【用法用量】 内服：煎汤，6～10g，或入丸、散。外用：适量，研末，水或香油调敷。

【现代研究】 王不留行主要含有王不留行皂苷、王不留行三萜皂苷、多种环肽、黄酮化合物、氢化阿魏酸、尿核苷、王不留行黄酮苷、麦蓝菜咕吨酮、王不留行咕吨酮、异肥皂草苷、王不留行次皂苷、D- 葡萄糖等成分。具有抗着床、抗早孕、兴奋子宫、收缩平滑肌和镇痛等作用。

【使用禁忌】 孕妇、血虚无瘀滞者均禁服。

【补益调养】 王不留行鲫鱼汤：王不留行 15g，鲫鱼 2 条（约 400g）。活血通脉．下乳利水。适用于产后乳汁淤积者。

【名著论选】

王不留行，味苦、甘，气平，阳中之阴。无毒。主金疮，止血逐痛，催生调经，除风痹、风痉、内寒，消乳痈、背痈，下乳止衄，祛烦，尤利小便，乃利药也。

——清陈士铎《本草新编》

（八）鸡血藤

本品为豆科植物密花豆（大血藤、血风藤、三叶鸡血藤、九层风）的干燥藤茎。

【性味归经】 味苦、甘，性温。归肝、肾经。

【功效主治】 补血，活血，通络。用于月经不调，血虚萎黄，麻木瘫痪，风湿痹痛。

【用法用量】 内服：煎汤，10～15g（大剂量 30g）；或浸酒；或熬膏。

【现代研究】 鸡血藤含有多种异黄酮、二氢黄酮、查耳酮、拟雌内酯类、三萜类、甾醇、表无羁萜醇、胡萝卜苷、芒柄花苷、表儿茶精、芦荟大黄素等成分。鸡血藤具有扩血管、抗血小板聚集、促进磷代谢、调节血脂、抗动脉粥样硬化病变等作用。

【使用禁忌】 阴虚火亢者慎用。

【补益调养】 ①鸡血藤炖肉：鸡血藤 10g，瘦猪肉 150g。活血调经。适用于月经数月不行，胸胁、乳房、少腹胀痛，烦躁易怒等症。②鸡血藤煲鸡蛋：鸡血藤30g，鸡蛋2个。活血补血，舒筋活络。适用于妇女月经不调、贫血等症。

【名著论选】

（鸡血藤）活血，暖腰膝，已风瘫。

——清赵学敏《本草纲目拾遗》

（鸡血藤）补中燥胃。

——清叶天士《本草再新》

（鸡血藤）去瘀血，生新血，流利经脉。治暑痧，风血痹症。

——王一仁《饮片新参》

三、祛瘀养血药

（一）丹参

本品为唇形科植物丹参的干燥根及根茎。

【性味归经】 味苦，性微寒。归心、肝经。

【功效主治】 祛瘀止痛，活血通经，清心除烦。用于月经不调，经闭痛经，癥瘕积聚，胸腹刺痛，热痹疼痛，疮疡肿痛，心烦不眠；肝脾大，心绞痛。

【用法用量】 内服：煎汤，9～15g（大剂量30g），或入丸、散。外用：适量，熬膏涂敷或煎水洗。

【现代研究】 丹参含有丹参酮Ⅰ、丹参酮$Ⅱ_A$、丹参酮$Ⅱ_B$、隐丹参酮、紫草酸B、丹参隐螺内酯、二氢丹参酮、丹参酸乙、二氢异丹参酮Ⅰ、丹参醇、丹参内酯、替告皂苷元、β-谷固醇、豆固醇、柳杉酚等。丹参能够明显改善心功能，具有镇静镇痛、抗炎、抗凝血、抗过敏、抗氧化、抑菌、抗肿瘤、降血脂、增强耐缺氧能力，增强免疫功能，促进皮肤伤口、骨折愈合，并且有性激素样作用。

【使用禁忌】 月经过多而无瘀血者禁服，孕妇慎服。不宜与藜芦同用。

【补益调养】 ①丹参鳗鱼汤：丹参30g，鳗鱼500g。滋补肝肾，活血祛瘀。适用于干燥综合征患者，症见口干咽燥，头晕目眩，两目干涩，目赤畏光，面色紫暗，两颊涎腺肿大，有块质硬，舌紫少津，脉细涩。②丹参茶：丹参9，绿茶3g。活血祛瘀，止痛除烦。适用于冠心病、心绞痛等的治疗与预防。

【名著论选】

丹参，味苦，微寒。主心腹邪气，肠鸣幽幽如走水，寒热积聚，破癥除瘕，止烦满，益气。

——《神农本草经》

丹参，无毒。主养血，去心腹痼疾、结气，腰脊强，脚痹，除风邪留热。久服利人。一名赤参，一名木羊乳。生桐柏山及太山。五月采根，曝干。

——梁陶弘景《名医别录》

（二）红花

本品为菊科植物红花的干燥花。

【性味归经】 味辛，性温。归心、肝经。

【功效主治】 活血通经，散瘀止痛。用于经闭，痛经，恶露不行，癥瘕痞块，跌仆损伤，疮疡肿痛。

【用法用量】 内服：煎汤，3～10g，或入丸、散。外用：适量，研末调敷；或浸酒搽。

【现代研究】 红花含有红花苷、新红花苷、前红花苷、红花醌苷、二十九烷、β-谷甾醇及二棕榈酸、甘油酯、油酸、亚油酸、绿原酸等13种成分。红花具有轻度兴奋心脏、降低冠脉阻力、增加冠脉流量和心肌营养性血流量的作用，抗心肌缺血、心肌梗死、心律失常，改善外周微循环障碍，抗凝血，降血脂，镇痛，提高耐缺氧能力，兴奋子宫，缓解肠道痉挛，具有免疫活性和抗炎作用，能减轻脑组织中单胺类神经介质的代谢紊乱，可致突变。

【使用禁忌】 孕妇及月经过多者禁服。

【补益调养】 ①黑豆红花饮：黑豆30g，红花6g，红糖30g。活血化瘀，缓急止痛。适用于瘀血阻滞型痛经。②淡菜红花汤：淡菜100g，红花10g。化痰软坚，活血化瘀。适用于甲状腺功能亢进症。

【名著论选】

红蓝花，破留血，养血。多用则破血，少用则养血。

——元朱丹溪《本草衍义补遗》

红蓝花，乃行血之要药。其主产后血晕口噤者，缘恶血不下，逆上冲心，故神昏而晕及口噤，入心入肝，使恶血下行，则晕与口噤自止。腹内绞痛，由于恶血不尽，胎死腹中，非行血活血则不下；瘀行则血活，故能止绞痛，下死胎也。红蓝花本行血之药也，血晕解、留滞行，即止，过用能使血行不止而毙。

——明缪希雍《本草经疏》

（三）桃仁

本品为蔷薇科植物桃或山桃的干燥成熟种子。

【性味归经】 味苦、甘，性平。归心、肝、大肠经。

【功效主治】 活血祛瘀，润肠通便。用于经闭，痛经，癥瘕痞块，跌仆损伤，肠燥便秘。

【用法用量】 内服：煎汤，6～10g，打碎；或入丸、散。外用：适量，捣敷，或研细，蜜、油调敷。

【现代研究】 桃仁含有苦杏仁苷、野樱桃苷、多花蔷薇苷、尿囊素、维生素B_1、苦杏仁酶、脂肪油、脂肪酸、蛋白质等成分。桃仁具有抗凝血、抗血栓、改善血流、抗炎、镇痛和抗过敏等作用，并能止咳、平喘，对肺结核有一定疗效。此外，还表现出明显的驱虫作用。

【使用禁忌】 孕妇及无瘀血者禁服。

【补益调养】 ①桃仁鳜鱼：桃仁6g，泽泻10g，鳜鱼100g。活血化瘀，除湿通窍。适用于鼻甲肿胀。②香附桃仁粥：桃仁15g，香附30g，粳米50g，红糖30g。行气活血通经。适用于女性痛经、血瘀、月经不调。

【名著论选】

桃仁，苦以泄滞血，甘以生新血，故凝血须用。又去血中之热。

——金李东垣《用药心法》

桃仁行血，宜连皮尖生用；润燥活血，宜汤浸去皮尖炒黄用，或麦麸同炒，或烧存性，各随本方。

——明李时珍《本草纲目》

桃仁，味苦能泻血热，体润能滋肠燥。若连皮研碎多用，走肝经，主破蓄血，逐月水，及遍身疼痛，四肢木痹，左半身不遂，左足痛甚者，以其舒经活血行血，有去瘀生新之功，若去皮捣烂少用，入大肠，治血枯便闭，血燥便难，以其濡润凉血和血，有开结通滞之力。

——明贾九如《药品化义》

（四）血竭

本品为棕榈科植物麒麟竭果实渗出的树脂经加工制成。

【性味归经】 味甘、咸，性平。归心、肝经。

【功效主治】 祛瘀定痛，止血生肌。用于跌仆折损，内伤瘀痛，外伤出血不止。

【用法用量】 内服：研末，1～2g，或入丸剂。外用：研末撒或入膏药用。

【现代研究】 血竭含有红色树脂90%以上，为血竭树脂鞣醇与苯甲酸及苯甲酰乙酸的化合物。经成分初步分析，含有血竭红素、血竭素、去甲基血竭红素、去甲基血竭素、松脂酸、异松脂酸、松香酸、血竭黄烷A、去氢松香酸、异海松酸、海松酸、血竭二氧杂庚醚等成分。具有抗炎、抑菌、抗血栓作用，对环核苷酸有影响，影响纤维蛋白溶解活性等。

【使用禁忌】 无瘀血者慎服，孕妇慎用。

【名著论选】

麒麟竭，木之脂液，如人之膏血，其味甘咸而走血，盖手足厥阴药也。肝与心包皆主血故尔。河间刘氏云，血竭除血痛，为和血之圣药是矣。

——明李时珍《本草纲目》

（血竭）甘，咸，无毒。手足厥阴药也。与走血多。止血散瘀，生肉除痛。敷一切恶疮，平诸般折伤南番诸国，及广州皆有之。

——清汪讱庵《本草易读》

（五）三棱

本品为黑三棱科植物黑三棱的干燥块茎。

【性味归经】 味辛、苦，性平。归肝、脾经。

【功效主治】 破血行气，消积止痛。用于癥瘕痞块，痛经，瘀血经闭，胸痹心痛，食积胀痛。

【用法用量】 内服：煎汤，4.5～9g；或入丸散。

【现代研究】 三棱块茎含有挥发油，主要成分为苯乙醇、对苯二酚、十六酸，还有去氢木香内酯、琥珀酸、三棱酸、刺芒柄花素、豆甾醇、胡萝卜苷等。三棱水提物可使凝血酶对纤维蛋白的凝聚时间显著延长，有抗体外血栓形成的作用，抗肿瘤，对心脏有降低心肌细胞耗氧量、减少冠脉阻力、增加冠脉流量、改善心肌缺氧耐受力等作用。有一定毒性。

【使用禁忌】 气虚体弱、血枯经闭、月经过多及孕妇禁服。

【名著论选】

三棱能破气散结，故能治诸病，其功可近于香附而力峻，故难久服。

——明李时珍《本草纲目》

三棱气味俱淡，微有辛意；莪术味微苦，气微香，亦微有辛意，性皆微温，为化瘀血之要药。以治男子痃癖，女子癥瘕，月闭不通，性非猛烈而建功甚速。其行气之力，又能治心腹疼痛、胁下胀疼，一切血凝气滞之证。若与参、术、芪诸药并用，大能开胃进食，调血和血。若细核二药之区别，化血之力三棱优于莪术，理气之力莪术优于三棱。

——清张锡纯《医学衷中参西录》

（三棱）治妇人血脉不调，心腹痛，落胎，消恶血，补劳，通月经，治气胀，消扑损瘀血，产后腹痛、血运并宿血不下。

——《日华子本草》

（六）莪术

本品为姜科植物蓬莪术、广西莪术或温郁金的干燥根茎。后者习称“温莪术”。

【性味归经】 性温，味辛、苦。归脾、肝经。

【功效主治】 破血行气，消积止痛。用于癥瘕痞块，瘀血经闭，食积胀痛；早期宫颈癌。

【用法用量】 内服：煎汤，6～10g，或入丸、散。外用：适量，煎汤洗或研末调敷。

【现代研究】 莪术主要含有挥发油、黄酮类、萜类等化学成分。主要有莪术呋喃烯酮、莪术醇、龙脑、大牻牛儿酮、樟脑、姜黄烯、姜黄酮、莪术二酮、桂莪术内酯、胡萝卜苷、β-谷固醇、棕榈酸等成分。具有抗肿瘤、抗菌、升高白细胞、活血化瘀的作用，对胃肠平滑肌低浓度紧张、高浓度舒张，具有保肝作用，对急性肾功能衰竭有改善作用，抑制血小板聚集及抗血栓形成，并具有抗炎等作用。

【使用禁忌】 月经过多及孕妇禁服。体虚人慎服。

【名著论选】

（莪术）辛，苦，气温，无毒。破血行气，消积去瘀，开胃化食，通经解毒。疗心腹诸痛，解气血诸结。奔豚痃癖之疾，霍乱吐酸之。

——清汪讱庵《本草易读》

如症兼寒兼热。内结不解。则宜用以莪术桃仁郁金母草以为之破。

——清黄宫绣《本草求真》

第四节 养血之忌

老子《道德经》第二十八章云：“知其白，守其黑，为天下式。”警示世间正负逻辑的辩证统一。禁忌是一种否定性的规范，始源于《易经》，用以占卜吉凶。《素问》有“疏五过论”“征四失论”；《灵枢》有“禁服”“五禁”等专篇，以示医者过失，为经禁之要。《黄帝内经》也是最早对人类的饮食、起居、养生、情志、药物、针灸等禁忌进行针对性论述的中医经典著作之一。旨在提醒人们在社会生活中，对影响身心健康的不利因素，做早期预警和防范。

金代李杲所撰《脾胃论·用药宜禁论》中，强调医家“凡治病服药，必知时禁、经禁、病禁、药禁”。清喻昌著《医门法律·申明仲景律书》告知：“先奉大戒为入门，后乃尽破微细诸惑，始具活人手眼，而成其为大医，何可妄作聪明，草菅人命哉？”表明欲成大医必先奉大戒，破解诸惑，勿犯禁忌。纵观中医药发展历史，上溯医圣张仲景、药王孙思邈、享誉世界的医药学家李时珍等，都阐释了人体生命过程中，在某种特定环境下，或疾病的某一阶段，对某些行为、药物、用方或方式方法禁止实施，违反则可能带来不良后果，即人体身心的异常。

中医养血之禁忌，是在民俗禁忌的基础上，经过历代医家长期实践应用，汲取经验教训积累而成。养血或责之于热，或责之于气逆，或责之于温病，或责之于气虚不能摄血。然而相宜与相忌是相互关联的，禁忌并非绝对的禁止，是有条件的注意事项，对禁忌既要明辨慎用，又要宜忌并重。如清张璐《张氏医通·诸血门》云：“伤寒衄血，责热在表，有麻黄、越婢等法。”其以汗法治衄。而唐容川则言“衄家不可发汗。汗则额陷，仲景已有明禁，以此例推，可知一切血证。均不宜发汗，医者慎之”（《血证论·鼻衄》）。可见临床中应审证求因，灵活施治，不可拘泥于一家之说。

一、禁汗

养血之法，多用于失血之人。失血之人，因肺之气阴两伤，导致卫气虚弱，卫外不固，易感外邪，但不可以常规汗法解表。一则失血，既伤阴血又伤水津，发汗必更伤肺津；二则失血之人，气最难敛；发汗解表药，乃辛散疏泄之品；用后气更难敛，往往血随气溢而吐血不止；三则血汗同源，血证阴血已伤，再复发汗则更竭阴血。

早在张仲景的《金匮要略·惊悸吐衄下血胸满瘀血病脉证治》中就有“衄家不可汗，汗出必额上陷，脉紧急，直视不能眴，不得眠”之治疗禁忌。晋王叔和《脉经·病不可发汗证》中，也指出“咽中闭塞，不可发汗，发汗则吐血”“亡血家，不可攻其表，汗出则寒栗而振”“淋家不可发汗，发其汗，必便血”。以上文献中，直接阐述了血汗同源，发汗则动血，引起出血或易致出血的理论。血与阴液密切相关，妄用汗法、吐法，则耗伤阴液而更助火热，进而伤血。

二、禁吐

金张子和《儒门事亲·论火热二门》曰：“但亡血者，不可宣吐，勿服酸辛热物姜附之类药，不可不戒慎也。”表明有出血情况的患者禁用吐法。需要养血的患者主要包括有体质素弱、年老体衰或孕妇、产妇，清高世栻《伤寒大白·总论·忌吐论》中总结道：“故凡老弱虚人，忌吐法。久病虚弱，忌吐法。内伤本元，忌吐法。六脉空大，忌吐法。脉细无神，忌吐法。胃虚食少，忌吐法。时时眩冒，忌吐法。胎前产后，忌吐法。痈疽溃后，金疮失血，忌吐法。”吐法易损伤正气，清尤在泾《金匮要略心典·痰饮咳嗽病脉证治》中明确指出“吐下之余，定无完气”；吐法涌动，邪气外出之时，易使人体的气机上逆。对于出血的患者尤其是慢性长期出血者，机体正气多为虚弱，使用吐法则更伤正气，因吐法易致气机上逆，血随气出而加重出血，故不可用吐法。进一步明确无论当失血、血少或是血生成不足需要养血之时都宜禁吐的治疗禁忌。

三、禁下

攻下法适用于里实证，并非所有养血者均禁用下法，《血证论》中强调分清虚实，然后或下，或补。对于实热所致之出血，强调急下存阴，提出“至于下法，乃所以折其气者，血证气盛火旺者，十居八九，当其腾溢而不可遏，正宜下之以折其势……血证火气太盛者，最恐亡阴，下之正是救阴，攻之不啻补之矣。”而对于体虚或虚证人群的养血治疗，《伤寒论·辨厥阴病脉证并治》中记载：“伤寒五六日，不结胸，腹濡，脉虚，复厥者，不可下，此亡血，下之死。”气血亏虚，阳气不足，或血虚不能运载阳气布达四肢，失于温煦则厥；气血不足，或因推动无力，或因肠道失调，可见大便难，对此不可下，下之则气血更伤而病情危。因此，对于养血中虚证人群，尤其是脾虚失血患者，禁用下法，以免下后进一步伤正气，出血不止。

四、禁过用温补药物

金张子和《儒门事亲·论火热二门》中说道：“若犯诸亡血之证者，不可发汗，不可温补……《内经》曰：不可热补之……女子阴虚，血不足也。”凡补虚多以阳剂，是以知阳胜而阴亏也。不可用性热之药补之。

对于血虚日久之证，多用补药，使用过程中要谨记不可过用温补，盖因血属阴，血的滋润作用减弱，机体失去滋润常导致阳热偏亢，容易生热。明秦景明《症因脉治·牙衄总论》中云："凡治血症，要明血去火亦去，可用血脱益气。若血去火存，但可补血凉血，切不可用温燥。"所以治疗血证上要注意切不可温燥，养血治疗过程中禁过用温补药物。

五、慎用收涩药物

养血之时遇出血可行补涩之剂，但需慎用。清尤在泾在血证治疗上，详辨病因，强调辨证论治，决不滥用收涩止血之品。如郁热失血者，主张"勿用止血之药，但疏其表，郁热得疏，血亦自止"。因此，强调养血切勿滥用止血药的基本原则，确认病邪已清，免闭门留寇，变生他证。

总而言之，中医中药治疗过程中要时刻注意禁忌，以防带来不良的治疗效果。养血禁忌，以总治则治法禁忌指导整体诊疗活动的正常运行：治病忌迟，忌失病机，忌伤正气；承制调平，勿致失衡，总体达到阴平阳秘。尤为注意不可对虚证或出血患者用攻伐之法，不可过用温补之法以及需慎用收涩之法，以免损伤正气、助病邪发展。养血禁忌在临床具体实践过程中，可以分别结合治则治法、药物、方剂、病证、养生、针灸理疗操作等方面的禁忌事项，以具体问题为导向，因时因地因人予以注意，为人体健康保健护航。

第四章
临床应用

第一节　养血与内科疾病

内科疾病的病种多、范围广。内科疾病的分类，主要是以病因为依据，分为外感病和内伤病两大类。人体是一个有机的整体，主要表现在五脏一体观、形神一体观，以及病理变化上的整体性。由于五脏的生理功能各有其特点，故发生气血失调病变时，各脏不尽相同，但又相互影响。根据气血病变特点以及五脏与气血失调的关系，在诊治中医内科疾病的过程中，养血是主要治疗原则之一。故本篇章主要从养血角度，阐述虚劳、眩晕、心悸、癌病、骨痿、血证、失眠、健忘、髓劳的诊治。

一、虚劳

虚劳是由于禀赋薄弱、后天失养及外感、内伤等多种原因引起的，以脏腑功能衰退、气血阴阳亏损、日久不复为主要病机，以五脏虚证为主要临床表现的多种慢性虚弱证候的总称。西医学中多个系统的多种慢性消耗性疾病，出现类似虚劳的临床表现时，均可参考下述内容诊治。

（一）病因

虚劳的病因较多，主要有禀赋不足、烦劳过度、饮食不节、大病久病。

1. 禀赋不足　多种虚劳证候的形成，都与禀赋薄弱、体质不强密切相关。或因父母体弱多病，年老体衰；或胎中失养，孕育不足；或出生后喂养失当，水谷精气不充，均可导致禀赋薄弱。

2. 烦劳过度　忧郁思虑，积思不解，所欲未遂等劳神过度，易使心失所养，脾失健运，气血亏虚，久则形成虚劳。而早婚多育，房事不节等，易使肾精亏虚，肾气不足，继而精血亏虚，久则形成虚劳。

3. 饮食不节　暴饮暴食，饥饱不调，嗜食偏食，营养不良，饮酒过度等原因，均会导致脾胃损伤，不能正常化生水谷精微，使气血生化乏源，脏腑经络失于濡养，日久形成虚劳。

4. 大病久病　大病患者，邪气过盛，脏气损伤；病后失于调理，正气短时难以恢复，日久而成虚劳。如热病日久，则耗伤阴血；寒病日久，则伤气损阳；瘀血日久，则新血不生等。总之，大病后正气难复，且失于调理，可演变为虚劳。

以上各种病因，或是因虚致病，因病成劳；或因病致虚，久虚不复成劳，其病机，均主要在于脏腑气血的虚损。在虚劳的病变过程中常互相影响，一脏受病，累及他脏，气虚不能生血，血虚无以生气；气虚者，日久阳也渐衰；血虚者，日久阴也不足，以致病势日渐发展，而病情趋于复杂。

（二）主症

患者多见形神衰败，身体羸瘦，大肉尽脱，食少厌食，心悸气短，自汗盗汗，面容憔悴，脉虚无力等。血虚明显者，可见面色淡黄或淡白无华，唇、舌、指甲色淡，头晕目花，肌肤枯燥。若病程较长，久虚不复，症状可呈进行性加重。

（三）治则

对于虚劳的治疗，根据“虚则补之”“损者益之”的理论，当以补气养血为基本原则。一是根据病机不同，分别采取益气、养血、滋阴的治法方药；二是密切结合五脏病位的不同而选方用药，以加强治疗的针对性。同时，应当充分重视补益脾肾在治疗虚劳中的作用，补益脾肾为补益气血、治疗虚劳之根本。

（四）治法方药

1. 养血宁心，健脾益气　心血亏虚所致虚劳，临床表现为面色㿠白或萎黄，气短懒言，语声低微，头昏神疲，肢体无力，心悸怔忡，健忘，失眠多梦，面色不华，舌苔淡白，脉细软弱。治以养血宁心，健脾益气。常用方剂为七福饮或养心汤加减。常用药，如人参、白术益气养心；熟地黄、当归滋补阴血；酸枣仁、远志宁心安神。或以人参、黄芪补脾益气生血；茯神、茯苓养心血以安神；当归、川芎、柏子仁、酸枣仁、远志、五味子养血宁心；半夏曲和胃消食，以资气血生化之源；肉桂引火归原，并可鼓舞气血而增强温养之功效；煎药时加生姜、大枣更增加益脾和中、调和气血之功。

脾气虚常与心血虚同时并见，故临床常称心脾两虚。归脾汤为补脾与养心并进，益气与养血相融之剂；具有补益心脾、益气摄血的功能，是治疗心脾两虚的常用方剂。

2. 养血滋阴，补心安神　心阴血虚所致虚劳，临床表现为面颧红赤，唇红，心悸不宁，烦躁，失眠，潮热，盗汗；或口舌生疮，面色潮红，舌质光红少津，脉细数无力。治以养血滋阴，补心安神。常用方剂为天王补心丹加减。常用药，如生地黄、玄参、麦冬、天冬养阴清热；人参、茯苓、五味子、当归益气养血；丹参、柏子仁、酸枣仁、远志养心安神。

3. 养血补肝，补气生血　肝血虚所致虚劳，临床表现为唇、舌、指甲色淡，头晕目眩，胁痛，肢体麻木，筋脉拘挛；妇女月经不调，甚则闭经；肌肤枯糙，面色不华，舌质淡红苔少，脉细。治以养血补肝，补气生血。常用方剂为四物汤加减。常用药物，如熟地黄、当归补血养肝；白芍、川芎和营调血；黄芪、党参、白术补气生血。血虚甚者，加制首乌、枸杞子、鸡血藤，以增强补血养肝作用。

4. 养血滋阴，柔肝缓急　肝阴血亏虚所致虚劳，临床表现为头痛、眩晕、耳鸣、目干畏光、视物不明，急躁易怒；或肢体麻木，筋剔肉瞤，面潮红，舌质光红少津，脉细数无力。治以养血滋阴，柔肝缓急。常用方剂为补肝汤加减。常用药，如熟地黄、当归、白芍、川芎补血养血柔肝；酸枣仁养血安神；木瓜、甘草酸甘化阴。

5. 养血滋阴，益气补脾　肺脾不足，血脉空虚所致虚劳，临床表现为面色淡黄或淡白无华，唇、舌、指甲色淡，头晕目花，肌肤枯糙；或面颧红赤，唇红，低烧潮热，手足心热，虚烦不安，盗汗，口干，干咳、咽燥；甚或失音，咯血，面色潮红；舌质淡红苔少，脉细。治以养血滋阴，益气补脾。常用方剂为保真汤加减。常用药，如党参、白术、黄芪益气健脾；当归、熟地黄、龙眼肉、大枣补血生血养心；茯苓、扁豆补中健脾；远志、酸枣仁养血安神。

6. 养血益肾，补精生血　肾气不足，精血亏虚的虚劳，临床表现为神疲乏力，腰膝酸软，小便频数而清，男子遗精，女子白带清稀，舌质淡，脉弱。治以养血益肾，补精生血。常用方剂为大补元煎加减。常用药如熟地黄、枸杞子、当归补养精血；人参、山药益气补肾；

杜仲、山茱萸滋阴补肾。

（五）临证要点

一般来说，虚劳相对病程短者，多伤及气血，可见气虚、血虚及气血两虚之证；病程长者，多伤及阴阳，可见阴虚、阳虚及阴阳两虚之证。对于虚劳的辨证，应以气血阴阳为纲，五脏虚候为目，提纲挈领；但由于气血同源，阴阳互根，五脏相关，在病理情况下，往往互相影响。对于虚劳的治疗，补血养血是其主要治则。但由于血为气之母，故血虚者常伴有不同程度的气虚症状。所以，补血不宜单用补血药，应适当配伍补气药，以达到益气养血的目的。黄芪、人参、党参、白术等药，为常用的益气养血之药。

二、眩晕

眩，是指眼花或眼前发黑；晕，是指头晕甚或感觉自身或外界景物旋转。二者常同时并见，故统称为“眩晕”。轻者闭目即止；重者如坐车船，旋转不定，不能站立；或伴有恶心、呕吐、汗出、甚则昏倒等症状。西医学中的高血压病、低血压病、低血糖、贫血、梅尼埃病、脑动脉硬化、椎基底动脉供血不足、神经衰弱等疾病，临床表现以眩晕为主要症状者，均可参考下述内容诊治。

（一）病因

眩晕的发病原因诸多，如情志不遂、饮食不节、跌仆损伤、年高肾亏、劳倦过度、病后体虚等。

1. 情志不遂　素体阳盛，情志内伤；加之恼怒过度，肝阳上亢，阳升风动，发为眩晕；或因长期忧郁、恼怒，气郁化火，使肝阴暗耗，肝阳上亢，阳升风动，上扰清空，发为眩晕。

2. 饮食不节　脾胃为后天之本，气血生化之源。长期饮食不节，损伤脾胃，脾胃虚弱，致气血两虚。气虚则清阳不升，血虚则清窍失养，故而发为眩晕。

3. 跌仆损伤　跌仆坠损，头脑外伤，瘀血停留，阻滞经脉，而致气血不能上荣于头目，故眩晕时作。

4. 体虚久病　肾为先天之本，藏精生髓。先天不足，或年老肾亏，或久病伤肾，导致肾精亏虚，不能生髓。脑为髓之海，髓海不足，上下俱虚，而发生眩晕。

5. 劳倦过度　平素劳倦过度，或房事不节，致气血衰少，气血两虚；气虚则清阳不展，血虚则脑失所养，皆能发生眩晕。

眩晕之病性有虚实两端，属虚者居多；主要以阴血亏虚为基础，气血亏虚、血虚生风、肾精不足为主要病理变化，但各个证候之间可相互兼夹或转化。生血不足、失血过多、久病耗伤营血、肝血不足，筋脉失养，或血不荣络，则虚风内动，血虚生风，临床表现为血虚兼肝阳上亢的证候。

（二）主症

患者常感到头晕目眩，视物旋转；轻者闭目即止，重者如坐车船，甚则昏倒。气血亏虚之眩晕，常兼有劳累即发，面色㿠白，神疲乏力，倦怠懒言，唇甲不华，发色不泽，心悸少寐，纳少腹胀等症状。

（三）治则

眩晕的治疗原则，是补虚泻实，调整阴阳。虚者当补益气血，滋养肝肾，填精益髓；实者当潜阳息风，清肝泻火，化痰祛瘀。眩晕虽病在清窍，但与肝、脾、肾三脏功能失调密切相关。脾失健运，水谷精微不足，气血生化无源，当以养血补益心脾；肝为藏血之脏，血虚则首先及肝，血虚不能上荣头目，当以养血柔肝息风；肾精不足，精血同源，气血不足，当以养血填精益髓。总之，辨治眩晕当以抓主症、辨主症为核心，在病证相合前提下随证化裁，灵活加减。

（四）治法方药

1. 养血柔肝，滋阴息风 血虚生风，风阳上扰所致眩晕，临床可表现为眩晕，耳鸣，头目胀痛，口苦，失眠多梦；每遇烦劳郁怒而加重，甚则仆倒，颜面潮红，肢体麻木不仁，筋肉跳动，目涩耳鸣，腰酸膝软，舌红少苔，脉弦细数。治以养血柔肝，滋阴息风。常用方剂为大定风珠加减。常用药，如阿胶、鸡子黄，为血肉有情之品，滋阴潜阳，养血息风；白芍、甘草、五味子酸甘化阴，滋阴柔肝，缓急舒筋；生地黄养阴生津，火麻仁养阴润燥；龟甲、鳖甲、牡蛎育阴潜阳，重镇息风。

2. 养血益气，调养心脾 心脾气血两虚所致眩晕，临床表现为眩晕动则加剧，劳累即发，面色㿠白，神疲乏力，倦怠懒言，唇甲不华，发色不泽，心悸少寐，纳少腹胀，舌淡苔薄白，脉细弱。治以养血益气，调养心脾。常用方剂为归脾汤加减。常用药，如人参、黄芪、白术、甘草补脾益气以生血，使气旺而血生；当归、龙眼肉补血养心；茯苓、酸枣仁、远志宁心安神；木香理气醒脾，复中焦运化之功，防大量益气补血药滋腻碍胃。

3. 养血补肾，益精填髓 肾精血不足，髓海失养所致眩晕，临床表现为眩晕日久不愈，精神萎靡，腰酸膝软，少寐多梦，健忘，两目干涩，视力减退；或男子遗精滑泄，耳鸣齿摇；或颧红咽干，五心烦热，舌红少苔，脉细数；或面色㿠白，形寒肢冷，舌淡嫩，苔白，脉弱尺甚。治以养血补肾，益精填髓。常用方剂为补肾养血汤加减。常用药，如当归、白芍、丹参、茺蔚子、红花养血活血，熟地黄、补骨脂、菟丝子、肉苁蓉、杜仲、胡桃仁补益肾精。

4. 养血活血，祛瘀通窍 跌仆外伤，瘀阻头面所致眩晕，临床表现为眩晕，头痛，兼见健忘，失眠，心悸，精神不振，耳鸣耳聋，面唇紫暗，舌暗有瘀斑，脉涩或细涩。治以养血活血，祛瘀通窍。常用方剂为通窍活血汤加减。常用药，如川芎、赤芍、桃仁、红花活血化瘀，通窍止痛；白芷、菖蒲通窍理气，温经止痛；当归养血活血；地龙、全蝎善入经络，镇痉祛风。

（五）临证要点

眩晕的病变部位主要在清窍，病变脏腑与肝、脾、肾三脏有关。与血虚相关的常见证候，有气血亏虚、血虚生风、肝肾精血不足三种，各证候之间又常可出现转化，或不同证候相兼出现。如气血亏虚可夹痰浊中阻，血虚可兼肝阳上亢等。针对本病各证候的不同，治疗可根据标本缓急，分别采取平肝、息风、潜阳等法以治其标，补益气血、滋补肝肾等法以治其本。

三、心悸

心悸是指患者自觉心中悸动，惊惕不安，甚则不能自主的一种病证。临床一般多呈发作性，每因情志波动或劳累过度而发作，且常伴胸闷、气短、失眠、眩晕、耳鸣等症状。病情较轻者为惊悸，病情较重者为怔忡，可呈持续性。根据本病的临床表现，西医学中各种原因引起的心律失常，如心动过速、心动过缓、早搏、心房颤动或扑动、房室传导阻滞、病态窦房结综合征、预激综合征及心功能不全、神经症等，凡以心悸为主要临床表现时，均可参考下述内容。

（一）病因

心悸的发生，多因体质虚弱、饮食劳倦、七情所伤、感受外邪及药食不当等，以致气血阴阳亏损，心神失养，心主不安。

1. 体虚劳倦 禀赋不足，素体虚弱；或久病伤正，耗损心之气阴；或劳倦太过伤脾；或久坐卧伤气，生化之源不足，而致心血虚少，心失所养而发为心悸。

2. 七情所伤 平素心虚胆怯，突遇惊恐，触犯心神，心神动摇，不能自主而发心悸；或长期忧思不解，心气郁结，阴血暗耗，不能养心而心悸；或化火生痰，痰火扰心，心神不宁而心悸。此外，大怒伤肝，大恐伤肾，怒则气逆，恐则精却，阴虚于下，火逆于上，动摇心神，致心神不宁而为惊悸。

3. 饮食劳倦 嗜食膏粱厚味，煎炸炙烤，蕴热化火生痰，或伤脾滋生痰浊，痰火扰心而致心悸。

心悸的病因虽有上述诸端，然主要病机不外气血阴阳亏虚，心失所养。其病位在心，心之气血不足，心失所养；或脾失健运，气血生化乏源，心神失养；或肺气亏虚，不能助心以治节，心脉运行不畅，均可引发心悸。心悸的病变性质，主要有虚、实两方面；虚者为气、血、阴、阳亏损，尤多见气血亏损；临床气血不足者，易兼气血瘀滞。

（二）主症

患者自觉心搏异常，或快速，或缓慢，或跳动过重，或忽跳忽止，呈阵发性或持续不解；神情紧张，心慌不安，不能自主；伴有胸闷不舒，容易激动，心烦寐差，颤抖乏力，头晕等症状。中老年患者，可伴有心胸疼痛，甚则喘促，汗出肢冷，或见晕厥，可见数、促、结、代、缓、沉、迟等脉象。

（三）治则

心悸的治疗应分虚实。虚证，分别予以补气、养血、滋阴、温阳；实证，予以祛痰、化饮、清火、行瘀。临床上，本病以虚实错杂为多见，且虚实的主次、缓急各有不同，故治当相应兼顾。同时，由于心悸以心神不宁为其病变特点，故应酌情配合安神镇心之法。

（四）治法方药

1. 养血宁心，镇惊安神 心气血亏虚所致心悸，临床表现为心悸不宁，善惊易恐，坐卧不安，不寐多梦而易惊醒，恶闻声响；食少纳呆，苔薄白，脉细略数或细弦。治以养血宁心，镇惊安神。常用方剂为安神定志丸合酸枣仁汤加减。常用药，如天冬、生地黄、熟地黄滋养心血；龙齿、琥珀镇静安神；酸枣仁、远志、茯神养心安神；人参、黄精、山药益气养心；五味子收敛心气；配伍少许肉桂，可鼓舞气血生长。心血不足较明显者，加阿胶、鸡血藤、龙眼肉滋养心血。

2. 养血补心，益气安神 心脾气血两虚所致心悸，临床表现为心悸气短，头晕目眩，失眠健忘，面色无华，倦怠乏力，纳呆食少，舌淡红，脉细弱。治以养血补心，益气安神。常用方剂为归脾汤加减。常用药为黄芪、人参、白术、甘草益气健脾，以资气血生化之源；熟地黄、当归、龙眼肉补养心血；茯神、远志、酸枣仁宁心安神；木香理气健脾，使补而不滞。

3. 养血滋阴，清心安神 心阴血亏虚兼有火旺所致心悸，临床表现为心悸易惊，心烦失眠，五心烦热，口干，盗汗，思虑劳心则症状加重；伴耳鸣腰酸，头晕目眩，急躁易怒，舌红少津，苔少或无，脉细数。治以养血滋阴，清心安神。常用方剂为天王补心丹加减。常用药为当归、丹参补血养心；人参、甘草补益心气；生地黄、玄参、麦冬、天冬滋阴清热；黄连清热泻火；茯神、远志、酸枣仁、柏子仁安养心神；五味子收敛耗散之心气；桔梗引药上行，以通心气。

4. 养血活血，理气通络 瘀血阻络，心血亏虚所致心悸，临床表现为心悸不安，胸闷不舒，心痛时作，痛如针刺，唇甲青紫，舌质紫暗或有瘀斑，脉涩或结或代。治以养血活血，理气通络。常用方剂为桃仁红花煎加减。常用药，如桃仁、红花、丹参、赤芍、川芎活血化瘀；延胡索、香附、青皮理气通脉止痛；熟地黄、当归养血活血；桂枝、甘草通心阳；龙骨、牡蛎镇心神。血虚明显者，加阿胶、鸡血藤养血活血补血。

（五）临证要点

心悸初期表现为心气不足者，常选用补气之品；以炙甘草汤为基本方，可少佐温阳之剂，如肉桂或制附子，取其“少火生气”之意。同时加用健脾渗湿之品，以资后天气血生化之源，增加益气药的效力。心阴血亏虚者，以滋补阴血为主，如天王补心丹、黄连阿胶汤等。总之，在治疗心悸时，应注重在辨证论治基础上加用养血安神之品，以护养心神。

四、癌病

癌病是多种恶性肿瘤的总称，以脏腑组织发生异常增生为其基本特征。其临床表现，主要为肿块逐渐增大，表面高低不平，质地坚硬，时有疼痛、发热，并常伴有纳差，乏力，日渐消瘦等全身症状。

（一）病因

癌病多由于正气内虚，感受邪毒，情志怫郁，饮食损伤，宿有旧疾等因素，使脏腑功能失调，气血津液运行失常，以致气滞、血瘀、痰凝等，搏结于脏腑组织，日久渐积而成的一类恶性疾病。

1. 饮食损伤　嗜好烟酒、辛辣、腌炸、烧烤，损伤脾胃；脾失健运，正气亏虚，气虚血瘀。

2. 感受邪毒　外感六淫之邪，或工业废气、石棉、煤焦、放射性物质等邪毒之气，由表入里；若正气不能抗邪，则致客邪久留，脏腑气血阴阳失调，而致气滞、血瘀等病变，久则可形成结块。

3. 久病劳倦　正气内虚，脏腑气血失调，是罹患癌病的主要病机。久病体衰，正气亏虚，气虚血瘀；或生活失于调摄，劳累过度，气阴耗伤，外邪每易乘虚而入，客邪留滞不去，气机不畅，终致血行瘀滞，结而成块。

癌病的形成，虽有上述多种病因，但其基本病理变化为正气内虚，气滞、血瘀等相互纠结，日久积滞而成有形之肿块。癌病的病变性质总属本虚标实。

不同的癌病，其病变部位不同。从西医学而言，脑瘤病位在脑，肺癌病位在肺，大肠癌病位在肠，肾癌及膀胱癌病位在肾与膀胱等。中医学认为，肝主疏泄，条达气机；脾主运化，为气血生化之源；肾藏精主骨生髓，内藏元阴元阳；故上述癌病的发生发展，与中医学中肝、脾、肾等脏腑也有密切的关系。

（二）主症

1. 脑瘤　脑瘤是颅内肿瘤的简称，指生长于颅腔内的新生物，以头痛、呕吐、视力下降、感觉障碍、运动障碍、人格障碍等为主要临床表现。此外，随脑组织受损部位的不同，而有相应的局部症状，有助于定位诊断。

2. 肺癌　肺癌又称原发性支气管肺癌，为最常见的恶性肺肿瘤。肿瘤细胞源于支气管黏膜或腺体，常有区域性淋巴结转移和血行播散。早期常有刺激性咳嗽、痰中带血。临床可表现为近期发生的呛咳，顽固性干咳持续数周不愈，或反复咯血痰，或不明原因的顽固性胸痛、气急、发热，或伴消瘦、疲乏等。

3. 大肠癌　大肠癌包括结肠癌与直肠癌，是常见的消化道恶性肿瘤。以排便习惯与粪便性状改变，腹痛，肛门坠痛，里急后重，甚至腹内结块，消瘦为主要临床表现。凡 30 岁以上的患者，有下列症状时需高度重视，考虑有大肠癌的可能：①近期出现持续性腹部不适、隐痛、胀气，经一般治疗症状不缓解；②无明显诱因的大便习惯改变，如腹泻或便秘等；③粪便带脓血、黏液或血便，而无痢疾、肠道慢性炎症等病史；④结肠部位出现肿块；⑤原因不明的贫血或体重减轻。

4. 肾癌、膀胱癌 肾癌是泌尿系统常见的肿瘤，以血尿、腰痛、肿块、消瘦乏力等为主要临床表现。肾癌早期常无症状，部分患者晚期可有典型的三联症：血尿、腰部疼痛、上腹或腰部肿块。膀胱癌典型的临床表现，为血尿、尿急、尿频、尿痛，或持续性尿意感。

（三）治则

癌病属于正虚邪实，邪盛正衰的一类疾病，所以治疗的基本原则是扶正祛邪，攻补兼施。要结合病史、病程、四诊及实验室检查等临床资料，综合分析，辨证施治，做到“治实当顾虚，补虚勿忘实”。初期邪盛正虚不明显，当先攻之；中期宜攻补兼施；晚期正气大伤，不耐攻伐，当以补为主，扶正培本以抗邪气。扶正之法，主要是根据正虚侧重的不同，并结合主要病变脏腑，分别采用补气、养血等治法；祛邪主要针对病变采用活血化瘀等法，并应适当配伍有抗肿瘤作用的中药。癌病的早期发现、早期诊断、早期治疗，对预后有积极意义。

（四）治法方药

1. 养血活血，行气散结 癌病之瘀血内阻证，或血脉空虚不畅之证，临床表现上，如脑瘤，表现为头晕头痛，项强，目眩，视物不清，呕吐，失眠健忘；肺癌，表现为咳嗽不畅，胸闷气憋，胸痛有定处，如椎如刺，或痰血暗红；大肠癌，表现为腹部拒按，或腹内结块，里急后重，大便脓血，色紫暗，量多；肾癌、膀胱癌，表现为面色晦暗，腰腹疼痛，甚则腰腹部肿块，尿血，发热。此外，上述癌病证候，常见肢体麻木，面唇暗红或紫暗，或有肌肤甲错，舌质紫暗或瘀点或有瘀斑，脉涩。治以养血活血，行气散结。常用方剂为血府逐瘀汤合桃红四物汤加减。常用药，如桃仁、红花、川芎、赤芍、牛膝活血化瘀；当归、熟地黄、白芍养血活血生新；柴胡、枳壳、香附、木香疏肝理气；甘草调和诸药。

2. 养血健脾，补肾温阳 癌病之肺脾肾气血亏虚证，尤其伴有阳气不足者，临床表现上，如肺癌，表现为咳嗽痰少，或痰稀，咳声低微，气短喘促；大肠癌，表现为腹痛喜温喜按，或腹内结块，下利清谷或五更泄泻，或见大便带血；肾癌、膀胱癌，表现为腰痛、腹胀、尿血，腰腹部肿块，纳差，呕恶，消瘦。此外，上述癌病证候，常见面色苍白，神疲乏力，畏寒肢冷，舌质淡胖，苔薄白，脉沉细弱。治以养血健脾，补肾温阳。常用方剂为大补元煎加减。常用药，如人参大补元气；熟地黄、当归养血补血，滋补肝肾；枸杞子、山茱萸养血补肾填精；杜仲温肾阳；甘草助补益而和诸药。

3. 养血滋阴，清热化瘀 癌病之肝肾阴血亏虚证，临床表现上，如脑瘤，表现为头痛头晕，肢体麻木，语言謇涩，颈项强直，手足蠕动或震颤，口眼歪斜；大肠癌，表现为腹痛隐隐，或腹内结块，便秘，大便带血；肾癌、膀胱癌，表现为腰痛、腰腹部肿块。此外，上述癌病证候，常见神疲乏力，腰膝酸软，耳鸣，五心烦热，口咽干燥，盗汗，形瘦纳差，舌红少苔，脉弦细数。治以养血滋阴，清热化瘀。常用方剂为知柏地黄丸合大定风珠加减。常用药，如阿胶、熟地黄、白芍、鸡子黄养血滋养肝肾之阴；麦冬滋阴，山茱萸、山药滋补肝肾；牡丹皮凉血化瘀；知母、黄柏滋阴清热泻火。

（五）临证要点

癌病的病因尚未完全明了，但精血不足，脏气亏虚，气血阴阳失调，加之外邪入侵，是重要的致病因素，故补养精血，劳逸结合，养成良好的生活习惯，对预防本病有重要的意义。癌病患者就诊，多属中晚期，本虚标实突出，患者局部有有形之包块，治疗时多用活血化瘀、化痰散结、理气行气之法；另一方面，多有脏腑阴阳气血之不足，故补益气血阴阳，扶正以祛邪，也实属必要。临证应把顾护胃气的指导思想贯穿于治疗始终，以期调理脾胃，滋养气血生化之源。

癌病患者手术后，常出现某些全身症状，如发热、盗汗或自汗、纳差、神疲乏力等。中药可补气生血，使机体较快恢复，常以益气健脾，滋养阴血为治法，代表方如参苓白术散、八珍汤、十全大补汤、六味地黄丸等。

五、骨痿

痿证是指肢体筋脉弛缓，软弱无力，不能随意运动，或伴有肌肉萎缩的一种病证。骨痿属于中医“痿证”中的一类。骨痿，常见于老年性骨质疏松，多发生于60岁以上的女性和75岁以上的男性，主要表现为腰脊无力或不举，不易坐起或不能坐起，骨骼形态改变或骨枯骨软，肌肉萎缩或痿废不用等。

（一）病因

骨痿多由于先天不足，久病房劳，饮食不节，情志不遂；或跌打损伤，外感温热毒邪等因素，使脏腑功能失调，气血津液运行失常，以致筋骨失养。正如《证治准绳·痿》所说：“五劳、五志、六淫，尽得成五脏之热以为痿也。”

1. 久病房劳 先天不足，或久病体虚，或房劳太过，伤及肝肾，精损难复；肾精不足，水不涵木，以致肝血不足以濡养四肢，致筋骨失养。

2. 饮食不节 素体脾胃虚弱，或饮食不节，中气受损，致脾胃受纳、运化、输布水谷精微的功能失常，气血津液生化之源不足，无以濡养五脏及肢体关节，以致筋骨失养。

3. 跌打损伤 跌打损伤，瘀血阻络，新血不生，经气运行不利，以致气血瘀阻不畅，脉道不利，四肢失其濡润滋养而发为骨痿。

痿证病变部位在筋脉肌肉，但根柢在于五脏虚损。各种致病因素，耗伤五脏精气，致使精血津液亏损。而五脏受损，功能失调，生化乏源，又加重了精血津液的不足，筋脉肌肉因之失养而弛纵，不能束骨而利关节，以致肌肉软弱无力，消瘦枯萎，发为痿证。肾精不足，骨髓空虚，则骨枯而髓减；精血不足，肝不藏血，则血不荣筋；肾精不足，水不涵木，则肝失疏泄；肝气郁结，致脾失健运，脾不统血，则气血亏虚，筋骨无养，而发骨痿。

（二）主症

临床主要表现为腰脊无力或不举，不易坐起或不能坐起，骨骼形态改变或骨枯骨软，牙齿枯槁，面色暗黑，口渴欲饮，少气无力，肌肉萎缩或痿废不用等。

（三）治则

根据骨痿的病因病机，多以养血为基本治法。肾精亏虚者，宜益肾填精，强健腰膝；脾胃失调者，宜健脾和胃，以养后天；瘀血阻络者，宜活血祛瘀，通调脉络；肝血不足者，宜补肝养血。

（四）治法方药

1. 养血滋阴，益肾填精 肾精亏虚所致骨痿，临床表现为起病缓慢，腰脊无力或不举、不易坐起或不能坐起、骨骼形态改变或骨枯骨软；或伴有眩晕耳鸣，舌咽干燥，遗精或遗尿，潮热、盗汗，舌红少苔，脉细数。治以养血滋阴、益肾填精。常用方剂为龟鹿二仙胶加减。

常用药，如鹿角胶、龟甲胶峻补精髓，龟甲胶偏于补阴，鹿角胶偏于补阳；山茱萸养肝滋肾、涩精敛汗；山药补脾益阴、滋肾固精；牛膝益肝肾、强腰膝、健筋骨、活血。若见腰脊酸软者，加续断、补骨脂、狗脊补肾壮腰。

2. 养血健脾，补中和胃　脾胃气虚所致骨痿，临床表现为起病缓慢，腰脊无力或不举、不易坐起或不能坐起、骨骼形态改变或骨枯骨软，肌肉萎缩，少气懒言，纳呆便溏，面色㿠白或萎黄无华，面浮，舌淡苔薄白，脉细弱。治以养血健脾、补中和胃。常用方剂为补中益气汤合参苓白术散加减。常用药，如人参、白术、山药、扁豆、莲子、甘草、大枣补脾益气；黄芪、当归益气养血；薏苡仁、茯苓、砂仁、陈皮健脾理气化湿；升麻、柴胡升举清阳；神曲消食行滞。气血不足兼有血瘀，唇舌紫暗，脉兼涩象者，加丹参、川芎、川牛膝养血活血。

3. 养血益气，活血祛瘀　气虚血瘀所致骨痿，临床表现为腰脊无力或不举、不易坐起或不能坐起、骨骼形态改变或骨枯骨软，四肢痿弱，肌肉瘦削，手足麻木不仁，舌痿不能伸缩，舌质暗淡或有瘀点、瘀斑，脉细涩。治以养血益气、活血祛瘀。常用方剂为圣愈汤合补阳还五汤加减。常用药，如人参、黄芪益气；当归、川芎、熟地黄、白芍养血和血；川牛膝、地龙、桃仁、红花、鸡血藤活血化瘀通脉。若见肌肤甲错，形体消瘦，手足痿弱者，为瘀血久留，可用圣愈汤送服大黄䗪虫丸，补虚活血，以丸图缓。

4. 养血滋阴，柔肝补肝　肝肾阴虚所致骨痿，临床表现为腰脊无力或不举、不易坐起或不能坐起、骨骼形态改变或骨枯骨软，腿胫大肉渐脱，面色无华或萎黄，头昏心悸；或伴有耳鸣头晕，舌咽干燥，舌红少苔，脉细数。治以养血滋阴，柔肝补肾。常用方剂为虎潜丸加减。常用药为虎骨（现常用狗骨代）、牛膝壮筋骨利关节；熟地黄、龟甲、知母填精补髓，滋阴补肾；锁阳温肾益精；当归、白芍养血柔肝；黄芪、党参、首乌、龙眼肉补气养血。

（五）临证要点

骨痿的治疗，应重视调畅气血。痿证日久，坐卧少动，气血亏虚，运行不畅。因此，治疗时可酌情配合养血活血通脉之品。即如清吴师机在《理瀹骈文》所言：“气血流通即是补。”若元气亏损，气虚血滞成痿，又当补气化瘀。

六、血证

出血性疾病是一类由于止血机制异常所致疾病的统称，属于中医“血证”范畴。血证是指由多种原因引起火热熏灼或气虚不摄，致使血液不循常道，或上溢于口鼻诸窍，或下泄于前后二阴，或渗出于肌肤所形成的疾患。也就是说，非生理性的出血性疾患，称为“血证”。在古代医籍中，亦称为“血病”或“失血”。

（一）病因

1. 感受外邪　外邪侵袭、损伤脉络而引起出血，其中以感受热邪所致者为多。如风、热、燥邪损伤上部脉络，则引起衄血、咯血、吐血；热邪或湿热损伤下部脉络，则引起尿血、便血。

2. 情志过极　忧思恼怒过度，肝气郁结化火，肝火上逆犯肺，则可能引起衄血、咯血；肝火横逆犯胃，则可能引起吐血。

3. 饮食不节　饮酒过多以及过食辛辣厚味，或滋生湿热，热伤脉络，引起衄血、吐血、便血；或损伤脾胃，脾胃虚衰，血失统摄，而引起吐血、便血。

4. 劳倦过度　心主神明，神劳伤心；脾主肌肉，体劳伤脾；肾主藏精，房劳伤肾。劳倦过度，会导致心、脾、肾气阴的损伤。若耗于气，则气虚不能摄血，以致血液外溢而形成衄血、吐血、便血、紫斑；若伤于阴，则阴虚火旺，迫血妄行而致衄血、尿血、紫斑。

5. 久病热病 久病或热病导致血证的机理主要有三个方面：久病或热病使阴精伤耗，以致阴虚火旺，迫血妄行而致出血；久病或热病使正气亏损，气虚不摄，血溢脉外而致出血；久病入络，使血脉瘀阻，血行不畅，血不循经而致出血。

当各种原因导致脉络损伤或血液妄行时，就会引起血液溢出脉外而形成血证。正如《三因极一病证方论•失血叙论》所说："血之周流于人身荣、经、府、俞，外不为四气所伤，内不为七情所郁……或泣或散，或下而亡反，或逆而上溢，乃有吐、衄、便、利、汗、痰诸证生焉。"此外，出血之后，已离经脉而未排出体外的血液，留积体内，蓄结而为瘀血；瘀血又会妨碍新血的生长及气血的正常运行。

（二）主症

血证主要表现为血液或从口、鼻，或从尿道、肛门，或从肌肤而外溢。血证以出血为突出表现，随其病因、病位的不同，而表现为鼻衄、齿衄、咯血、吐血、便血、尿血、紫斑等。血证随病情轻重及原有疾病的不同，出血量或少或多、病程或短或长及伴随症状等也有所不同。

（三）治则

治疗血证，应针对各种血证的病因病机及损伤脏腑的不同，结合证候虚实及病情轻重而辨证论治。《景岳全书•杂证谟•血证》说："凡治血证，须知其要，而血动之由，惟火惟气耳。故察火者但察其有火无火，察气者但察其气虚气实。知此四者而得其所以，则治血之法无余义矣。"概而言之，对血证的治疗可归纳为"治火、治气、治血"三个原则。

（四）治法方药

以下分别叙述咯血、便血、尿血、鼻衄等四种类型的辨证论治。

1. 咯血 血由肺及气管外溢，经口而咳出，表现为痰中带血，或痰血相兼，或纯血鲜红，间夹泡沫，均称为咯血。

（1）养血凉血，清肝泻火：肝火犯肺所致咯血，临床表现为咳嗽阵作，痰中带血或纯血鲜红，胸胁胀痛，烦躁易怒，口苦，舌质红，苔薄黄，脉弦数。治以养血凉血，清肝泻火。常用方剂为泻白散合黛蛤散加减。常用药，如桑白皮、地骨皮清泻肺热，海蛤壳、甘草清肺化痰，青黛清肝凉血。可酌加生地黄、墨旱莲、白茅根、大小蓟等凉血止血。肝火较甚，头晕目赤、心烦易怒者，加牡丹皮、栀子、黄芩清肝泻火；若咯血量较多，纯血鲜红，可用犀角地黄汤加三七粉冲服，养血凉血，清热泻火以止血。

（2）养血滋阴，润肺止血：阴虚肺热所致咯血，临床表现为咳嗽痰少，痰中带血或反复咯血，血色鲜红，口干咽燥，颧红，潮热盗汗，舌质红，脉细数。治以养血滋阴，润肺止血。常用方剂为百合固金汤加减。常用药，如百合、麦冬、玄参、生地黄、熟地黄滋阴清热，养阴生津；当归、白芍柔润养血；贝母、甘草肃肺化痰止咳；桔梗其性升提，于咯血不利，在此宜去。可酌加白及、藕节、白茅根、茜草等止血，或合十灰散凉血止血。反复咯血及咯血量多者，加阿胶、三七养血止血。

2. 便血 便血系胃肠脉络受损，以血液随大便而下，或大便呈柏油样为主要临床表现的病证。

（1）养血益气，健脾摄血：气虚不摄所致便血，临床表现为便血色红或紫暗，食少，体倦，面色萎黄，心悸，少寐，舌质淡，脉细。治以养血益气，健脾摄血。常用方剂为归脾汤加减。常用药，如黄芪、龙眼肉养血补脾益气；人参、白术补脾益气；当归补血养心，酸枣仁宁心安神；茯神养心安神，远志宁神益智；木香与诸补气养血药相伍，可使其补而不滞；炙甘草补益心脾之气，并调和诸药。可酌加槐花、地榆、白及、仙鹤草，以增强止血作用。

（2）养血止血，健脾温中：脾胃虚寒所致便血，临床表现为便血紫暗，甚则黑色；腹部隐痛，喜热饮，面色不华，神倦懒言，便溏，舌质淡，脉细。治以养血止血，健脾温中。常用方剂为黄土汤。常用药，如灶心土温中止血；白术、附子、甘草温中健脾；生地黄、阿胶养血止血；黄芩苦寒坚阴，起反佐作用。可加白及、乌贼骨收敛止血，三七、花蕊石活血止血。阳虚较甚，畏寒肢冷者，可加鹿角霜、炮姜、艾叶等温阳止血。

3. 尿血　小便中混有血液，甚或伴有血块的病证，称为尿血。随出血量多少的不同，而使小便呈淡红色、鲜红色，或茶褐色。

（1）养血凉血，清热止血：下焦湿热所致尿血，临床表现为小便黄赤灼热，尿血鲜红，心烦口渴，面赤口疮，夜寐不安，舌质红，脉数。治以养血凉血，清热止血。常用方剂为小蓟饮子加减。常用药，如小蓟、生地黄、藕节、蒲黄凉血止血；栀子、木通、竹叶清热泻火；滑石、甘草利水清热，导热下行；当归养血活血，共奏清热泻火，凉血止血之功。尿血较甚者，加槐花、白茅根凉血止血；尿中夹有血块者，加桃仁、红花、牛膝活血化瘀。

（2）养血补肾，固摄止血：肾气不固所致尿血，临床表现为久病尿血，血色淡红，头晕耳鸣，精神困惫，腰脊酸痛，舌质淡，脉沉弱。治以养血补肾，固摄止血。常用方药为无比山药丸加减。常用药，如熟地黄、山药、山茱萸、怀牛膝补肾益精，肉苁蓉、菟丝子、杜仲、巴戟天温肾助阳，茯苓、泽泻健脾利水，五味子、赤石脂益气固涩。必要时再酌加牡蛎、金樱子、补骨脂等固涩止血。

（3）养血滋阴，凉血止血：肾虚火旺所致尿血，临床表现为小便短赤带血，头晕耳鸣，神疲，颧红潮热，腰膝酸饮，舌质红，脉细数。治以养血滋阴，凉血止血。常用方剂为知柏地黄丸加减。常用药，如熟地黄、白芍养血滋养肝肾之阴；麦冬滋阴，山茱萸、山药滋补肝肾；牡丹皮凉血以止血，知母、黄柏清泻虚火。可酌加墨旱莲、大蓟、小蓟、藕节、蒲黄等凉血止血。颧红潮热者，加地骨皮、白薇清退虚热。

4. 鼻衄　鼻腔出血，称为鼻衄，是血证中最常见的一种。鼻衄多由火热迫血妄行所致，其中肺热、胃热、肝火为常见。

（1）养血凉血，清泄肺热：热邪犯肺所致鼻衄，临床表现为鼻燥衄血，口干咽燥，或兼有身热、咳嗽痰少；舌质红，苔薄，脉数。治以养血凉血，清泄肺热。常用方剂为桑菊饮加减。常用药，如桑叶、菊花、薄荷、连翘辛凉轻透，宣散风热；桔梗、杏仁、甘草宣降肺气，利咽止咳；芦根清热生津。可加牡丹皮、白茅根、墨旱莲、侧柏叶凉血止血。肺热盛而无表证者，去薄荷、桔梗，加黄芩、栀子清泄肺热；阴伤较甚，口、鼻、咽干燥显著者，加玄参、麦冬、生地黄养阴润肺。

（2）养血止血，清胃泻火：胃热炽盛所致鼻衄，临床表现为鼻衄，或兼齿衄，血色鲜红，口渴欲饮，鼻干，口干臭秽，烦躁，便秘，舌红，苔黄，脉数。治以养血止血，清胃泻火。常用方剂为玉女煎加减。常用药，如石膏、知母清胃泻火，熟地黄、麦冬养阴清热，牛膝引血下行，共奏泻火养阴，凉血止血的功效。热势甚者，加栀子、牡丹皮、黄芩清热泻火；阴伤较甚，口渴、舌红苔少、脉细数者，加天花粉、石斛、玉竹养胃生津。

（3）养血清肝，清热凉血：肝火上炎所致鼻衄，临床表现为鼻衄，头痛，目眩，耳鸣，烦躁易怒，面目红赤，口苦，舌红，脉弦数。治以养血清肝，清热凉血。常用方剂为龙胆泻肝汤加减。常用药，如龙胆草、柴胡、栀子、黄芩清肝泻火；木通、泽泻、车前子清利湿热；生地黄、当归、甘草滋阴养血，使泻中有补，清中有养。可酌加白茅根、蒲黄、大蓟、小蓟、藕节等凉血止血。若阴液亏耗，口鼻干燥，舌红少津，脉细数者，可去车前子、泽泻、当归，酌加玄参、麦冬、女贞子、墨旱莲养阴清热。

（五）临证要点

血证以血液不循常道，溢于脉外为共同特点。随出血部位的不同，常见的血证有鼻衄、齿衄、咯血、吐血、便血、尿血、紫斑等多种。其基本病机可以归纳为火热熏灼及气虚不摄两大类。在火热之中有实火、虚火之分；在气虚之中有气虚和气损及阳之别。实火当清热泻火，虚火当养血滋阴降火；实证当清气降气，虚证当补气益气。各种血证均应酌情选用凉血止血、收敛止血或活血止血药物，同时切勿忘记养血。细致观察病情，做好调摄护理，对促进血证治愈有重要意义。

七、失眠

失眠是临床常见病，属于中医“不寐”“目不瞑”“不得眠”“不得卧”范畴，是以经常不能获得正常睡眠为特征的病证，主要表现为睡眠时间、深度的不足。轻者入寐困难，或寐而不酣，醒后不能再寐；严重者，则整夜不能入寐。

（一）病因

临床常因饮食不节，情志失常，劳倦、思虑过度，病后体虚而发病。

1. 饮食不节 暴饮暴食，宿食停滞，嗜食偏食，导致脾胃受损，气血生化乏源，则心血虚，心神失养；血虚日久可致阴虚，阴虚生火扰神，导致不寐。

2. 情志失常 思虑过度，影响脾胃升降功能，则气血乏源，心神失养；或致阴血暗耗，神不守舍；若肝血不足，则肝阳上扰清空，魂不入于肝，产生不寐。

3. 劳逸失调 劳倦太过则伤脾，过逸少动亦致脾虚气弱，运化不健，气血生化乏源，不能上奉于心，而致心神不安。

4. 病后体虚 久病血虚，心血不足，心失所养，心神不安而不寐。亦可因年迈体虚，产后失血，阴阳亏虚引发。若素体阴虚，且房劳过度，肾阴耗伤，阴衰于下，不能上奉于心，水火不济，心火独亢，火盛神动，心肾失交而神志不宁。

引起失眠的病因很多，总与阴血不足有关。其病理变化，总属心脾肝肾气血失和，阴阳失调，进而导致心神失养。水谷精微化生气血，上奉于心，则心有所养；受藏于肝，则肝体柔和；统摄于脾，则生化不息；调节有度，化而为精，内藏于肾，肾精上承于心，心气下交于肾，则神志安宁。故不寐之证，以虚者尤多，以补养气血为要，久病可表现为虚实夹杂，或兼瘀血。

（二）主症

不寐患者多见入寐困难，或寐而易醒，醒后不寐。重者彻夜难眠，常伴有头痛、头昏、心悸、健忘、神疲乏力、心神不宁、多梦等症状。血虚者伴见体质瘦弱，面色无华，口唇色淡。久病虚实夹杂，后期可见火热，血瘀之象。

（三）治则

对于不寐的治疗，根据“补虚泄实，调整脏腑阴阳”的原则，一分虚实，虚证多属阴血不足，心失所养，神不守舍而致失眠，常常与气虚并见，采用养血、益气、滋阴等法；二看脏腑，失眠病发主要与心、肝、脾、肾相关，如心神失养、肝血不足、脾胃不和、肾阴亏损等，尤以心、肝为重。在此基础上安神定志，如养血安神，镇惊安神，清心安神。

（四）治法方药

1. 养血安神，补益心脾　心脾两虚，气血不足所致失眠，临床表现为不易入睡，多梦易醒，心悸健忘，神疲食少；伴面色少华，头晕目眩，四肢倦怠，腹胀便溏，舌淡苔薄，脉细无力。治以养血安神，补益心脾。常用方剂为归脾汤加减。常用药，如人参、黄芪、白术、炙甘草益气健脾；当归、龙眼肉补血养心；酸枣仁、远志、茯神养心安神；木香理气醒脾，复运中焦运化之功，又防大量补气补血药滋腻滞气，使补而不滞，滋而不腻；配伍生姜、大枣调和脾胃，以资化源。养心汤气血并补，重在益气；心脾同治，重在养心安神。在益气养血，养心安神基础上，加半夏曲补脾和胃，以资生化之源，肉桂引火归原，增加温养之效，川芎调肝和血。

2. 养血补肝，清热除烦　肝血不足，虚热内扰所致失眠，临床表现为虚烦失眠，心悸不安，头目眩晕，咽干口燥，舌红少苔，脉弦细。治以养血安神，清热除烦。常用方剂为酸枣仁汤加减。常用药，如酸枣仁养血补肝，配合茯苓宁心安神；知母滋阴润燥，清热除烦，以助安神除烦之功。佐以川芎调肝血、疏肝气，与大量之酸枣仁相伍，辛散与酸收并用，补血与行血结合，具有养血调肝之妙，甘草和中缓急，调和诸药。诸药合用，共奏养肝清热，宁心安神，平衡阴阳之效。若兼心肝血虚明显者，宜合珍珠母丸，加熟地黄、当归、白芍以养肝血，滋心血。

3. 养血清热，疏肝健脾　肝郁血虚所致失眠，临床表现为失眠不安，忽寐忽醒，焦虑惊惕，潮热颧红，月经不调，少腹胀痛，经行乳胀，崩漏，带下异常，舌淡苔薄，脉弦细。治以养血清热，疏肝健脾。常用方剂为丹栀逍遥散加减。常用药，如牡丹皮、栀子清肝泻火，柴胡疏肝解郁；肝为藏血之脏，当归、白芍养血柔肝补肝；肝病又最易传脾，脾胃不和而卧不安，白术、茯苓健脾养心；甘草和中。诸药合用，气血兼顾，肝脾并治，情志得畅，失眠得解。

4. 养血滋阴，交通心肾　阴虚血少，神志不安所致失眠，临床表现为心烦不寐，入睡困难，心悸多梦；伴头晕耳鸣，腰膝酸软，潮热盗汗，五心烦热，咽干少津，男子遗精，女子月经不调，舌红少苔，脉细数。治以养血滋阴，交通心肾。常用方剂为天王补心丹加减。常用药，如生地黄、天冬、麦冬滋阴养血，酸枣仁、柏子仁养心安神，当归补血润燥，助生地黄滋阴补血，玄参滋阴降火，茯苓、远志养心安神，人参补气以生血，五味子酸敛心气以安心神；丹参清心活血，补而不滞，则心血易生；朱砂镇心安神；桔梗载药上行，使药力缓留于上部心经。滋阴补血以治本，养心安神以治标，标本兼治，心肾两顾。肾阴不足为主者，可用六味地黄丸加交泰丸，以熟地黄、山茱萸、山药滋补肝肾，填精益髓；泽泻、牡丹皮健脾渗湿，清泻相火；黄连清心降火；肉桂引火归原。

5. 养血疏肝，活血化瘀　气滞血瘀，心失所养所致失眠，临床表现为失眠不安，心悸怔忡，急躁易怒，入暮潮热，唇暗或两目暗黑，舌质暗红或有瘀斑、瘀点，脉涩或弦紧。治以养血疏肝，活血化瘀。常用方剂为血府逐瘀汤。方中以桃红四物汤活血化瘀而养血；四逆散疏理肝气，使气行则血行；加桔梗引药上行；牛膝引瘀血下行而通利血脉。诸药相合，活血化瘀而不伤正、疏肝理气而不耗气。失眠重者还可加酸枣仁、远志、合欢皮、琥珀、朱砂镇心安神。

（五）临证要点

失眠病位主要在心，涉及肝、脾、肾，病证有虚有实，且虚多实少。阴血不足，心失所养是其主要病机，“从血论治”是治疗本病的关键。失眠日久或久病体虚，脏腑阴阳失调，在养血补血同时，滋养肝肾之阴，使气血调和，阴平阳秘，脏腑功能得以恢复正常。失眠属心神病变，临床均有心神不宁的特点，在辨证论治基础上施以安神镇静，常用养血安神、益气安神、育阴安神、安神定志、清心安神、镇惊安神等。鉴于“顽疾多瘀血”，对于长期不寐难以治愈，伴有心烦，舌质偏暗，有瘀点者，临床常从“瘀”论治，可见养血理血应贯穿失眠治疗始终。

八、健忘

健忘，主要表现为记忆力减退、遇事善忘，亦称“喜忘”“善忘”“多忘”，与心悸怔忡、眩晕、不寐兼见。阿尔茨海默病患者多见健忘。

（一）病因

多种因素导致的血虚、瘀血和因瘀所产生的浊毒，会导致神明失用而出现认知功能障碍，轻则为健忘，重则为痴呆，三者常常相互为患。结合临床所见，引起健忘的病因，主要有以下四个方面。

1. 劳逸失调 劳倦太过则伤脾，过逸少动亦致脾虚气弱，运化不健；气血生化乏源，不能上奉于心，血气衰少，精神昏聩而致健忘。

2. 年老体衰 人至老年，肾气日衰，肾精亏虚，无以生血，则脑络不荣；肾气不足，血行不畅，留滞为瘀，则阻塞脑络；脑为百神之会，脑络受损则出现健忘、认知功能障碍的症状。

3. 病后体虚 久病血虚，心血不足，心失所养则健忘。若素体阴虚，加之房劳过度，肾阴耗伤，阴衰于下，不能上奉于心，水火不济，心火独亢，火盛扰神，心肾失交而健忘。

4. 情志失常 情志不遂，暴怒伤肝，肝气郁结；肝郁化火，邪火扰动心神，心神不安而健忘；或由五志过极，化火内炽，心神受扰而健忘；或因忧思过度，伤及心脾，阴血暗耗，肝阳亢盛，扰神伤阴，导致肝魂不宁，故发为善忘。

（二）主症

患者以较长时期内记忆力减退，遇事善忘，虽尽力思索而不能追忆为主要表现。血虚者伴见心悸神倦，纳呆气短，舌淡，脉细弱。血瘀者伴见胸闷胁痛，舌紫暗，有瘀点，脉细涩或结代。

（三）治则

对于健忘的治疗，根据“虚则补之，实则泻之”的原则，气血亏虚者，可补益心脾；肾精亏虚，心肾不交者，可填精益髓，补血生气，交通心肾。若见痰浊内阻，气滞血瘀者，可以疏肝健脾，化痰泄浊，活血化瘀为治法。

（四）治法方药

1. 养血安神，补益心脾 心脾两虚所致健忘，临床表现为健忘失眠，心悸神倦，纳呆气短，脘腹胀满，舌淡，脉细弱。治以养血宁心，健脾益气。常用方剂为归脾汤。常用药，如人参、黄芪补脾养气；龙眼肉补心安神，益脾补血；白术助人参、黄芪补脾益气；酸枣仁、茯神助龙眼养心安神；当归滋养营血，与人参、黄芪配伍，补血之力更甚；远志交通心肾，安神宁心；木香专于行散，使诸益气养血药补而不滞；生姜、大枣调和营卫，炙甘草益气而调和诸药。合而成方，养心与健脾并用，健脾不离补气，养心不离补血，气血充足则心神安而脾运健。

2. 养血补血，交通心肾 心肾不交所致健忘，临床表现为遇事易忘，心悸怔忡，失眠多梦，头晕耳鸣，腰膝酸软，手足心热，潮热盗汗，遗精，舌红，少苔，脉细数。治以交通心肾，补气生血。常用方剂为六味地黄丸合交泰丸加减。常用药，如熟地黄滋阴补肾，填精益髓；山茱萸补养肝肾，并能涩精，取“肝肾同源”之意；山药补益脾阴，亦能固肾；泽泻利湿而泄肾浊，并能减熟地黄之滋腻；茯苓淡渗脾湿，并助山药之健运，与泽泻共泄肾浊，助真阴得复其位；牡丹皮清泄虚热，并制山茱萸之温涩；肉桂温补下元，以扶不足之肾阳；黄连清心泻火，以制偏亢之心阳；肉桂、黄连相合，相辅相成，以交通心肾。

3. 养血活血，疏肝理气 气滞血瘀所致健忘，临床表现为健忘头痛，头晕目眩，胸闷胁痛；伴见言语迟缓，神思欠敏，表情呆钝，面唇暗红；舌紫暗，有瘀点，脉细涩或结代。治以养血活血，疏肝理气。常用方剂为血府逐瘀汤。常用药，如桃仁破血行滞而润燥；红花活血化瘀以止痛；赤芍、川芎活血化瘀；牛膝祛瘀通脉，引瘀血下行；当归养血活血，祛瘀生新；生地黄凉血清热，当归养血润燥，使祛瘀不伤正；枳壳疏畅胸中气滞；桔梗宣肺利气，与枳壳配伍，一升一降，开胸行气，使气行血行；柴胡疏肝理气；甘草调和诸药。

4. 养血益肾，滋阴补髓 肾精亏耗所致健忘，临床表现为健忘，形神疲惫，腰酸腿软，头晕耳鸣，遗精早泄，五心烦热。舌红，脉细数。治以养血益肾，滋阴补髓。常用方剂为河车大造丸加减。常用药，如紫河车为血肉有情之品，大补气血，填精补肾；熟地黄、生地黄、当归滋阴养血；天冬、枸杞子养阴；杜仲、牛膝、锁阳补肾阳；人参益气生精；黄柏清相火；酸枣仁、五味子养心安神；石菖蒲开窍醒神。

（五）临证要点

健忘之病位在脑，多责之于心、脾、肾之不足。临床以本虚标实，虚多实少，虚实夹杂者多见。本病以血虚为主，吐血、咯血、年老体衰、劳倦损耗太多，或者其他因素导致血内耗或者外溢而出现虚损状态。由于气血生化乏源，神失濡养，因而使神的功能活动受损；在外表现为不能视、不能步、不能握，在内则表现为营不能养意而出现健忘。健忘均有遇事善忘的特点，在辨证论治基础上施以养血补气为主，也可在补益气血的基础上兼以活血、养阴、温阳等。

九、髓劳

“髓劳”，属于西医再生障碍性贫血（以下简称“再障”），是一种以造血干细胞损伤、骨髓微环境异常、免疫异常等原因导致的骨髓造血功能衰竭性疾病，是血液病患者死亡最多见的疾病。髓劳的主要临床表现，为贫血、出血和感染。根据病情的轻重，将其归属于中医“虚劳”“血劳”“血证”“急劳”等范畴。

（一）病因

1. 禀赋不足 《诸病源候论·虚劳病诸候·虚劳呕逆唾血候》有云：“夫虚劳多伤于肾。”肾为人体先天之本，主骨藏精，精可生髓化血，肾虚则血液生化无权。再障的发生，以肾虚为本，以阴阳为根，证型也多由此衍生。再障的形成，多与禀赋薄弱，体质亏虚相关。究其原因，包括父母体虚，先天遗传；胎中失养，孕育不足；出生后喂养不当，营养不良等。

2. 七情内伤 热毒肆虐，浸入骨髓，伤其精血，致气血亏虚。再障以贫血、出血等为主症；血热邪毒妄行，则加重衄血；精伤血亏，病入骨髓。

3. 烦劳过度 适当劳作，乃人体生理之必需。但烦劳过度，则有害于人体。《针灸逢源·论治补遗·虚痨》指出：“曲运神机则劳心，尽力谋虑则劳肝，意外过思则劳脾，预事而忧则劳肺，矜持志节则劳肾。”在各种“过劳伤”所导致的虚劳血虚中，尤以忧愁思虑损伤心脾，以及房劳多育损伤肾气，较为多见。

4. 久病致虚 患者久病体虚，肾精衰竭；气血推动无力，病及于络，瘀血内结，新血不生；病情缠绵，寒者耗伤阴血，热者损伤阳气；肾虚精亏，则骨髓空虚；肝无以藏血，脾无以统血，日久则出现变证，因虚致损，逐渐发展为再障。

本病乃因虚致病，病位在肾，累及肝脾；肾精虚损，导致肾阳不振，进而不能鼓动骨髓造血；而肾为先天之本，日久精枯髓竭，肝无以藏血，脾无以统血，气血生化无源，髓虚精血不复。

（二）主症

患者临床多可见头晕气短，神疲乏力，面色、口唇、指甲苍白，舌质淡的证候。阳虚者可见四肢乏力，畏寒肢冷等，阴虚者可见口干咽燥、视物不清等。持续的虚火内扰，则内热炽盛；伴时邪病毒，致热毒壅盛，血热邪毒妄行，可加重衄血，甚则黏膜破溃，肌肤红肿溃烂。此外，邪热扰心，可见夜寐差，烦躁不宁，最终机体阴液暴失而亡阴血枯。

（三）治则

再障的发病，以本虚为根，但多始于邪毒内侵，灼伤营血，交阻髓道；或下及肝肾，耗精伤髓。因此，对于再障的治疗，当坚持“扶正与祛邪相结合”，遵循“急则治其标，缓则治其本”“虚则补之，实则泻之”的治疗原则。

（四）治法方药

1. 养血清热，凉血止血 热入血分所致髓劳，临床表现为起病急骤，常有壮热，或发热起伏，汗出，口渴，面色唇甲苍白，齿衄、鼻衄，皮下瘀斑，妇女月经量多，心悸气短，动则尤甚，食少纳呆。舌质淡而干，舌苔黄黑而腻，脉象弦滑数或虚大而数。治以养血清热，凉血止血。常用方剂为犀角地黄汤加减。方中水牛角咸寒，归心、肝经，清心肝而解热毒，且寒而不遏，以祛火之本；生地黄甘苦寒，入心肝、肾经，清热凉血，养阴生津，一可复已失之阴血；二可助水牛角解血分热毒，又能止血；方中芍药，可视病情选用赤芍或白芍，发斑甚者选用赤芍，阴血耗伤甚者选用白芍；白芍酸苦微寒，养血敛阴，且助生地黄凉血和营泄热，赤芍味苦性微寒，清热凉血散瘀，能清血分郁热；牡丹皮苦辛微寒，入心、肝、肾经，清热凉血，活血散瘀，有化斑止血之功；金银花、连翘、黄芩清热解毒，卷柏宁络止血。

2. 养血填精，健脾滋肾 肾阴虚所致髓劳，临床表现为神疲乏力，腰膝酸软，手足心热，低热盗汗，腰酸耳鸣，咽干口渴，出血较多，大便干燥。舌淡红，苔少，脉细数。治以养血填精，健脾滋肾。常用方剂为左归丸加减。方中熟地黄、女贞子、枸杞子滋肾填真阴；山茱萸补益肝肾，收敛固涩；龟鹿二胶益精填髓，沟通任督二脉；菟丝子、怀牛膝强腰膝、壮筋骨；黄芪、茯苓、山药健脾益气，以滋生化之源；生地黄、黄柏滋阴降火，牡丹皮、红景天、三七凉血祛瘀，炒枳壳行气消滞。

3. 养血温肾，填精益髓 肾阳虚所致髓劳，临床表现为神疲懒言，腰膝酸软，形寒肢冷，面肢虚浮，出血轻或无出血，头晕乏力，自汗不渴，小便清长，大便溏薄。舌质淡胖有齿痕，舌苔薄白，脉虚细或沉细。治以养血温肾，填精益髓。常用方剂为右归丸加减。方中桂、附加血肉有情之品鹿角胶，温补肾阳，填精补髓，为“益火之源，以培补肾之元阳”；熟地黄、山茱萸、山药滋阴益肾，养肝补脾，乃“善补阳者，必于阴中求阳”之意；更用菟丝子、淫羊藿、杜仲、枸杞子补肝肾，为桂、附温阳之助；黄芪健脾益气，当归补血养肝，枳壳行气消痞，牡丹皮凉血祛瘀。若饮食减少，或不易消化，或泛恶吞酸，加制半夏、干姜；如腹痛不止，加木香、吴茱萸；如腰膝酸痛，加桑寄生、胡桃肉；如阳痿，加巴戟肉、肉苁蓉；如皮肤紫癜，加仙鹤草、茜草、大青叶；如有黑便，加黄土汤或四味止血散。

4. 养血生脉，回阳救急 血亏阳脱所致髓劳，临床表现为患者形体虚胖，面色苍白，畏寒肢冷，倦怠乏力，腰膝酸软；紫癜色泽紫暗，纳食不佳，大便稀溏。舌质淡胖，边有齿痕，苔薄白，脉沉细弱。治以养血生脉，回阳救急。常用方剂为回阳救急汤加减。方中用四逆汤加肉桂温壮肾阳，祛寒破阴；用六君子汤补益脾胃，固守中州；人参与五味子相合，寓生脉散益气生脉之用；加用龟鹿二胶益精养血填髓，沟通任督二脉；沉香粉乃麝香之替代品，旨在借其通十二经血脉，使诸药迅布周身。诸药合用，共凑养血回阳生脉之效。

（五）临证要点

再障的基本病机，是肝脾肾亏损，气血生化无源，髓虚精血不复。因此，“本虚”是再障病变的基本病理属性。再障发病以后，由于正气亏虚，不能抵御外邪，邪毒易于乘虚入侵，进而耗伤正气，影响气血化生；或再障气血亏损，血虚脉络不充，气虚血行不畅；或气虚统血无权，血溢脉外；日久髓道瘀阻，瘀血不去，则新血不生。由此可见，再障多见正虚邪实或本虚标实并现的证候。因此，临证之时，需扶正与祛邪相结合。扶正当遵循“虚者补之”原则，以养血为主，宜注意脏腑、气血、阴阳、虚实及辨证辨病调治；补气血阴阳者，应采用调气生血、养精化血、调补阴阳等方法；调达脏腑者，应采用补益心脾、调补肝肾、脾肾双调等治本之法。祛邪当遵循“实者泻之”原则，宜明其所因，审其标本缓急，常用祛邪方法为清热解毒、凉血止血、活血化瘀、祛瘀生新等。

第二节 养血与妇产科疾病

女子以血为本，以气为用，血盛气平是女子理想的生理状态。早在《妇人大全良方•调经门》中，就首先提出“妇人以血为基本”的观点。气血相互资生，相互依存，女子经（月经）、带（带下）、胎（妊娠）、产（产后），都与血密切相关，经、孕、产、乳均以血为用。故而，女子更易耗伤阴血，血不足则气无所附，久而久之，最终导致气血失衡。《灵枢•五音五味》云：“妇人之生，有余于气，不足于血，以其数脱血也。”气血失调是导致妇科疾病的重要病机，尤其气盛血衰是导致月经病的重要原因之一。故而，临床在治疗妇科疾病时需注重气血，妇人疾病之治应当首重调血，虚则补之，瘀则行之，滞则通之；次以调气，“气为血之母”，气行则血行，气滞则血瘀，气通则血和。

一、月经病

月经是子宫定期出血的生理现象，一般以一个阴历月为一个周期，经常不变；如同月相之盈亏，潮汐之涨落，故又称“月事”“月汛”“月水”。凡月经的周期、经期或经量异常，或伴随月经周期，或绝经前后，出现一系列症状的病证，统称为月经病。月经病多因先天禀赋不足，或外感六淫，或内伤七情，或饮食劳倦，或房劳、多产所伤，引起脏腑功能失常，气血失调，冲任损伤，导致胞宫失于藏泻而致病。

（一）月经过少

月经周期正常，经量明显少于平时正常经量的1/2，或少于20ml；或行经时间不足2天，甚或点滴即净者，称为“月经过少”，又称“经水涩少”“经水少”“经量过少”。

1. 病因 月经过少的病因有虚有实，主要概括为以下六个方面。

（1）禀赋不足：肾为先天之本，先天禀赋不足，肾气不足，精血不充，冲任血海亏虚，经血化源不足，以致经行量少。

（2）烦劳过度：脾为后天之本，思虑过度伤脾，脾虚化源不足，冲任血海不充，致月经过少。或房劳过度，或产多乳众，肾气受损，冲任血海亏虚，经血化源不足，以致经行量少。

（3）大病久病：大病久病伤血、营血亏虚，血虚乏源，冲任血海亏虚，经血化源不足，以致经行量少。

（4）外邪致病：经期产后感受寒邪，血为寒凝，瘀阻冲任，血行不畅，致经行量少。

（5）情志内伤：素多忧郁，肝气郁结，气滞血瘀，瘀阻冲任，血行不畅，致经行量少。

（6）饮食不调：饮食偏嗜，喜肥甘厚味，暴饮暴食等，损伤脾胃；脾虚湿聚成痰，冲任受阻，血不畅行而经行量少。或食纳偏少，气血生化乏源，冲任血海不充，致月经过少。

总之，月经过少的病机有虚有实。虚者多因精亏血少，冲任血海亏虚，经血乏源；实者多由瘀血、痰湿阻滞，冲任阻滞，血行不畅而致月经过少。

2. 主症 患者经行量，明显少于以往一半量；或行经时间缩短不足2天，甚至点滴即净。

3. 治则 本病临床以虚证多见，治疗重在养血调经，用药不可过于攻破，以免重伤气血。

4. 治法方药

（1）养血调经，补肾益精：精亏血少所致月经过少，临床表现为经量素少或渐少，色暗淡，质稀，腰膝酸软，头晕耳鸣，足跟痛；或小腹冷，夜尿多，舌淡，脉沉弱或沉迟。治以养血调经，补肾益精。常用方剂为归肾丸加减。常用药，如当归养血调经；菟丝子、杜仲补益肾气；熟地黄、山茱萸、枸杞子养血滋阴；山药、茯苓健脾和中。若小腹凉、夜尿多，手足不温者，加鹿角胶、阿胶、益智仁、巴戟天、淫羊藿温补肾阳；若五心烦热，颧红者，加女贞子、白芍、龟甲胶等滋补阴血。

（2）养血益气，健脾调经：血虚所致月经过少，临床表现为月经血量渐少，或点滴即净，色淡，质稀；或伴小腹隐痛，头晕眼花，心悸怔忡，面色萎黄，舌淡红，脉细。治以养血益气，健脾调经。常用方剂为滋血汤或归脾汤加减。常用药以党参、山药、黄芪、茯苓益气健脾；当归、白芍、山茱萸、枸杞子、龙眼肉养血调经。若见面色萎黄，心悸等症者，可加阿胶以大补气血；若见面色苍白，重用黄芪，加鸡血藤以益气养血。

（3）养血化瘀，活血调经：血瘀所致月经过少，临床表现为经行涩少，色紫暗，有血块；小腹胀痛，血块排出后胀痛减轻，舌紫暗，或有瘀斑、瘀点，脉沉弦或沉涩。治以养血化瘀，活血调经。常用方剂为桃红四物汤加减。常用药，如桃仁、红花、川芎活血祛瘀；当归养血调经，活血止痛；白芍养血柔肝；熟地黄补血滋阴。若小腹胀痛者，加路路通、大血藤、忍冬藤活血通络；若小腹冷痛，加肉桂、小茴香以温经止痛。

（4）燥湿化痰，活血调经：痰湿所致月经过少，临床表现为经行量少，色淡红，质黏稠或夹杂黏液；形体肥胖，胸闷呕恶，倦怠乏力或带下量多，色白质稀，舌胖边有齿痕，苔白腻，脉弦滑或细滑。治以燥湿化痰，活血调经。常用方剂为苍附导痰丸加减。常用药，如茯苓、陈皮、苍术、甘草化痰燥湿，和胃健脾；香附、枳壳理气行滞；胆南星清热化痰；神曲、生姜健脾和胃，温中化痰。若带下量多，加薏苡仁、车前子利湿止带。

5. 临证要点 月经过少病机虽有虚实之分，但临床以虚证为多，治宜养血为核心，冲、任、气血通畅则经量方可正常。

（二）月经后期

月经周期延长7天以上，甚至3～5个月一行，连续出现3个周期以上，称为“月经后期”，亦称“经行后期”“月经延后”“经迟”等。本病首见于《金匮要略·妇人杂病脉证并治》温经汤条文中，谓“至期不来”。青春期月经初潮后1年内，或围绝经期，周期时有延后，而无其他证候者，不作病论。

1. 病因 月经后期病因有虚有实，主要有以下六个方面。

（1）禀赋不足：肾为先天之本，先天禀赋不足，肾气不足，精血不充，血海不能按时满溢，遂致月经后期而至。

（2）烦劳过度：脾为后天之本，思虑过度伤脾，脾虚化源不足，可致营血亏虚，冲任不充，血海不能按时满溢，遂使月经周期延后。或房劳过度，或产多乳众，耗伤肾精，精亏血少，精血同源，冲任不足，血海不能按时满溢，遂致月经后期而至。

（3）大病久病：大病失血，久病伤血，耗伤阴血，营血亏虚，冲任不充，血海不能按时满溢，遂使月经周期延后。

（4）外邪致病：经期产后感受寒邪，阳虚内寒，脏腑失于温养，气血化生不足，血海充盈延迟，遂致经行后期。

（5）情志内伤：素多忧郁，气机不宣，肝气郁结，气滞血瘀，瘀阻冲任，血行不畅，血海不能如期满溢，因而月经延后。

（6）饮食不调：饮食偏嗜，过食寒凉，血为寒凝，运行涩滞，冲任不畅，血海不能如期满溢，导致月经后期而来。饮食偏嗜，喜肥甘厚味，暴饮暴食等，损伤脾胃，脾虚湿聚成痰，冲任受阻，血不畅行导致月经后期而来。或食纳偏少，气血生化乏源，血海不能如期满溢，导致月经后期而来。

本病主要发病机理，是阳气不足，精血亏虚；或血寒、气滞、痰湿等，导致血行不畅，冲任不充，血海不能按时满溢，遂致月经后期。

2. 主症 本病主要表现为月经周期延后7天以上，甚至3～5个月一行，可伴有经量及经期的异常，连续出现3个月经周期以上。

3. 治则 本病的治疗原则，重在调理冲任、疏通胞脉以调经；虚者补之，实者泻之，寒者温之，滞者行之，痰者化之。

4. 治法方药

（1）补肾填精，养血调经：肾虚所致月经后期，临床表现为周期延后，量少，色暗淡，质清稀，腰膝酸软，头晕耳鸣，面色晦暗；或面部暗斑，舌淡，苔薄白，脉沉细。治以补肾填精，养血调经。常用方剂为当归地黄饮合补肾方加减。常用药为当归、熟地黄、山茱萸养血益精；山药、杜仲补肾气以固命门；怀牛膝强腰膝，通经脉，使补中有行。

（2）养血填精，益气补血：血虚所致月经后期，临床表现为周期延长，量少，色淡红，质清稀，或头晕眼花，心悸少寐，面色苍白或萎黄；舌质淡红，苔薄，脉细弱。治以养血填精，益气补血。常用方剂为大补元煎加减。常用药，如人参大补元气为君，气生则血长；山药、甘草补脾气，佐人参以滋生化之源；当归养血活血调经；熟地黄、枸杞子、山茱萸、杜仲滋肝肾，益精血，乃补血贵在滋水之意。若伴见月经过少者，可加丹参、鸡血藤等养血活血；若经行小腹隐痛者，可加阿胶、白芍等养血和血。

（3）养血散寒，温阳调经：阳虚血凝所致月经后期，临床表现为月经延后，量少色淡红，质清稀，小腹隐痛，喜暖喜按；腰酸无力，小便清长，大便稀溏；舌淡，苔白，脉沉迟或细弱。治以养血散寒，温阳调经。常用方剂为温经汤加减。常用药，如吴茱萸、桂枝温经散寒暖宫，通利血脉；阿胶、当归、川芎、白芍养血活血调经；人参、甘草补气和中。

（4）养血温经，活血散寒：寒凝血瘀所致月经后期，临床表现为月经周期延后，量少色暗有块，小腹冷痛拒按，得热痛减，畏寒肢冷；或面色青白，舌质淡暗，苔白，脉沉紧。治以养血温经，活血散寒。常用方剂为温经汤加减。常用药，如阿胶养血止血，滋阴润燥；桂心温经散寒；当归、川芎活血调经；人参甘温补气；莪术、牡丹皮、牛膝活血祛瘀；白芍、甘草缓急止痛。

（5）养血调经，理气行滞：气滞所致月经后期，临床表现为月经周期延后，量少，色暗红或有血块，小腹胀痛，精神抑郁，经前胸胁、乳房胀痛，舌质正常或红，苔薄白或微黄，脉弦或弦数。治以养血调经，理气行滞。常用方剂为乌药汤加减。常用药，如乌药、香附疏肝理气；木香行脾胃滞气；当归养血活血调经。若经量过少、有块者，加川芎、丹参、桃仁以活血调经；小腹胀痛甚者，加莪术、延胡索以理气行滞止痛；胸胁、乳房胀痛明显者，加柴胡、郁金、川楝子、王不留行以疏肝解郁，理气通络止痛。

（6）燥湿化痰，活血调经：痰湿所致月经后期，临床可表现为月经延后，量少，色淡红，质黏稠或夹杂黏液；形体肥胖，胸闷呕恶，倦怠乏力或带下量多，色白质稀，舌胖边有齿痕，苔白腻，脉弦滑或细滑。治以燥湿化痰、活血调经。常用方剂为二陈汤加减。常用药，如半夏、陈皮、甘草化痰燥湿，理气和中；茯苓、生姜渗湿化痰；临证加当归、川芎养血活血。若带下量多者，加薏苡仁、车前子利湿止带。

5. 临证要点　月经后期的病机，不外虚实两端；虚与实又常相互兼夹，或虚中兼实，或实中夹虚。如肾阳虚，血失温运，可血滞成瘀；血虚气弱，运血无力，可涩滞为瘀。养血为治疗核心，具体可运用活血养血、补血养血等治法。

（三）闭经

原发性闭经，是指女性年逾16岁，虽有第二性征发育但无月经来潮；或年逾14岁，尚无第二性征发育及月经。继发性闭经，是指月经来潮后停止3个周期或6个月以上。古称“经闭”“女子不月”“月事不来”“经水不通”等。妊娠期、哺乳期，出现月经停闭，多属于生理性闭经。年龄在12～16岁的女性，月经初潮1年内发生月经停闭，或45～55岁之间的妇女出现月经停闭，无其他不适症状，可不作闭经而论。

1. 病因　闭经属于疑难重症，病因较多，主要概括为以下六个方面。

（1）禀赋不足：肾为先天之本，先天禀赋不足，肾气不足，精血不充，血海不能按时满溢，则月经停闭。

（2）烦劳过度：脾为后天之本，思虑过度伤脾，则气血生化乏源，血海空虚，血海不能满盈，致使月经停闭。或房劳过度，或产多乳众，耗伤肾精，精亏血少，精血同源，冲任不足，血海不能按时满溢，则月经停闭。

（3）大病久病：大病、久病后，营阴耗损，冲任失养，血海空虚，血海不能满盈，致使月经停闭。

（4）外邪致病：经期产后感受寒邪，寒邪客于冲任，凝涩胞脉，经血不得下行，遂致月经停闭。惊恐伤肾，可致肾精亏损而血少，肾气虚弱而气衰，冲任不充，血海不能满盈，则月经停闭。

（5）情志内伤：素多忧郁，肝气郁结；久则气滞血瘀，冲任瘀阻，胞脉不通，经血不得下行，遂致月经停闭。

（6）饮食不调：饮食偏嗜，过食寒凉，血为寒凝，凝涩胞脉，经血不得下行，遂致月经停闭。饮食偏嗜，喜肥甘厚味，暴饮暴食等，损伤脾胃，脾失健运，内生痰湿，下注冲任，壅遏闭塞胞脉，经血不得下行，遂致月经停闭。或食纳偏少，气血生化乏源，血海不充，无血可下，遂致月经停闭。

闭经之病机，主要有虚、实两类。虚者，多因精血匮乏，冲任不充，血海空虚，无血可下；实者，多为邪气阻隔，冲任瘀滞，脉道不通，经血不下。

2. 主症　闭经之虚证，主要表现为：年逾16岁尚未行经；或已行经而又月经稀发、量少，渐至停闭；伴腰膝酸软，头晕眼花，面色萎黄，五心烦热；或畏寒肢冷，舌淡脉弱等。闭经之实证，主要表现为：既往月经基本正常，而骤然停闭；伴胸胁胀满，小腹疼痛；或脘闷痰多，形体肥胖，脉象有力等。

3. 治则　闭经的治疗原则，属虚证者，宜补而通之，或补肾滋肾，或补脾益气，或填精益阴，大补气血，以滋养精血之源；属实证者，宜泻而通之，或理气活血，或温经通脉，或祛痰行滞，以疏通冲任经脉；属虚实夹杂者，宜补中有通，攻中有养，皆以恢复月经周期为要。切不可一味地滥用攻破或峻补之法，以犯虚虚实实之戒。若因其他疾病而致经闭者，又当先治他病，或治他病与调经并行。

4. 治法方药

（1）养血益气，补肾调经：肾虚所致闭经，临床表现为月经初潮来迟，或月经后期量少，渐至闭经；头晕耳鸣，腰膝酸软，小便频数，性欲降低；舌淡红，苔薄白，脉沉细。治以养血益气，补肾调经。常用方剂为大补元煎加减。常用药，如人参大补元气，气生则血长；山药、甘草补益脾气；当归养血活血调经；熟地黄、枸杞子、山茱萸、杜仲，滋肝肾，益精血。

（2）养血益气，健脾调经：脾虚所致闭经，临床表现为月经停闭数月，神疲肢倦，食少纳呆，脘腹胀满，大便溏薄，面色淡黄，舌淡胖有齿痕，苔白腻，脉缓弱。治以养血益气，健脾调经。常用方剂为归脾汤加减。常用药以泽兰、怀牛膝活血调经；白扁豆、莲子肉、薏苡仁祛湿止泻；砂仁开胃醒脾，化湿行气，以助脾胃健运。

（3）养血益阴，滋肾调经：精血亏虚所致闭经，临床表现为月经初潮来迟，或月经后期量少，渐至闭经；头晕耳鸣，腰膝酸软；足跟痛，手足心热，甚则潮热盗汗，心烦少寐，颧红唇赤；舌红，苔少或无苔，脉细数。治以养血益阴，滋肾调经。常用方剂为左归丸加减。常用药，如熟地黄养血滋肾益精；枸杞子补肾益精、养肝明目；鹿角胶、龟甲胶为血肉有情之品，峻补精髓；菟丝子性平补肾。

（4）养血活血，行气通经：肝郁血虚之闭经，临床表现为月经停闭数月，小腹胀痛拒按，精神抑郁，烦躁易怒，胸胁胀满，嗳气叹息，舌紫暗或有瘀点，脉沉弦或涩而有力。治以养血活血，行气通经。常用方剂为宁坤丸加减。常用药，如阿胶、当归、熟地黄、白芍、川芎，补血行滞、柔肝舒筋以恢复肝主疏泄之职，使肝血能下达胞宫化为经血；人参、白术、茯苓、甘草、砂仁益气健脾。

（5）温肾助阳，养血调经：阳虚寒凝所致闭经，临床表现为月经初潮来迟，或月经后期量少，渐至闭经；头晕耳鸣，腰痛如折，畏寒肢冷，小便清长，夜尿多，大便溏薄，面色晦暗；或目眶暗黑，舌淡，苔白，脉沉弱。治以温肾助阳，养血调经。常用方剂为十补丸加减。常用药，如制附子、肉桂温补脾肾阳气；鹿茸助元阳，填精髓，调冲任，使天癸渐至，血海渐盈；五味子敛肺生津益肾。面色晦暗兼有色斑，少腹冷痛者，酌加蒲黄、香附以温阳活血理气。

（6）豁痰除湿，活血通经：痰湿阻滞之闭经，临床表现为月经停闭数月，带下量多，色白质稠，形体肥胖，胸脘满闷，神疲肢倦，头晕目眩，舌淡胖，苔白腻，脉滑。治以豁痰除湿、活血通经。常用方剂为丹溪治湿痰方加减。常用药，如苍术、法半夏化痰除湿；当归、川芎、香附养血活血行气；白术、茯苓健脾祛湿；滑石利湿通窍。

5. 临证要点　闭经原因复杂，病程较长，属于慢性难治性疾病。虽有虚实之分，但临床以虚证多见。养血是补经血之源，是治疗闭经的主要方法。应谨守“虚者补而充之，实者泻而通之”的原则，虚实夹杂者当补中有通，泻中有养。切不可不分虚实，概用猛攻峻伐之方药，以通经见血为快。

（四）崩漏

崩漏，是指经血非时暴下不止，或淋漓不尽；前者称为崩中，后者称为漏下。由于崩与漏二者常相互转化，故概称为崩漏。崩漏是月经周期、经期、经量严重紊乱的月经病。

1. 病因 崩漏属于疑难重症，临床病因较多，可单一出现，也可多种病变同时出现，相互影响，互为因果，概括为以下五个方面。

（1）禀赋不足：少女青春期禀赋不足，天癸初至，肾气稚弱，冲任未盛，不能调摄和制约经血，因而发生崩漏。

（2）烦劳过度：忧思过度，损伤脾气，脾气亏虚，统摄无权，冲任失固，不能制约经血而成崩漏。或房劳过度，或产多乳众，损伤肾气、冲任胞脉，调摄失司，不能制约经血，因而发生崩漏。绝经期天癸渐竭，肾气渐虚，封藏失司，冲任不固，不能调摄和制约经血，因而发生崩漏。

（3）大病久病：大病、久病者，营阴耗损，肾阴亏虚，虚火动血，扰动冲脉血海，迫血妄行，遂致崩漏。

（4）外邪致病：经期、产后余血未尽，感受热邪，灼伤冲任，迫血妄行，遂致崩漏；或感受寒邪，寒凝血脉，瘀阻冲任，旧血不去，新血不安，发为崩漏。

（5）饮食不调：饮食不节，损伤脾气，脾气亏虚，统摄无权，冲任失固，不能制约经血而成崩漏。

总之，崩漏的病机较为复杂，但可概括为热、虚、瘀三个方面。主要发病机制是劳伤血气，脏腑损伤，血海蓄溢失常，冲、任二脉不能约制经血，以致经血非时而下。崩漏为经乱之甚，其发病常非单一原因所致。

2. 主症 主要表现为月经来潮无周期规律而妄行，出血量多如山崩之状，或量少淋漓不止。从出血情况来看，有多种表现形式，如停经数月而后骤然暴下，继而淋漓不断；或淋漓量少累月不止，突然又暴下量多如注；或出血时断时续，血量时多时少。常常继发贫血，甚至发生失血性休克。

3. 治则 治疗崩漏，应根据其病情缓急和出血时间长短的不同，本着“急则治其标，缓则治其本”的原则，灵活掌握塞流、澄源、复旧三法。

（1）塞流，即止血。暴崩之际，急当止血防脱，首选补气摄血法。如用当归补血汤，以黄芪大补元气，摄血固脱，达到止血目的。

（2）澄源，即正本清源，根据不同证候类型辨证论治。血势渐缓者，当辨证采用健脾益气止血，或清热止血，或化瘀止血法治之。出血暂停或已止，则谨守病机，施行澄源、复旧之法。

（3）复旧，即固本善后，调理恢复。但复旧并非全在补血，应及时调补肝肾，补益心脾，以资血之源，安血之室，调周固本。宜填补肾精，补益肾气，固冲调经，使本固血充，则周期可望恢复正常。

4. 治法方药

（1）出血期治疗：

1）清热凉血，止血调经：实热所致崩漏，临床表现为经血非时暴下，或淋漓不净又时而增多，血色深红或鲜红，质稠，或有血块，唇红目赤，烦热口渴，或大便干结，小便黄，舌红苔黄，脉滑数。治以清热凉血，止血调经。常用方剂为清热固经汤加减。常用药，如龟甲、阿胶滋阴潜阳，补肾养血；生地黄、黄芩、栀子清热凉血，合地骨皮以增清热凉血之力；藕节、地榆、棕榈炭功专清热凉血，收涩止血；牡蛎育阴潜阳。

2）养血滋阴，止血调经：虚热所致崩漏，临床表现为经血非时而下，量少淋漓，血色鲜红而质稠，心烦潮热，小便黄少或大便干燥；舌质红，苔薄黄，脉细数。治以养血滋阴，止血调经。常用方剂，以上下相资汤合黄连阿胶汤加减。常用药，如阿胶养血滋阴；熟地黄、山茱萸滋阴补肾；枸杞子、牛膝补益肝肾；人参、沙参、玄参、麦冬、玉竹益气滋肺降火。

3）养血温肾，固冲止血：肾阳虚所致崩漏，临床表现为月经紊乱无期，出血量多或淋漓不尽，色淡质清，畏寒肢冷，面色晦暗，腰腿酸软，小便清长；舌质淡，苔薄白，脉沉细。治以养血温肾，固冲止血。常用方剂，以右归丸加减。常用药，如制附子、淫羊藿、鹿角胶温补肾阳，填精补髓；熟地黄、枸杞子、山茱萸、山药滋阴益肾，养肝补脾；补骨脂、菟丝子补阳壮阳，固精缩尿；杜仲补益肝肾，强筋壮骨；当归养血和血，助鹿角胶以补养精血固冲任。阿胶擅治血虚血寒之崩漏下血等，常与熟地黄、当归、芍药等同用。

4）补气摄血，固冲止崩：脾虚、脾不统血所致崩漏，临床表现为月经紊乱无期，崩中漏下，继而淋漓，色淡质清，气短神疲，面色㿠白；或面浮肢肿，手足不温；舌质淡，苔薄白，脉弱或沉细。治以补气摄血、固冲止崩。常用方剂，以固本止崩汤加减。常用药，如人参、黄芪大补元气，升阳固本；白术健脾滋血之源，统血归经；熟地黄滋阴养血，佐黑姜既引血归经，更有补火温阳收敛之妙；配当归补血。久崩不止，证见头晕、心悸、失眠者，酌加阿胶、茯神养血安神。

5）养血活血，化瘀止血：血瘀所致崩漏，临床表现为经血非时而下，时下时止；或淋漓不净，色紫黑有块，或有小腹不适；舌质紫暗，苔薄白，脉涩或细弦。治以养血活血，化瘀止血。常用方剂，以胶艾四物汤加减。常用药，如阿胶、当归补血和血；川芎活血行气；熟地黄滋阴补血；白芍养血敛阴。少腹冷痛、经色暗黑夹块者，加艾叶炭、炮姜炭温经涩血止血；经血量多者，加海螵蛸、仙鹤草、血余炭收涩止血；口干苦、血色红而量多、苔薄黄者，为瘀久化热，加炒地榆、贯众炭、侧柏叶凉血止血。

（2）血止后治疗：崩漏出血之后，治疗上应“澄源”结合“复旧”；在治疗过程中，要辨证求因，抓住肾虚及气血失调的基本病机，还要在血止后根据患者年龄调理月经周期。

5. 临证要点　崩漏不止，属经乱之甚者。经乱或前或后，漏则不时妄行，由漏而淋，由淋而崩，总因血病。《素问·阴阳别论篇》曰：“阴虚阳搏谓之崩。”故凡阳搏必属阴虚，而五脏之阴皆能受病，故神伤则血无所主，病在心；气伤则血无所从，病在肺；意伤则不能统血摄血，病在脾；魂伤则不能蓄血藏血，病在肝；志伤则不能固闭真阴，病在肾。

总之，崩漏是月经周期、经期、经量严重紊乱的疑难急重病症。崩漏的病机，主要是冲任不固，不能制约经血。崩漏病本在肾，病位在冲任，变化在气血，表现为子宫藏泻无度，故治疗以补肾养血为基础。

二、不孕症

女子未避孕，性生活正常，与配偶同居 1 年而未孕者，称为不孕症。从未妊娠者为原发性不孕，《备急千金要方》称为“全不产”；曾经有过妊娠者，继而未避孕，1 年以上未孕者，为继发性不孕，《备急千金要方》称为“断绪”。

（一）病因

不孕症属于疑难重症，临床病因较多，可单一出现，也可多种病一起出现，相关影响，概括为以下六个方面。

1. 禀赋不足 肾为先天之本，先天禀赋不足，肾气不足，精血不充，难以受孕。

2. 烦劳过度 脾为后天之本，思虑劳倦，伤及脾阳，健运失司，水湿内停，湿聚成痰，冲任壅滞，而致不孕。或房劳过度，或产多乳众，耗伤肾精，天癸乏源，胞宫失养，冲任血海空虚，乃致不孕。

3. 大病久病 大病久病伤阳，肾阳不足，则冲任虚寒，胞宫失煦，不能成孕。大病、久病伤阴，耗伤精血；肾阴亏虚，阴虚内热，热扰冲任，乃致不孕。

4. 外邪致病 经期产后感受寒邪，日久肾阳虚衰，冲任、胞宫失于温煦，不能成孕。经期产后感受热邪，日久耗伤阴血，阴血亏虚，内生虚热，热扰冲任，乃致不孕。

5. 情志内伤 素性抑郁，情志不畅，或盼子心切，肝郁气滞，疏泄失常，气血失调，冲任失和，以致不孕。

6. 饮食不调 饮食偏嗜，过食寒凉，血为寒凝，瘀滞胞宫、冲任，以致不孕。饮食偏嗜，嗜食肥甘，暴饮暴食等，躯脂满溢，痰湿内盛，冲任受阻，致令不孕。

（二）主症

同居1年，性生活正常，未避孕未孕或曾孕育后未避孕1年而未孕。常兼有月经不调或停闭，量多或少，有血块，痛经等。

（三）治则

治疗以温养肾气，调理气血为主；并调畅情志，选择恰当的时候而阴阳交合，以利于受孕。

（四）治法方药

1. 养血补肾助孕 肾气虚所致不孕症，临床表现为婚久不孕，月经不调或停闭，量多或少，色淡暗质稀；腰酸膝软，头晕耳鸣，精神疲倦，小便清长；舌淡暗，苔薄白，脉沉弱。治以养血补肾助孕。常用方剂，以毓麟珠加减。常用药，如当归、白芍、川芎、熟地黄补血；党参、白术、茯苓、炙甘草补气；菟丝子、杜仲、鹿角霜温养肝肾；川椒温督脉以扶阳。若经来量多者，加阿胶、炒艾叶固冲止血；若经来量少不畅者，加丹参、鸡血藤活血调经。

2. 养血填精助孕 肾阴虚所致不孕症，临床表现为婚久不孕，月经先期，量少，色红质稠，甚或闭经；或带下量少，阴中干涩，腰酸膝软，头晕耳鸣，形体消瘦，五心烦热，失眠多梦；舌淡或舌红，少苔，脉细或细数。治以养血填精助孕。常用方剂，以养精种玉汤加减。常用药，如当归、白芍养血柔肝；熟地黄补益肾精；山茱萸滋养肝肾。面色萎黄、头晕眼花者，加阿胶、紫河车填精养血。

3. 养血疏肝助孕 婚久不孕，月经周期先后不定，量或多或少，色暗，有血块，经行腹痛，或经前胸胁、乳房胀痛，情志抑郁，或烦躁易怒；舌淡红，苔薄白，脉弦。以养血疏肝助孕为治法。常用方剂，以开郁种玉汤加减。适用于肝气郁结导致不孕症。常用药，如当归、白芍养血柔肝；白术、茯苓健脾培土；牡丹皮凉血活血；香附理气解郁；天花粉清热生津。

4. 养血化瘀助孕 瘀滞胞宫所致血虚不孕症，临床表现为婚久不孕，月经后期，量或多或少，色紫黑，有血块；可伴痛经，平素小腹或少腹疼痛；或肛门坠胀不适，舌质紫暗，边有瘀点，脉弦涩。治以养血化瘀助孕。常用方剂，以加味四物汤加减。常用药，如阿胶养血助孕；熟地黄补血养阴；当归养血活血；白芍养血和营；香附、橘红、川芎行气活血；白术、白茯苓健脾利水；续断补肝肾调血脉。

（五）临证要点

助孕是中医妇科的优势与特色之一。“求子之道，莫如调经”，种子必先调经。妇人所重在血，血能构精，胎孕乃成，故养血调经尤为重要。

三、妊娠病

妊娠期间，发生与妊娠有关的疾病，称为妊娠病，又称“胎前病”。妊娠病影响孕妇的身体健康，妨碍妊娠的继续和胎儿的正常发育，甚则危及生命。

（一）病因

1. 阴血虚　阴血素虚，孕后血入胞宫以养胎，阴血愈虚，以致阴虚阳亢。

2. 脾肾虚　脾虚则气血生化乏源，胎失所养；脾虚湿聚，则泛溢肌肤或水停胞中为病；肾虚则肾精匮乏，胎失所养；或肾气虚弱，胎失所系，胎元不固。

3. 冲气上逆　孕后经血不泄，聚于冲任、胞宫以养胎，冲脉气盛，上逆犯胃，胃失和降则呕恶。

4. 气滞　素多忧郁，气机不畅，妊娠期间，腹中胎体渐大，易致气机升降失常，气滞则血瘀水停而致病。

（二）治则

妊娠病的治疗原则，以胎元的正常与否为前提。胎元正常者，宜治病与安胎并举；如因母病而致胎不安者，重在治病，病去则胎自安；若因胎不安而致母病者，重在安胎，胎安则病自愈。

总之，安胎之法，以调养气血、补肾健脾为主。补肾为固胎之本，健脾为益血之源，理气以通调气机，理血以养血为主，使脾肾健旺，气血和调，本固血充，则胎可安。若胎元不正，胎堕难留，或胎死不下，或孕妇有病不宜继续妊娠者，则宜从速下胎以益母。

（三）胎漏、胎动不安

妊娠期间，阴道少量流血，时出时止，或淋漓不断；而无腰酸，腹痛，小腹坠胀者，称为胎漏，亦称“胞漏”或“漏胎”；妊娠期间，出现腰酸，腹痛，小腹下坠，或伴有阴道少量流血者，称为“胎动不安”；胎漏、胎动不安病名虽有不同，但临床难以区分，且两者病因、治则、转归、预后等基本相同，故一并论述。

1. 病因　本病主要发病机理是冲任气血失调、胎元不固，主要病因概括为以下五个方面。

（1）禀赋不足：肾为先天之本，先天禀赋不足，肾虚冲任不固，胎失所系，以致胎漏、胎动不安。

（2）烦劳过度：脾为后天之本，思虑劳倦太过则伤脾；脾虚则气血生化乏源。孕后气血下以养胎，导致冲任更伤，气血虚弱，胎失所载，致胎漏、胎动不安。或房劳过度，或房事不节，耗伤肾精；肾虚则肾精匮乏，胎失所养，胎元不固，致胎漏、胎动不安。

（3）大病久病：久病及肾，损伤肾气；肾虚冲任不固，胎失所系，以致胎漏、胎动不安。大病久病损伤正气、耗血伤阴；孕后气血下以养胎，使阴血更虚，血热益甚，迫血妄行，以致胎漏、胎动不安。

（4）外邪致病：外感邪热，热扰冲任，迫血妄行，以致胎漏、胎动不安。孕期手术创伤或孕后不慎跌仆闪挫，均可致瘀阻胞宫、胞脉，胎失所养，胎元失固，发为胎漏、胎动不安。

（5）饮食不调：饮食偏嗜，孕后过食辛热，热扰冲任，迫血妄行，以致胎漏、胎动不安。

2. 主症　胎漏，主要为妊娠期间，出现阴道少量流血，时出时止，或淋漓不断，而无腰酸、腹痛、小腹坠胀。胎动不安，主要为腰酸、腹痛、小腹下坠，或伴有阴道少量出血。

3. 治则　胎漏、胎动不安，以养血补肾固冲为基本治则，并对证予固肾、益气、清热、化瘀等法。若经治疗后，阴道出血迅速控制，腰酸腹痛症状好转，多能继续妊娠。若发展为胎殒难留，应下胎益母。但治疗过程中若有他病，应遵循治病与安胎并举的原则。

4. 治法方药

（1）养血益气，固肾安胎：肾虚所致胎漏、胎动不安，临床表现为妊娠期间阴道少量流血，色淡暗；腰膝酸软，腹痛下坠，头晕耳鸣，小便频数，夜尿多等；舌淡苔白，脉沉滑尺弱。治以养血益气，固肾安胎。常用方剂，以寿胎丸加减。常用药，如菟丝子、桑寄生、续断补肾益精、固摄冲任，肾旺自能荫胎；阿胶养血安胎；党参、白术健脾益气，以后天养先天，生化气血以化精，加强安胎之功。

（2）养血益气，固冲安胎：气血虚弱所致胎漏、胎动不安，临床表现为妊娠期间阴道少量下血，色淡红，质稀薄；腰酸，小腹空坠而痛或隐痛，神疲肢倦，气短乏力，面色㿠白，心悸气短；舌淡薄白，脉滑无力。治以养血益气，固冲安胎。常用方剂，以胎元饮加减。常用药，如人参、白术、炙甘草甘温益气，健脾调中，以助生化之源，使气旺以载胎；熟地黄、白芍补血养血安胎；杜仲补肾安胎，陈皮行气健胃，去活血之当归，加黄芪益气健脾，阿胶养血止血安胎。

（3）养血凉血，清热安胎：实热所致胎漏、胎动不安，临床表现为妊娠期间阴道流血，色鲜红或深红，质稠；腰腹坠胀作痛，渴喜冷饮，小便短黄，大便秘结；舌红，苔黄，脉滑数。治以养血凉血，清热安胎。常用方剂为保阴煎加减。常用药以生地黄清热凉血安胎，熟地黄、白芍养血敛阴安胎，黄芩、黄柏清热安胎，山药、续断补肝肾，固冲安胎，甘草调和诸药。阴道出血多者，可加阿胶养血止血安胎。

（4）养血活血，化瘀安胎：血瘀所致胎漏、胎动不安，临床表现为妊娠期间阴道不时流血，色暗红；或不慎跌仆闪挫，或劳力过度，或妊娠期手术创伤，宿有癥积，见腰酸，下腹刺痛，腰酸腹痛；舌暗红或有瘀斑，苔薄，脉弦滑或沉弦。治以养血活血，化瘀补肾安胎。常用方剂，以桂枝茯苓丸去桃仁合寿胎丸加减。常用药，如桂枝温经通阳，促血脉运行而散瘀；白芍养肝和营，缓急止痛，或赤芍活血化瘀消癥；牡丹皮活血化瘀；茯苓健脾益气，宁心安神，常与桂枝同用，通阳开结，伐邪安胎；合寿胎丸补肾安胎，攻补兼施，邪去胎安。

5. 临证要点　胎漏与胎动不安，除两者之间鉴别外，尚应与堕胎、小产、胎死不下、激经、异位妊娠、葡萄胎、崩漏等鉴别。鉴别要点，主要结合病史、症状，辅以 B 超，进行鉴别。B 超提示胚胎存活者，诊断为胎漏、胎动不安者，根据腰酸、腹痛的性质及阴道流血的量、色、质及舌质、脉症，以区分虚实、寒热、气血证候，积极对证安胎治疗。治疗过程中，也当根据腹痛，阴道出血等症状及体征，结合血人绒毛膜促性腺激素（human chorionic gonadotropin，HCG）测定及 B 超辅助检查，以观察病情变化。阴道流血量逐渐增多，腰酸腹痛加重，早孕反应消失，尿妊娠试验转阴，胎殒难留，按胎死不下、堕胎、小产等处理。

（四）妊娠贫血

妊娠期间，出现倦怠、乏力、气短、面色苍白、浮肿、食欲不振等，血常规检查结果呈现血红蛋白或红细胞总数降低，血细胞比容下降，称妊娠贫血。妊娠贫血，易使孕妇在妊娠分娩、产褥时引发各种并发症，对胎儿也有严重影响。

1. 病因　本病主要病因概括为以下三个方面。

（1）烦劳过度：脾胃为后天之本，气血生化之源。若劳倦、思虑过度，生化乏源，导致气血不足，母胎失养。肝藏血，肾藏精，精化血，精血同源。若孕后不节房事，损伤肾精，肝肾精血不足，冲任血虚，致母胎失养。

（2）大病久病：久病大病失养，营阴暗耗，气血不足，母胎失养。

（3）饮食不调：饮食失节，损伤脾胃，导致气血不足，母胎失养。饮食偏嗜，食纳量少，化源不足，气血两虚，母胎失养。

总之，妊娠贫血由于先天禀赋不足，精血亏虚；或后天脾胃虚弱，生化乏源；或大病失血，精血暗耗；加之妊娠期间，阴血下聚养胎，血为胎夺，母体精血更虚，而发为本病。

2. 主症 妊娠贫血的早期症状，主要为疲倦、乏力；随着贫血的加重，可出现头晕、心悸、气短、纳呆、低热等；甚至出现下肢、面目浮肿，并可见面色无华、萎黄或㿠白；舌质淡，爪甲不荣，脉细无力等。

3. 治则 妊娠贫血的治疗，以补虚为原则；尤当以调理脏腑，补养气血为要。

4. 治法方药

（1）养血补血，补气生血：气血两虚所致妊娠贫血，临床表现为孕后面色萎黄，四肢倦怠，乏力，口淡纳差，腹胀便溏；或见妊娠浮肿，或腰酸、腹痛下坠，舌淡胖，苔白，脉缓无力。治以养血补血，补气生血。常用方剂，以八珍汤加减。常用药，如当归、白芍、川芎、熟地黄补血，党参、白术、茯苓、炙甘草补气，气血双补，则无贫血之虞。若伴浮肿者，可加炒扁豆、大腹皮、陈皮健脾利湿；伴胎动不安者，可加续断、桑寄生、枸杞子、菟丝子补肾安胎。

（2）养血益气，健脾养心：心脾两虚所致妊娠贫血，临床表现为孕后面色无华，心悸怔忡，失眠多梦，头昏眼花，唇甲色淡；舌淡，苔少，脉细弱。治以养血益气，健脾养心。常用方剂，以归脾汤加减。常用药，如党参、黄芪、白术、甘草、生姜、大枣甘温补脾益气；当归养肝而生心血；茯神、枣仁、龙眼肉养心安神；远志交通心肾而定志宁心；木香理气醒脾，以防益气补血药滋腻太过碍脾。若心神不宁者，加首乌藤、生龙齿镇静安神；若腹胀、便溏、纳呆者加山药、炒扁豆、砂仁健脾祛湿；若见小腹冷痛、畏寒者，可加阿胶、艾叶以暖宫止痛，养血安胎。

（3）养血滋阴，培补肝肾：肝肾不足所致妊娠贫血，临床表现为孕后常头晕目眩，腰膝酸软，肢麻或痉挛，胎儿小于孕月；舌暗红，少苔，脉细弦滑。治以养血滋阴，培补肝肾。常用方剂，以大补元煎加减。常用药，如当归养血补血，阿胶养血安胎，熟地黄、枸杞子、杜仲、桑寄生滋肾益阴，牛膝补肝肾而引药归经，肉桂温肾助阳，寓阴中求阳之意，益精生血。

5. 临证要点 妊娠贫血，是由于妇女素体血虚，孕后阴血养胎，血为胎夺，因此孕期的特殊生理使贫血较之平时更易发生。血由脏腑所化生，五脏之中，脾生血，心主血，肝藏血，肾藏精，精化血，任何一脏功能失调都会影响到精血。或由脏腑虚损，气血亏虚所致，或气血化源不足，或失血伤血，精血暗耗太过。临床主要根据素体状况、临床表现及舌脉，辨别脏腑所属。治疗以调理脏腑、补养气血以培补孕期耗损之不足。

四、产后病

产妇在产褥期内，发生与分娩或产褥有关的疾病，称为“产后病”。从胎盘娩出至产妇全身各器官（除乳腺外）恢复至孕前状态的一段时期，称为“产褥期”，一般需6～8周；产后7日内，称为“新产后”。

1. 病因病机

（1）亡血伤津：由于分娩用力、出汗、产创出血，导致阴血暴亡，虚阳浮散，易致产后血晕、产后痉证、产后发热、产后大便难、产后小便淋痛等。

（2）元气受损：由于产时用力耗气，或产程过长，耗气更甚；或失血过多，气随血耗；或产后操劳过早，导致气虚失摄，冲任不固，易致产后发热、产后恶露不绝、产后自汗、产后小便不通、产后乳汁自出等。

（3）瘀血内阻：分娩创伤，脉络受损，血溢脉外，离经成瘀；产后百脉空虚，起居不慎，寒热入侵，寒凝血瘀，或热灼成瘀；元气亏虚，运血无力，血滞成瘀；情志所伤，气机不畅，气滞成瘀；胞衣残留，瘀血内阻，败血为病，易致产后血晕、产后发热、产后腹痛、产后恶露不绝、产后身痛、产后情志异常等。

（4）外感六淫：产后元气受损，气血俱伤，腠理疏松，卫表不固，所谓“产后百节空虚”，稍有不慎或调摄失当，便可发生产后痉证、产后发热、产后腹痛、产后恶露不绝、产后身痛等。

总之，产后病有“多虚多瘀”的病机特点。

2. 治疗原则 治疗产后病，应本着“勿拘于产后，亦勿忘于产后”的原则调养气血。具体治法，有补虚化瘀、益气固表、清热解毒、调理肾肝脾等。选方用药，必须兼顾气血。掌握补虚不滞邪、攻邪不伤正的原则，勿犯虚虚实实之戒。

（一）产后发热

产后发热，是指产褥期内，出现发热持续不退，或低热持续，或突然高热寒战者。产后1～2日内，由于产妇阴血骤虚，营卫暂时失于调和，常有轻微发热，不伴其他症状者，属生理性发热，可自行退热；亦有在产后3～4日泌乳期间有低热，俗称“蒸乳”，也非病态，在短期内会自然消失。

1. 病因 本病主要病因概括为以下两个方面。

（1）外邪致病：产时接生不慎，或产后护理不洁，或产后不禁房事，致使邪毒乘虚而入，稽留于冲任、胞脉，正邪交争、因而发热。产后百脉空虚，腠理不密，卫阳不固，以致风、寒、暑热之邪，乘虚而入，正邪相争，营卫不和，因而发热。产后血室正开，寒邪所客，瘀阻冲任，恶露不下，败血停滞，阻碍气机，营卫不通，而致发热。

（2）生产损伤：产时产后失血过多，阴血暴虚，阳无所附，以致虚阳越浮于外，而令发热。

总之，产后发热或因阴血骤虚，阳易浮散；或瘀血内阻，败血为患；或元气虚弱，易感外邪。若邪从肌表入侵，则主外感发热；如外感邪毒从阴户直犯胞宫，则为感染邪毒发热。若邪毒炽盛，与血相搏，传变迅速，症情危重，治不及时，可热入营血，内陷心包，甚出现高热、神昏谵语等危重证候，临证必须密切观察。

2. 主症 产褥期内，尤其是新产后出现发热，表现为持续发热，或突然寒战高热. 或发热恶寒，或乍寒乍热，或低热缠绵。

3. 治则 本病的治疗总以调气血、和营卫，扶正祛邪为主。感染邪毒者，宜宣散清热解毒，凉血化瘀；外感风寒者，宜扶正解表，疏邪宣肺；外感风热者，宜辛凉解表，肃肺清热；外感暑热者，宜清暑益气，养阴生津；血瘀发热者，宜活血化瘀，清热解毒；血虚发热者，宜补血益气，养阴清热。治疗时需顾护正气，以扶正为主。但不可不辨病情，片面强调补虚，而忽视外感和里实之证，致犯虚虚实实之戒。当时时遵循“勿拘于产后，勿忘于产后”的原则。用药时不能不分寒热虚实而妄投辛温滋腻之品，以致闭门留寇；或妄投活血逐瘀之品，以伤正气。清热勿过于苦寒，疏风勿过于发散，化瘀勿过于攻破。

4. 治法方药

（1）养血凉血，清热解毒：感染邪毒所致产后发热，临床表现为产后发热恶寒，或高热寒战，小腹疼痛拒按，恶露初时量多，继则量少，色紫暗，质如败酱，其气臭秽，伴心烦不宁，口渴喜饮，小便短赤，大便燥结；舌红，苔黄而干，脉数有力。治以养血凉血，清热解毒。常用方剂，以解毒活血汤加减。常用药，如连翘清热解毒，泻火散结；柴胡、葛根清热疏泄，升散退热；生地黄、赤芍清热凉血：枳壳理气行滞止痛；当归养血和营，活血行滞；桃仁、红花活血散瘀，祛瘀生新；甘草清热解毒，调和药性。

（2）养血祛风，散寒解表：外感风寒所致产后发热，临床表现为产后恶寒发热，头痛身疼，鼻塞流涕，咳嗽，无汗，舌淡，苔薄白，脉浮紧。治以养血祛风，散寒解表。常用方剂，以荆穗四物汤加减。常用药，如熟地黄、当归、川芎、炒白芍养血扶正；荆芥穗、防风、苏叶祛风散寒解表。

（3）养血活血，化瘀除热：血瘀所致产后发热，临床表现为产后乍冷乍热，恶露不下；或下亦甚少，色紫暗有块，小腹疼痛拒按；舌紫暗，或有瘀点、瘀斑，苔薄，脉弦涩有力。治以活血祛瘀，和营除热。常用方剂，以生化汤加减。常用药，如当归养血活血，化瘀生新；川芎、桃仁活血行瘀；炮姜性温入血分，温经止痛；炙甘草补中缓急；用黄酒助药力直达病所，加强活血祛瘀之功，可使瘀血去而新血生。

（4）养血益气，和营退热：血虚所致产后发热，临床表现为产时、产后失血过多，身有微热；头晕眼花，心悸少寐，恶露或多或少，色淡质稀，小腹绵绵作痛，喜按；舌淡红，苔薄白，脉细弱。治以养血益气，和营退热为法。常用方剂，以八珍汤加减。常用药，如当归、白芍、川芎、熟地黄补血；党参、白术、茯苓、炙甘草补气。

（5）养血滋阴，甘温除热：阴虚所致产后发热，临床表现为产后常午后热甚，两颧红赤，口渴喜饮，小便短黄，大便秘结，舌红，苔少，脉细数。治以滋阴养血清热。常用方剂，以青蒿鳖甲汤加减。常用药，如青蒿、地骨皮清火退热；知母、白薇、鳖甲、生地黄滋阴清热；白芍、麦冬、熟地黄养血滋阴；甘草调和诸药。

5. 临证要点　产后发热是临床常见病，有感染邪毒、外感、内伤之不同。其发病机理不一，虚实夹杂证多见，纯实证较少。临床各种证候类型，可互相转化，或相兼出现；临证时要仔细辨证，分清主次，辨证求因，审因论治。发热中感染邪毒型属急重症，证候复杂多样，变化迅速；治疗时要把握时机，准确辨证，合理诊治，及时控制病情，以防他变。另外，还要注意产后“多虚”“多瘀”的特点，扶正祛邪，应“勿拘于产后，勿忘于产后”。

（二）产后缺乳

哺乳期内，产妇乳汁甚少，或无乳可下，称为“缺乳”，又称“乳汁不足”“乳汁不行”。

1. 病因

（1）生产损伤：分娩失血耗气，以致气血不足，不能化生乳汁，因而乳汁甚少或无乳可下。

（2）烦劳过度：脾为后天之本，过度思虑劳倦则伤脾，脾虚则气血生化乏源；气血不足则不能化生乳汁，因而乳汁甚少或无乳可下。

（3）情志内伤：素性抑郁，情志不畅，肝失条达，气机不畅，致乳络不通，乳汁运行不畅，因而缺乳。

总之，缺乳的主要病机，为乳汁化源不足，无乳可下；或乳汁运行受阻，乳不得下。此外，精神紧张、劳逸失常、营养不良或哺乳不当等，均可造成缺乳。

2. 主症　本病的特点，是产妇哺乳期完全无乳或乳汁甚少，不足以喂养婴儿。多发生在产后两到三日至半个月内，也可发生在整个哺乳期。缺乳有虚、实两端，如乳汁清稀，乳房柔软，属虚证，多为气血虚弱；若乳汁浓稠，乳房胀硬疼痛，属实证，多为肝郁气滞。

3. 治则　产后缺乳的治疗，以调理气血，通络下乳为主。虚者补益气血，实者疏肝解郁，均宜佐以通乳之品。

4. 治法方药

（1）养血补气，通络下乳：气血虚弱所致的产后缺乳，临床表现为产后乳少，甚或全无，乳汁清稀；乳房柔软，无胀感；面色少华，倦怠乏力，神疲食少；舌质淡，苔薄白，脉细弱。治以补气养血通乳。常用方剂，以通乳丹加减。常用药，如人参、黄芪补气；当归、麦冬养血滋阴增液；桔梗利气通络；猪蹄补血滋养通乳。食少便溏者，加炒白术、茯苓、炒扁豆健脾渗湿；头晕心悸者，加阿胶、白芍养血安神。

（2）养血疏肝，通络下乳：肝郁气滞所致的产后缺乳，临床表现为产后乳少，甚或全无，乳汁浓稠，乳房胀硬、疼痛，胸胁胀满，情志抑郁，食欲不振，舌质正常，苔薄黄，脉弦或弦数。治以养血疏肝解郁，通络下乳。常用方剂，以下乳涌泉散加减。常用药，如柴胡、青皮疏肝解郁；当归、白芍、川芎养血行血；生地黄、天花粉补血滋阴；白芷入阳明，气芳香以散风通窍；王不留行、漏芦通络下乳；桔梗理气通络；甘草调和诸药。若乳房胀痛甚者，加橘络、丝瓜络、香附以增理气通络，行气止痛之效；若乳房胀硬疼痛，局部有热感，触之有块者，加蒲公英、夏枯草、赤芍、路路通以清热散结通络。

5. 临证要点 产后缺乳有虚实两证。虚者，气血虚弱，乳汁化源不足，无乳可下；实者，肝气郁滞，乳汁排出不畅。治以调理气血，通络下乳。虚者，补益气血，同时佐以滋液之品，以增乳汁之化源；实者，疏肝解郁，佐以补血之品，以养血调肝。然而无论虚实，均宜佐以通络下乳之品，以助乳汁分泌。

本病无论虚实，预后均较好。若治疗及时，脾胃功能、气血津液恢复正常，则乳汁可下。但若身体虚弱，虽经治疗，乳汁无明显增加或先天乳腺发育不良“本生无乳者”，则疗效不佳；若肝气郁滞，乳汁壅滞，经治疗乳汁仍然排出不畅，化热成脓，可发展为乳痈。

（三）产后血劳

因产时或产后阴血暴亡，导致日后月经停闭，性欲丧失，生殖器官萎缩；伴见表情淡漠，容颜憔悴，毛发枯黄脱落，形寒怕冷，虚乏劳倦等一系列虚羸证候者，称“产后血劳”。

1. 病因 产后血劳属于疑难重症，病因复杂，以虚为主，概括为以下三个方面。

（1）生产损伤：产程不顺，气血暴脱，夺血伤精，致肾虚精亏，精血匮乏，脑髓失充，脏腑虚损，而成产后血劳。

（2）烦劳过度：脾为后天之本，产前思虑劳倦，忧思伤脾，脾虚失运，生化乏源；复因产后失于调养，精血更亏，脑髓失充，而成产后血劳。

（3）大病久病：素有宿疾，日久及肾，复加产时夺血，终致肾虚精亏，精血匮乏，脑髓失充，脏腑虚损，而成产后血劳。

2. 主症 本病临床表现为表情淡漠，容颜憔悴，毛发枯黄脱落，肌肤不荣，四肢不举，头晕目眩，腰膝酸软，形寒怕冷，渐至月经停闭，性欲丧失，生殖器官萎缩。

3. 治则 本病皆因虚所致，当以补虚为主。治以滋阴养血，填精益髓，充养天癸，以峻补肾脾，调理气血冲任为要。

4. 治法方药

（1）养血滋阴、填精益髓：精血亏损所致产后血劳，临床表现为产后月经闭止，毛发脱落，枯槁无华，头晕目眩，腰膝酸软，性欲丧失；甚或生殖器官萎缩，阴道干涩；舌淡白苔少，脉沉细略数。治以养血滋阴，填精益髓。常用方剂，以人参鳖甲汤加减。常用药，如熟地黄、紫河车、鳖甲补精养血，滋肾益阴；人参、黄芪、白茯苓补气生血；白芍、当归、麦冬补血养阴；续断、桑寄生补肾强腰；桃仁、牛膝活血化瘀；甘草调和诸药。此外，可酌加阿胶以养血补虚。

（2）养血益气、峻补脾肾：脾肾虚损所致产后血劳，临床表现为产后月经停闭，形寒怕冷，四肢不温，易感风寒；纳呆食少，腹泻便溏，容颜憔悴，毛发枯萎，肌肤不荣；或宫寒不孕，性欲丧失，子宫萎缩；舌淡苔白，脉沉细无力。治以峻补脾肾，益气养血。常用方剂，以黄芪散去羚羊角加紫河车、仙茅、淫羊藿。常用药，如黄芪、白术、人参、茯苓、甘草健脾益气，益气血生化之源；当归、川芎、白芍补血调经；仙茅、淫羊藿、桂心、木香温元行气；紫河车为血肉有情之品，滋肾填精；仙茅、淫羊藿补肾温阳。

5. 临证要点　产后血劳，系由产时、产后大出血所引起的脏腑、冲任功能衰退的严重疾病。临证应针对病因病机，以填精养血、补肾健脾、调理冲任为要。但需强调，五脏六腑之中尤以脾肾为重，这是由脾主运化、脾为气血生化之源；肾藏精、主生殖，为先天之本等生理特点所决定的。当注意调理冲任、补气养血。同时还应注意促进心、肝、肺等其他脏腑功能的恢复。在治疗用药上，除人参鳖甲散、黄芪散外，四君子汤、四物汤、八珍汤、十全大补汤、益气养荣汤等，均为补气养血、调补阴阳的经典方；另可予以阿胶、龟甲胶、鳖甲胶等相伍运用，方奏显效。

第三节　养血与儿科疾病

小儿出生之后，五脏六腑娇柔嫩弱；其形态结构、四肢百骸、筋骨肌肉、气血津液、气化功能，都是不够成熟和相对不足的。具体表现为肌肤柔嫩，腠理疏松，气血未充，肺脾娇弱，肾气未固，神气怯弱，筋骨未坚等。清代吴鞠通在前人基础上，将之归纳为“稚阳未充，稚阴未长”。但从另一方面来看，小儿生机蓬勃，发育迅速，故脏气清灵，易趋康复。

小儿脏腑娇嫩，形气未充，抗病能力较弱，故发病容易，传变迅速。小儿肺常不足，肌肤疏薄，腠理不密，加之调护失当，外邪易从口鼻而入，以致肺气失宣，易发感冒、咳嗽等病证。小儿脾常不足，运化力弱，易致疳证、食积、泄泻等。小儿肾常虚，易因先天元精不足罹患解颅、胎怯胎弱、五迟五软等疾，亦可由脾胃摄取不足，影响肾气藏精而致佝偻疾患。传变迅速，是指小儿在疾病过程中容易发生转化，变化多端，其主要表现为“易虚易实、易寒易热”。

儿科疾病中，心血管系统疾病、消化系统疾病、血液系统疾病、神经系统疾病以及感染类疾病，多可从血分论治。血分之病的发病原因，有“血不足、血不行、血不藏、血不生、血不束、血有瘀、血有热、血有寒、血有燥”等。常用养血补气、养血温阳、养血滋阴、养血生津、补血生精等治法。

一、小儿营养性缺铁性贫血

营养性缺铁性贫血，又名小细胞低色素性贫血。是由体内贮存铁缺乏，使血红蛋白合成减少所致，临床以皮肤黏膜苍白或苍黄、倦怠乏力、食欲不振、烦躁不安等为特征。中度贫血，可见面色萎黄或苍白，肢倦乏力，头晕耳鸣，心悸气短，烦躁不安等；重度贫血，除上述症状外，尚见毛发枯黄，精神萎靡，爪甲枯脆，腹泻纳呆，发育迟缓，胁下痞块；甚或震颤抽搐，额汗肢冷，吐衄便血等。本病属“血虚、虚劳”等范畴。

本病是小儿贫血中最常见的一种类型，多见于 6 个月至 3 岁的婴幼儿。轻中度贫血一般预后良好。重度贫血或长期不愈者，则影响小儿的生长发育，且可使机体抗病能力下降，易罹患感染性疾病。

（一）病因

1. 禀赋不足 胎儿的生长发育，全赖母体气血的供养。若孕母素体虚弱；或孕期失于调摄，饮食摄入不足或偏食挑食；或疾病影响、药物克伐等，皆可影响胎儿的生长发育，致使胎儿精髓不足，气血内亏而发病。

2. 喂养不当 小儿生机蓬勃，发育迅速，所需营养物质相对较多，但脾常不足，运化功能薄弱。若饮食不节，恣食肥甘生冷，饥饱无常，损伤脾胃；或母乳不足，未能及时添加辅食；或长期偏食、少食、挑食等，皆可致气血生化乏源，而形成贫血。

3. 耗气伤血 小儿脏腑娇嫩，形气未充，不耐邪气侵扰，疾病克伐。若患大病久病，或病后失调，或长期少量失血，或感染诸虫等，伤及脾肾心肝，气血化生不足，也可形成贫血。

总之，血虚不荣是贫血的主要病理基础，病变脏腑主要在心、肝、脾、肾，其中以脾胃最为重要。病初起在脾胃，脾胃虚损，纳化不及，则气血无以化生；气血亏虚，脏腑失荣，则疾病丛生。血不养心，心神失养，可出现心脾两虚证候；病情久延，血不化精，精血亏虚，肝肾失养，则出现肝肾阴虚证候。贫血严重者，可因精血大衰，气随血脱，而出现厥脱险证之变。

（二）主症

本病发病缓慢，皮肤黏膜逐渐苍白或苍黄，以口唇、口腔黏膜及甲床最为明显；可见神疲乏力，食欲减退，或异食癖，时有头晕等症状。部分患儿可有肝脾大。由先天因素所致者，多有早产、多胎、孕母体虚病史。由喂养不当引起者，往往有喂养太过或摄入不足史。由虫积肠道所致者，常有脐腹疼痛，时作时止，面色萎黄，大便下虫或异食癖等症状。若因久泻引起者，则有多食多便，大便稀溏，甚或完谷不化等症状。

（三）治则

本病治疗当以益气养血，健脾开胃为原则。脾胃为后天之本，气血生化之源，脾健胃和，纳食增多，化源充盈，则贫血自能改善和痊愈。临证时，组方用药时不可拘泥贫血而重用滋腻补血之品，总以补而不滞、补不碍胃为要。诊疗时应尽量查明病因，同时或首先作病因治疗。中药与铁剂配合治疗时，中药不可只着眼于治疗本病，应同时注意纠正铁剂治疗后常引起的消化道反应等副作用。

（四）治法方药

1. 养血益气，健脾助运 脾气虚弱所致的小儿贫血，临床表现为面色萎黄或㿠白，唇甲色淡，形体消瘦，神疲乏力，食欲不振或食少纳呆，大便不调；舌质淡，苔薄白，脉细无力，指纹淡红。治以养血益气，健脾助运。常用方剂，以六君子汤加减。常用药，如党参、黄芪健脾益气；白术、茯苓健脾燥湿；当归、大枣养血；陈皮、半夏燥湿化痰；生姜、砂仁行气；炒麦芽健脾助运。

2. 养血补脾，益气养心 心脾两虚所致小儿贫血，临床表现为面色萎黄，唇甲苍白，发黄稀疏，心悸怔忡，夜寐不安，气短懒言，头晕目眩，神疲纳呆；舌质淡，苔薄白，脉细弱，指纹淡红。治以养血补脾，益气养心。常用方剂，以归脾汤加减。常用药，如黄芪、人参健脾益气；白术、茯苓健脾燥湿；当归养血；龙眼肉、远志、酸枣仁、首乌藤，养心安神；木香行气；焦六神曲、炒麦芽健脾助运。

3. 养血填精，滋补肝肾 肝肾阴虚所致小儿贫血，临床表现为面色苍白，颧红盗汗，毛发干枯，爪甲枯脆，头晕目眩，耳鸣目涩，腰膝酸软，发育迟缓，口舌干燥，肌肤不泽，甚或皮肤瘀斑，吐血衄血；舌质红，少苔或无苔，脉细数。治以养血填精，滋补肝肾。常用方剂，以左归丸加减。常用药，如龟甲、鹿角胶、菟丝子、怀牛膝、熟地黄、山药、山茱萸、枸杞子滋养肝肾；阿胶、砂仁养血调气；焦山楂健脾助运。

4．养血滋阴，温补脾肾　脾肾阳虚所致小儿贫血，临床表现为面色㿠白，口唇苍白，发黄稀少，精神萎靡，畏寒肢冷，纳呆便溏，或完谷不化，消瘦或浮肿，少气懒言，发育迟缓；舌淡胖嫩，苔白，脉沉细无力，指纹淡。治以养血滋阴，温补脾肾。常用方剂，以右归丸加减。常用药，如熟地黄、山茱萸、枸杞子、山药滋补肝肾，滋阴养血；菟丝子、肉桂、淫羊藿、补骨脂、鹿角片温补肾阳；焦山楂健脾助运。

（五）临证要点

在小儿营养性缺铁性贫血的临床诊疗中，因人而异，疾病千变万化，故远不止如上几种证候。临床多基于以上证候类型及个体差异，灵活辨证，随症加减用药。在小儿营养性缺铁性贫血中，血瘀、血虚、气虚、津亏、精损之象多为常见；病因上常见血不足、血不行、血不生、血有瘀、血有热、血有寒、血有燥等。所以“养血”之法贯穿始终。

二、小儿便秘

便秘，是指大便干燥坚硬、秘结不通、排便次数减少、间隔时间延长，或虽便意频而排出困难的一种疾病。西医学中，因肠动力缺乏、肠道刺激不足，或肠道菌群失调引起的肠黏膜应激力减弱所致便秘，或直肠、肛门疾病等引起的便秘，以及先天性巨结肠引起的便秘，均属于中医学“便秘”的范畴。

（一）病因

1．喂养不当　由于婴幼儿乳食不知自节，若喂养不当，饥饱失常；或因过食生冷肥甘等损伤脾胃，脾胃运化失常，乳食停滞中焦，久而成积化热，积热蕴结而致肠道传导失常；或小儿若过食辛辣香燥、油煎炙烤之品，致肠胃积热，燥热内结肠道，以致津液不足，肠道干涩，传导失常，故大便干结。

2．禀赋不足　小儿脏腑娇嫩，气血未充。若禀赋不足，身体虚弱，则气血虚衰；气虚则大便传导无力，血虚则津液不足以滋润大肠，致大便秘结。或胎热内盛，燥热内结，导致便秘。

3．疾病伤阴　小儿或因壮热大汗，或因病过用发汗、通利、燥热之剂，耗气伤津，致身体虚弱，气血虚衰。或血亏、阴虚，肠失濡润，水不行舟而致便秘。

（二）主症

粪便干燥、坚硬，排出困难，排便次数可减少，有时粪便擦伤肠黏膜或肛门引起出血，而大便表面可带有少量血或黏液。排便时肛门疼痛、慢性便秘者，常有精神萎靡、食欲不振，久之导致营养不良，更加重便秘。有时，便秘患儿常有便意却不能排净，使便次增多。严重便秘，大便在局部嵌塞，可不自觉地自干粪周围流出肠分泌液似大便失禁。此外，便秘是引起肠绞痛的常见原因。

（三）治则

本病治疗宜通便开秘，以下法为主。六腑传化物而不藏，以通为用。阳结者，为邪热内阻，宜攻、宜泻；阴结者，为精气内亏，则宜滋、宜补。故临床尚须根据病因或兼证的不同，分别运用清热消导、养血行气、益气养阴等通下之法。

（四）治法方药

1．养血润肠，清热通便　血燥血热所致便秘，临床表现为大便干结，排出困难，甚至秘结不通，腹胀不适；或兼呕吐，或兼口臭唇疮，面赤身热，舌红；苔黄燥，脉滑，指纹紫滞。治以养血润肠，清热通便。常用方剂，以麻子仁丸加减。常用药，如白芍养血润肠，火麻仁、苦杏仁润肠通便，大黄、枳实、厚朴清热通下。

2. 养血补血，润燥通便 血虚所致便秘，临床表现为大便干结，努挣难下，面唇爪甲淡白无华，目眩心悸；舌淡嫩，苔薄白，脉细弱，指纹淡。治以养血补血，润燥通便。常用方剂，以四物汤加减。常用药，如当归、川芎、白芍、熟地黄养血补血，润燥通便。若血虚有热，兼口干心烦，苔剥蚀，脉细数者，加玄参、麦冬、牡丹皮、栀子清热养心除烦；气弱血虚，兼神疲气短，自汗脉弱者，加党参、黄芪益气养血。

3. 养血行气，导滞通便 气滞所致便秘，临床表现为胸胁苦满，嗳气频作，胃纳减少，欲便不便，甚则腹胀疼痛；舌红，苔薄白腻，脉弦或指纹滞。治以养血行气，导滞通便。常用方剂，以四磨汤加减。常用药，如人参补气养血；槟榔、沉香、乌药行气导滞通便。

4. 养血益气，润肠通便 气虚所致便秘，临床表现为神疲乏力，面色㿠白，时有便意，大便不干硬，但努挣乏力，用力则汗出短气，便后疲乏；舌淡，苔薄脉虚，指纹淡。治以养血益气，润肠通便。常用方剂，以黄芪汤加减。常用药，如黄芪、当归养血益气，白蜜、火麻仁润肠通便。

（五）临证要点

小儿便秘多与血虚、血燥、血热有关，故“养血”之法在此病的治疗中具有举足轻重的作用。但临证时，也需灵活辨证，随症加减。

第四节 养血与皮肤科疾病

血充盈脉道，与气相合，脉气流经，濡养脏腑百骸，四肢九窍，肌肤络脉。若阴血不足，则脉道难充，气无所载，气机逆乱，导致脏腑功能失常，肌肤络脉失养，化燥生风，滞留成瘀，日久生热；或阴虚血热，或正虚热侵，致血分热盛。血虚则肌肤不仁，热盛疮痛瘙痒；若与风、湿等邪气相合，则病情愈加复杂缠绵，变生多种皮肤疾病。故阴血亏虚，肌肤失养；或血分热盛，燔灼络脉，是皮肤科疾病重要的病机。

气可生血，精血同源，阴血互生；心主血、肝藏血、脾统血、肾藏精、肺主气。精气津液的转化和五脏的协调作用，无不影响血的化生。然人与自然相应，当季节时令变化，因个人禀赋、情志喜怒、饮食水土、劳逸失度、感受虫毒等一系列内外因，导致正气亏虚，外邪干犯，人体难以适应外部环境变化或内部机体紊乱，使“有诸内而形诸外”，引起一系列外在病理表现，尤以肌肤皮损最为直观。追根溯源，血虚之本不可忽视。因此，在治疗皮肤科疾病时，需时时顾护阴血，以补血为要，但佐以少量行气活血之品，使补而不滞；兼以息风之品祛除邪气，或酌情使用安神之品，缓解患者情绪。本篇章主要从养血角度，阐述皮肤瘙痒症、慢性荨麻疹、神经性皮炎、银屑病和斑秃的治疗。

一、皮肤瘙痒症

中医称之为风瘙痒，指无明显原发性皮损而以瘙痒为主要症状的皮肤感觉异常的皮肤病，中医又称之为“痒风”“血风疮”。临床上一般将皮肤瘙痒症分为局限性和泛发性两种，局限性以阴部、肛门周围多见，泛发性可泛发全身。

（一）病因

1. 久病体虚 素体血虚或久病体虚，肝肾亏虚，阴血暗耗，脾失运化，化源不足，血虚生风，内外相引而动。老年人气血不足，正虚邪恋，无力抗击邪气，导致皮肤瘙痒不止，病程迁延难愈。

2. 饮食失节 老年人脾胃之气衰减，过食辛辣、油腻或饮酒后，损伤脾胃，运化失常，湿热内生，内不得疏泄，外不能透达，郁于皮肤腠理而发为本病。

3. 情志失调 七情过极，损伤气机，气血失和，瘀血乃生，荣卫不能畅达，经气不能通畅，导致肌肤失养，产生皮肤瘙痒。患者因长期皮肤瘙痒难忍，出现烦躁、焦虑、紧张、抑郁等不良情绪，而这些不良情绪，可再次诱发或加重全身瘙痒，日久形成恶性循环。

4. 外邪内侵 六淫之邪皆可以侵袭肌肤，患者禀赋不耐，素体血虚，外邪侵袭，邪与气血相搏于肌表，内外合邪，郁于肌肤，不得疏泄，营卫失调，经络阻滞，肌肤干燥，故作瘙痒。六淫之邪中以风邪多见，或可兼杂寒、湿、热邪。

总之，皮肤瘙痒症病位在肌表，与肝、脾、肾三脏密切相关。病属本虚标实，血虚为本，多由情志失调或感受风邪诱发。

（二）主症

瘙痒为本病的主要症状。瘙痒呈阵发性，白天轻，夜间重；亦因饮酒、情绪变化、受热、搔抓、摩擦后发作或加重。初始表现为无明显原发性皮损的皮肤瘙痒，而后因反复搔抓，可致抓痕、血痂、色素沉着、皮肤肥厚、苔藓样变等继发性皮肤损害。

（三）治则

本病病位在肌表。治疗以养血为主，配合止痒、润燥、祛风、清热等法。若因内部疾病引起瘙痒者，要及时寻找原因，采用标本兼顾、内外兼治之法。肝血亏虚，引动内风者，当补养肝血，祛风止痒；血虚有热，风邪客肌者，当养血清热，祛风润燥。

（四）治法方药

1. 补养肝血，祛风止痒 肝血亏虚，引动内风所致的皮肤瘙痒症，临床表现为病程日久，皮肤干燥，可有脱屑，抓破后血痕累累；伴头晕眼花，失眠多梦；舌红，苔薄，脉细数或弦数。治以补养肝血，祛风止痒。常用方剂，以地黄饮子、当归饮子加减。常用药，如阿胶补血润燥；当归、川芎、白芍、生地黄滋阴养血；防风、荆芥、地肤子、乌梢蛇疏风止痒；白蒺藜平肝疏风止痒。若有皮肤肥厚脱屑者，加丹参以养血活血。

2. 养血清热，祛风润燥 血虚有热，风邪客肌所致的皮肤瘙痒症，临床表现为病情新起，皮肤瘙痒剧烈，遇热更甚；皮肤抓破后有血痂，心烦，口干，小便黄，大便干结；舌淡红，苔薄黄，脉浮数。治以养血清热，祛风润燥。常用方剂，以消风散合四物汤加减。常用药，如阿胶、当归、生地黄、胡麻仁养血活血；白芍补血养肝；荆芥、防风、牛蒡子、蝉蜕疏风散邪，祛风止痒；知母清热泻火。若血热甚者，加牡丹皮、紫草、浮萍等凉血清热。

（五）临证要点

皮肤瘙痒症的中医脏腑辨证，主要责之于肝脾肾。患者体虚，脏腑功能日益衰退，肝肾精血亏虚及脾气虚弱。肝血虚则风从内生，肝阴虚则易于阳亢；肝肾阴血亏虚，久则生风致瘀。脾虚则运化失司，无力化水谷之气为精血并推动其输布于四肢百骸。本病与情志关系密切，患者常感瘙痒难忍而搔抓，抓后加重，故常伴有情志不舒或烦躁易怒，影响肝之疏泄，《景岳全书·杂证谟·脾胃》云："脾为土脏，灌溉四傍，是以五脏中，皆有脾气，而脾胃中亦皆有五脏之气，此其互为相使……故善治脾者，能调五脏，即所以治脾胃也。"清王旭高在《西溪书屋夜话录·肝病证治》中指出："肝风上逆，中虚纳少，宜滋阳明，泄厥阴。"因此，治疗中不仅要平肝疏肝，健脾实脾也十分必要，故"养血法"在皮肤瘙痒症中的运用非常广泛。

二、慢性荨麻疹

慢性荨麻疹，中医又称“瘾疹”，是一种皮肤出现鲜红色或苍白风团，时隐时现的瘙痒性、过敏性皮肤病。又称为“风疹块”“瘾瘀”。如发生在眼睑、口唇等组织疏松部位，水肿明显者则称为“游风”。荨麻疹临床可分为急性荨麻疹、慢性荨麻疹、特殊类型荨麻疹，急性者骤发速愈，慢性者可反复发作。瘾疹的临床特点为突然发病，常先有皮肤瘙痒，随即出现大小和形态不一的风团，发作时间不定，发无定处，可迅速消退，而后不留任何痕迹。

（一）病因

1. 禀赋不足 肾为先天之本，功主藏精；肝为将军之官，功主藏血。若患者禀赋不足，肝肾亏虚，则冲任失调，营卫不和，生风生燥，肌肤失养，瘾疹可见。

2. 饮食失节 脾胃为后天之本，气血化生之源。若后天饮食不慎，损伤脾胃，则脾胃虚弱，气血难生，血虚生风，气虚卫外不固，风邪乘虚而入。

3. 情志过极 七情过极，最易使人体气机逆乱，进而影响血液的正常运行，气血不畅则肌腠失养；另外，气郁于内易于化火，火热动血，灼伤阴液，致使阴血不足，营卫失调，易感风邪。

总之，慢性荨麻疹病程较长，久病气血耗伤更甚，气虚卫外不固，血虚生风生燥，阻于肌肤，故皮疹缠绵不愈，瘙痒益甚。病位在皮肤肌表，与肝、脾、肾三脏功能失调有关，总属本虚标实；血虚为本，风、热、瘀为标；随病情迁延，病位逐渐深入。

（二）主症

初起常先出现皮肤瘙痒，随即局部出现风团，色白或红或正常肤色，大小不等，形态不一，可为圆形或不规则形，边界清楚。发无定时，但以傍晚为多，持续时间长短不一，但一般不超过 24 小时，消退后不留任何痕迹。部分患者一天反复发作多次，自觉剧烈瘙痒，或有烧灼、刺痛感，可伴发热、恶寒等全身症状。

（三）治则

瘾疹总属慢性疾病，当结合患者之病因病机、皮损特点、诱发因素、体质特点、病情轻重等因素辨证论治。治疗时需标本同治，主以健脾养血、调和营卫，兼以疏风止痒、清热润燥。

（四）治法方药

1. 补益气血，健脾养心 气血不足所致的慢性荨麻疹，临床表现为皮疹色淡红，反复发作，瘙痒不甚，迁延数月或数年，日轻夜重，劳累后加重，神疲乏力，失眠；舌质淡，舌苔薄，脉沉细。治以补益气血，健脾养心。常用方剂，以八珍汤加减。常用药，如阿胶滋阴养血；人参与熟地黄相配，益气养血；当归、白芍养血和营；川芎活血行气，使熟地黄、阿胶、白芍补而不滞；白术、茯苓健脾渗湿，助人参益气补脾；炙甘草益气和中，调和诸药。若见心烦失眠者，加酸枣仁、首乌藤等养心安神。

2. 补益精血，调摄冲任 精血不足所致的慢性荨麻疹，临床表现为淡红色风团，常于女子经前数天出现，经后减轻或消失，以少腹、腰骶、大腿内侧为多，或见女子痛经或月经不调；舌质紫，舌苔薄白，脉弦细。治以补益精血，调摄冲任。常用方剂，以四物汤合二仙汤加减。常用药，如阿胶、生地黄、熟地黄养血滋阴；仙茅、淫羊藿温肾阳，补肾精；枳壳引气下行；知母、黄柏滋肾阴泻火。女子月经不调，经色暗有血块者，加桃仁、红花、丹参等活血调经，祛瘀止痛。

3. 养血祛风，润燥止痒 血虚风燥所致的慢性荨麻疹，临床表现为风团反复发作，迁延日久，午后或夜间加剧；心烦易怒，口干，手足心热；舌红少津，脉沉细。治以养血祛风，润燥止痒。常用方剂，以消风散加减。常用药，如阿胶合当归、川芎、白芍、生地黄滋阴养血；防风、荆芥穗疏风止痒；白蒺藜平肝疏风；黄芪益气固表。

（五）临证要点

慢性荨麻疹，多因素体虚弱，气血不足，血虚生风或者产后受风；或因荨麻疹反复发作，日久不愈，损伤气血；又加风邪外袭，邪不得透而郁于皮肤腠理之间，正邪交争而发病；或风邪侵袭日久，风为阳邪，轻扬开泄，易伤阴耗血。因此，慢性荨麻疹病程日久，无论外感内伤，终伤及气血。所谓“风盛则痒”（《外科大成》），“治风先治血，血行风自灭”（《医宗必读·痹》），气血充足通畅，则风自止。其病在肌表营卫，并影响脏腑经络。因此，治疗之关键在于补益气血，调和营卫，使之得以协调平衡，故“养血之法”可视为瘾疹之治疗大法。

三、神经性皮炎

牛皮癣相当于西医的神经性皮炎，是一种患部皮肤状如牛项之皮，肥厚且坚硬的慢性瘙痒性疾病。在中医古代文献中，因其好发于颈项部，称之为“摄领疮”；因其缠绵顽固，亦称为“顽癣”。其临床特点是皮损多呈圆形或多角形的扁平丘疹，剧烈瘙痒，搔抓后皮损肥厚，皮沟加深，皮嵴隆起，极易形成苔藓样变。牛皮癣好发于中青年，慢性起病，时轻时重，多在夏季加剧，冬季缓解。

（一）病因

1. 外感淫邪 患者素体血虚，则易感受外邪；气血不足，脏腑亏虚于内，而致卫气不固，风湿热邪趁虚而入。正如隋巢元方《诸病源候论·疮病诸候·干癣候》所云：“干癣……皆是风湿邪气，客于腠理，复值寒湿，与血气相搏所生。”又明陈实功《外科正宗·杂疮毒门·顽癣》亦云：“顽癣乃风、热、湿、虫四者为患。”清吴谦《医宗金鉴·癣》亦云：“此证总由风热湿邪，侵袭皮肤，郁久风盛，则化为虫，是以搔痒之无休也。”由此可知，六淫邪气中的风、湿、热邪，与癣的发病密切相关。

2. 情志不节 情志内伤，郁而化火；心火内生，伏于营血，产生血热；火性炎上，易生风动血，易耗伤津血，而化燥生风；久之不愈，则伤阴血，导致血虚。血虚则肌肤失养，日久皮肤苔藓样变。若情志不节，过度思虑，思则气结，气郁化火，暗耗阴血；或忧思伤脾，脾胃运化失常，无力生化气血，导致气血不足，肌肤失养，亦可发为本病。

3. 饮食不节 饮食不节，嗜食醇酒厚味及辛辣食物，致内热郁久化火，阴血耗伤，血虚生风化燥，营卫不和，肌肤失养。

4. 病后体虚 病久脏腑功能受损，脾胃虚弱，气血生化无源；或因病中失血，气随血脱，导致气血两虚，卫气不固，血虚生燥，外风引动内风，风气大燥，肌肤失养，变生本病。

牛皮癣多由血虚风燥引起，肌肤失养，遇情绪波动、紧张劳累、衣领拂着、频繁搔抓、不洁之水等诱发加重。初起因气血不足，风、湿、热、虫等外邪侵袭，气血流通不利，凝滞于皮肤；日久则营血耗伤，血虚生风化燥，肌肤失于润泽，故斑疹表面较正常皮肤增厚粗糙，纹理加深，剧烈瘙痒。

牛皮癣病性初期多为虚实夹杂，实证为主，外感淫邪及情志化火均为实证；随着病程的增长，邪气渐弱，正气渐衰，气血两亏，逐渐过渡为虚证。

（二）主症

临床表现为扁平圆形或多角形丘疹融合成片，搔抓后皮肤肥厚，皮沟加深，皮嵴隆起，极易形成苔藓化，这是本病的重要特征。本病好发于颈项部及四弯（腘窝、肘窝）、上眼睑、会阴、大腿内侧等处。

（三）治则

牛皮癣的治疗，以养血润燥、疏风清热为原则，注重滋阴养血，疏肝理气。目的在于祛除诱发因素，改善自觉症状，促进皮损消退。若疗效不明显，或伴有其他急症时，需结合其他治疗方法。

（四）治法方药

1. 养血滋阴，祛风利湿 阴血不足，风湿蕴肤所致的牛皮癣，临床表现为皮损呈淡褐色片状，粗糙肥厚，剧痒时作；舌质淡红，苔薄白或白腻，脉濡缓。治以养血滋阴，祛风利湿。常用方剂，以消风散加减。常用药，如阿胶、当归、生地黄养血活血，滋阴润燥，既补已伤之阴血，又制约诸药之温燥；荆芥、防风祛风止痒，透邪外达；苍术祛风除湿；苦参清热燥湿；知母清热泻火。病久皮损，出现苔藓样变者，加三棱、莪术破血逐瘀；剧痒难忍者，加乌梢蛇、蜈蚣息风通络止痒。

2. 养血凉血，清肝泻火 血虚有热，肝郁化火所致的牛皮癣，临床表现为皮损色红，心烦易怒，失眠多梦，眩晕，心悸，口苦，咽干；舌边尖红，脉细数。治以养血凉血，清肝泻火。常用方剂，以龙胆泻肝汤加减。常用药，如龙胆草清肝胆实火，利肝胆湿热；阿胶滋阴养血，药性甘温，与诸寒凉清热之品配伍，制约他药苦寒之性，使清热而不凉遏；当归、生地黄滋阴养血，使邪去而阴血不伤；黄芩、栀子苦寒泻火，燥湿清热；泽泻、车前子渗湿泻热；柴胡疏畅肝胆之气，并能引诸药归于肝胆之经，尚有“火郁发之”之意；生甘草调和诸药，护胃安中。心烦失眠者，加钩藤、珍珠母平肝息风，重镇安神；痛痒剧烈者，加白蒺藜、白鲜皮祛风燥湿止痒。

3. 养血润燥，息风止痒 血虚风燥所致的牛皮癣，临床表现为皮损色淡或灰白，状如枯木，肥厚粗糙似牛皮。心悸怔忡，失眠健忘，女子月经不调；舌淡，苔薄，脉沉细。治以养血润燥，息风止痒。常用方剂，以当归饮子加减。常用药，如阿胶滋阴养血，当归、川芎、白芍、生地黄养血和血，白蒺藜、防风、荆芥平肝疏风止痒。若失眠健忘者，加首乌藤、女贞子、益智仁滋阴养血，安神定志；月经不调者，加女贞子、墨旱莲、泽兰滋阴养血，活血调经；皮损肥厚粗糙者，加桃仁、红花、丹参养血活血。

（五）临证要点

血虚肝旺是引起牛皮癣的主要病机。血虚则肌肤失于濡养，生风化燥，变生瘙痒，常用阿胶、当归、地黄、鸡血藤、赤芍等药物养血润燥；肝藏血，主疏泄；肝为风木之脏，体阴而用阳。肝血不足，则肝风内动，疏泄失常，络脉不和，肌肤失养，继而发病。因此，在养血的同时，应酌加珍珠母、磁石、代赭石等重镇安神之品，以养血安神，育阴潜阳。因血虚为发病之本，故在本病治疗中，将养血法贯穿治疗始终。养血润燥，使肌肤得养，络脉得荣，肝脏疏泄正常，无以生风化燥，所谓“治风先治血，血行风自灭”，气血调和，瘙痒自除。

四、银屑病

白疕相当于西医的银屑病，是一种以红斑、丘疹、鳞屑为主要表现的慢性复发性炎症性皮肤病，古代文献载有“松皮癣”“干癣”“蛇虱”“白壳疮”等病名。本病病程长、反复发作，不易根治。

（一）病因

白疕的病因，主要有素体血虚，外感风邪，情志不节，饮食失调，久病体虚等方面。其病性有虚实两端，属虚者居多，尤以血虚为著，病变脏腑主要责于肺、脾、肝。

1. 禀赋不足 患者素体血虚，或女子产中失血及产后血虚，血虚于内，气虚于外，卫外不固，外感风邪，营卫失和，风邪客于腠理，肺气失于宣散，久滞为“风毒”，侵袭皮肤血脉为患，风盛则燥，故出现红斑、脱屑、瘙痒等症状。

2. 情志不节 患者平素情志不畅，肝气郁结，疏泄失常，气郁化火，暗耗肝血，热盛血燔，迫血妄行，故可见皮肤红斑；血热生风，风胜则痒，故瘙痒明显；久之不愈，耗伤阴血，导致血虚，血虚则肌肤失养，故干燥脱屑。

3. 饮食失调 患者饮食不节，嗜食醇酒厚味及辛辣食物，导致脾胃失和，中焦气机受阻，致内热郁久化火，阴血耗伤，血虚生风化燥，营卫不和，肌肤失养。脾胃为气血生化之源，脾胃失和，气血生化乏源，肌肤失于濡养，发为本病。

4. 病后体虚 大病之后，气血大亏；或病程日久，气血暗耗；或失血之后，气随血脱，均可导致气血两虚，气虚不固，风邪外受；血虚失养，生风化燥，肌肤不荣，故瘙痒脱屑，变生本病。

总之，银屑病不同证候所反映出的病机，总因营血亏损，血热内蕴，化燥生风，肌肤失于濡养所致。初起多为素体血虚，营卫失和，外邪侵袭，气血不畅，阻于肌表而发。病久则气血耗伤，血虚风燥，肌肤失养，病情更为显露；或因营血不足，气血循行受阻，瘀阻肌表而成；或久病体虚，肝肾亏损，冲任失调，更使阴血暗耗。病性多因虚致实，最后由实转虚。

（二）主症

白疕的典型临床表现，是在红斑基础上覆以多层银白色鳞屑，刮去鳞屑有薄膜及点状出血。疾病初期，多见血虚风燥、血热内蕴证；表现为皮疹呈点滴状，发展迅速，颜色鲜红，层层银屑，瘙痒剧烈，抓之有点状出血；病情稳定期，表现为基本无新疹出现，原皮疹色暗红，鳞屑减少，既不扩大，也不消退，干燥皲裂，自觉瘙痒，口咽干燥；病程后期，多见皮损缩小，颜色变淡，鳞屑减少，鳞屑较厚，颜色暗红，或从中心开始消退，遗留暂时性的色素减退斑或色素沉着斑，皮损反复不愈。

（三）治则

白疕发病多以血虚为主，同时兼气虚、风燥、夹瘀，因此，养血润燥为本病的治疗大法。治疗上以养血和血为要，在养血补血的基础上，予健脾益气、祛风润燥、活血通络之法。

（四）治法方药

1. 养血生津，凉血解毒 血虚风燥、血热内蕴所致的白疕，临床表现为皮疹多呈点滴状，发展迅速，颜色鲜红，层层银屑，瘙痒剧烈，抓之有点状出血，口干舌燥，皮肤干燥，咽喉疼痛，心烦易怒，大便干结，小便黄赤；舌质红，苔薄黄，脉细数。治以养血生津，凉血解毒。常用方剂，以犀角地黄汤加减。常用药，如阿胶养血滋阴；生地黄养阴生津、养血凉血；牡丹皮、赤芍凉血化瘀；水牛角凉血解毒。若因感冒诱发者，加金银花、连翘清热解毒；大便秘结者，加生大黄清热凉血，泻下通便。

2. 养血滋阴，息风润燥 阴血不足，虚风内动所致的白疕，临床表现为皮疹多呈斑片状，颜色淡红，鳞屑减少，干燥皲裂，自觉瘙痒，口咽干燥；舌质淡红，苔少，脉沉细。以养血滋阴，润肤息风为治疗方法。治以养血滋阴，息风润燥。常用方剂，以当归饮子加减。常用药，如阿胶滋阴养血，息风润燥；生地黄、白芍、当归、川芎养血和血，补而不滞；黄芪健脾益气，补气生血；白蒺藜平肝解郁，祛风止痒；防风质松而润，为“风药之润剂”，再合荆芥可共奏祛风止痒之功。纳呆、脘痞者，加白术、茯苓健脾补气；风盛瘙痒明显者，加白鲜皮燥湿止痒、乌梢蛇息风止痒。

3. 养血活血，解毒通络 血虚津伤，气血瘀滞所致的白疕，临床表现为皮损反复不愈，皮疹多呈斑块状，鳞屑较厚，颜色暗红；舌质紫暗有瘀斑、瘀点，脉涩或细缓。治以活血化瘀，解毒通络为法。常用方剂，以桃红四物汤加减。常用药，如阿胶、当归、生地黄、赤芍、川芎养血和血，补而不滞；桃仁、红花养血活血，散瘀通络。病程日久，反复不愈者，加土茯苓燥湿解毒，白花蛇舌草扶正解毒，蜈蚣息风通络；皮损肥厚色暗者，加三棱、莪术破血逐瘀；月经色暗，经前加重者，加益母草、泽兰活血调经。

（五）临证要点

白疕的发生，总因营血亏损，血热内蕴，化燥生风，肌肤失于濡养所致。血热、血瘀、血燥，为白疕的主要病机特点。养血润燥为本病的治疗大法，血虚致病同时，多兼见气虚、风燥、夹瘀等病机。在临床治疗中必须抓住血虚之根本，以补血为要，常以四物汤、当归补血汤、八珍汤、消风散、当归饮子、桃红四物汤等为基础方加减应用。

五、斑秃

斑秃是一种头发突然成片脱落，局部皮肤正常，无明显自觉症状的皮肤病。自隋代始有“鬼舐头”之名，中医又称之为“油风”“鬼舔头”“鬼剃头”。可发于任何年龄，但多见于青年。此病虽无致命危险，但影响容貌，给患者带来精神痛苦，影响其生活质量。

（一）病因

中医认为，头发是气血化生，肾精所主，所以有“发为血之余”“肾藏精，其华在发”等论说。历代医家认为，斑秃的发生与血的功能失调密切相关。禀赋不足、饮食不节、情志过极、跌打损伤，是导致斑秃发生的主要病因。

1. 禀赋不足 肾为先天之本，藏精主蛰，其华在发；肝为女子之先天，藏血主疏泄。毛发受精血滋养而荣，若先天禀赋不足，肾精不充，肝血不藏，则毛发失其滋养，枯槁脱落。

2. 饮食不节 过食辛热、炙煿之味，损伤脾胃，后天之本受损，气血化生无源；或辛热之品内生热毒，煎灼血脉，损伤阴精，不能荣养皮肤，以致毛根空虚，发失所养而脱落。

3. 情志过极 思虑过度，暗耗阴血；或情志过极，气滞于内，脉络瘀阻，瘀血不去，新血难生，阴血渐伤；或气郁化火，煎灼阴血，导致血分蕴热，血热生风，风热随气上窜于颠顶，毛根失于阴血濡养，风动发落。

4. 跌打损伤 跌打损伤使经脉断伤，营卫不能循经运行，导致血行不畅，壅遏于经脉之内，而成血瘀，血瘀毛窍，经气不宣，新血难以灌注于发根，发失所养而脱落。

总之，本病发生总与精血不足有关。精血同源，头发之生机根源于肾，肾藏精，精化血，精血旺盛，则毛发粗壮而润泽。反之，精血不足，无以荣养毛发，则毛发干枯不荣。

（二）主症

脱发患者通常无主观不适。少数患者在脱发前1～2周，感觉脱发局部一过性瘙痒、烧灼及麻刺感，偶有患者主诉瘙痒严重，受累部位皮肤无瘢痕形成。疾病活动期，脱发斑外围数厘米区域的头发松动，拔发试验阳性。

（三）治则

斑秃之病位以肾为主，与心、肝、脾密切相关。“发为血之余”，养血为生发之本。养血同时，宜根据兼证，佐以凉血祛风、行气通络。因精能生血，气能行血，故临床治疗多兼健脾补气、益肾生精。

（四）方药

1. 养血息风，凉血清热　血虚风燥，血热内蕴所致的斑秃，临床表现为突然脱发，伴有头部烘热，头皮瘙痒，心烦易怒，急躁不安；苔薄黄，脉细数。治以养血息风，凉血清热。常用方剂，以四物汤合知柏地黄丸加减。常用药，如生地黄养血凉血，养阴生津；白芍滋阴养血，敛阴柔肝；阿胶养血滋阴；山茱萸滋补肝肾；牡丹皮清泻肝火；玄参清热凉血，解毒滋阴。若伴潮热盗汗，五心烦热者，可加用地骨皮清虚热。

2. 养血活血，行气通络　气血亏虚，脉络不通所致的斑秃，临床表现为头发脱落，日久不生，头皮刺痛，胸胁胀满，面色晦暗，夜多噩梦；舌有瘀点，瘀斑，脉沉细。治以养血活血，行气通络。常用方剂，以桃红四物汤加减。常用药，如阿胶、生地黄滋阴养血；川芎行气通络；当归、赤芍、桃仁、红花养血活血。

3. 补益气血，滋养脾胃　气血不足，脾胃虚弱所致的斑秃，临床表现为大病、久病或产后，头发呈斑块状脱落，范围由小而大，渐进性加重，毛发稀疏枯槁，触摸易脱，头晕眼花，面色苍白，唇白，心悸，气短懒言，倦怠乏力；舌淡苔薄，脉细弱。治以补益气血，滋养脾胃。常用方剂，以八珍汤加减。常用药，如黄芪、党参、茯苓健脾补气；阿胶、当归、熟地黄、白芍滋阴养血。若失眠多梦者，加酸枣仁、远志宁心安神。

4. 养血生精，补益肝肾　精血不足，肝肾亏虚所致的斑秃，临床表现为头发脱落面积较大且发质差；伴头晕目眩，健忘耳鸣，视物模糊，口干口渴，腰膝酸软，爪甲不荣；舌淡红苔薄白，脉沉细弱。治以养血生精，补益肝肾。常用方剂，以七宝美髯丹或知柏地黄汤加减。常用药，如阿胶、当归养血润燥；熟地黄、山茱萸、枸杞子滋阴润燥，补益肝肾；菟丝子、淫羊藿温肾助阳，鼓动气血化生。若头昏失眠多梦者，加淮小麦、远志等养血宁心。

（五）临证要点

因血虚是斑秃的主要病机特点，从血论治是治疗斑秃的核心，应注重养血生发之法的运用，兼以活血、清热、行气。遣方主以阿胶、当归、熟地黄、白芍等养血补血之品。

第五章

养血防病

“治未病”是中医防治理论的核心，对于中医预防养生和临床救治具有重要的指导意义。《素问•四气调神大论篇》从正、反两方面，阐述了治未病的重要性，论曰：“是故圣人不治已病治未病，不治已乱治未乱，此之谓也。夫病已成而后药之，乱已成而后治之，譬犹渴而穿井，斗而铸锥，不亦晚乎！”《素问•八正神明论篇》进一步指出：“上工救其萌芽……下工救其已成。”汉代《淮南子》卷十六也说道：“良医者，常治无病之病，故无病；圣人者，常治无患之患，故无患也。”以上论述，均体现了中医对“治未病”理论的深刻认识和高度重视。

对于“未病”的理解，不应简单地认为是没有疾病，而应视为人体在未呈现明显自觉症状及体征前的各种状态。这在中医学中具有两个方面的涵义：其一，未病即无病，是指尚未患病的健康状态，此时所言“治未病”，即为预防以养生。其二，未病是介于“健康”和“疾病”之间的中间状态，是某些疾病的潜伏、隐匿阶段；亦可是某些疾病的稳定期，以及尚未发生和认识的无症状疾病等；虽无任何症状或不适，但经检查诊断为某种疾病。这种潜伏、隐匿状态，既不能称为健康，又非正常。在“未病”状态下，人体各脏腑的功能活动，处于相对平衡或代偿调节水平，不一定有临床表现。一旦某种诱因，使这种相对平衡状态破坏，则会出现不适症状、病理反应、理化指标异常等信息，而进入“已病”状态。治未病理论的核心思想，就是预先采取各种调养、干预措施，防止疾病的发生、发展与传变。

“治未病”理论，是中医预防养生理论的精髓和指导原则。“治未病”，即采取适当的措施，防止疾病的发生发展。其中“治”，意为治理、管理的意思，其内涵广泛，包含平衡阴阳、精神调摄、合理饮食、强身健体、扶助正气等内容。血液是构成人体的基本物质，也是维持生命活动的必需物质。血液以血脉为通路周流循行，对人体脏腑组织起着营养和濡润作用，从而保障人体的生长发育和健康状态。本章从“养血”角度出发，根据不同人群的生理特点和发病规律，探讨其“治未病”的养生保健方案。

第一节　育龄期女性养血

中医认为，女子以血为本，以肝为先天。对于女性而言，容易在经、带、胎、产等生理过程中，耗损血液而致亏虚。如果不注意养血补血，会导致正气亏损，脏腑功能衰退，从而易患各种疾病，或出现未老先衰的情况。如气血不足，以致经脉失于滋养，可引起皮肤粗糙、手足麻木、月经不调、性欲冷淡，乃至高血压、贫血、冠心病或早衰易老等。与男性相比，妇女素体阳气偏虚，七情不展，易被情志所伤。阳虚则气血运行缺乏动力，抑郁则伤及肝脾，肝郁则气滞血瘀，脾虚则气血不足。因此，女性容易出现血瘀、血虚的病理改变。

由于育龄期妇女在生理上有月经、胎孕、产育、哺乳等特点，因而极易耗血，机体容易气血不足，所以女性养血要分别从这几个阶段入手。调理好肝、脾、肾三脏的生理功能，同时注重保养任、督、冲、带四脉，是促进女性阴血充盈畅顺的关键。只有在日常保健中，注意养血益气，才是女性身体健康、容颜美丽的根基。

一、养血以调经

（一）女性月经与血的关系

月经，是指女性子宫内膜周期性自主增厚、脱落并伴随出血的现象。中医认为，月经的正常来潮，是天癸、气血、经络及脏腑共同协调作用的结果。脏腑是气血生化之源，血液是产生月经的物质基础，经络通畅是月经按时而下的前提。而养血在保障月经正常中，具有重要作用。若由外因引起机体气血不足、经络不通或脏腑失调，则会影响月经的正常来潮，造成月经周期、经期和经量发生异常，以及出现明显不适症状，严重影响和制约女性生活和工作。

月经不调可由诸多原因引起，包括情绪异常、寒冷刺激、节食行为、疲劳过度、滥用药物、吸烟酗酒等。这些因素可造成气血两虚、脾肾气虚、肝郁气滞、瘀血阻滞等结果。主要病机在于气血不和、冲任二脉受损，及“肾 - 天癸 - 冲任 - 胞宫”轴的失调。中医将月经不调，具体分为月经先期、月经后期、月经先后不定期、月经过多、月经过少、经期延长、经间期出血等病证。

目前，西医对于月经不调的治疗，主要以雌激素、孕激素来调整月经周期及促排卵，方案比较单一。而中医在治疗上注重整体观念，辨证论治；重在养血调经，养血即是治本，结合疏肝、补脾、益肾及调理冲任之法，使任脉通、太冲脉盛。从而消除病因，养血调经，使生理功能逐渐恢复，才是女性日常保健调经的根本。

（二）调养方案

1. 补虚养血以调经　本法适于血虚、经血不足、月经后期、月经过少的女性。若女子素体虚弱，饮食不节，戕伐脾胃；或思虑、劳倦过度，则易造成脾气亏虚。由于脾胃为气血生化之源，可消化胃中食物而化生精微气血；若脾气亏虚，则气血生化不足。临床可见月经量少色淡，面色萎黄，四肢倦怠；口淡乏味，不思饮食，食后腹胀，便溏；舌淡，苔薄白，脉缓弱等。以上病症的产生，都是由于脾虚或血虚所引起的，因此，可在平时采用健脾益气养血之法调养。

（1）养生药膳：阿胶参芪羊肉汤

1）原料：党参、黄芪、当归、阿胶各 15g，羊肉 500g，生姜 50g，盐适量。

2）做法：将生姜、羊肉洗净切块；将党参、黄芪、当归用纱布包好，与生姜、羊肉一同放进砂锅内，加水适量，用大火煮沸后，小火炖 2 小时，去药包，加入阿胶烊化，放入少许盐调味即可。

3）功效：党参可补气养阴；黄芪可补气升阳、补脾肺之气；当归可补血活血、调经止痛；阿胶补血滋阴。诸药合用，共奏补气养血之效。

4）适用人群：适于素体血虚，有月经不调表现，症见量少色淡，小腹疼痛、面色苍白等症状者。

（2）饮食调理：饮食方面，宜用调补阴血的食材，如阿胶、大枣、桂圆、莲子、核桃、葡萄干等；或用鸡、鸭、鱼、肉类、乳类、蛋类等血肉有情之品以补益气血。应忌烟、酒和辛辣刺激食物，以免刺激胞宫，扰动气血。可适当多吃绿叶蔬菜、豆制品等，对于正常的月经周期有一定的保护作用。需要提醒追求身材苗条的女性，切不可盲目节食。过度节食会导致机体能量摄入不足，造成体内大量脂肪和蛋白质被消耗，致使雌激素合成障碍，影响月经来潮，甚至经量稀少或闭经。

（3）保健食品或中成药：可以选用阿胶金丝枣、阿胶糕、复方阿胶浆等。阿胶性味甘、平，有滋阴补血、安胎的功效。据研究，阿胶含有多种蛋白质、氨基酸、钙等，对缺血性动物的红细胞、血红蛋白及血细胞比容，有显著的促进作用；能改善血钙平衡，促进红细胞生成。阿胶还能对骨髓细胞功能有显著的促进作用，能显著性地升高白细胞的数目，防止失血性休克。此外，阿胶对功能性子宫出血、气血亏损，月经紊乱、经量过多过少、经期腹痛者，有明显调节作用。

2. 活血养血以调经 本法适于气郁、血瘀体质，以及月经后期、月经过少、月经先后不定期的女性。女子若因情志内伤，气郁血凝，或受寒，或外伤，则可导致经色紫暗或夹有血块，经行不畅；临床可见小腹或少腹疼痛，痛处不移；口干不欲饮，小腹结块、质硬；舌质紫暗有瘀点或瘀斑，脉弦或涩。“瘀血不去，新血不生”，故养血活血为预防瘀血导致月经不调的养生原则。

（1）养生药膳：陈皮山楂粥

1）原料：生山楂 30g，陈皮 10g，粳米 100g。

2）做法：将生山楂、陈皮分别洗净，切碎后一同放进砂锅中；砂锅里加适量水，浓煎 40 分钟，用纱布过滤，取汁待用；将粳米淘洗干净，放入砂锅，加适量水，用小火煨煮成稠粥；粥将熬成时，加入青皮、山楂浓缩汁，拌匀，继续煨煮至沸，即可。

3）功效：山楂可活血散瘀；陈皮可疏肝理气、化痰散结。诸药合用，共奏疏肝行气、活血调经之效。

4）适用人群：适宜气郁及瘀血体质者在经前食用。

（2）饮食调理：在饮食方面，要少吃油腻、寒凉的食物；多吃具有活血、疏肝、解郁作用的食物，如黑豆、黄豆、油菜、芒果、紫菜、萝卜、柚子、桃等。

（3）情志调理：在情志方面，应特别注意要保持良好的情绪。因为肝主疏泄，气郁不舒，会影响血液的运行，进而可导致瘀血。若气机调畅，则气血平和，心情舒畅；情绪既不抑郁，亦不亢奋；月经的运行输布，自是安然无恙。

3. 温经养血以调经 本法适于阳虚及外感寒邪而致月经不调的女性。女子素体阳虚，或贪食冷饮，凉瓜果蔬；或外感风寒、经期受寒造成宫寒。临床表现为：手足冷痛，肤色紫暗，少腹冷痛，月经延期，经色紫暗，夹有瘀块，喜暖恶寒，得温痛减。“血得寒则凝，得温则行”。故温经养血法，是针对虚寒体质的女性，而确立的调经养生法则。

（1）养生药膳：姜枣羊肉

1）原料：羊肉 500g，生姜 50g，红枣 20 枚，盐适量。

2）做法：羊肉洗净、切块，备用；将羊肉、红枣、生姜放入砂锅中，加水 800ml；大火烧开后，撇去浮沫，加入盐，小火炖到羊肉酥烂，即可。

3）功效：羊肉可补中益气，温肾助阳；红枣可养血安神，补益中气；生姜可温中散寒。诸药合用，共奏温补调经之效。

4）适用人群：适于素体阳虚，有月经后期病史；月经量少，色淡暗，质稀薄，怕冷，四肢不温，下腹冷痛，喜按，得温痛减，面色淡白者。

（2）饮食调理：日常饮食中，尽量避免食用寒凉食物，禁止吃冷饮；适当进食温性的食物，如韭菜、核桃仁、茴香等；调味品中，可适量加入生姜和肉桂。

(3) 保健食品或中成药：可选用桃花姬阿胶糕、固元阿胶糕、复方阿胶浆等。

(4) 运动调理：有月经不调症状的女性，应适当运动、锻炼；不仅能够增强体质，还可提高身体的抵抗力和免疫力，改善全身的血液循环，促进新陈代谢，有助于月经的畅顺。可选择散步、体操、太极拳、保健气功等，宜从小运动量开始，以不感觉疲劳为度，并持之以恒。

4. 凉血养血以调经　本法适于阴虚血热，外感热邪或热邪入里，月经过多，月经先期的女性。女子若素体阴虚，或恣食肥甘厚味、辛辣炙煿之品，久而聚湿、生痰、化热。经行时可见小腹疼痛，经色暗红质稠有块，便溏不爽，小便色黄，白带量多，白带色黄，有异味；或尿频，尿急，尿痛，外阴瘙痒，手足心热；舌红，苔黄腻，脉滑等。“热者寒之”，养血凉血，即是阴虚体质女性调经的最佳养生法则。

(1) 养生药膳：丹花饼

1) 原料：牡丹花朵（去芯）适量，鸡蛋 5 个，牛奶 250g，白面 200g，白糖 150g，小苏打少许。

2) 做法：牡丹花洗净，将花瓣摘下切成丝；鸡蛋去壳打花，同牛奶、白面、白糖、小苏打混拌在一起，搅匀；倒一半在湿屉布上，摊平，上面撒匀牡丹花丝；然后再倒入余下的混合料，摊平；蒸 20 分钟后取出，扣在案板上，上面再撒牡丹丝即成。

3) 功效：清热凉血，养血调经。

4) 适用人群：适用于血热导致月经不调的女性。

(2) 饮食调理：阴虚、阳热体质的女子，日常可以适当食用芹菜、芦笋、白菜、香蕉、冬瓜、茼蒿、莲藕等滋阴清热之品；避免辛辣燥热、动血耗血之品。

二、养血以防贫血

（一）贫血对女性的影响

女子以血为本，血对于女子的重要性不言而喻。由于女性有经、带、胎、产的特殊生理时期，这些生理过程都需要血的参与。故贫血是女性临床常见多发的健康问题，相当于中医学的“血虚”“阴虚”诸疾。一般可将贫血划入“血虚”，严重者可归属于“虚劳亡血”范畴，主要病机为多种病因所致脏腑亏损和气血不足。导致贫血有以下四种原因：①精微物质缺乏，如营养不良，蛋白摄入不足，体内合成血红蛋白所需的氨基酸不足而引起贫血；②脾胃功能失调，如食欲不振、慢性腹泻、消化吸收障碍，铁、B 族维生素等营养物质吸收利用降低，导致缺铁性贫血和营养性贫血；③饮食不节、营养过剩，导致骨髓脂肪组织逐渐增多，造血红骨髓减少，最终导致红细胞生成减少；④肾虚不能生髓，髓亏不能化血。长期贫血将会影响人体正常发育，尤其是青春期的少女；贫血还会导致身体内的脏器功能减退，使人经常头晕，心悸，易疲劳，长期慢性贫血还导致早衰或演变为严重疾病，从而严重影响女性的生活和身心健康。中医历来重视女性养血，尤其对于具有血虚体质的女性，必须从养血角度，进行预防和调养。

（二）调养方案

1. 养血以补血　本法适于慢性贫血及有血虚倾向的女子。由于女子在生理上有经、带、胎、产等特点，这些生理活动均是以阴血为基础，所以极易耗损阴血，使女性气血不足而产生贫血。临床常见血虚的患者，往往是面色苍白、萎黄，没有光泽，舌质、眼睑、嘴唇、牙龈呈现淡白色；神志方面，则会出现心神不宁、多梦、记忆力不好、健忘、心悸、失眠等症状。

若女性只是单纯性的血虚而不兼其他症状，则可使用养血补血之品来预防保健。具体有以下调养方案。

（1）养生药膳：阿胶白肉汤

1）原料：阿胶 6g，瘦猪肉 100g，当归 6g，食盐少许。

2）做法：先将当归洗净切成短节，并装入纱布袋，阿胶单独加黄酒蒸化；再将猪肉和装有当归的药袋同入锅，加清水 500ml；煎煮 1 小时后去药袋，再加入阿胶，用小火炖化，最后用低盐调味即可服食。

3）功效：阿胶补血滋阴，润燥；当归补血活血，调经止痛；猪肉强身补虚；诸味合用，共奏补益气血，滋阴润燥之功。

4）适用人群：适宜血虚体质，具有月经量少色淡，少气乏力、面色苍白等症状的女性食用。

（2）饮食调理：血虚的女性，平时可经常食用具有补血调养作用的菜肴。如菠菜猪肝汤、胡萝卜鳝丝羹、山楂肉干、乌鸡丝瓜汤、芹菜炒鱿鱼、芹菜牛肉丝、黑木耳鱼肚羹、芝麻牛肉条、海鲜汤、猪肝姜丝汤、龙眼葡萄芝麻糊、黑芝麻糊等。

（3）保健食品或中成药：可以选用阿胶金丝枣、桃花姬阿胶糕、固元阿胶糕等保健食品。若血虚甚者，可服用阿胶补血颗粒、复方阿胶浆等中成药。

（4）情志调理：情志可以影响人体气机。中医认为，阴血不足者容易出现抑郁、焦虑的现象。所以，保持良好情绪是自我调护的重点。血虚之人，常精神不振，失眠健忘，注意力不集中。因此，要保证睡眠充足，做到劳逸结合，在情绪不佳时，可听舒缓的音乐、歌曲，观赏喜剧、相声等，怡养情志，振奋精神。

2. 健脾以补血　本法适于脾虚血虚的女性。脾胃为气血生化之源，女子若脾胃功能失调，则食欲不振、慢性腹泻、消化吸收障碍，会导致铁、B 族维生素等营养精微物质吸收利用降低，从而造成缺铁性贫血和营养性贫血；若饮食不节、营养过剩，导致骨髓脂肪组织逐渐增多，造血红骨髓减少，最终也会导致红细胞生成减少而形成贫血。因而健运脾胃是针对脾虚血少的调养原则。

（1）养生药膳：八宝山药糕

1）原料：鲜山药 250g，赤小豆 150g，芡实末 30g，白扁豆（干品）、茯苓、黑芝麻各 20g，大枣、桂圆肉各 15g，乌梅 5 枚，红糖适量。

2）做法：先将赤小豆洗净，加水煮烂熟后研豆沙待用；芡实末、白扁豆、茯苓共研成细末，用少量水调匀，上锅蒸熟；大枣、桂圆肉另煮熟后去皮、核，研成泥状；鲜山药上锅蒸熟去皮，亦研成泥，把已蒸好的芡实末，白扁豆、茯苓等，与山药泥搅在一起。制作时，先将山药泥在盘中铺一层，再将豆沙铺一层，再铺一层山药泥，上面铺一层大枣、桂圆泥。如此铺成 6～7 层，形成千层糕状。最上层撒上一层芝麻，亦可点缀一些果料，上锅再蒸，待熟取出。另用乌梅、红糖熬成浓汁，浇在糕上即可食用。

3）功效：山药、芡实、茯苓、白扁豆、赤小豆，都是健脾养胃之品；大枣、桂圆、黑芝麻，可以滋阴补血。诸药合用，共奏健脾益气，养血润燥之功。

4）适用人群：适用于脾胃虚弱，血虚气弱之人。

（2）饮食调理：在日常的饮食中，一些健脾的食物，如各种豆制品、莲子、藕粉、红糖、蜂蜜等，能健脾养胃，促进营养的消化和吸收，也要配合食用。

（3）穴位按摩：穴位按摩是以中医经络学说为基础，以调整经络、刺激俞穴为基本手段，激发营卫气血的运行，从而起到和阴阳、养脏腑、补气血的作用。所以，血虚体质的女性在保健时，选穴则多以具有强壮功效的穴位为主，刺激强度宜适中，选穴亦不宜过多。推荐血虚体质女性养生保健的常用穴位如下：足三里，三阴交，神阙，关元，涌泉等。

3. 填精以补血 本法适于肾虚血虚的女性。由于精血同源互生，肾虚不能生髓，髓亏不能化血，出现精亏血虚证。临床症见女子面色淡黄，唇色及手指甲色淡，头晕目眩，月经不调，久不受孕，须发早白，人体早衰，舌淡苔白，脉微细。所以，肾虚血亏的女性，应以补肾为养生要点，肾水充则血液足。具体方案如下。

（1）养生药膳：归地红烧羊肉

1）原料：羊肉（瘦）200g、当归 15g、生地黄 15g、姜 3g、料酒 3g、盐 3g、白砂糖 5g、酱油 5g。

2）做法：将羊肉去筋去骨，切成小块，入沸水焯去血水后撇沫漂净；当归、生地洗净后，装入纱布袋中，封口待用；干姜切片；将羊肉、纱布袋，干姜均放入锅中，加适量清水同煮，用文火熬 1 小时，取药袋弃之；再用武火烧沸，加酱油、料酒、盐适量，移至文火煮至酥烂，然后移至武火加糖略收汁即可。

3）功效：羊肉益气补血，和血止血，温中暖下；当归补血活血；生地滋阴养血。诸味合用共奏养血之功，补血而不滋腻。

4）适用人群：适宜血虚而中下焦有虚寒之人。

（2）饮食调理：很多食物都有补肾养血的作用，可以适当选用。如牛肉、羊肉、羊胫骨、羊肝、猪肝、牛肝、鸡肝、牛筋、猪心、火腿、鸡肉、黄鳝、鲨鱼肉、带鱼、黄鱼、乌鱼、海参、牛奶、禽蛋、虾、龙眼肉、红糖、芝麻、桑椹、荔枝、桂圆、葡萄、樱桃、红枣、松子、榛子、花生、黄豆、黑豆、淡菜、紫菜、黑木耳、海带、胡萝卜、菠菜、荠菜、番茄、葡萄、蘑菇等。

（3）保健食品或中成药：可以选用桃花姬阿胶糕、固元阿胶糕、复方阿胶浆等。

（4）运动调理：血虚体质，容易导致精力不足、情绪低落。可以适当参加运动锻炼，怡情养性，振奋精神，但要做到劳逸结合。运动量不要太大，根据情况选择适合自己的运动方式，坚持进行运动锻炼；可以选择动作柔的传统运动方法，如散步、太极拳、太极剑、八段锦等。“汗为心之液”“血汗同源”，一般不宜采取太猛烈、大强度的运动，防止多汗伤血。

三、养血以固胎元

（一）固胎与养血的关系

妇人以血为用，尤其是怀孕后，经血虽止，但阴血聚下以养胎，长达十月，更需要阴血的滋养。若孕妇素来身体虚弱，气血亏虚，肾气不足，冲任虚损，则易致胎元不固，从而发生胎漏、胎动不安等疾病。

固胎也称安胎，是指采取一系列的方案保养胎儿的做法。中医将胎儿在子宫内的整体情况称为胎元，胎元包括胎气、胎儿、胎盘三个方面。胎气即“胎儿在母胎内所受精气”，胎盘的主要功能是为胎儿提供营养，同时胎儿的代谢产物亦通过母体排泄。胎气、胎儿、胎盘任何一方出现问题，均可导致胎元不固，从而发生胎漏、胎动不安等病证。其主要病机，是脏腑失调、冲任受损。临床常见的证候类型，有血热、气血虚弱和血瘀。对此，中医有着十分丰富的保胎养胎的理论和方法，但其关键还是通过养护母体血气，才能有利于胎儿在母体中的生长发育，同时维护孕妇的脏腑功能。因此，从养血调气角度进行保健，有利于孕妇和胎儿的健康。

（二）调养方案

1. 益气养血以固胎 本法适于气血亏虚而准备受孕或保胎的女性。脾为气血生化之源，脾虚则气血生化不足，易致气血虚弱，冲任匮乏，不能固摄、滋养胎元；胎元不固则见胎漏、胎动不安。元朱丹溪《格致余论·胎自堕论》云："血气虚损，不足荣养，其胎自堕。"气血不足的妇人，在孕后一般会有阴道少量出血，色淡红，质稀，腰酸，小腹空坠而痛，面色㿠白，心悸气短，神疲肢倦；舌质淡，苔薄白，脉细弱，略滑等表现。所以，血虚之人在孕前一定要做好受孕准备，补血益气以供胎儿茁壮成长，具体养生方案如下。

（1）养生药膳：续断阿胶煲鸡汤

1）材料：鸡1只，姜2片，石莲子、川续断各12g，菟丝子、阿胶各18g，盐适量。

2）做法：鸡洗净，放入沸水中煮3分钟，取出放入炖盅内待用。然后把石莲子、川续断、菟丝子放入煲汤袋中，同放瓦煲内，注入清水，煎30分钟。最后将煎汁加入炖盅内，再放入姜片及阿胶，加盅盖隔水炖3小时，下盐调味，即可趁热食用。

3）功效：续断、菟丝子都可以补益肝肾；阿胶养血止血；石莲子健脾益肾；老母鸡可以补气补血。诸药合用，共奏养血安胎之功。

4）适用人群：适于孕妇先前即若有习惯性流产，怀孕后食欲不振、腰痛或下腹坠胀等现象的妇女。

（2）饮食调理：整个孕期，需要由母亲提供足够的能量和营养素，方能满足胎儿生长发育的需要，故孕妇的饮食对胎儿的发育至关重要。受精卵在母亲体内需经过40周左右的孕育过程，逐渐成为一个成熟胎儿。在胎儿生长发育的各个时期，由于生长速度不同，孕妇对能量和各种营养素的需求也各有特点，下面就根据孕早、中、晚期孕妇的生理特点分别提出一些建议：

1）孕早期：孕妇在饮食方面，应遵循少食多餐，易消化、易吸收、有营养的原则，保证每天摄入机体所需的能量。与此同时，可增加碘、锌、叶酸、维生素A的摄入，促进胎儿大脑和身体的正常发育。

2）孕中期：饮食应荤素合理搭配，每天保证2 100～2 300kcal的摄入。多进食蔬菜、水果、虾皮、海带等，补充微量营养素。重点预防贫血、缺钙的发生，可适当地增加动物蛋白的摄入。膳食可选用红枣糯米粥、白芍鸭血汤等。

3）孕晚期：每天摄食应多种多样，并尽量选择绿色蔬菜、奶制品，重视钙、维生素的补充。此外，应多食滋补食品，例如：牛奶、动物肝脏、芝麻、糯米、豆腐、红枣等。

2. 清热凉血以安胎 本法适于阴虚火旺、阴虚血热，而准备受孕，或安胎的女性。热邪直犯冲任、子宫，内扰胎元，易致胎元不固而发生胎漏、胎动不安。正如元朱丹溪所言："产前安胎，白术、黄芩为妙药也。"（《丹溪心法·产前》）就是针对血热证而言。妇人怀孕后，一般会有阴道少量出血，色鲜红或深红，质稠，伴见腰酸；口苦咽干，心烦不安，大便干结，小便黄；舌质红，苔黄，脉滑数等表现。应当通过清热、滋阴、养血以安胎，但要注意，在调养过程中应避免苦寒伤胎。具体养生方案如下。

（1）养生药膳：养血安胎汤

1）材料：阿胶10g，莲藕200g，糖少许。

2）做法：阿胶洗净后放在碗里，隔水蒸，直到阿胶溶化；然后莲藕切块，加适量清水煮至软糯，加入溶化的阿胶，根据口味加入糖；搅拌均匀后，即可服用，每天服用1次。

3）功效：阿胶养血滋阴，莲藕清热凉血，二者合用可以起到安胎、养血、滋阴的功效。

4）适用人群：适宜孕妇素体阴血虚，有胎动不安、胎漏倾向者。

（2）饮食调理：阴虚内热的女性，在平时还宜服食牡蛎肉、鲛鱼、马奶、羊奶、酸奶、蛙肉、蹄筋、豆腐浆、菠菜、青菜、山药、银耳、蘑菇、金针菇、草菇、平菇、西米、糯米、番茄、枸杞头、绿豆芽、甘蔗、酸梅汤、葡萄、百合、水煮花生、橘子、橙子、草莓、柚子、无花果、香蕉、西瓜、蜂蜜、芝麻等凉性食物，以纠正体质偏颇。

3. 温经祛瘀以养胎　本法适于阳虚体质或感受寒邪、寒凝血脉，且准备受孕或保胎的女性。妇人孕前或孕后长期受凉，会致使冲任子宫瘀滞，瘀血阻碍胎儿的生长和营养，也会出现胎漏、胎动不安的病证。此时，妇人孕后常会有阴道不时出血，色暗红，伴腰酸腹痛下坠，舌暗红；或有瘀斑，脉弦滑或沉弦等表现。所以，温经养血是宫寒血瘀型孕妇养胎的最佳法则。具体方案如下。

（1）养生药膳：当归生地烧羊肉

1）材料：当归 15g，生地黄 15g，羊肉 250g，干姜 10g，砂仁 6g，桑寄生 10g。

2）做法：将羊肉洗净，切成 3cm 长、2cm 厚的块，放入砂锅内；加当归、生地黄、干姜、砂仁、桑寄生、酱油、盐、糖、清水适量；用武火烧沸后，转用文火炖至羊肉熟透。

3）功效：温中补虚，暖宫固胎。

4）适用人群：适于气血虚弱、脾肾虚寒，形寒肢冷，小腹冷痛，面色无华，身体消瘦的妇人。

（2）运动调理：在日常生活中，建议宫寒有瘀的妇女在备孕期间，可采取运动的方式，使自身的气血通畅。适当的运动锻炼，不仅可以增强体质，减少疾病的发生，而且有利于优生优育。妇女受孕后，应根据自身情况，选择适合的运动方式和运动量。但应注意，要以轻微的活动为宜，避免剧烈活动，避免劳累。孕妇可选择的运动项目，有广播操、游泳、瑜伽、散步等。其中，多有专家建议孕妇进行散步运动。孕妇散步可以提高神经系统和心肺的功能，促进新陈代谢。有节律而平静的步行，可使腿肌、腹壁肌、心肌活动加强，由此扩大动脉血流量。动脉血流的增加和血液循环的加速，对身体细胞的营养，特别是心肌的营养有良好的作用。散步还可以增加肺的通气量，使呼吸变得深沉。鉴于此，散步是增强孕妇和胎儿健康的有效方法。

四、养血以增乳

（一）乳汁与血的关系

中医认为，乳汁乃气血化成，产妇由于分娩致气血大伤，机体得不到足够的温煦，各脏腑功能减弱，容易造成产妇乳汁减少甚或完全没有，称为“缺乳”，亦称“产后乳汁不行”“乳汁不足”；一般多发生在产后第 2～3 天至半月内，也可发生在整个哺乳期。产后缺乳的原因是多方面的，包括产前产后的种种因素。一般认为，缺乳与产妇在分娩时失血过多、疲劳、精神抑郁，以及产后睡眠不足、营养不良等因素有关。如果因为分娩时大量出血导致元气大伤，而引起的短时间内缺乳，或者哺乳期中月经再次来潮，而引起乳汁分泌减少，不属本病范畴。

津血同源。一方面，精充血旺是保证乳汁充盈的前提条件；另一方面，乳量充足也是产妇精血充足的外在表现。哺乳期合理保健，养护阴血，有利于乳母身体尽快得以恢复，也有利于乳汁分泌充沛，对母子健康都有重要意义。《妇人大全良方》强调：“凡妇人乳汁或行或不行者，皆由气血虚弱，经络不调所致也。”故补气养血、疏通经络、疏肝解郁为促进乳汁分泌的调养原则。

（二）调养方案

1. 益气养血以生乳　本法适于女子先天不足或脾胃虚弱，气虚血少，母乳喂养时出现乳汁不足的情况。除产后乳少，甚或全无，乳汁清稀外，脾虚的人还会伴有面色少华，神疲食少，舌淡少苔，脉虚细的临床表现，在防治原则上应益气养血为主，佐以通乳。

（1）养生药膳：黄芪阿胶粳米粥

1）材料：黄芪 25g，党参 15g，阿胶 15g，粳米 250g，王不留行 30g。

2）做法：先将黄芪、党参、王不留行（包煎）煎成浓汁，再将阿胶烊化兑入药汁中；将粳米淘洗干净之后放入锅中，加入适量的水煮成粥状；最后，将煎好的药汁兑入粥中。

3）功效：方中黄芪、党参均入脾经，能补脾气生津血，振奋脾胃之气，使气血化生有源；阿胶可滋阴补血；粳米固护胃气且滋阴生血；王不留行利血脉，通乳络。诸药合用，使气血足、乳络通畅，则乳汁源源不断。

4）适用人群：适宜脾胃虚弱、气血化源不足之人服用。

（2）饮食调理：产妇因分娩而气血耗损，及产后哺乳的需要，多有虚弱之象。一般产后一周内，由于体力消耗较大，气血骤虚，脾胃运化功能相对不足，不可大补，应以清补为主；可多饮汤汁丰富，味道清淡，富含营养，且又容易消化的食物，如豆浆、红糖水、牛奶、小米粥、鸡汤、蛋羹、肉汤、鱼汤等。分娩两周后，产妇机体多偏于虚寒之象，可予以温补，如当归生姜羊肉汤或阿胶生姜红枣汤等，以温补气血，活血化瘀。产妇饮食宜少量多餐，每日可进食 4～5 次，不可过饥过饱。

（3）保健食品：可以选用阿胶金丝枣、桃花姬阿胶糕。

2. 健脾疏肝以通乳　本法适于脾虚肝郁的女性，产后乳汁分泌少，甚或全无的情况。除缺乳外，产妇还伴有胸胁胀闷，情志抑郁不乐；或有微热，食欲减退，舌苔薄黄，脉弦细数等表现。为了防止肝郁乳汁不下，宜从疏肝解郁，通络下乳的角度进行预防。具体方案如下。

（1）养生药膳：豆浆海带梅花汤

1）材料：豆浆 300g，海带 60g，佛手 10g，白梅花 5g。

2）做法：海带、佛手、白梅花加水适量，煎煮 30 分钟，再入豆浆煮 10 分钟。1 次饮服，每日 1 次，连服 5 日。

3）功效：行气解郁，散结健脾通乳。

4）适用人群：适宜产后肝气不舒乳汁不行，胸胁、乳房胀痛，情志抑郁，脾虚食欲不振之人服用。

（2）饮食调理：依据产后多虚、多瘀的体质特点，产后食补以滋补不碍胃、补虚不留瘀为原则。不宜食肥甘油腻或生冷寒凉之物，以防造成脾胃的损伤和恶露不下；也不宜辛辣燥热，以预防便秘及恶露过多。气血不足兼有气郁者，在日常饮食中也应注意健脾疏肝以养血。推荐以下食物：粳米、籼米、小米、黄豆、花生、玉米、番薯、豆腐、牛肉、鸡肉、兔肉、牛肚、猪肚、鳜鱼、乌鸡、藕、栗子、山药、白扁豆、豇豆、胡萝卜、马铃薯、洋葱、平菇、葡萄、红枣、桃、杏等。

（3）情志调理：脾虚肝郁的女性，要注意调节自己的情志，避免疲劳、失眠、起居不规律、焦虑烦躁等，因为这些不良行为，均严重影响乳汁的分泌。乳母必须保持心情舒畅，起居有时，劳逸适度。有研究者发现，缓慢悠扬，使人心旷神怡的乐曲，可使泌乳增加；而节奏感强，使人兴奋激动的音乐，则使泌乳减少。所以，产妇也应该适当听些和缓悠扬的轻音乐。

第二节　更年期女性养血

更年期是女性卵巢功能从旺盛状态逐渐衰退到完全消失的一个过渡时期，包括绝经和绝经前后的一段时间。在更年期，妇女可出现一系列的生理和心理方面的变化。多数妇女能够平稳地度过更年期，但也有少数妇女由于更年期生理与心理变化较大，被一系列症状所困扰，影响身心健康，称之为“围绝经期综合征”。因此，所有到了更年期的妇女，都要注意加强自我保健，保证顺利地度过女性生理功能转折的这一时期。女人一旦没有了月经，雌性激素分泌量就骤减，卵巢功能迅速下降，许多症状随之而来，如出现心悸、胸闷、失眠、记忆力减退；注意力变得不易集中，情绪易激动、忧虑、抑郁；消化系统对营养的吸收减弱，骨质疏松、关节痛也随之而来。

除此之外，气血与女性容颜的关系也很密切。中医认为，心主血，其华在面，心血足，面色才会红润光泽；尤其是30岁以上的女性，脏腑的生理功能开始减退。如果此时不注意养气血，造成血虚，就容易失去美丽的容颜；肝开窍于目，所以眼睛也需要肝血的滋养；随着年龄的增长，眼白也会变得浑浊、发黄、有血丝，说明肝血不足，眼睛得不到足够的滋养。此外，发为“肾之华、血之余”，如果气血不足，头发就会干枯、发黄、易分叉。所以，要保持美丽的容颜，就要注意养护血脉，保证气血充足。

一、养血以调心

（一）焦躁与血的关系

“心者，生之本，神之处也”（《素问·六节脏象论篇》）。心依赖心血的濡养主宰人的精神情志。更年期女性，肾气逐渐亏虚，天癸逐渐衰竭，部分女性出现情绪低落、烦躁、易怒、紧张、焦虑、坐立不安、精力不集中以及失眠等症状。中医认为是肾水不能上济于心而导致心火过旺所致。一方面，可以滋阴养血以清心火；另一方面，也可以补肾益精以壮肾水。

（二）调养方案

1. 滋阴养血清心火　本法适于更年期女性心阴不足，心失于心血的滋养，而出现烦躁、失眠、舌红少苔等症状。阴虚则热，热则烦，除烦则必须滋阴养血以宁神。具体调养方案如下。

（1）养生药膳：百合熟地鸡蛋汤

1）材料：百合、熟地黄各50g，鸡蛋2个。

2）做法：百合、熟地黄洗净；鸡蛋煮熟去壳。把全部原料放入锅内，加清水适量，武火煮沸后，改文火煲1小时，放少许蜂蜜即可。

3）功效：滋阴养血，宁心安神。

4）适宜人群：适用于阴虚内热，心神不安的更年期女性食用。

（2）习练养生功法八段锦：八段锦是从北宋流传至今的长寿操，属于中等强度的有氧锻炼，适合各个年龄阶段的人习练。其中，“摇头摆尾去心火”，对于更年期女性心情烦躁效果显著。“心火”，即心热火旺的病证，属阳热内盛的病机，通过两腿下蹲，摆动尾闾，可刺激脊柱、督脉等；通过摇头，可刺激大椎穴，从而达到疏经泄热的作用，有助于去除心火。

2. 补肾益精壮肾水　本法适于更年期女性肾阴不足，无法制约心阳而导致心火太过，而出现失眠、焦躁等病证。中医认为，心属火，位于上焦；肾属水，位于下焦。心火下降于肾，温煦肾阳，使肾水不寒；肾水上济于心，资助心阴，制约心火，使之不亢，从而使心肾的生理功能协调平衡。所以，从肾的角度论治，也可以预防更年期综合征。

（1）养生药膳：地黄枣仁粥

1）材料：酸枣仁、生地黄各30g，大米100g。

2）做法：先将酸枣仁、生地黄煮成药汁，再用药汁煮米成粥。

3）功效：益肾补血，养心安神。

4）适宜人群：本品适于出现五心烦热、面热出汗、耳鸣腰酸、烦闷易怒、口干口苦、失眠多梦、尿黄便干等症状的女性。

（2）饮食调摄：更年期女性，心烦不寐者，可适当吃些滋阴养血的食物，如桑椹、阿胶等。桑椹的作用，正如《随息居饮食谱•果实类》所载，可“滋肝肾、充血液”。女性更年期肝肾阴亏，见头晕腰酸、手足心热、烦躁不安、心悸失眠、月经紊乱等病证时，常吃桑椹，可以补肝、益肾、滋阴、养液。虚热退而阴液生，则心肝无上炎之火，魂安而神自清宁。阿胶能滋阴养血、补益冲任，故绝经前后宜常食之。体现了中医“阴不足者，补之以味，阿胶之甘，以补阴血”的调养方法。阴虚内热型女性，饮食应忌食辛辣、煎炒及热性之物，因食后会加重内热，出现烘热、失眠、口渴等内热症状，故应谨慎。

（3）保健食品：可以选用阿胶金丝枣、桃花姬阿胶糕、固元阿胶糕等。

二、养血以壮骨

（一）女性骨质疏松与血的关系

骨质疏松症是一种以骨量减少，骨组织的微细结构破坏，骨骼“变脆”，从而易发骨折的全身性骨病。这是一种骨骼退化性疾病，主要发生在中老年人，少数年轻人亦有发病。但骨质疏松更多见于女性，特别是雌激素缺乏的女性，更易患骨质疏松。女性雌激素，主要来源于卵泡细胞的分泌，具有促使女性生殖器官发育、成熟及第二性征出现，并支配正常性欲及妊娠功能。而在中医学中，天癸被看作是主持女性月事及生育的关键物质。如《素问•上古天真论篇》所云：“女子……二七而天癸至，任脉通，太冲脉盛，月事以时下，故有子。”鉴于二者的生理功能类同，雌激素可归属于传统医学中的天癸。天癸来源于肾精，是肾精充盈时所产生的维持发育与生殖的精华，即肾藏精功能的体现。天癸可随肾气的盛衰而消长，即肾气初盛，天癸亦微；肾气既盛，天癸蓄极而泌；肾气渐衰，天癸乃竭。

女性通常从30～35岁开始，出现骨质流失；更年期及绝经后，由于缺乏雌激素，这种流失速度快速增加；在绝经后5～8年，每年骨质流失率可高达到4%～8%；60岁以后会形成重大健康问题，最高流失骨总量高达50%。究其本质，雌激素下降与骨质疏松，均是因肝肾精血衰减所致。肝主疏泄，主司女子月经，又主筋；肾能藏精主骨，肝肾同源，故其本因相同。精血同源，精能生血，血可化精。女子“五七”以后，阳明渐衰，精血亏虚，膝痹则筋弛骨疏。肝不养血，则无以濡养筋脉；肾藏精不足，则髓虚骨脆，关节活动不灵。因此，无论是雌激素下降，还是骨质疏松，均以肝肾亏虚为内因，精血不足则生殖与运动功能皆衰退。所以，补肝血，益肾精，为早期预防骨质疏松的养生原则，对于提高女性生活质量、推迟衰老进程、延年益寿都具有重大意义。

（二）调养方案

补肝肾以壮骨　本法适于更年期女性肝肾精血不足、雌激素下降而骨质疏松的人群。肝藏血，主筋；筋得肝血所养，而运动灵活，且耐受疲劳；肾藏精、主骨，骨髓由肾精化生，正所谓“肾充而髓实”。现代研究也表明，雌激素参与骨的代谢，尤其是女性，通过调节血钙水平、甲状旁腺激素等，将微量钙纳入骨中，使骨质坚硬度上升。女子“五七”以后，阳明脉渐衰，天癸逐渐枯竭，雌激素也不断减少，肝肾亏虚则骨失所养，易导致骨质疏松。以下养生方案，可以有效预防骨质疏松。

（1）养生药膳：补肾骨头汤

1）材料：排骨 100g，黄豆 50g，猪肝 50g，淫羊藿 15g，白芍 10g。

2）做法：排骨、猪肝略焯水，去血污，加黄豆，净水，大火烧开后，小火煮至排骨将酥时，加入淫羊藿、白芍再煮 15 分钟即可。

3）功效：补肾强骨，养血柔肝。

4）适宜人群：适合更年期妇女，肝肾亏虚，雌激素减少，预防骨质疏松的人群食用。

（2）饮食调理：可以通过饮食来补充钙质，多吃虾皮、鱼类、贝类、豆制品、坚果、绿色蔬菜、牛奶、动物肝脏、核桃、芝麻、洋葱等富含钙、磷的食物；适当饮茶，因为茶叶中含氟量高，可减少骨质疏松的发生；少饮酒及碳酸饮料。

（3）保健食品：可选用阿胶金丝枣、桃花姬阿胶糕、固元阿胶糕等。

（4）坚持体育锻炼：晒太阳和常锻炼可减少骨钙流失，而且太阳紫外线可以使皮肤合成维生素 D 的能力增强，促进体内钙和磷的吸收，推迟骨骼老化。

三、养血缓衰老

（一）衰老与血的关系

衰老是人体器官老化，身体功能逐渐衰退的一种现象。中医认为，人的生、长、壮、老、已与脏腑功能和气血的盛衰密切相关。女性内分泌功能的衰退，是由肾中的天癸所决定的。关于女性的衰老，《素问·上古天真论篇》中有这样的论述：“七七，任脉虚，太冲脉衰少，天癸竭，地道不通，故形坏而无子也。”七七，即 49 岁。一般来说，这个年龄的女性，就进入了围绝经期，标志着妇女卵巢功能开始逐渐衰退，直到完全停止其内分泌功能。围绝经期妇女衰老变化，主要是因于肾气渐衰，天癸将竭，冲任虚损，阴阳失衡，寒热不调所致。现代研究也表明，女性在 30 岁以后，体内自身雌激素水平慢慢下降，失去应有的平衡，一些女性的衰老症状也随之出现。绝经是女性生命过程中必然经历的生理过程，提示着机体开始由盛壮转向衰老。绝经之后，皮肤也会变得松弛；且面部出现色斑，皱纹等，老态会逐渐明显。过早的停经，会引起更年期提前到来，身体功能下降，提前进入衰老期。针对女性衰老的根本原因——肾气虚衰、肝血不足、天癸衰减，在调养防衰时应重视滋补肝肾之阴；又因为精血互生，而脾胃为气血生化之源，所以也可以健脾，补气生血以助先天。

（二）调养方案

1. 滋阴养血缓衰老 本法适于阴血虚少的中年女性。人体随着年龄的增长，器官逐渐老化，体内气血精津等精微物质也逐渐耗损。而女性以肝血为用，为了防止衰老，中年之后，要格外注意保养肝脏和阴血。临床常见中年女性阴虚血少的表现，如潮热盗汗，失眠健忘，面部色斑及皱纹增多，面色无华，口渴咽干，烦躁易怒，多疑焦虑，月经不调，绝经后出血，肥胖喘闷，体倦乏力，大便干燥，阴部瘙痒，性欲减退，眼睛干涩，肢体水肿等。为了延缓衰老，宜从滋养阴血的角度调养保健。具体防治方案如下。

（1）养生药膳：枸杞阿胶蛋丁

1）材料：鸡蛋 5 只，枸杞子 30g，阿胶 10g，瘦猪肉 30g，花生米 30g，植物油、味精、盐、水淀粉各适量。

2）做法：将花生米炸脆，冷却；枸杞子洗净，放入沸水中略烫后捞起；阿胶烊化备用；瘦猪肉洗净，切成肉丁；将鸡蛋打入碗中，加入少量盐，调匀，隔水蒸熟，冷却后切成粒状；将炸花生的油留适量在锅内，用大火烧热后，放入瘦猪肉烧热，再放入蛋粒、枸杞，翻炒均匀，加入少量盐，用水淀粉勾芡后，放适量味精，再将花生米和阿胶铺在上面即可。

3）功效：阿胶养血滋阴、润燥；枸杞子滋补肝肾。诸味合用，共奏滋阴养血、益肝健身、延年益寿之效。

4）适宜人群：适合更年期妇女，肝肾阴虚、潮热，想要延缓衰老的人群服用。

（2）饮食调理：在日常饮食中也可适当食用含胶原蛋白较多的食物如深海鱼，猪蹄等，也可以自制果仁豆浆。用豆浆250ml，核桃仁、花生仁、榛子仁、松子仁、黑芝麻各30g。做法如下：首先将核桃仁、花生仁、榛子仁、松子仁、黑芝麻分别清洗干净，研碎。然后将豆浆放入大碗里，上面撒上坚果仁，搅匀，即可食用。经常食用本品可延缓衰老，护肤美容，强身健体。

（3）保健食品及中成药：可以选用阿胶金丝枣、桃花姬阿胶糕、固元阿胶糕等。若血虚甚者，可服用阿胶补血颗粒、复方阿胶浆等中成药。

2. 补肾益精缓衰老 本法适于中老年肝肾亏虚的女性。肝肾亏虚不仅会使衰老加速，颜面多皱，皮肤粗糙，须发花白；还会出现肾虚腰痛，腿脚酸软，便秘等症状。鉴于此，滋养肝肾是培补后天精髓，延缓衰老进程的有效法门。具体养生方案如下。

（1）养生药膳：缓衰鸽蛋汤

1）材料：枸杞子10g，龙眼肉10g，制黄精10g，鸽子蛋4个，冰糖50g。

2）做法：枸杞子、龙眼肉、制黄精洗净切碎；冰糖敲碎装在碗内，备用；锅置中火，加清水约750ml，入上三味中药同煮至沸后约15分钟；鸽蛋逐个打碎下入锅内，入冰糖同煮即可。

3）功效：枸杞子滋补肝肾、益精明目；龙眼肉补血安神、健脑益智、补养心脾；黄精补脾、益精、润肺；鸽蛋滋补益气。诸味合用，共奏补肝肾、益气血、润肺强身之效。

4）适宜人群：适合更年期妇女。五脏功能衰退，气血不足羸瘦，目暗，夜卧不宁者服用。

（2）饮食调理：进入更年期的女性，由于肾气渐衰，冲任不足，天癸渐竭，故应食用强肾益精之品以调养之。天癸既竭，养在太阴，应固护脾胃，以助气血生化之源，少食油腻之物，以防阻碍脾胃，导致运化乏力，痰湿内生，出现肥胖，饮食应营养均衡而清淡，是妇女围绝经期饮食的原则。可以适当多吃豆类及豆制品。

（3）保健食品：可以选用阿胶金丝枣，小分子阿胶，桃花姬阿胶糕，固元阿胶糕等。

（4）运动调理：中年妇女可利用传统的体育运动形式，经常进行体育锻炼来防止衰老。运动可以增加肺活量，促进新陈代谢及血液循环，增强体质及抵抗力，并可增加能量消耗，防止肥胖，保持健美的体形，防止组织器官功能减退。体育疗法可以调动人体免疫系统的应激能力，延缓免疫器官的衰老，增强免疫功能。故建议中年妇女经常习练中国传统体育运动，如五禽戏、八段锦、太极拳、易筋经等。

四、养血以荣发

（一）头发与血的关系

中医认为“发为血之余”，血液对于人体的毛发具有营养和滋润的作用；同时，头发的状态也可反映体内血气的盈亏。因此，头发既是人体气血的外露，又是脏腑功能状态的一面镜子；头发的秀丽与萎黄、茂密与稀疏，能客观反映出体内血液和脏腑功能的盛衰。血气旺盛，则毛发也茂盛。若血气亏虚，如产后、病后之体，气血亏虚；或血虚受风，风盛血燥，无以充养毛发，发失所养，则毛发易枯萎、稀少或脱落。人体毛发生长的营养虽来源于血，但其生机却根源于肾。肾精充沛，毛发就光泽。因为“肾主骨髓”，肾精足则血旺盛，血旺盛则毛发得以润养而生生不息。故《素问•五脏生成篇》曰：“肾之合骨也，其荣发也。”年老体弱，肾阴亏虚，无以滋润与濡养，则毛发易焦黄或脱落。“荣发”，是指采取饮食或运动调理等方法，使人体精血充足，使发有所养，油亮光泽的保养手段。精血充足，方可以使头发乌黑油亮，焕发出健康活力，这种情况称之为“发有所荣”。

（二）调养方案

填精养血以荣发　本法适于因精血亏虚，发失所养，头发早白、脱落的人群。精与血都是机体的营养物质，又是机体功能活动的物质基础。故两者从属性上讲均属阴。精与血的关系，是相互资生，相互转化，相互补充的。肾精亏虚、脾虚失养，气血不足时，可导致头发稀疏脱落，发质枯槁，细软无力，头皮干燥、有白屑；伴见面色㿠白，头晕乏力，舌淡苔白、脉沉细弱。因发为精血充盈的外在表现，故填精补血是预防须发不荣或早白、早脱的调养原则。

（1）养生药酒：乌须黑发酒

1）材料：当归、枸杞子、生地黄、人参、莲子、桑椹、何首乌各 120g，五加皮 60g，黑豆（炒香）250g，槐角子 30g，没食子 1 对、墨旱莲 90g，五加皮酒 1 500ml。

2）做法：将前 12 味切片或捣碎，入布袋，置容器中，加入五加皮酒，密封；浸泡 21 日后，压榨以滤取澄清液，贮瓶备用。每日饮用 20ml 左右。

3）功效：补肝肾、益气血、乌须发、固肾气。

4）适用人群：适于肾气不固，肝肾不足，气血虚弱，须发早白之人。

（2）饮食调理：由于头发的荣枯与气血的充盈程度密切相关，故在饮食上应以调理脾胃，养血固精为原则进行调理，具体有以下几种方案：①多吃黑色的食物：中医认为黑色入肾，可益精填髓，比如黑豆、黑芝麻、黑米、黑枸杞、黑桑椹等。②补充植物蛋白：头发干枯，发梢裂开，可以适当多吃核桃、大豆、玉米等食品。③补充铁质：经常脱发的人，可能因为体内缺乏微量元素铁，铁质丰富的食物有黄豆、黑豆、蛋类、带鱼、虾、熟花生、菠菜、鲤鱼、香蕉、胡萝卜、马铃薯等。④补充碘：头发的光泽与甲状腺的功能正常与否有关，若缺碘常影响甲状腺功能，导致其功能减退，补碘能增强甲状腺的分泌功能，有利于头发健美。可适当多吃海带、紫菜、牡蛎等食品。

（3）调理情志：精神情志因素，也是导致头发过早变白或脱落的重要原因。中医学认为，剧烈的情绪波动，强烈精神刺激，过度的忧郁思虑，都能使头发早白、脱落。《千金翼方•妇人•生发黑发》云：“忧愁早白。”《痰火点雪•观升鬓不斑法》亦云：“思虑太过，则神耗气虚血散而鬓斑。”故保持良好的情绪，从容乐观，不仅能促进身体脏腑功能和气血的健康，亦有利于头发的健康。

（4）保健食品：可以选用阿胶金丝枣，小分子阿胶，桃花姬阿胶糕，固元阿胶糕等。

（5）科学护发：①勤梳头，常按摩：《诸病源候论•毛发病诸候》曰：“千过梳头，头不白。”梳头不仅仅为了修饰头发、美化容颜，还关系到长寿延年的大事。历代医书中，多强调发多梳，则明目祛风，梳头百余梳，散头风，熟寝至明等。若能在梳头以后，配合十指缓慢地自前额发际向头顶至脑后发际作环状按摩十余次，就能起到疏通气血，散风明目，荣发固发，促进睡眠的作用。②要科学地护养头发：总的原则是洗发、烫发不宜过勤。《仪礼》载："三日具沐，五日具浴。"元王珪认为，"除夏日以外，五日一沐"为宜。古人的洗发次数可供参考，洗发次数要因人、因时，并根据头发的不同情况来定。一般来说，干性头发（即枯燥无光泽者）宜7～10天洗1次；中性头发（不油不燥者）宜5～7天洗1次；油性头发可2～4天洗1次。

第三节　中老年男性养血

男子以肾为先天，相比于女子以血为基础，男子则以精为基础。精与血同样是生命活动中不可缺少的基础物质。《张氏医通•诸血门•诸见血证》曰："经言血之与气，异名同类，虽有阴阳清浊之分，总由水谷精微所化。其始也混然一区，未厘清浊，得脾气之鼓运，如雾上蒸于肺而为气；气不耗，归精于肾而为精；精不泄，归精于肝而化清血；血不泻，归精于心，得离火之化而为真血。"由此可见，肝血需靠肾精的滋养，肾精亦需肝血的补充，故称为"肝肾同源"或"精血同源"。精对人体有着繁衍生殖、生长发育、滋润脏腑、生髓化血等功能。精盈血充，肢体才能灵活，思维才能敏捷，考虑问题才能深入。故养血者注重填精，另一方面，填精亦可养血。

肾精主人体的生长、发育、繁殖。肾中精气的盛衰，贯穿于男子生、长、壮、老、已生命的全过程。保持肾精的充盈，有利于男性延缓衰老、身体健康。然而，由于男性的生理特点，往往容易造成精亏，故不可以欲竭其精。临床发现房事不节的男子，常常出现思维迟钝、两目无光、腰膝酸软、头晕耳鸣、健忘乏力、阳痿早泄、遗精滑精、不育等症状。现代医学认为，精液中含有大量的前列腺素、蛋白质、微量元素锌等重要物质。前列腺素存在于人体许多重要器官与组织中，如脑、胸腺、骨髓、肾、肺、虹膜、胃、肠、神经等，能帮助控制炎症，调节血压，调节平滑肌的活动，以及神经冲动传递等；还可影响心血管系统、神经系统及消化系统等功能，前列腺素不足可导致上述系统发生病理变化而加速衰老。

一、养血以助育

（一）生育与血的关系

求子之道全赖于气血充足，且气血相生，精缘血化，精气血虚衰则无子。精神气血，皆依赖脾土之所化生，而心藏血，肾藏精，需精血充实，乃有助于优生优育。又，"种子者，贵乎肾水充足，尤贵乎心火安宁"（《妙一斋医学正印种子编》）。又"气不耗，归精于肾而为精；精不泄，归精于肝而化清血；血不泻，归精于心，得离火之化而为真血"（《张氏医通•诸血门•诸见血证》）。精、气、血互滋互化。若久病劳倦，气虚不复；或素体脾虚，后天不足；或积劳损气；伤及脾胃；或思虑劳心，心脾两伤等，皆可致神伤精耗，气虚血弱，阴精亏损，精液化生乏源，而有难嗣之病证。西医称"无嗣"为不育，指夫妇同居未采取避孕措施，两年以上而无生育者。女方检查正常，男方检查异常。中医认为此病与先天之本肾，后天之本脾，及任脉、冲脉的元气精血不足有关。由于肾在精化血的过程中起着重要的作用，所以，当肾功能低下时，便可影响血液的化生，而出现精亏血虚之证，症见面色淡黄或萎黄，口唇及指甲色淡，头晕目眩，男子精液清稀，不育等。为了预防及改善男子不育病证，往往需要养血以助育。

（二）调养方案

1. 健脾益肾以助育　本法适于脾肾亏虚、精血不足而难生育者。肾为先天之本，脾为后天之本，脾肾不足会导致男子不育。具体可表现为精液量少、少精子症，或精液液化不良；射精过快，遗精滑精，腰膝酸软，头昏耳鸣，两目干涩，神疲乏力，心悸健忘，心烦盗汗，眠差梦多，口燥咽干；舌质红或淡，苔少或薄。脉沉细等。为了调理体质，做好生育前准备，宜采用以下方案调理。

（1）养生药酒：枸杞多子酒

1）材料：枸杞子、桂圆肉、核桃肉、白米糖各250g，烧酒7 000ml，糯米酒500ml。

2）做法：将前3味捣碎，装入布袋，和烧酒一同置于洁净容器中。再将糯米酒和米糖（击碎）加入，密封，浸泡。21日后，过滤去渣取液，即成。

3）功效：枸杞子养肝、滋肾、润肺。桂圆益心脾、补气血、益智宁心、安神。核桃填精生髓。诸味合用可补肾健脾，养血脉，抗衰老。

4）适宜人群：适宜脾肾两虚、面色萎黄、精神萎靡、腰膝酸软、阳痿早泄、精少之人饮用。

（2）保健食品及中成药：可以选用阿胶金丝枣、福鹿寿鹿胶糕、固元阿胶糕等保健食品，或阿胶补血颗粒、复方阿胶浆等中成药。男子以精为贵，而精血之间又是同源互化的，血足则精旺，血少则精衰。因此，补血亦可补精。此外，阿胶具有滋阴补肾作用，能较好地改善男性血虚肾虚的体弱、性功能减退及精少不育等症，可防治阳痿、早泄、不育、前列腺炎等男性健康问题。素体虚弱、先天不足的男性，在备孕时推荐使用阿胶类保健食品和中成药。

（3）自我按摩：①第一式：脚心按摩法。中医认为，涌泉穴直通肾经，脚心的涌泉穴法是浊气下降的地方。经常按摩涌泉穴，可益精补肾，强身健体。每天在临睡前，坚持用温水泡脚，再用手互相擦热后，用左手心按摩右脚心，右手心按摩左脚心，按摩100次以上，以搓热双脚为宜。②第二式：腰部按摩操。将两手掌对搓至手心热后，分别放至腰部两侧，上下按摩腰部，至有热感为止。早晚各1遍，每遍约200次。③第三式：搓腰眼。腰眼穴位于腰部第三腰椎棘突左右3～4寸的凹陷处，常按摩腰眼处，能温煦肾阳、畅达气血。将两手对搓发热后，紧按腰眼处，稍停片刻，然后用力向下搓到尾闾部的长强穴，每遍做50次，每天早晚各做1遍。最后，双手握拳，用拳眼或拳背旋转按摩腰眼处，每次5分钟左右。中医认为，用掌搓腰眼和尾闾，不仅可以疏通带脉和强壮腰脊，还能起到固精益肾和延年益寿的作用。按照上面的方法，坚持锻炼，强肾固精，辅助治疗男性不育。

2. 益气养血以助育 本法适于气血不足而有生育计划的男子。若男子素体虚弱，脾肾不足，则会出现倦怠乏力，少气懒言，便溏怕冷，精少腰酸，不育等现象。在调理身体时以滋后天补先天为原则，调理脾胃功能，加强营养，可以使机体气血充足，血足而精随之而满。具体养生方案如下。

（1）养生药膳：杜仲排骨汤

1）材料：排骨400g，胡萝卜1个，杜仲8g，黄芪10g，枸杞子10g，当归3g，黑枣5颗，葱、姜、黄酒、盐、鸡精。

2）做法：将排骨洗净斩成寸段，焯水捞出沥干；胡萝卜洗净去皮切成滚刀块。杜仲、黄芪、枸杞、当归、黑枣洗净待用；锅内倒入适量清汤，放入排骨、杜仲、黄芪、枸杞、当归、黑枣、葱、姜、黄酒，大火烧开，改小火慢炖2小时，再放入胡萝卜煲30分钟，加盐、鸡精调味即可。

3）功效：排骨益精生髓；黄芪为补气良药；枸杞子滋补肝肾；当归补血活血；胡萝卜补脾消食，养肝明目。此汤平补肝肾。

4）适宜人群：本汤适宜素体气虚血亏，精少之人服用。

（2）饮食调理：日常在饮食中应加强营养。优质蛋白质是形成精液的主要原料；食品中，如牛肉、狗肉、猪肉、鸡、鸭、蛋类、鱼、虾和豆制品等，含有优质蛋白质，要适当多吃。精氨酸是精子形成的必要原料，并能增强精子的活动能力，对男性生殖系统正常结构和功能的维持有重要作用。富含精氨酸的食物，有鳝鱼、泥鳅、鱿鱼、鲑鱼、带鱼、鳗鱼、海参、墨鱼、蜗牛、豆制品等。

（3）保健食品：可以选用阿胶金丝枣、固元阿胶糕、鹿胶糕、阿胶浆口服液等。亦可根据自身情况选用阿胶养血颗粒、复方阿胶浆等中成药。

（4）戒烟限酒：烟对健康的危害，愈来愈清楚地被科学研究所证实。吸烟可以干扰丘脑-垂体-性腺轴功能，降低男子精液质量，导致少精子症和弱精子症，使精子数目减少。还可诱发精索静脉曲张，导致不育。因此，不吸烟是男性健康生活的重要方面。

酒为水谷之精气，五味之精华，如能适量饮用，对于强身健体，颇为有益。故历代医家，养生家，以及文人墨客，对酒大加赞誉，许多药酒更是祛病延年的佳品。但是，饮酒过度有诸多危害。龚廷贤有“喀酒伤身”论，罗天益有“饮伤脾胃”论，认为饮酒过度和不恰当的饮酒习惯，会“伤冲和，损精神，涸荣卫，竭天癸，夭人寿”（《卫生宝鉴·饮伤脾胃论》）。酒能破坏精子膜结构，使精子发生畸变或活力减弱，说明酒对男性生殖有不利影响；过量饮酒，还会使前列腺充血，容易诱发和引起前列腺炎。所以，男性饮酒要把握适量的原则，不要酗酒，酒后行房更为养生大忌。

二、养血以抗疲劳

（一）血与疲劳的关系

慢性疲劳综合征，是指以不能通过休息得到缓解的疲劳为主要特点，并伴有头痛、咽喉痛、肌肉关节痛、记忆力下降、注意力不集中等症状；常规检查没有异常发现，无法归入已知的任何疾病的综合征，属于亚健康状态。

慢性疲劳综合征，与多种原因导致的五脏功能失调密切相关。脾为后天之本，气血生化之源，脾运化功能正常，才能保证气血精微滋养肢体脏腑；肾为先天之本，肾中水火为人体阴阳之根，是人体生命活动的根本保证；肝为罢极之本，人之运动在于筋力，主司人体运动。总之，多脏腑功能失常的慢性疲劳综合征的病机关键，是肝、脾、肾功能失常，精、血、气亏虚。因此，预防与调养的原则，是调补肝、脾、肾功能，以达到养血、益精、补气的目的。

（二）调养方案

1. 养血抗疲劳 本法适于肝血不足、精血耗伤而导致慢性疲劳综合征者。饮食劳倦、七情六淫等各种原因，引起五脏功能失常，气血失和，导致精血耗损，脏腑功能衰减；常表现为神疲倦息，失眠健忘，心烦易怒，郁郁寡欢，肢体重痛，头昏头痛，咽喉干痛等症状。《素问·六节脏象论篇》云：“肝者，罢极之本。”肝血不足是导致疲劳的重要因素，故补血养血可防止和减轻疲劳。具体养生方案如下。

（1）养生药膳：阿胶红枣莲子粥

1）材料：阿胶 30g，红枣 3 枚，糯米 100g，莲子 30g，红糖少量。

2）做法：糯米莲子洗净后煮粥，粥将熟时，放入捣碎的阿胶及洗净的红枣，边煮边搅匀，煮至阿胶完全融化即可。

3）功效：健脾养血补虚。

4）适宜人群：血虚引起的慢性疲劳综合征。

（2）饮食调理：由于脾主肌肉和四肢，故采用适当的饮食调理，也有助于预防疲劳和缓解症状。所以应多吃健脾生血的食物，如大枣、黑芝麻、小米、乌鸡、红糖、瘦肉、猪血等。

（3）保健食品和中成药：可以选用阿胶金丝枣、鹿胶糕、阿胶固元糕、阿胶浆口服液等阿胶类保健品。如果疲劳感较严重者，亦可根据自身情况，选用阿胶养血颗粒、复方阿胶浆等中成药。

（4）自我按摩：经络、穴位的保健按摩，也可以起到消除疲劳的作用。此法可调整人体阴阳、气血和脏腑功能。根据自身情况，选择相应穴位进行保健调养，持之以恒，便可以达到调气补血，助健康的效果。推荐按摩以下两个穴位。①太冲穴：本穴为肝经的原穴，在人体脚背，第一个脚趾和第二个脚趾之间的凹陷处便是此穴。肝经为多血少气之经，经常按摩可以疏通气血。按摩的时候不要使用过大的力气，以此穴有稍微酸胀的感觉便可以。②血海穴：血海穴是养血和血的重要穴位。从中医经络学说角度来看，血海穴是足太阴脾经的腧穴，此穴位于大腿内侧的部位，虽然看起来很普通，但经常对其按揉，能起到极好的促进气血运行及生血的目的，从而更好地维护全身血液循环，利于强身健体，抗疲劳。

2. 益气抗疲劳　本法适于气虚乏力之人。脾肺气虚可导致人体倦怠乏力，少气懒言、头痛、腰痛、胸闷、食欲不佳、失眠，但却查不出究竟是什么病。若这种情况已持续半年以上，就很可能已经患上了慢性疲劳综合征；若不及时调理，情况进一步发展加重，最终可以引起人体器官病变，导致抗病能力下降、慢性肺病、慢性胃病、冠心病、低血压或高血压、癌症等疾病。所以，应该在病情轻浅的时候，及时采取相应的调养策略，以阻止疾病的发生发展。具体养生方案如下。

（1）养生药膳：补虚正气粥

1）材料：党参 10g，炙黄芪 20g，山药 10g，大枣 3 枚，粳米 100g。

2）做法：将黄芪、党参、山药，洗净后加水少量大火烧开后文火慢煎 30 分钟，煎好后盛入碗中，粳米、大枣洗净煮粥，粥将成时加入之前熬好的药汁，稍煮片刻即可。可根据喜好加入白糖。

3）功效：补正气，抗疲劳。

4）适用人群：适宜面色晦暗、心慌、气短、容易出汗、乏力者食用，如贫血、慢性疲劳综合征。

（2）饮食调理：在饮食上，要注意多吃益气健脾的食物，如山药、黄豆、白扁豆、鸡肉、香菇、大枣、蜂蜜等；少吃具有耗气作用的食物，如空心菜、生萝卜等。维生素 B_6 主要作用在人体的血液、肌肉、神经、皮肤等，是人体脂肪和糖代谢的必需物质，对消除肌肉疲劳，恢复肌肉功能有积极作用。富含维生素 B_6 的食物有牛、羊、猪肉、菠菜、胡萝卜、豌豆、蚕豆等，可适当选择搭配食用。

（3）运动调理：容易处于疲劳状态的人，除了要养成良好的饮食习惯外，还要加强体育锻炼，养成良好的起居习惯。现代人的生活方式，通常为多坐少动，普遍缺乏锻炼，尤其是白领和学生人群，饱受久坐、久视的痛苦，久而久之便会产生疲劳感。《素问•宣明五气篇》指出：“久视伤血，久卧伤气，久坐伤肉，久立伤骨，久行伤筋，是谓五劳所伤。”故提示不应保持某一工作状态太久的时间，应该适当活动以舒展筋骨、疏通气血。陶弘景《养性延命录•食戒》也提到：“人欲小劳，但莫至疲及强所不能堪胜耳。人食毕，当行步踌躇，有所修为为快也。故流水不腐，户枢不蠹，以其劳动数故也。”所以，预防和缓解疲劳感，应选择合适的项目进行运动锻炼，如慢跑、太极拳、气功、保健功、广播操等。运动后感到口渴时，不宜过量、过快地食冷餐或冷饮，以防胃肠血管急剧收缩，引起腹痛、腹胀、腹泻等，可饮用适量温开水。运动后最好洗个热水澡，既可清洁皮肤汗液，又可消除疲劳，使人感到神清气爽。平和体质的人，应根据自己的年龄、兴趣和身体状况，保持经常、全面、适度的运动锻炼。运动锻炼，可遵循积极主动，兴趣广泛；运动适度，不宜过量；循序渐进，适可而止；经常锻炼，持之以恒；全面锻炼，因时制宜的原则。

三、养血以护眼

（一）视力与血的关系

中医认为，“肝开窍于目，目受血而能视”；视力的正常与否，与血的滋养程度密不可分。近年来，由于生活方式的转变，手机、电脑的使用，学生、白领一族多有超负荷用眼的情况。超负荷用眼的后果，不仅引起视力下降，还会导致人体气血损伤，从而出现眼胀、眼痛、头晕、眼眶胀痛、视物昏花等症状。视疲劳和视力下降的主要原因，是肝肾不足，精血耗损，不能上荣；脾虚气弱，目失所养；劳瞻竭视，暗耗精血，心血亏虚无以滋养眼目所致。这就是中医所说的“久视伤血”，现代医学也称为视疲劳。肝肾不足者，在预防和治疗上，应以补养肝肾、益精明目为治则；脾虚气弱者，在预防和治疗上，以补中益气、健脾升阳为治则；心血亏虚者，在预防和治疗上，以补益气血、安心宁神为治则。

（二）调养方案

1. 滋养肝肾以护眼 本法适于肝肾亏虚，精血不能上荣于目，而出现视力减退、眼睛干涩者。肝肾不足者，会出现夜盲，眼睛干涩和视力下降等症状。这是因为，肝肾同源，肾为藏精之所，肝为藏血之脏；肝血要靠肾精的涵养，肾精有赖肝血的补充；目得精血之养，才能视觉敏锐。所以，填精补血，滋养肝肾，才是保护视力的有效手段。具体调养方案如下。

（1）养生药膳：鸡肝粥

1）材料：鸡肝 20g、粳米 150g、黑豆粉 15g、核桃仁 15g、牛奶 250ml、蜂蜜 20ml。

2）做法：先将鸡肝用热水焯熟，切丁和粳米一起放入砂锅中，加入适量的水，熬成粥状即可。黑豆炒熟后磨成粉，核桃仁炒微焦，去衣，待凉后捣成泥。将上述两种食材冲入煮沸过的牛奶中，加入蜂蜜，食粥喝奶。

3）功效：滋肝养肾、养血明目。

4）适宜人群：适宜肝肾亏虚、两目失养、目暗之人。

（2）自我按摩：可以采取在眼周按摩的方法，来促进局部的血运，缓解眼部疲劳，让眼肌得到滋养和放松。主穴取攒竹下 3 分，配穴取攒竹、鱼腰、丝竹空、四白、睛明，可自我推拿或相互推拿；即以食指指端按住穴位，先主穴，后配穴，对准穴位作小圆圈按摩，共 10 分钟。可起到疏通气血，滋润明目的作用，通常 1 个月为 1 个疗程。

2. 健脾益气以护眼 本法适于脾虚生血不足，精血不足以荣养目窍，出现视力减退者。脾主运化，为后天之本，是气血生化之源。脾运健旺，眼部得营血精气滋养，则目光有神，眼睑肌肉得养，开合自如。所以，健脾益气可以直接补养肝目。具体调养方案如下。

（1）养生药膳：胡萝卜小米粥

1）材料：胡萝卜 30g、小米 100g。

2）做法：胡萝卜清洗干净，去掉外皮，切成小圆片；小米淘洗干净，和胡萝卜片一起放入汤锅，添足水，水开之后改为小火，煮约半个小时至熟，即可饮用。

3）功效：方中胡萝卜健脾化滞、润燥明目；小米又名粟米，性味甘平，能补中益气、健脾消食；诸味合用，可以益脾开胃、补虚明目。

4）适宜人群：适宜脾虚气弱，精血不足，目涩之人。

（2）饮食调理：为了保护眼睛，在日常饮食中，宜常吃富含维生素A的食物，如蛋黄、牛奶、羊奶、动物肝脏、绿叶蔬菜、玉米等，这类食物可以防止角膜干燥退化；含胡萝卜素较多的食物，如胡萝卜、玉米、南瓜、红薯、青豆、西红柿等，这些可以维持眼睛的健康，改善夜盲的症状；含维生素B_2较丰富的食物，如面粉、花生、鸡蛋、瘦肉、牛奶等，这类食物可以增进视力。

（3）运动眼肌：我们可以通过科学的运动增强眼肌韧性，通过防止肌肉松弛进而预防视疲劳。具体过程如下：①“转换焦点”：伸出食指作为焦点，手臂远近移动手指，动作由慢加快，来回做5次。②视线移动：眼睛分别向上、向下、向左、向右看，做30次。眼睛一定要用力，感觉到有小小的酸痛感为宜。③“眯眼睛”：眼睛用力闭上再用力睁开，做10次，此法可以缓解眼睛疲劳。④“画正方形”：用目光画一个正方形，做10次，此法帮助恢复睫状肌调理功能，速度均匀不宜过快。⑤放松眼睛：搓热双手，轻轻覆盖在眼睛上，停留2秒，重复做15次，常做这个动作能够缓解视力疲劳，预防近视和老花眼。

3. 补益心血以护眼 本法适于心血不足，无法滋养眼目，而出现视物昏暗者。诸血者，皆属于心；诸脉者，皆属于目，目得血而能视。血为心所主，心血旺盛、充足，血液循环全身，方能上输于目；眼部得到心血的濡养，才能维持正常的视觉功能。若心血不足，则会出现视力下降，眼花等症状。所以，补心养血，亦可滋养目窍。具体养生方案如下。

（1）养生药膳：阿胶补血汤

1）材料：阿胶、龙眼肉、桑椹各20g，大枣6枚，鸡1只（约1 500g），葱15g，姜、蒜、墨旱莲各10g，盐4g。

2）做法：首先将阿胶烊化（蒸化）待用；桑椹、墨旱莲洗净，大枣洗净去核；鸡宰杀后去毛、内脏及爪；姜切片，葱切段；大蒜去皮，切片。中药放鸡腹内，将鸡放入炖锅内，加入姜、葱、盐，注入清水2 000ml。先武火烧沸，再用文火炖煮1小时即成。

3）功效：养血补心，补益肝肾。

4）适宜人群：适用于心血不足，视力下降、眼花的人食用。

（2）自我艾灸：除了药膳、饮食和运动眼球的保健方法外，中医还有特色的保健灸法——核桃灸。其原理是利用艾条的温热作用，刺激眼部及眼周穴位，如鱼腰、攒竹、瞳子髎、丝竹空、睛明等，促使眼周的毛细血管扩张充血，以通经络、行气血、开窍明目。眼部组织娇嫩，不宜直接施灸。核桃灸是以艾条隔着潮湿的核桃壳及枸杞、菊花施灸，再传至眼部，艾灸的力量更温和，不仅避免了对眼睛的直接损伤，提高了治疗的安全性和有效性。

四、养血以助眠

（一）睡眠与血的关系

正常的睡眠，依赖于人体气机的“阴平阳秘”。脏腑调和，气血充足，心神安定，心血得静，卫阳能入于阴，人方可安然入睡。如《素问·阴阳应象大论篇》曰：“阴在内，阳之守也；阳在外，阴之使也。”卫阳通过阳跷脉、阴跷脉，而昼行于阳，夜行于阴。由于心脾两虚，生化之源不足；或数伤于阴，阴虚火旺；或宿食停滞化热，食热扰胃等，均能使心神不安，心血不宁，阴阳失调，营卫失和，阳不入阴，而导致睡眠障碍。

失眠在中医学中称为“不寐”，是以经常不能获得正常睡眠为特征的病证。主要表现为睡眠时间、深度的不足，轻者入睡困难；或寐而不酣，时寐时醒；或醒后不能再寐；重者彻夜不寐，常影响人们的正常工作、生活、学习和健康。不寐，《黄帝内经》称之为“不得卧”“目不瞑”。镇静催眠药物可改善睡眠质量，但长期服用会出现一系列不良反应。而运用中医调理方法进行预防和干预，疗效既显著又无毒副作用，从而具有独特的优势。大抵预防和调理上，应以补虚泻实、调整阴阳为总原则，同时佐以安神之品。

（二）调养方案

1. 滋肝养血以助眠 本法适于肝血不足而魂不归肝的失眠人群。中医认为肝藏血，亦为魂之所居，人寤魂入于目，寐则魂归于肝。故正常的睡眠与肝的关系最为密切。人卧则血归于肝，肝血不足则内生虚热，或阴虚阳亢而致不寐。为了预防失眠，可以从肝血虚角度出发，以补益肝血为主。

（1）养生药膳：阿胶佛手羹

1）材料：阿胶 5g，佛手片 10g，柏子仁 15g，鸡肝 1 个，冰糖 20g。

2）做法：柏子仁入干净锅中炒香研粉；阿胶加水烊化；鸡肝切碎，用纱布包裹；佛手片、冰糖加水煮开，将鸡肝包放入并用勺挤压，再煮几分钟；将上述汤料倒入阿胶中，兑入柏子仁粉，搅匀即可。

3）功效：阿胶可滋阴养血，佛手可疏肝理气，柏子仁可养心安神，鸡肝补血养肝。诸药合用，共奏补血养心、安神除烦之效。

4）适用人群：适宜血虚肝郁型神经衰弱者食用。

（2）饮食调理　中医认为“胃不和则卧不安”，脾胃功能不好的人，在临睡前 3 个小时不宜进食，睡前避免喝水以防起夜影响睡眠。不宜吃辛辣、含咖啡因等刺激性食物，亦不宜吃油腻等令人饱腹的食物。推荐以下可以养血安神助眠的食物：①龙眼肉：味甘性温，归心、脾经，适用于心脾两虚证及气血两虚证患者。中医认为，心主血脉与神志，与精神、意识思维活动有关。脾为后天气血生化之源，提供全身的营养。如果人们思虑过度，劳伤心脾，可导致心悸怔忡，失眠健忘，神疲乏力等症状。②大枣：中医认为红枣具有补虚益气、养血安神、健脾和胃等作用，是脾胃虚弱、气血不足、倦怠无力、失眠多梦等患者比较理想的保健食品。③百合：具有滋阴液、养心肺、安神止咳作用。适宜于心阴虚所致的失眠、心烦、精神不安、惊悸等病证。

2. 补心养血以助眠 本法适于心脾两虚之失眠者。心脾两虚、心血亏虚者，难以入眠且易早醒，纳差食少，面色少华；阴血不足、阴虚火旺者，睡中常常多梦。为了预防或缓解心血虚型的失眠，可以采取以下方案。

（1）养生药膳：猪心枣仁汤

1）材料：猪心 1 个，酸枣仁、茯苓各 15g，远志 5g。

2）做法：将猪心切成两半，洗干净，放入锅内，再加入洗干净的酸枣仁、茯苓、远志，加入适量水，用大火烧开后撇去浮沫，移小火炖至猪心熟透后即可。

3）功效：猪心可补虚养心、安神；酸枣仁养心安神；茯苓健脾安神。诸味合用，共奏补血养心、益肝宁神之效。

4）适宜人群：适于心肝血虚型心悸不宁者。临床可见失眠多梦、记忆力减退等症。

（2）音乐助眠：心血虚或阴虚火旺之人，可以采用音乐助眠。美妙、舒缓的音乐，可以使人的身心得到最大限度放松，使人心情舒畅、情绪稳定并趋于宁静，进而快速进入梦乡并提升睡眠质量。音乐的确具有这样的功效，但实施音乐治疗睡眠障碍需要注意以下因素：

①时间及疗程：音乐治疗失眠最好在晚上睡觉前 2～3 小时进行，也可以每天治疗 2～3 次，每次 30～60 分钟，时间不宜过长。音乐疗法治疗失眠一般情况下应以 1 个月为 1 个疗程。②曲目：不宜单用 1 曲，以免产生厌倦感觉。推荐曲目：肖邦的《摇篮曲》《前奏曲》，巴赫的《萨拉班德》《阿里沃索》，舒曼的《梦幻曲》等。

（3）运动调理：除了饮食、药膳、音乐可以助眠外，经常运动、锻炼身体，也可使身心放松，加之适度的疲倦感，使人们更容易进入梦乡。当然，运动对睡眠的影响与运动量有关。只有中等程度以下的运动，才能有助于解决失眠，加快入睡时间，加深睡眠深度。而且，运动不要离睡眠时间太近，如果在临睡前锻炼，体温就会上升，导致入睡困难。一些睡眠专家认为，睡前 6 小时运动最佳。体育锻炼可选择的项目很多，如篮球、排球、乒乓球，以及游泳、健美操、跑步、竞走等。以上体育锻炼项目，可以根据自己的爱好、习惯、年龄、性别、体力，以及客观环境条件，选择 1～2 项坚持锻炼，对于改善睡眠确有较好的疗效。

五、养血以壮骨

（一）骨质与血的关系

髓藏骨中，骨赖髓以充养。精能生髓，髓能养骨，故曰“髓者，骨之充也”（《类经》）。肾精充足，骨髓生化有源，骨骼得到骨髓的滋养，则生长发育正常，才能保持其坚刚之性。

骨质疏松是以骨量减少、骨组织微结构退化为特征，以致骨脆性及骨折危险性增加的一种全身性骨骼健康问题。疼痛、脊柱变形、易发脆性骨折，是骨质疏松最主要的临床表现。中医学虽然无骨质疏松之病名，但根据其临床表现及发病机理，当属“骨痿”“骨痹”“骨极”等范畴。

中医理论认为，骨质疏松的发生发展与肾精亏损密切相关。肾藏精，主骨生髓，为先天之本。肝与肾精血互滋，肾精亏损、天癸枯竭是本病发生的主要原因。脾胃为后天之本，脾胃功能正常是骨骼强壮的重要保障。脾胃强健才能化生气血，营养四肢百骸，使骨骼强壮有力；若脾胃虚弱则化源不振，气血精微不能四布，四肢百骸则无以充养，而容易发生骨质疏松。由此可见，骨质疏松的发生，主要与肾精亏损、脾胃虚弱、肝血亏虚、瘀血阻络四个因素有关。其中，肾精亏损是骨质疏松的发病关键，脾胃虚弱是骨质疏松的重要病机，肝血亏虚是骨质疏松的重要因素，瘀血阻络是骨质疏松的病理产物和加重因素。本病本虚标实，以本虚为主，需遵循补肾、健脾、活血调肝的预防原则。注意多补充钙质与维生素 D，多晒太阳；合理并坚持应用抗骨质疏松的药物，预防跌倒和外伤的发生，从而减少骨折发生的风险。

（二）调养方案

1. 补肝益肾以强筋壮骨 本法适于肝肾精血不足、预防老年骨质疏松的人群。“肝肾同源”即“精血同源”，肾的精气有赖于肝血的滋养。若肝失调达，肝气郁滞，耗伤阴血，肝血不足，则可导致肾精亏损，使骨髓失养，肢体不用。肝主身之筋膜，筋病及骨，肝血亏虚则骨失所养，易导致骨质疏松。遵从以下调养方案，可以有效预防骨质疏松。

（1）养生药膳：桑椹牛骨汤

1）材料：桑椹 25g，牛骨 250～500g。

2）做法：将桑椹洗净，加酒、糖少许蒸制。另将牛骨置锅中，水煮，开锅后撇去浮沫，加姜、葱再煮。见牛骨发白时，表明牛骨的钙、磷、骨胶等已溶解到汤中，随即捞出牛骨，加入已蒸制的桑椹，开锅后再去浮沫，调味后即可饮用。

3）功效：桑椹补肝益肾；牛骨含有丰富钙质和胶原蛋白，能促进骨骼生长。此汤能滋阴补血，益肾强筋。

4）适宜人群：老年及预防骨质疏松者。

（2）饮食调理：预防骨质疏松，要在平日注意益肾养血。在饮食上，注意补充钙质。钙的来源以奶及奶制品为最好，奶类不但含钙丰富，且吸收率高，是补钙的良好来源。此外，蛋黄和鱼、贝类含钙也很高，泥鳅、蚌、螺、虾皮含钙也极高。植物性食物推荐大豆类制品、坚果类食物（如花生仁、核桃仁）。蔬菜建议金针菜、萝卜、香菇、洋葱、木耳等。平时尽量不要饮用碳酸饮料，不宜长期饮用咖啡、浓茶等饮品。

（3）保健食品：可根据自身情况选用鹿胶糕、阿胶固元糕、阿胶浆口服液等阿胶类保健品。

2. 健脾益肾以强筋壮骨　本法适于脾肾不足的老年人，为了预防骨质疏松而使用。脾肾亏虚型骨质疏松者通常情况下并无明显的症状，个别人可能出现腰背酸痛，常由于疲劳引起，如长久站立、静坐以及加重脊柱负荷的活动等，症状可反复发作，很少有放射痛。遵从以下调养方案，可以有效预防骨质疏松。

（1）养生药膳：黄豆猪骨汤

1）材料：鲜猪骨250g，黄豆100g。

2）做法：黄豆提前用水泡6～8小时；将鲜猪骨洗净，切断，置水中烧开，去除血污；然后将猪骨放入砂锅内，加生姜20克、黄酒200克，食盐适量，加水1 000ml，经煮沸后，用文火煮至骨烂，放入黄豆继续煮至豆烂，即可食用。每日1次，每次200ml，每周1剂。

3）功效：鲜猪骨含天然钙质、骨胶原等，对骨骼生长有补充作用。黄豆含黄酮类、钙、铁、磷等，有促进骨骼生长和补充骨中所需的营养的作用。

4）适宜人群：老年及预防骨质疏松者。

（2）保健食品：可选用鹿胶糕、阿胶固元糕、阿胶浆口服液等阿胶类保健品。

（3）运动调理：提高骨密度、防止骨质疏松，一方面需补充钙质和维生素D等营养物质，另一方面必须在负重状态下才能使钙质有效地吸收于骨组织中。也就是说，缺钙者应多参加适量的运动锻炼，使骨骼承重，才能有助于防止骨质疏松，提高补钙的效果。负重和运动对防止缺钙的确至关重要。适量地负重和运动，不仅直接对骨骼有强健作用，而且运动使肌肉收缩，会不断地对骨头的生长和重建产生积极效应。骨细胞对这种机械性刺激的反应是激活、自我增生并促进骨细胞的有丝分裂，同时刺激骨组织对摄入体内的钙及其他矿物质充分吸收和利用，从而达到防止骨质疏松的目的。补钙结合适当的负重运动，是防止骨质疏松最有效的方法。中老年人可结合自身情况，参加下述一些运动锻炼，如慢跑、骑车、跳绳、登高、俯卧撑、举杠铃、网球、园艺劳动等，每周进行5次，每次保证30分钟的运动时间（可分2次完成）。即使长年卧床的老人，也应每天尽可能离床1小时，使骨组织承受体重的负荷，使肌肉多做收缩活动，这样对推迟骨质疏松大有好处。那些整天坐办公室的人，如果能坚持每天多走一段路，对骨骼的健康也大有益处。此外，平时应多喝牛奶、少吸烟、适量晒太阳，阳光可以助人体合成维生素D。这些对预防或延缓骨质疏松，也是很有帮助的。

第六章

养血医案

作为构成人体和维持生命活动的基本物质之一，血既能营养滋润全身各脏腑组织，又是维持正常神志活动的物质基础。若是因生血不足或失血导致血虚而无法满足脏腑组织的功能需求，则会引发一系列相应病证。

中医养血论，意在指导血虚主证的治疗，同时兼治与血虚相关的兼证。基于这一理论，本章总结了临床常见的九种养血法，分别为补气养血法、温阳补血法、滋阴养血法、生津养血法、填精补血法、养血活血法、养血止血法、养血解毒法以及养血润燥法。具体医案如下。

第一节　补气养血类方医案

中医认为，血与气相互维系，互为化生，血能载气，气能生血。因此，气充则化生血液的功能增强，血液充足；气虚则化生血液的功能减弱，亦致血虚病变。以此而立补气养血法。补气养血的常用方剂，包括当归补血汤、炙甘草汤、八珍汤、十全大补汤、人参养荣汤、归脾汤等。上述方剂在补气养血的基础上，功效亦有差别。如当归补血汤重在补气生血、炙甘草汤补气养血兼通阳复脉、八珍汤则是气血同补、十全大补汤温补气血、人参养荣汤补气养血兼养心安神、归脾汤补气养血兼调心脾。

一、当归补血汤系列案

（一）案例1

患者，女，29岁。1990年12月28日诊。1985年有流产史，1986年早产一1.6kg女婴而夭折。时隔四年，现孕2月，阴道下血十余日，在妇产科保胎治疗效不显而转我科。现症：阴道下血，量少色淡，伴头昏目眩，面色㿠白，心悸气短，腰腹坠胀，舌淡红苔薄，脉细数而滑，此乃气血亏虚，胞中有热，下元不固，法当益气补血固肾清热以安胎，方用当归补血汤加味：黄芪50g、当归身10g、白术10g、黄芩10g、续断10g、杜仲10g，5剂后血止，诸症减轻，续服十余剂，自无不适感，又恰逢春节而自动停药。3个月后复诊，又见面色㿠白，头昏目眩，心悸气短，腰腹坠胀，舌淡苔薄，脉细，妇检孕5月子宫增大如3^{+}月大小；证属气血亏虚，冲任失养，胎萎不长，治应益气补血，用当归补血汤加味：黄芪100g、当归身20g、人参10g。嘱其一日一服，隔日一服，三日一服，五日一服，十日一服至临产，遵嘱于1991年8月1日顺产一2.8kg女婴。[1]

按：此案是以当归补血汤治疗胎漏并胎萎不长的验案。

本案特点：①素体虚弱，流产病史。②主要表现为头昏目眩，面色㿠白，心悸气短，腰腹坠胀；舌淡苔薄，脉细。③胎漏诊断明确，西医治疗无效。

患者有流产史，加之素体虚弱，结合四诊资料，判断胎漏并胎萎不长是气血亏虚，胞中有热，下元不固所致。故用人参大补元气，黄芪补气生血，当归补血养血；白术、黄芩清热安胎；杜仲、续断补下元之虚，而血自止，胎自安。后续以补气养血治疗为主，获得痊愈。本案例，补气养血发挥了关键作用。

（二）案例2

李某某，女，49岁，工人。1978年8月20日初诊。绝经半载，阴道又流血7天；近日量多如注，头晕腰酸，腹坠不痛，周身倦怠。诊见：面色淡黄，呈贫血貌，舌淡白，苔白薄，脉虚大而数。妇科检查：子宫水平位，正常大，正常硬，可动；附件：(−)；宫颈光滑。有深红色血液自颈管中流出，量多。诊断：年老血崩（更年期子宫出血），此属气虚不摄，冲任不固，经血暴脱而下之重证。治当益气摄血。方拟：生黄芪50g、当归10g、海螵蛸40g、茜草10g、地榆50g，加醋一汤匙水煎服，日进三次。前方服三次后血量减少，再予二剂血止。自觉气力增加，头晕减轻。嘱服六味丸、归脾丸以善其后。半年后随访，未再流血，体健神爽。[2]

按：此案是以当归补血汤治疗更年期子宫出血的验案。

本案特点：①患者为绝经期女性。②流血如注，呈贫血貌。③头晕，腹部下坠，周身倦怠。④舌淡白，苔白薄，脉虚大而数。⑤单纯中药治疗而愈。

本案抓住气虚而不摄血的主要矛盾，补气、养血为主导之法，同时兼以清热，疾病得以治愈。更年期子宫出血，早期多出血凶猛，来势颇急。故此时宜大剂量使用黄芪等补气之药以断其势；后期以补益脾肾为主，因肾为先天之本，“经本于肾”，胞络系于肾，以肾为主导。肾气虚，封藏失司亦可再致该病复发。在临证时不可拘泥而墨守成规，应准确判断崩漏变化之趋势，再辨证治之。

（三）案例3

刘某，男，45岁。2000年1月20日初诊。外伤脾破裂术后腹部剧痛。8天前患者脾破裂行手术治疗，腹中积血约1 500ml；术后第3天排气，切口愈合良好。拆线前即有腹痛，继而腹痛剧烈，用止痛解痉治疗无效。检查：腹部轻度膨隆，偶见胃肠蠕动波，脐周压痛明显，肠鸣音亢进，有气过水声。腹部X线检查：中下腹部可见多发小气液平面，肠管轻度扩张。邀余会诊。诊见：表情痛苦，呻吟不断，面色苍白，腹部疼痛拒按，舌淡红、少苔，脉弦细。证属气血亏虚，腑气不通。治宜补气养血，通腑泻下，理气止痛。处方：黄芪60g，当归12g，白芍30g，延胡索、枳实、厚朴各15g，大黄（后下）8g，甘草10g。1剂，水煎服。2小时后，患者家属告知，大便已下，腹痛骤减，已能忍受。守方大黄减至5g，续服3剂，巩固而愈。[3]

按：此案是以当归补血汤治疗肠梗阻的验案。

本案特点：①患者中年男性。②外伤脾破裂失血过多。③腹部疼痛，伴面色苍白。④舌淡红、少苔，脉弦细。⑤用止痛解痉治疗无效。⑥以当归补血汤治疗病愈。

本案肠梗阻为虚中夹实之证。由于外伤失血过多，气随血脱而致气血两虚；复因患者所食不易消化食物留滞肠道，遂使肠道梗阻，腑气不通。故治以补气养血之法，方用当归补血汤加减。方中以当归补血汤合芍药甘草汤，补气生血，化阴固本；再以小承气汤，使腑气通畅又不损阴液，诸药共用，病得治愈。

（四）案例4

陈圣年令眷，年近三十，夏月大劳之后，伤风发热，汗出不止。初医作阴寒，用参附理中汤，汗虽止而增烦热作渴。易医作伤寒热病，用柴芩白虎不效，议投承气汤下之，取决于余。诊其脉，虚大如绵而不数，烦躁不得卧者，已六日矣。视予曰：先生何着红衣耶？望其色，面赤如妆，舌苔灰黑而滑，以脉合证，乃虚阳外越也。用汤试之，喜热饮，饮止一口，则非大渴可知。盖此证本于劳倦内伤，而兼风暑，所以多汗发热。

初医者因汗多误用姜附，以致烦渴。继医者不辨虚实，翻用苦寒，虚作实医，逼阳外越，俨如热病，正合东垣当归补血汤证也。证似白虎，但脉不弦长为异耳，误服白虎必死。今误服不死，幸也，岂堪复投承气乎。余用黄芪五钱，当归三钱，麦冬一钱，五味子五分，服后得寐片刻。再剂熟寐时许，醒则热退面黄脉敛。次日往诊，惟舌黑不改，盖前姜附之余也。用前药减黄芪一半，加人参、茯苓、甘草二剂，舌苔黑退，变微黄色，遂思饮食。如此平补半月而愈。[4]

按：此案是以当归补血汤治疗内伤发热的验案。

本案特点：①年轻女性，劳倦内伤而兼风暑。②面赤如妆，喜热饮，烦躁不得卧者，舌苔灰黑而滑，脉虚大如绵而不数。③误用散表清热之剂，病情加重。

本案采用当归补血汤，是由于本案内伤发热病机中存在气血亏虚。中医认为，血虚气弱，阴不维阳，故肌热面赤、烦渴引饮；脉洪大似白虎汤证，但虚大如绵，软而无力，非弦长之脉，故为因虚而发热，此为获得疗效的关键。综上所述，内伤发热是临床疑难病证，本案治以补气养血之法，采用当归补血汤获得疗效，可为临床治疗该病提供参考。

二、炙甘草汤系列案

（一）案例 1

王某某，女，56 岁。自觉胸闷、憋气 1 天来院就诊，并伴有后背压痛，心慌手足发凉，腰酸腿软无力；便溏，时有五更泻及下肢冷甚。经查：舌质淡略红，苔白，脉沉迟无力，血压为 129/80mmHg。心电图示：Ⅱ，Ⅲ，aVF，T 波倒置。ST 段下降 1mm，心率 50 次 /min。诊为：冠心病，窦性心动过缓。曾服阿托品、双嘧达莫等药无效。证属心血不足，心肾阳虚。治宜温补心肾之阳，补血复脉。拟炙甘草汤加减治疗。药用：炙甘草 15g，桂枝 10g，生姜 6g，太子参 15g，阿胶 10g（烊化），丹参 30g，五味子 12g，补骨脂 15g，肉豆蔻 6g，白术 10g，大枣 10g，枳壳 10g，清酒 100g。3 剂，水煎服，1 日 1 剂。3 剂药服后下肢酸冷好转，胸闷、心慌、大便溏大减，继服原方 10 剂，复查心电图心率 60 次 /min，Ⅱ、Ⅲ、ST 段恢复正常。[5]

按语：此案是以炙甘草汤治疗胸痹心痛的验案。

本案特点：①患者为中年女性。②胸闷、憋气、后背痛，伴五更泻、下肢冷甚、脉沉迟无力。③心电图：示心肌缺血较重。④曾服阿托品，双嘧达莫等西药无效。

本案因心血亏虚，脉道失于充盈，气血流行艰涩；二者相合，不通则痛。方中重用炙甘草甘温益心气，以充气血生化之源；桂枝、生姜温心阳、通心脉；太子参、阿胶滋阴养血；大枣以补脾生血；丹参养血行气活血；清酒活血通脉；五味子、补骨脂、肉豆蔻、白术健脾补肾止泻，全方气血阴阳兼顾，诸药合用，则有益气补血、滋阴通阳、通利血脉之功。该方是临床治疗胸痹病的常用方剂，机理是气血双补，养血治痛。

（二）案例 2

吴俊明，年二十，咳嗽多，微有寒热，缠绵数月，形体日羸，举动促，似疟非疟，似损非损。温凉补散杂投，渐至潮热，时忽畏寒，嗽痰食少，卧难熟睡。医者病家，咸言痨瘵已成，委为不治。闻余精究脉理，姑就一诊，以决死期。因见形神衰夺，知为内损，脉得缓中一止，直以结代之脉而取法焉。此阳衰阴凝之象，营卫虚弱之征。卫阳虚则发热，营阴凝则畏寒，盖肺卫心营之机阻滞，气血不得同流，故见为结代时止之脉。谛思结代之脉，仲景原有复脉汤法，方中地黄、阿胶、麦冬，正滋肾之阴以保金，乃热之犹可也；人参、桂枝、枣仁、生姜、清酒，正益心之阳以复脉，乃寒亦通行也。用以治之，数月沉疴，一月而愈。[6]

按：结代之脉，须知必缓中一止，方为可治；若急中一止，便为参伍不调，乍疏乍数，安可治乎？故古人有譬之徐行而息，偶羁一步之语，旨哉斯言，堪为结代之脉传神矣。世人惟知仲景为治伤寒之祖，抑知更为治虚劳之祖乎。

按：此案是谢映庐遵循张仲景之法，用炙甘草汤治疗内损咳嗽的临床验案。

本案特点：①患者咳嗽缠绵数月，形体日渐羸弱，又杂投温凉补散之剂，导致形神衰夺。②患者以咳嗽发热，时忽畏寒，嗽痰食少，卧难熟睡，脉结代为主要表现。③以复脉汤（炙甘草汤又名复脉汤）治疗有效。

本案病机为阳衰阴凝，营卫虚弱。谢映庐切其脉为结代之脉，谓其病机为“肺卫心营之机阻滞，气血不得同流，故见为结代时止之脉”。故使用张仲景炙甘草汤，用地黄、阿胶、麦冬滋肾之阴以保金；人参、桂枝、枣仁、生姜、清酒益心之阳以复脉。其后，数月沉疴，一月而愈。

（三）案例3

患者，女，77岁。因舌痛就诊。患者于2009年8月，舌中部出现白斑，并向四周扩散。2010年1月，舌面出现沟回，并伴明显的舌痛。自疑为“舌癌”，于卫生所就诊。体检：舌苔消失，舌面有数道纵向沟回，其余无异常。给予消炎、对症输液治疗1周，无明显疗效。2010年2—8月，于本市两家医院检查，均无明显异常。医院辨证为“肺胃热甚”，给予“清热、解毒”中药治疗（具体处方不详），疗效欠佳。2010年9月回本所复诊。症见无苔、舌淡红、舌面沟回加深，舌体萎缩，舌痛明显，脉结代、胃脉不足。追问病史，发病前即有多汗、心悸、背心凉等症状。《灵枢·脉度》曰：“心气通于舌，心和则舌能知五味矣。”故证属心之气血不足，无以滋养于舌。治以益气滋阴，温阳补血。以《伤寒论》中炙甘草汤加减疏方：甘草（炙）12g，生姜（切）9g，桂枝（去皮）9g，人参6g，生地黄20g，阿胶6g，麦冬（去心）10g，火麻仁10g，大枣（擘）10枚。水酒各半煎服，阿胶烊化。经服30剂，3个月余痊愈。舌苔薄白、舌体恢复正常，沟回及舌痛均消失。[7]

按：此案是以炙甘草汤治疗舌炎的临床验案。

本案特点：①患者老年女性。②舌痛伴多汗、心悸、背心凉。③舌无苔淡红、舌面沟回加深，舌体萎缩，脉结代。④以清热、解毒、抗炎久治不愈。

本案中，疾病发生的根本原因，在于心之气血不足，无以滋养于舌所致。心之气血运行情况，可影响舌体运动、吐字、味觉等功能。本案中选用炙甘草汤，以补心之气血，使气血上荣于舌，从而使舌发挥其正常的功能。

（四）案例4

杨明质，三载劳损，咳嗽多痰，大便常滞，呼吸急促，卧不着席，买舟访治于余。诊得右脉数急，左脉迟软，系阴液虚也。仿古救阴液，须投复脉，因与炙甘草汤，令服百剂。逾年来寓谢曰：贱躯微命，自分必死，幸叨再造，感德不朽矣。[8]

按：此案是以炙甘草汤治疗肺胀病的验案。肺胀具有迁延不愈，反复发作的特点。一般感邪时偏于邪实，侧重祛邪为主；常采取祛邪宣肺，降气化痰等法。偏于正虚，侧重以扶正为主；常采用补养心肺，益肾健脾。

本案特点：①以劳伤为基础，咳嗽咳痰日久。②大便常滞，呼吸急促，卧不着席。右脉数急，左脉迟软。③辨证为气血亏虚兼阴液不足，故采用炙甘草汤治疗后痊愈。

本案采用炙甘草汤治疗，是由于本案的肺胀病机中存在气血亏虚，治宜补气养血，从根本上补足气血，以固正气，减少肺胀的发生。

三、八珍汤系列案

（一）案例 1

徐某，女，28 岁。2017 年 12 月 5 日初诊。主诉：大便难下半年余。现病史：自述半年前行流产手术后，出现排便困难，便质干，3～5 日一行。平素服番泻叶水以助排便，日一行，停药后症状不减，特来就诊。就诊症见：排便困难，便质偏干，3～5 日一行，伴严重脱发，外耳道瘙痒，口干欲饮；平素情绪急躁易怒；纳眠可，小便调。查体：舌淡苔薄白，脉细弱。血压：120/75mmHg，心肺听诊无明显异常，心电图未见异常。西医诊断：便秘，流产术后。中医诊断：便秘。辨证：气血两虚证。治法：养血润燥，益气润肠。方选：八珍汤加减。组方如下：黄芪 40g，党参 30g，人参 10g，茯苓 15g，白术 20g，熟地黄 15g，当归 30g，川芎 12g，白芍 30g，柴胡 12g，合欢皮 30g，炒苦杏仁 9g，肉苁蓉 15g，火麻仁 30g，炙甘草 6g，生姜 3 片，大枣 5 枚。水煎服，14 剂，每日 1 剂，分早晚温服。2017 年 12 月 19 日复诊，患者排便困难明显减轻，情绪较前好转，现大便两日一行，仍有外耳道瘙痒，纳眠可，小便调。上方改熟地黄 30g，加薏苡仁 30g，徐长卿 15g。水煎服，14 剂，每日 1 剂，分早晚温服。后随访，患者再无排便困难，大便质可，一日一行，余不适症状皆有所缓解。[9]

按：此案是以八珍汤治疗便秘的临床验案。

本案特点：①患者为流产术后妇女。②便秘半年，病程较长。③患者以便干，脱发，外耳道瘙痒，口干欲饮为主要表现。④以八珍汤治疗痊愈。

本案病机为气血亏虚，患者是流产术后发病，阴血虚少，津液干涸，以致肠道燥结。“血为气之母”，血虚气亦虚，故而无力推动大便下行，加重便秘。流产术后血虚，故见面色萎黄；气血不足，故见形体偏瘦，舌淡脉细弱；“发为血之余”，气血不足，故见脱发；血虚化燥，故患者出现外耳道瘙痒。治宜益气与养血并重。采用补气养血的方法，以八珍汤治疗获效。

（二）案例 2

李某，女，45 岁。2016 年 7 月 8 日初诊。患者近 10 年来，每经前 1 天出现头部不适，继而出现头痛，伴有头晕，恶心、干呕，多汗，乏力。末次月经：2016 年 6 月 12 日（月经周期 30d），7d 净，量多，月经期：1～3 天，日用卫生巾 5 片，色质可，有腰痛。既往月经 7/30，量多，色质可。白带正常。怀孕 1 次，流产 1 次。纳眠可，二便调，舌淡苔白，脉弦细。无贫血病史，血压 96/49mmHg。诊断：经行头痛；经前期综合征。予八珍汤加减：熟地黄 12g，当归 12g，川芎 9g，炒白芍 12g，炒白术 12g，茯苓 12g，党参 15g，山药 30g，炙甘草 6g，续断 15g，菊花 15g，延胡索 18g，柴胡 9g，香附 12g，郁金 15g，鸡血藤 15g，蒺藜 15g。7 剂，水煎服，每天 1 剂。

7 月 29 日二诊：病史同前，服药平妥。末次月经：7 月 14 日，7 天干净。经行头晕、头痛较前明显减轻，小腹轻微下坠感，余无不适。追问病史，既往颅脑 CT 显影无明显异常。予原方继服，7 剂，水煎服，每天 1 剂。

8 月 19 日三诊：患者诉服药后大便偏稀，每日 3～4 次，停药后症状消失。末次月经 8 月 16 日，现月经持续 3 天，量较前减少，日用卫生巾 3 片，色质可。无头晕、头痛，无恶心、腹痛，纳眠可，小便调。血红蛋白 125g/L。予原方改：当归 9g，熟地黄 9g，炒白术 15g，加葛根 15g，肉豆蔻 9g。7 剂，水煎服，每天 1 剂。

11 月 25 日四诊：末次月经 11 月 14 日，量减少，日用卫生巾 2 片，色质可。患者经行无头晕、头痛，无恶心。后期随访患者，未再复发。[10]

按：此案是以八珍汤治疗经行头痛的临床验案。中医对经行头痛的认识，早在清张璐《张氏医通》中，就有“经行辄头痛”的记载。此案治以补气养血之法，选用八珍汤加减，达到治愈的疗效。

本案特点：①患者中年女性。②经行头痛 10 余年。③常伴有头晕，恶心，干呕，多汗，乏力，腰痛。④舌淡苔白，脉弦细。⑤以八珍汤治愈，随访未复发。

此案治疗有效，在于抓住气血虚而头窍失于濡养的病机。行经期间，气血愈虚，气血不能上荣清窍；清窍失养，遂致头痛。故选用八珍汤加减，以补益气血，上荣头窍。

（三）案例 3

一男子溃疡后而烦渴，以圣愈汤二剂而宁。以人参、黄芪、当归、地黄四剂止渴。以八珍汤二十剂而愈。大抵溃后有此症，属气血不足，须用参、芪以补气，归、地以养血。若用苦寒之剂，必致有误。[11]

按：此案是以八珍汤治疗溃疡的验案。

本案特点：①男子患溃疡，后伴烦渴，以圣愈汤 2 剂好转。②后予八珍汤 20 剂善后调理。③治疗结果痊愈。

本案溃疡病机为气血亏虚，针对此种情况，选用八珍汤治疗。八珍汤，具有补气养血之功效。方中人参与熟地相配，益气补血；白术、茯苓健脾渗湿，助人参益气补脾，使脾主运化而化生气血能力更强；当归、白芍养血和营，助熟地补血；川芎为佐，活血行气，使地、归、芍补而不滞。炙甘草为使，益气和中，调和诸药。

四、十全大补汤系列案

（一）案例 1

邱某，女，26 岁。2003 年 5 月 22 日就诊。产后突然发痉，头项强直，牙关紧闭，四肢抽搐，面色苍白，恶露不多，舌淡红无苔，脉虚细。脉证合参，病由产时失血过多，津不濡润，津液枯槁之故。治以益气补血，柔肝息风。选用十全大补汤加减。党参 30g，黄芪 30g，当归 12g，川芎 9g，白芍 15g，熟地黄 15g，白术 12g，茯苓 12g，甘草 6g，天麻 20g，钩藤 20g，石菖蒲 12g。3 剂，水煎服，1 日 1 剂。服药后抽搐已止，惟疲倦懒言，有时欠清醒，呵欠，稍显烦躁，舌苔白滑，脉象微细。仍以补益气血，方用十全大补汤加减。当归 12g，川芎 6g，白芍 15g，熟地黄 15g，党参 30g，黄芪 30g，茯苓 12g，甘草 6g。2 剂，水煎服。服药后饮食增进，神志完全清楚，面色苍白，能起坐，间有呵欠，舌淡红，脉象仍细弱。病已脱险，再拟用十全大补汤去肉桂，连服 5 剂，以善其后，疾病痊愈。[12]

按：此案是以十全大补汤治疗产后痉证的验案。产后痉证，是指产褥期间，突然项背强直，四肢抽搐，甚则口噤不开，角弓反张的病证。内科痉病多治以息风止痉，而本案则采用补气养血法止痉。

本案特点：①产后身体虚弱。②突然发病，发痉，头项强直，牙关紧闭，四肢抽搐。舌淡红无苔，脉虚细。③采用十全大补汤治疗后痊愈。

产后气血两亏，失血伤津，营阴耗损，血少津亏，不能濡润筋脉，以致抽搐。本则医案，以十全大补汤补气养血，临床上对产后痉病，应多考虑此法的运用。

（二）案例2

李某，男，48岁。主诉：反复左上腹部疼痛2年余。患者2001年因饮食不慎后出现左上腹剧烈疼痛，体温39℃；于某医院就诊，查血、尿淀粉酶升高，上腹部CT提示水肿性胰腺炎。经治疗后症状缓解出院，出院后长期控制饮食，病情仍反复发作。2002年1月，因左上腹疼痛加重住院，查血、尿淀粉酶升高，CT检查：提示水肿型胰腺炎。经常规治疗后，血、尿淀粉酶仍持续较高，疼痛缓解不明显。2月1日初诊：左腹部隐痛，喜按，极度消瘦，气短懒言，面色萎黄，指甲无华，纳差、半流饮食，便溏，舌淡，苔薄白，脉沉细。此属气血亏虚，脾虚失荣。治以补脾益气，养血活血，方用十全大补汤化裁。处方：炒党参30g，炒白术30g，茯苓30g，黄芪30g，当归15g，川芎15g，赤芍30g，熟地黄15g，肉桂5g，郁金15g，炙甘草10g。服上药7剂后，患者左上腹疼痛大减，复查血、尿淀粉酶正常，精神好转。连服20天后，左上腹疼痛消失，可正常进食，体重增加3kg，随访未复发。[13]

按：此案是以十全大补汤治疗慢性胰腺炎的验案。运用十全大补汤补气养血之效，恢复全身气血状态，治愈胰腺出现持久性炎性病变，获得满意的临床疗效。

本案特点：①患者为中年男性。②病程日久，2年内胰腺炎反复发作。③左上腹疼痛伴喜按，气短懒言，面色萎黄，指甲无华，纳差，便溏。④极度消瘦，舌淡，苔薄白，脉沉细。⑤以十全大补汤治愈，随访未复发。

本案的治疗关键，在于胰腺炎反复发作，久治不愈，造成脾气受损，气血生化乏源。治疗上当以补气、养血、健脾为要。

（三）案例3

一妇人血崩兼心痛，三年矣，诸药不应。每痛甚，虚症悉具，面色萎黄。薛曰：心主血，盖由去血过多，心无所养，以致作痛。宜用十全大补汤，参、术倍之，三十余剂稍愈，百余剂乃痊愈。[11]

按：此案是以十全大补汤治疗崩漏的临床验案。

本案特点：①患者血崩日久。②心痛兼面色萎黄。③诸药不应。

本案病机为气血亏虚，故采用十全大补汤治疗有效。暴崩久漏，或病久不愈，病程迁延，耗气伤血；或气血虚滞，瘀血不下，新血不生等，都可导致气血亏虚。气血衰耗，血不荣心，故患者崩漏同时，又兼见心痛。通过补气养血，致使气血充足；在气的推动下，血液运载着营养物质以供养全身，使五脏六腑、四肢百骸、肌肉皮毛都获得充分的营养。

五、人参养荣汤系列案

（一）案例1

叶某，女，28岁。2008年9月28日初诊。病史：脱发伴心悸乏力2年。自述2年前产后大失血，经调治，贫血有所好转，但头发开始大片脱落，现几乎成全秃状。涂用“生发精”2年，未见明显效果。刻下症：只有发际处有些毛发，头顶脱光，患处皮肤光滑，无炎症，无鳞屑；患者心悸，气短乏力；舌淡，苔白，脉细数。西医诊断：斑秃；中医诊断：油风。辨证：气血两虚。治法：健脾益气，养血生发。方药：人参养荣汤加减。药用：人参10g，黄芪20g，当归10g，陈皮10g，白术10g，白芍10g，熟地黄10g，五味子10g，茯苓10g，远志10g，何首乌20g，黑桑椹20g，黑芝麻20g，炙甘草5g。口服及外洗。二诊：上方用14剂，脱发区生出稀疏毛发，心悸、气短乏力症状有所减轻。上方继续口服及外洗。三诊：上方又用21剂，新生毛发渐多、渐粗，心悸、气短症状消除。上方继续口服及外洗。四诊：上方又用28剂，脱发区长满黑发。上方再服21剂，巩固疗效。[14]

按：此案是以人参养荣汤治疗斑秃的验案。

本案特点：①年轻女性，曾有产后失血病史。②伴有心悸，气短乏力的气血亏虚症状。③外用“生发精”2年，无效果。

本案病机为气血亏虚，故采用人参养荣汤治疗有效。人以气血为本，久病气血两虚，血不养发，肌腠失润，发无生长之源，故毛根空虚而发落成片。人参养荣汤中，人参与熟地黄相配，益气养血；白术、茯苓健脾渗湿，助人参益气补脾；当归、白芍养血和营，助熟地黄滋养心肝；黄芪补中益气；陈皮理气健脾，化痰，又可防滋腻之品碍胃；五味子、远志宁心安神；炙甘草调和诸药。全方共奏健脾补气、养血生发之功。

（二）案例2

患者，男，35岁。2010年4月9日初诊。肝区隐痛5年。5年前肝区隐痛不适，经查为乙肝“小三阳”，经西医抗病毒治疗未愈。现神疲乏力，口淡乏味，面色萎黄，时头昏，大便干结，难以排出，1～2天一行，双眼充血且胀满不适，小便调，舌淡苔黄，脉沉细。拟人参养荣汤加减化裁：党参15g，炒白术15g，茯苓15g，熟地黄15g，砂仁3g，当归15g，白芍15g，陈皮10g，五味子6g，远志3g，黄芪30g，枣皮（山茱萸）10g，败酱草30g，肉苁蓉15g，水牛角粉30g（先煎），炙甘草6g。7剂，水煎分服。二诊（4月16日）：药后神疲乏力缓解，食欲增加，舌淡苔黄腻，脉沉细。加茵陈30g，再服药7剂。三诊（4月23日）：药后神疲乏力明显缓解，口淡乏味消失，面色转好；时大便干结，时肝区胀痛，苔黄微腻，脉沉细。上方加虎杖20g，延胡索20g，继服7剂，并熬膏。拟方如下：党参150g，炒白术150g，茯苓150g，炙甘草60g，熟地黄150g，砂仁30g，当归150g，白芍150g，陈皮100g，五味子60g，远志30g，黄芪300g，枣皮100g，败酱草300g，肉苁蓉150g，茵陈300g，虎杖200g，延胡索200g，阿胶250g，桂圆肉150g，广木香60g，大枣100g，西洋参150g，用蜜熬膏。膏方调理2月余，药后，纳寐可，二便调，面色精神俱佳，肝区胀痛消失，复查肝功能已正常，乙肝DNA转阴。随访3月未复发。[15]

按：此案是以人参养荣汤治疗慢性乙型病毒性肝炎的验案，以补气养血为核心治法，兼以清热解毒，获得治愈的疗效。

本案特点：①青年男性。②患病5年，西医治疗未愈。③肝区隐痛，伴神疲乏力，口淡乏味，面色萎黄，大便秘。④舌淡苔黄，脉沉细。⑤肝功正常，乙肝转阴，随访未复发。

本案患者气血亏虚之象明显，选用人参养荣汤，补气养血健脾以治其本；佐以败酱草、茵陈、虎杖、水牛角，清热解毒，利湿退黄，以治其标；枣皮（山茱萸）、五味子，少配砂仁，使其补气血而不滋腻，肉苁蓉润肠通便。诸药合用，使气血得补，脾胃得健，热清毒解。

（三）案例3

一男子腰患毒，脓熟不溃。针之，脓大泄，反加烦躁，以圣愈散汤四剂而宁。更以人参养荣汤加麦冬、五味子，两月而愈。此人后患湿气，遂为痼疾。凡疮脓血去多，疮口难合，尤当补益，务使气血平复，否则更患他症，必难治疗。慎之。[11]

按：此案是以人参养荣汤治疗腰疽的验案。

本案特点：①患者腰部患毒，脓熟不溃。②针刺泻脓后烦躁。③用补益气血的圣愈散汤，病情趋缓。

本案病机为气血亏虚，故采用人参养荣汤治疗有效，先以圣愈散补气血，使病情得缓；后用人参养荣汤补气养血使疾病得愈。方中人参、白术、茯苓、炙甘草为“四君子”之义，健脾益气，补气生血；熟地黄、当归、白芍药、大枣养血益气；陈皮理气，又解补血药滋腻之弊；黄芪、五味子、麦冬，益气养阴生津；远志养心安神；生姜与肉桂相配，补火助阳，散寒邪，能导诸药入营，鼓舞气血生长。

六、归脾汤系列案

（一）案例1

林某某，61岁。2009年5月12日初诊。主诉：心悸半年余，曾于多家医院诊断为“阵发性室上性心动过速”，经服西药治疗曾一度好转，但停药后心悸加重。近一月来，自述心悸频繁发作，每月数次至数十次不等。动态心电图示：阵发性室上性心动过速。患者头晕，面色无华，疲乏无力，气短，舌质淡，苔薄，脉细。中医诊断：心悸，辨证为心脾两虚，心血气虚，心神失养；治宜补血养心，益气安神；用归脾汤加味：黄芪15g，人参10g，白术10g，炙甘草25g，茯苓15g，远志15g，酸枣仁12g，木香9g，首乌藤20g，柏子仁12g，7剂，症状减轻，前方不变，再7剂，症状完全消失，后以归脾丸善后。随诊半年未复发。[16]

按：此案是归脾汤治疗心悸的临床验案。

本案特点：①老年患者，心悸反复。②西医治疗好转，停药后心悸症状加重。③以头晕，面色无华，疲乏无力，气短为症状表现的气血亏虚证。

本案病机为气血亏虚，故采用归脾汤治疗有效。本案之发病，因于心脾两虚，气血亏虚，无力鼓动血脉，脉气不相接续，遂出现快慢不匀，时有歇止；阴血不足，血脉无以充盈，心失其养，而发生心悸。通过归脾汤补气养血作用而治愈心悸，提示临床治疗心悸时，当多考虑此方法的运用。

（二）案例2

王某，女，38岁。2014年3月10日诊。2012年检查血小板减少，血常规：示白细胞5.0×10^9/L，红细胞4.53×10^{12}/L，血红蛋白130g/L，血小板3×10^9/L，抗血小板抗体阳性，经骨髓穿刺，诊断为特发性血小板减少性紫癜。予地塞米松冲击治疗，血小板升至120×10^9/L，血糖、血脂均升高。就诊时精神差，周身乏力，面色白，碰击硬物时易出现瘀斑瘀点，皮肤无出血点，时有头晕，畏寒肢冷，纳呆便溏，眠差，睡后易醒，月经量较多、色淡，舌质淡红苔薄白，脉细弱。血常规：白细胞5.2×10^9/L，红细胞4.55×10^{12}/L，血红蛋白135g/L，血小板70×10^9/L。中医诊断为紫癜。证属心脾气血两虚，脾不统血。治以益气补血，健脾养心。方用归脾汤加减。黄芪30g，龙眼肉30g，人参10g，白术20g，当归15g，酸枣仁20g，茯神15g，远志10g，木香10g，牡丹皮10g，栀子10g，益母草15g，炙甘草6g，生姜5片，大枣3枚。水煎，日1剂，早晚分服。

2014年3月17日复诊：精神较前好转，乏力减轻，无瘀斑瘀点，偶有头晕，睡眠较前改善，经量较前减少，舌淡红苔薄白，脉沉细。血常规：白细胞5.0×10^9/L，红细胞4.57×10^{12}/L，血红蛋白137g/L，血小板78×10^9/L。原方加熟地黄12g、山药30g，以增强补肾健脾作用。

2014年3月30日三诊：精神佳，一般活动无明显乏力，皮肤已无瘀斑瘀点，经量正常，舌质淡红苔薄白，脉弦细。血常规：白细胞5.2×10^9/L，红细胞4.60×10^{12}/L，血红蛋白140g/L，血小板85×10^9/L。原方去黄芪、人参，加百合30g以养心安神，加柴胡12g、白芍12g以疏肝理气。

1个月后再诊，身体情况良好，无明显不适。血常规：白细胞5.3×10^9/L，红细胞4.55×10^{12}/L，血红蛋白136g/L，血小板89×10^9/L。改服归脾丸和逍遥丸。

随访3月余，未出现明显身体不适，皮肤未出现瘀斑。2014年10月复查血常规示白细胞 $5.7 \times 10^9/L$，红细胞 $4.60 \times 10^{12}/L$，血红蛋白140g/L，血小板 $120 \times 10^9/L$。继服归脾丸及逍遥丸，定期复查，避风寒，慎起居，调情志。[17]

按：此案是以归脾汤治疗紫癜的临床验案。

本案特点：①中青年女性，病程较长，病情缠绵难愈。②周身乏力，面色白，时有头晕，畏寒肢冷，纳呆便溏，眠差，睡后易醒，月经量较多。③舌质淡红苔薄白，脉细弱。④激素冲击治疗，副作用大。

本案病机为气血亏虚，故采用归脾汤治疗有效。本例患者平素体虚，加之久病脾气虚弱，气血生化乏源，不能统血，溢于脉外，导致瘀斑、月经量多。采用归脾汤，补气养血，健脾消斑；稍佐以凉血活血之品，止血不留瘀，化瘀不伤正。

（三）案例3

李某某，男，38岁，农民，1989年4月16日初诊。两眼视物不清已年余。曾在某市医院检查，诊断为“中心性视网膜脉络膜炎（双）”。经用西药治疗，视力有所恢复。半年前，左眼视力下降严重，视物模糊且变形，经治疗迄今未愈。查视力：左0.2，右1.0，两眼外观端好。左眼底检查：视神经盘色泽正常，视网膜黄斑区轻度水肿，中心凹反光消失，黄斑区可见针头大小黄白色点状渗出，右眼底正常。伴心悸烦躁，夜寐不安，困倦思睡，舌淡胖、苔白，脉细无力。诊断：视瞻昏渺。证属心脾两亏，气血不足，目失所养。治宜补益心脾，养血明目。处方：黄芪30g，当归12g，白术、木香、龙眼肉、远志各10g，炒枣仁、茯神各20g，煅牡蛎、煅龙骨、党参、楮实子各15g，炙甘草6g。日1剂，水煎服。上方服9剂，心悸烦躁及睡眠改善，左眼视力由0.2提高至0.4，左眼底黄斑区仍水肿，有少量渗出物，中心凹反光未出现。将上方茯神易为茯苓20g，加泽泻15g，半夏12g。又进15剂后，自诉左眼视力提高明显，心悸烦躁消失。查视力：左1.0，右1.0，左眼底黄斑水肿已消，渗出物已吸收，中心凹反光存在。嘱继续口服归脾丸以善后，随访2年未复发。[18]

按：此病案是以归脾汤治疗视瞻昏渺的临床验案。

本案特点：①患者为劳作的农民。②视物不清多年，伴心悸烦躁，夜寐不安，困倦思睡。③舌淡胖、苔白，脉细无力。④治疗后，随访2年未复发。

本案发病的主要病机，为气血亏虚，心脾不足，目失所养。故治疗的着眼点，在于运用补气养血改善局部与全身症状。案中气血生化乏源，不循经而行，上犯清窍，阻碍神光发越；同时脾虚失于健运，不能运化水湿，聚湿生痰，浊气上犯，则患者眼底局部体征反映出“湿浊上泛”的病理变化。选用归脾汤为主方，补气养血，健脾益心，濡养双目。

（四）案例4

廖某，女，80岁。2000年10月22日初诊。诉右侧肢体无力、活动不利半年。CT示：左丘脑腔隙性脑梗死，动脉硬化性脑病。心电图示：冠状动脉供血不足。住院治疗月余，症状未减。后转中医治疗，服补阳还五汤等中药百余剂，疗效不佳。诊见：右侧肢体无力、麻木、活动不利，舌强语謇，口角左㖞，伴头晕目眩，心悸健忘，气短乏力，面色萎黄，形体消瘦。舌质淡、苔白，脉细缓。查：右侧肢体肌力Ⅰ级。中医诊断：中风后遗症，心悸。方用归脾汤加减。处方：五爪龙60g，黄芪50g，白术、当归、炒酸枣仁、茯苓、杜仲、巴戟天、地龙各15g，全蝎、炙甘草各6g。水煎服，每天1剂。服上药7剂后，头晕目眩、心悸健忘、气短乏力等症状明显减轻，舌强语謇、口角㖞斜好转，右侧肢体无力、麻木缓解，患肢肌力增至Ⅲ级。药已中的，继守上方加减治疗2月余，语言流利，右侧肢体肌力Ⅳ级，诸症悉除。CT复查提示：左丘脑腔隙性脑梗死消失。随访1年未复发。[19]

按：此病案是以归脾汤治疗中风后遗症的临床验案。

本案特点：①患者老年女性。②右侧肢体无力、麻木、活动不利，舌强语謇半年。③伴心悸健忘，头晕目眩，气短乏力。④面色萎黄，形体消瘦，舌质淡、苔白，脉细缓。⑤ CT 复查所见：腔梗病灶消失，随访未复发。

本案治疗有效在于抓住气血亏虚、筋脉失养之病机。本案患者年事较高，气血亏败，百脉空虚，血不满经，髓不满骨，筋脉失养，故半身不遂。同时，气血亏无以养心，则出现心悸等。治疗上选用归脾汤，意在补气养血的同时又兼养心。

（五）案例5

省中周公者，山左人也。年逾四旬，因案牍积劳，致成羸疾。神困食减，时多恐惧，自冬春达夏，通宵不寐者凡半年有余，而上焦无渴，不嗜汤水；或有少饮，则沃而不行，然每夜必去溺二三升，莫如其所从来，且半皆脂膏浊液，至羸至极，自分必死。及余诊之，脉犹带缓，肉亦未脱，知其胃气尚存，慰以无虑。乃用归脾汤去木香及大补元煎之属，一以养阳，一以养阴，出入间用至三百余剂，计服人参二十斤，乃得痊愈。此神消于上，精消于下之证也。可见消有阴阳，不得尽言为火，姑记此一案，以为治消治不寐者之鉴。[20]

按：本案是为以归脾汤治疗消渴的临床验案。

本案特点：①劳积日久，身体羸瘦。②神困食减，通宵不寐，上焦不渴，恐惧，夜尿清长。

本案病机为气血亏虚，故采用归脾汤治疗有效。中医认为，脾虚则气血生化无权，而致气血两虚；气虚则神困食减，血虚则失眠；肾虚则恐惧，不能固摄，故小水如膏浊液，夜尿清长。张介宾选用归脾汤去木香，以健脾益气，补血养血，使津液生化有源。

补气养血法治疗消渴病，在临床上应用并不多，关键在于辨证。若有证属脾气虚和心血虚，则用之有效。

第二节　温经养血类方医案

血的来源与脾肾阳气的关系最为密切，脾阳虚则不能助胃益气，生化乏源；肾阳虚，命门火衰，火不生土，则脾阳失健，运化无常。中医认为“虚则补之”，临床中采用温补脾肾之阳以治血虚，阳气盛则血旺，固摄有度，血不妄行。以此而立温经养血之法；代表方剂有温经汤，黄芪桂枝五物汤。其中，温经汤重在温经散寒，养血祛瘀；黄芪桂枝五物汤重在益气温经，养血通痹。

一、温经汤系列案

（一）案例1

李某，27岁，公务员。2017年9月15日初诊。患者述14岁月经初潮，即轻度痛经，逐年加重。行经期间，少腹冷痛难耐，甚则不能动作，喜温，拒按，得暖则减，遇冷、潮湿则症状加重。腰背酸楚如折，手足畏寒，四肢不温，伴倦怠乏力，面色苍白，口燥不欲饮水，下血淋漓，色暗间有血块。每次行经需服止痛剂布洛芬等方能缓解。曾多次医治，时轻时重，未能根除。某院诊断为：双子宫；原发性痛经。现症见：月经将行，畏惧疼痛而求治。诊见舌淡苔薄白而润，脉沉细。中医诊断：痛经。辨证：肾阳亏虚，寒凝血瘀，治法：温肾暖宫，理血调经。方用温经汤加减：川芎10g，白芍10g，当归10g，吴茱萸6g，桂枝10g，阿胶10g（烊化），牡丹皮10g，党参20g，生姜10g，麦冬20g，姜半夏10g，炮姜6g，香附10g，延胡索10g，藁本9g，鹿角霜10g，杜仲10g，川续断10g，炙甘草10g。3剂，日1剂，水煎300ml，早晚服。

9月19日二诊：月经适来，腹痛较前减轻。未服布洛芬等止痛。效不更方，继服4剂。嘱其每次月经前服此方3剂，行经期服用4剂。后调3个月经周期，腹痛逐渐减轻。病12年之痛经遂告痊愈，随访1年未再有经行腹痛。[21]

按：此案是以温经汤治疗痛经的临床验案。

本案特点：①患者为年轻女性。②双子宫。③少腹冷痛伴有手足畏寒，四肢不温，倦怠乏力，面色苍白。④每次行经需服止痛剂，反复发作，未能根除。

本案病机为血虚寒凝，故采用温经汤治疗有效。中医认为，寒客冲任，血为寒凝，瘀滞冲任，气血运行不畅，经行之际，胞脉气血壅滞，"不通则痛"。通过温经汤的温经养血之功效，补充了冲任之不足，调整了胞宫的周期性生理变化，痛经得以治愈。在临床实践时，治疗血虚寒凝之痛经，多考虑从温经养血论治。

（二）案例2

患者，女，32岁。2005年12月27日就诊。自述头晕心悸，短气乏力，少腹冷痛，月经不调已数年。2004年1月，遭寒风吹后，两手指发冷、发白、麻木、僵硬，经用温水浸泡双手后症状缓解，此后每遇寒冷刺激便发作。2005年10月，气候突然变冷，两手指又开始发冷、发白、麻木、僵硬，偶见两手指端青紫，经中药治疗后症状消失。1个月前又出现上述症状，并伴鼻尖被冷风吹后出现青紫，继而潮红干痒，两手指端肿胀和针刺样疼痛，曾以当归四逆汤加味治疗至今，但效果不显。诊见：两手指苍白，指端轻度青紫，中指及无名指指甲可见脆裂痕迹，鼻尖轻度紫红、干燥而见少许细小鳞屑，伴见短气乏力，头晕心悸，胁肋疼痛，烦躁，失眠，多梦，口唇干燥，鼻腔干痒，呛咳咽干，眼睛干涩，手指麻木，腰膝酸软，少腹冷痛坠胀，经期更甚，月经量少且淋漓不尽，有时达10余日、夹杂少量瘀块，舌暗红，苔薄黄，脉沉细带涩。红细胞沉降率（erythrocyte sedimentation rate，ESR）15mm/h，抗链球菌溶血素O试验＜500U，类风湿因子阴性。激发试验：将手浸于冷水中1min后出现指端青紫，以无名指及小指端为甚，2min后出现发绀，约5min后发绀最重，持续约2min后皮肤慢慢转为潮红并伴针刺样疼痛。西医诊断：雷诺病。中医诊断：厥证，辨证属寒滞肝脉，脾失健运，气血虚弱。治宜暖肝健脾、温通血脉、养血滋阴。方用温经汤加减：吴茱萸10g，桂枝10g，红参10g，当归15g，赤芍、白芍各10g，牡丹皮10g，阿胶（烊化）10g，川芎10g，麦冬20g，生姜15g，法半夏10g，炙甘草10g，桃仁10g，鸡血藤30g。5剂，每日1剂，水煎温服3次。

二诊：服药后恰逢月经来潮，经前及经期少腹冷痛坠胀大减，月经较前通畅，头晕、心悸、短气乏力、口唇干燥亦有所缓解，但两手若遇寒冷刺激后症状依旧。守方继服10剂。

三诊：两手遇寒冷刺激后症状减轻，其余症状均见明显好转。宗上方稍事增减继服20余剂，诸症渐平，嘱在农历10月初按上方10倍量制丸如梧桐子大，每次服9g，每日2次，以预防复发。[22]

按：此案是以温经汤治疗雷诺病的临床验案。

本案特点：①青年女性。②头晕心悸，短气乏力，少腹冷痛，月经不调已数年。③双手指疼痛，麻木，苍白，伴口唇干燥，鼻腔干痒，呛咳咽干，眼睛干涩。④舌暗红，苔薄黄，脉沉细带涩。⑤以温经汤加减治愈，随访未复发。

本案因患者气血虚弱，寒凝血滞，血行不畅，不能温养四肢，以致出现两手指疼痛麻木，遇冷加重的特点。根据病证特点，以温经汤温经养血，兼以活血通脉，改善雷诺病患者的微循环，缓解血管神经功能紊乱，进而缓解动脉痉挛引起的疼痛，乃至诸症消失，达到满意的临床效果，具有临床参考价值。

（三）案例3

翁右经停九月，胃纳不旺。经旨月事不以时者，责之冲任，冲为血海，隶于阳明，阳明者胃也，饮食入胃，化生精血，营出中焦，阳明虚，则不能化生精血下注冲任，太冲不盛，经从何来。当从二阳发病主治，拟金匮温经汤加味。[23]

按：此案是以温经汤治疗闭经病的临床验案。

本案特点：①阳明不旺，饮食偏少。②冲脉不盛，虚寒内生。

本案病机属冲脉虚寒，故采用温经汤治疗有效。中医认为，冲为血海，隶属于阳明，脾胃充盛则冲脉满溢，月事以时下。若损伤脾胃，气血化生之源不足，冲任气血不充，虚寒内生，血海不能满溢，遂致月经停闭。温经汤中，诸药合用，温阳补血，养血调经，使血海充溢，胞脉通畅，经水来潮。

二、黄芪桂枝五物汤系列案

（一）案例1

患者丙，男，78岁。于2015年4月15日初诊，江西上饶人。两月前因感头晕目眩，四肢逆冷，去医院诊为“高血压”“动脉硬化”。经降血压等处理，效果不明显，遂求治于余。初诊，见患者面色晦滞，精神萎靡，自觉头晕目眩，头皮顽麻拘胀，四肢冰冷，尤以下肢为甚，时值晚春，终日覆被，亦不能使其温暖，并且肌肤麻木不仁，饮食减少，舌质淡苔白，脉缓弱，测血压190/100mmHg。辨证属阳气不足，经脉闭阻；治宜益气养血，温经散寒；方拟黄芪桂枝五物汤加味：黄芪15g，当归9g，桂枝9g，白芍9g，炙甘草6g，制附片6g，生姜12g，大枣4枚。上方服2剂后，精神略振，食欲渐佳，四肢较前转温，血压仍高，药已建功，按原方倍黄芪为30g，再加牛膝10g，桑寄生15g。又服4剂，手足温和，头目清晰，麻木消失，血压降至正常水平，身体恢复健康。[24]

按：此案是以黄芪桂枝五物汤治疗眩晕的临床验案。

本案特点：①患者为老年男性。②肌肤麻木不仁，四肢冰冷，尤以下肢为甚。③舌质淡苔白，脉缓弱。④西医治疗效果不佳。

本案病机为阳虚血弱，故采用黄芪桂枝五物汤治疗有效。中医认为，老年人多气血不足，气虚无力推动血脉，则血脉痹阻；血不能上达清窍，则头晕目眩；不能达于四肢，则四肢逆冷；阴血不足，不能濡养，则肌肤麻木不仁。故以黄芪桂枝五物汤，益气温阳，养血通痹。

（二）案例2

患者张某，女，45岁。2006年11月24日初诊。主诉颈肩臂疼痛伴手麻木反复发作已2年，加重3天。每逢感受风寒，或天气寒冷潮湿，则症状加重。刻诊：颈项和肩部隐隐作痛，痛有定处，活动受限，前臂和手部都麻木，四肢冰冷，疲倦乏力。检查后颈部，可触及一些似索状物，按压痛。右侧臂丛神经牵拉试验阳性。X线检查：示椎间隙变窄。舌质淡红，苔薄白，脉弦紧。西医诊为神经根型颈椎病。中医诊为痹证，证属气血虚弱，寒湿阻络。治宜温阳益气，散寒通络。方用黄芪桂枝五物汤加减：桂枝9g，生姜9g，炙甘草9g，羌活9g，姜黄9g，全当归9g，川芎9g，乌梢蛇15g，葛根15g，黄芪30g，白芍30g，鸡血藤30g，全蝎5g。2剂。每日1剂，水煎服。服用上方2剂后症状减轻，药已中病，效不更方，照上方加减调理30剂而愈，患者如释重负。[25]

按：此病案为以黄芪桂枝五物汤治疗痹证的临床验案。

本案特点：①患者为中年女性。②感受风寒，或天气寒冷潮湿，则症状加重。③项部及肩部疼痛，伴四肢冰冷，疲倦乏力。

本案病机为阳虚血弱，故采用黄芪桂枝五物汤治疗有效。中医认为，阳气虚则推动无力，温煦作用减退；阳气不能布达，而寒自内生。治疗时，针对痹证，祛风祛邪，散寒通络，这是对症之选。但在治标的同时，必须兼顾气血虚弱之体，才不会顾此失彼。

（三）案例3

楚某，男，65岁，退休。2008年11月12日就诊。主诉：血糖升高12年，双下肢麻木疼痛3年，加重1周。现病史：12年前因体检发现血糖增高，空腹7.8mmol/L，诊断为糖尿病，口服二甲双胍降血糖。平时未节制饮食亦未系统检测血糖。3年前因双下肢麻木、疼痛住院治疗，好转后出院。现用胰岛素控制血糖，血糖控制时高时低。1周前双下肢麻木、疼痛加重，遂来就诊。现症见：乏力，畏寒怕冷，视物模糊，双下肢疼痛麻木、遇寒加重，皮色暗黑、有瘀斑，纳可，眠差，大便稀溏，小便清长，3～4次/夜。查：双下肢皮温较低，双足背动脉搏动减弱，舌体胖大有齿痕、舌质暗，苔薄白，脉沉细。查空腹血糖7.3mmol/L，糖化血红蛋白7.1%，双下肢肌电图示：双下肢周围神经损害。中医诊断：肢痹（阳虚寒凝兼瘀血阻络）。西医诊断：糖尿病并发周围神经病变。治疗以益气温阳、活血通脉。给予黄芪桂枝五物汤加减：黄芪30g，肉桂9g，芍药15g，桃仁15g，红花15g，全蝎3g，蜈蚣3g，制附子（先煎）9g，益智仁10g，桑螵蛸10g，酸枣仁15g，远志12g，生姜18g，大枣4枚。7剂，日1剂，水煎分早晚服。胰岛素继用控制血糖。

11月19日复诊：稍乏力，麻木、疼痛明显减轻，大便成形，皮色、皮温好转，睡眠好转，舌质暗，苔薄白，脉沉细。效不更方。又7剂后复诊：稍有乏力、口干，麻木减轻，疼痛畏寒已无，纳眠可，大便正常，小便2次/夜，舌质淡暗，苔薄白，脉沉。守上方去制附子、远志，改黄芪20g，加玄参、麦冬各15g，继服。历时两个月治疗后来诊：症状基本消失，神清气爽，麻木，疼痛已完全消失，纳眠可，二便可。查空腹血糖6.0mmol/L，餐后2h血糖7.4mmol/L。此病基本治愈，嘱其胰岛素继用控制血糖，舒畅情志，合理饮食，适量运动。[26]

按：此案是以黄芪桂枝五物汤治疗糖尿病周围神经病变的临床验案。

本案特点：①老年男性。②糖尿病12年，双下肢麻木疼痛3年。③双下肢疼痛麻木，遇寒加重，皮色暗黑、有瘀斑，伴乏力，畏寒怕冷眠差，大便稀溏，小便清长。④舌体胖大有齿痕、舌质暗，苔薄白，脉沉细。⑤经治疗后，症状完全消失，且血糖平稳。

本案病机为本虚标实，辨证属阳虚寒凝兼瘀血阻络。患者病程日久，耗伤正气，久损及阳，阳虚而出现畏寒肢冷等本虚症状；阳虚寒凝，无以温煦而血瘀，瘀阻脉络不通，故出现疼痛麻木等标实的表现，通过运用黄芪桂枝五物汤加减治疗，起到了温经养血，活血通络之效。

第三节　滋阴养血类方医案

由于先天禀赋不足，后天营养不良，烦劳过度，房事失节；或温病热证久羁不愈，久泻伤阴；或误汗误下、误用温燥药物等，耗伤肺胃、心脾、肝肾之阴津；或津液之慢耗骤失而伤血；或阴虚火旺，迫血妄行而直伤阴血；或津亏血滞，脉络瘀阻而血行不达等，均可产生阴损及血之血虚证候，以此而立滋阴养血法，代表方剂有黄连阿胶汤和补肺阿胶汤。

一、黄连阿胶汤系列案

（一）案例 1

赵某，男，32 岁，于 2017 年 5 月 22 日初诊。血精 3 年，加重 2 天。患者于 4 年前结婚，婚后性生活无节制；婚后 1 年，发现精液带血，色红，量多，伴有射精疼痛，会阴部坠胀。曾在多家医院就诊，被诊断为精囊炎，予西医对症治疗，症状有所减轻，但劳累、饮酒或食辛辣之物后，症状反复加重；后自行服用归脾丸、知柏地黄丸等中成药，效果均不理想。现患者自觉心烦，急躁易怒，眠差梦多，入睡困难，腰膝酸软，小便灼热。查舌暗红，苔薄黄而干，脉细数。辨证为阴虚火旺，热入血室。治以清热凉血止血，滋阴潜阳，交通心肾。处方：黄连 10g，阿胶珠 10g（烊化），黄芩 10g，白芍 15g，赤芍 6g，生地黄 30g，栀子炭 12g，鸡子黄 2 枚（兑服），续断 30g，乌贼骨 15g，茜草炭 12g，黄芪 30g，甘草 10g。7 剂，每日 1 剂，水煎分早晚温服。嘱患者 3 周内禁欲，清淡饮食，调畅情志。

二诊：服药后诸症好转，现便溏，心烦易怒，入睡困难，仍有腰酸。上方加大枣 30g，炒白术 15g，狗脊 15g，继服 10 剂。

三诊：服药后诸症明显改善，服药期间有一次性生活，前段精液中夹杂少许暗红色血块，后段精液夹杂少量鲜红色血液。上方黄连、黄芩改为 6g，加三七粉 3g（冲服），继服 10 剂。

四诊：无明显不适，偶有性生活后精液夹带血丝。守原方继服 2 月余，症状消除。随访半年，症状无反复。[27]

按：此案是以黄连阿胶汤治疗精囊炎的临床验案。

本案特点：①年轻男性，房事不节。②久病，症状反复不愈。③血精伴心烦，急躁易怒，眠差多梦，腰膝酸软，小便灼热，舌暗红，苔薄黄而干，脉细数。④采用补心脾及滋肾阴法效果不佳。

本案病机为阴亏火旺，一则耗伤机体气血精津，造成虚热内伏；二则邪热内郁，久则入血。当阴亏、邪热并发时，黄连阿胶汤的滋阴养血作用，可补足肾水、肾精的耗竭，肾水能上济心火，心火不亢，精室脉络不被灼，血精消失而愈。

（二）案例 2

李某某，男，48 岁。1989 年 5 月 6 日初诊。肺结核病史 10 余年，近半年来多次咯血。5 天前因咯血量多而入院治疗。诊断为肺结核伴大咯血。经用垂体后叶素、输血、口服云南白药等治疗后，咯血减少。昨夜咯血又复增多，症见消瘦，咯出均为纯血，鲜红色，盗汗，烦躁不眠，舌红、苔薄黄，脉细数。中医诊为血证（咯血）。拟黄连阿胶汤加味治疗。处方：黄连、墨旱莲各 15g，黄芩 10g，阿胶（烊化）12g，白芍 20g，生地黄 30g，鸡子黄 1 枚（纳入煎好去渣的药液中），白茅根 25g。水煎服，早晚各 1 剂。次日复诊：咯血减少，血液中挟有痰液，能入睡，药已见效，守方 3 剂，每日服 1 剂。3 天后复诊，已无咯血。改用百合固金汤调治而愈。3 年随访，未再咯血。[28]

按：此病案是以黄连阿胶汤治疗肺结核伴咯血的临床验案。

本案特点：①中年男性。②肺结核病史 10 年，近半年反复多次咯血。③大咯血，伴盗汗，烦躁不眠。④身体消瘦，舌红，苔薄黄，脉细数。⑤经西药治疗后为疗效欠佳，配合中药治疗咯血治愈，随访未复发。

案中治疗重在滋阴养血，清热泻火而止血。选用黄连阿胶汤，方中阿胶、生地滋阴养血、止血，鸡子黄养血宁心，白芍、墨旱莲养血敛阴，黄连、黄芩清热泻火，白茅根凉血止血，清热生津，诸药合用，标本兼治，疗效甚佳。

（三）案例3

孟姓妇年逾四旬，素患白带，庚戌秋间卧病，服药不效，遂延予治。病者烦躁不安，彻夜不寐。稍进汤饮，则呕吐不已，脐左有动气。白带频流，自觉烧热异常。扪其身凉如平人。脉亦弦小不数。舌红赤光，毫无苔垢。问其家人，病者性情素躁，且已产育十二胎。盖血液亏竭，阳热偏胜，加以所服药饵，皆辛散苦寒之品，以致胃气益虚，胃液益竭，而神不守舍也。乃与黄连阿胶汤。加沙参、麦冬、熟地黄、酸枣仁、茯神、牡蛎、龙齿、珍珠母、朱砂块、磁石、瓜蒌仁等药。芩、连只用数分，熟地黄、阿胶等则用三钱。以鸡子黄一枚。生搅冲服。一剂烦躁定。能安睡。二剂后眠食俱安，但精神疲惫，遂以前方去芩、连，加苁蓉、枸杞，填补精血。接服数日而痊。[29]

按：此案是以黄连阿胶汤治疗失眠的临床验案。

本案特点：①中年女性，产育十二胎。②彻夜失眠，烦躁不安伴胃虚纳差。③舌红赤光，毫无苔垢。

本案病机为阴血虚内热，故采用黄连阿胶汤治疗有效。中医认为，不寐的病机主要有两方面，一是邪气内扰，心火偏亢、肝郁、痰热、胃失和降而致心神不安；二是营气不足，心血虚、胆虚、脾虚、肾阴亏虚而致心失所养。通过黄连阿胶汤滋阴养血，交通心肾，阴阳相和，则烦除寐安。

二、补肺阿胶汤系列案

（一）案例1

莫某某，男，3岁，区水电厅某职工之子。1964年7月25日初诊。其母代诉：近数月来发“羊吊风”，初每月发一次，后每月发两次。发时必啼哭声嘶，眩晕卒倒目瞪口呆，气息迫促，痰涎满口。曾经区某医院、某医学院数月治疗罔效，又经中医中药治疗，后经人介绍到我处诊治。诊其脉象，虚滑沉小而疾。脉症合参，此属痫证无疑。审其发作时啼哭声嘶，继则痰涎满口，其病在肺可知。遂投以补肺阿胶汤加味。处方：马兜铃4.5g，牛蒡子12g，甘草3g，杏仁6g，糯米9g，阿胶4.5g（烊化），生龙骨6g（打末），生牡蛎9g（打末），茯苓6g，生姜3片，水煎服。连服8剂，病情好转，虽仍有发作，但须臾即苏。嗣后每发辄进上方1～3剂，病渐痊愈，愈后一年内随访未见复发。[30]

按：此病案是以补肺阿胶汤治疗小儿痫病的临床验案。

本案特点：①患者为幼儿。②初起每月发一次，后每月发两次，病情逐渐加重。③发作时必啼哭声嘶，伴痰涎满口。④辗转多地治疗效果不佳。

本案病机为阴血亏虚，故采用补肺阿胶汤治疗有效。本案患儿之发病，一是胎元不实，元阴不足，阴血亏虚，血不养肝；同时虚热内生，热扰心神，故经常出现哭闹不安；二是因啼哭声嘶，肺气不相接续，痰涎满口。此痰浊乘肺气虚惫而蒙蔽清阳。补肺阿胶汤滋阴养血，有效治愈了患儿痫病的急性和慢性发作，为今后治疗以阴血不足为主的痫病提供了有效的经验。

（二）案例2

二荔翁夫人，怀孕数月，嗽喘胸痹，夜不安卧，食少形羸。予曰：此子嗽也。病由胎火上冲，肺金被制，相搏失职，治节不行。经云：咳嗽上气，厥在胸中，过在手阳明太阴。夫嗽则周身百脉震动，久嗽不已，必致动胎。古治子嗽，有紫菀散，百合汤法，犹未善。鄙见惟补肺阿胶汤，内有甘草、兜铃、杏仁、牛蒡清金降火，糯米、阿胶润肺安胎，一方而胎病两调，至稳至当。服药两日，咳嗽虽减，喘痹未舒，方内加苇茎一味，取其色白中空，轻清宣痹再服数剂，胸宽喘定，逾月分娩无恙。[31]

按：此案是以补肺阿胶散治疗子嗽的临床验案。

本案特点：①妇人怀孕数月。②嗽喘胸痹伴夜不安卧，食少形羸。③以紫菀散，百合汤法无效。

本案病机为阴血亏虚，故采用补肺阿胶汤治疗有效。肺为娇脏，加之妇人有孕素体虚弱，易受外邪侵袭，风邪内藏于肺络难以疏散。肺喜润恶燥，阴血亏虚，肺脏失养；若加上阳邪郁而化火，灼肺伤津，肺失濡润，故久咳不已。久咳伤肺，在耗伤肺阴的同时，子病及母，子盗母气，亦会影响脾土的运化功能，故胃纳不佳、肢疲乏力。本案以补肺阿胶汤，滋肺养血治其本；清肺化痰，宁嗽平喘治其标，最终达到标本同治的目的。

第四节　生津养血类方医案

津血同源，在生理病理上互相影响，且津液是血液的组成部分，有调节血液浓度的作用，故对调节营血的盈亏有重要意义。由于津血互相渗透，互为补充，因而久病津耗、热病伤津，而致津亏血虚，以此而立生津养血法，代表方剂有清燥救肺汤、三甲复脉汤等。

一、清燥救肺汤系列案

（一）案例 1

王某，男，65 岁。2005 年 10 月 17 日初诊。全身皮肤瘙痒，反复发作 3 年。3 年前出现全身皮肤瘙痒，无皮疹，口服抗过敏西药可缓解，停药则复发。诊见：形体偏瘦，全身皮肤干燥、痒，可见抓痕，部分皮肤轻度苔藓化，舌红少津、苔薄白，脉细弱。诊断：单纯性老年皮肤瘙痒症，证属血虚风燥。治宜养血祛风润燥，方用清燥救肺汤加减。处方：桑叶、白鲜皮、乌梢蛇、枇杷叶各 15g，阿胶（烊化）、沙参各 10g，苦杏仁、炒胡麻仁各 12g，麦冬、生石膏各 20g。7 剂，每天 1 剂，水煎服。二诊：瘙痒明显减轻，纳食、睡眠均可，二便调。守方续服 1 周，诸症消失。[32]

按：此案例是以清燥救肺汤治疗皮肤瘙痒症的验案。

本案特点：①患者为老年男性，患单纯性老年皮肤瘙痒症。②表现为全身皮肤瘙痒，部分皮肤轻度苔藓化，舌红少津、苔薄白，脉细弱。③治以清燥救肺汤养血润燥，结果痊愈。

本案中患者血虚不能濡养皮肤而生燥，血燥而风自内而生，故出现皮肤瘙痒、干燥等症状。治疗应从血虚方面着手，通过生津养血，使血液充足，濡养肌肤，令因血虚产生的风燥迎刃而解。

（二）案例 2

戴，恙由胎前伤风咳嗽，产后虽愈而气血尚虚，未能骤期丰盈。继加夙昔肝失条达，郁极化热，热射于肺，蕴蓄不化，致失清肃之权。蔓延日久，气粗不已，咳嗽时而见红，早起面肿，近来饮食不甘，明明子病及母。速当保守肺阴，气和以降其热，资生脾土，液足以养其肝。仍须节制饮食，悦志勿烦为妙。如此一月，可许瘥安，否恐春分节近，天人换气，厥阴之络血上涌，生气再衰则不足之境。拟投喻嘉言清燥救肺汤进退以治之。[33]

按：此案是以清燥救肺汤治疗咳嗽的验案。

本案特点：①患者胎前患伤风咳嗽，产后虽愈又患肺热燥咳。②产前素有伤风咳嗽，产后虽愈，但气血亏虚；加之肝郁化火，迁延耗伤肺阴，肺失清肃。③以咳嗽气粗、咳时见血、晨起面肿、饮食不佳为主症。④采用清燥救肺汤进退治之。

本案治以生津养血润燥之法，采用清燥救肺汤。此方配伍精当，诸药相伍，具有清肺润燥，养血益气之功；主治燥邪伤肺，灼伤血络，津气亏损之咳。临床上，凡病机属燥热伤肺、气阴两伤者，均可辨证使用此方。

二、三甲复脉汤案

病者：许君，年三十二岁，业商，住南门外。病名：燥咳动冲。

原因：内因肾虚肝旺，外因秋燥司令，一感触而冲动作咳。前医连进清燥救肺汤加减（方中人参用太子参），约八剂，而终归无效，来延予诊。

证候：初起咳逆无痰，喉痒咽干，夜热咳甚，动引百骸，继则脐旁冲脉，动跃震手，自觉气从脐下逆冲而上，连声顿咳，似喘非喘。

诊断：脉左细涩，右反浮大，按之虚数，舌红胖嫩。此喻嘉言所谓时至秋燥，人多病咳，而阴虚津枯之体，受伤独猛，亦即王孟英所谓肺气失降，肾气失纳之冲咳也。

疗法：首当潜阳镇冲，故以三甲、石英为君，其次育阴滋燥，故以胶、麦、地、芍为臣，佐以款冬，使以冰糖，为专治干咳而设，庶几潜镇摄纳，纳气归原，则气纳冲平，不专治咳而咳自止矣。

处方：左牡蛎四钱（生打），龟甲心四钱（生打），生鳖甲四钱（打），生款冬三钱，陈阿胶钱半（烊冲），生白芍五钱，原麦冬二钱，奎冰糖三钱。先用大熟地八钱（切丝），秋冰三分，开水泡四汤碗，同紫石英一两，煎取清汤，代水煎药。

次诊：每日两煎，连投四剂，使水升而火降，故咽干喉痒均除，俾气纳而冲底，故顿咳连声大减。惟脉仍虚数，舌尚胖嫩，此伏燥之所以难滋，而阴虚之所以难复也。仍守原方，重加石斛，耐心调补，以静养之。[34]

按：此案是以三甲复脉汤治疗燥咳的临床验案。

本案特点：①患者为阴虚津枯之体。②患者以咳逆无痰，喉痒咽干，夜热咳甚，连声顿咳，似喘非喘为主要表现。③以三甲复脉汤治疗有效。

本案病机为阴不潜阳，患者素体阴虚，又伤秋燥，故而导致阴虚津枯、阴不潜阳，导致患者咳逆动引百骸。治用三甲及石英潜镇摄纳、纳气归原以缓其急，用胶、麦、地、芍滋阴润燥以固其本，为临床诊治提供参考。

第五节　填精养血类方医案

精能生血，血可化精，精血同源互生。如《景岳全书·杂证谟·血证》所云："血即精之属也，但精藏于肾，所蕴不多，而血富于冲，所至皆是。"临床中常见由于先天禀赋不足，或房劳过度及久病等，而致精伤血虚者。故治疗此类病证，以填精养血为法，精足则血足。代表方剂为地黄饮子、毓麟珠。

一、地黄饮子系列案

（一）案例 1

刘某某，男，61 岁。2015 年 6 月 11 日初诊。刻下症状：言语謇涩，且语速减慢，不断加重；气短，少气懒言，无饮水呛咳，无头晕头痛，阵发性发作唇周麻木，四肢活动尚可，纳可，夜寐尚可，二便调。舌淡暗苔薄白，脉弦细。血糖、血压控制良好。既往脑梗死病史，曾于我院针灸科住院治疗。辨为中风，肾阴阳两虚、痰浊上泛证。处方：熟地黄 30g、山茱萸 20g、石斛 20g、麦冬 20g、石菖蒲 15g、五味子 12g、远志 10g、茯苓 30g、酒苁蓉 20g、肉桂 6g、巴戟天 20g、山药 20g、川芎 15g、白附子 9g，大枣 3 枚，生姜 2 片。7 剂，水煎服。

二诊：患者诉服药后气短懒言好转，唇周麻木感消失，睡眠改善，言语仍欠流利，余症同前。嘱继服前方 14 剂。

三诊：言语謇涩明显好转，愿意主动与他人交流。舌红苔薄白。前方减川芎 10g，五味子 6g，去白附子，继服 14 剂。

后随访患者，诉言语謇涩症状明显改善，基本可以正常交流。[35]

按：此案是以地黄饮子治疗中风的验案。

本案特点：①患者为老年男性，患中风。②属于肾阴阳两虚、痰浊上泛之证。③以言语謇涩，语速减慢，气短，少气懒言，舌淡暗苔薄白，脉弦细为主要症状。四肢活动尚可，二便调。④以地黄饮子治疗，结果基本痊愈。

本案中患者表现为言语謇涩，语速减慢，故考虑为中风后遗失语症。患者年过六旬，既往脑梗死病史，证属肾阴阳俱虚。足少阴肾经挟舌本，肾虚则精气不能上乘，加之痰浊上泛，下虚上实，堵塞窍道，故舌强不能言语。故予地黄饮子化裁，以滋补肾阴肾阳，填精以养血。

（二）案例 2

一妇两尺俱衰，四肢不举，口不能言，卒倒无知。夫肾为藏精之都会，主上下焦地气之生育，故冲任二脉系焉。二脉同肾之大络起于胞中，其冲脉因称胞络，为十二经脉之海，遂名海焉。冲脉之上行者，寻三阳，灌诸经；下行者，渗三阴，灌诸络，而温肌肉，因肾虚而胞络不通于上，则肾脉不上循喉咙，挟舌本，故不能言。二络不通于下，故痱厥。须以河间地黄饮子峻补其阴，继以麦冬、人参、五味之类，滋其化源。地黄饮子：熟地、巴戟（去心）、茱萸（去核）、附子（炮）、石斛、五味、肉桂、远志（甘草制）、麦冬、薄荷、石菖蒲。姜、枣为引。[36]

按：此案是以地黄饮子治疗中风后失语的验案。

本案特点：①患者为女性，患中风后失语。②因肾虚而胞络不通于上，肾脉不上循喉咙挟舌本，所致不能言。③表现为两尺俱衰，四肢不举，口不能言，卒倒无知。④以地黄饮子治疗后痊愈。

本案患者，表现为两尺俱衰，四肢不举，口不能言，卒倒无知，故考虑为中风后失语症。予地黄饮子化裁以滋补肾阴肾阳，填精以养血。

此类患者大多以填精养血，通经活络为治疗原则。本病病机多由肾虚所致，精血同源，血液充盈则精盛。滋补肾精的同时，亦补血养血。本案从填精补血着手，为治疗中风后失语，提供了新的思路，临床当结合患者实际情况加减施治。

二、毓麟珠系列案

（一）案例 1

佟氏，经水不行，腰酸腹疼，带浊频下，瘦弱不孕，饮食不甘，脉沉迟细。系气血虚寒，肝郁气滞，冲任经伤，不能滋养百骸，以致劳怯经闭不行。当投毓麟珠加补骨脂、肉桂、沉香，温补下元，益气养血。使雪消则春水自来，血盈则经脉自至，而诸疾悉瘳矣。[37]

按： 此案是吴篪以毓麟珠加味治疗闭经的临床验案。采用温补下元，填精养血的方法治疗有效。

本案特点：①过劳耗伤气血，导致闭经。②以毓麟珠加味治疗有效。

本案病机为气血虚寒，肝郁气滞，导致冲任受损，不能滋养百骸，最终导致患者出现闭经。毓麟珠出自《景岳全书》，组成有：人参、白术（土炒）、茯苓、芍药（酒炒）各二两，川芎、炙甘草各一两，当归、熟地黄（蒸，捣）各四两，菟丝子（制）四两，杜仲（酒炒）、鹿角霜、川椒各二两，有健脾养血之功。吴老取"雪消则春水自来，血盈则经脉自至"之义投毓麟珠加补骨脂、肉桂、沉香，温补下元，益气养血。

（二）案例2

高某之女，二七月事方至，即与婚配，连年受孕，皆半产漏下。一日请予诊视。患者面色黧黑，形羸体瘦，脉来细弱。此气血两亏，无以摄血养胎而然。必有郁抑在胸，忧思伤脾，脾虚不能化生精血以养冲任；冲任不得固守，因而半产漏下。乃授以景岳之毓麟珠。

党参 15g，川芎 9g，云苓 15g，炙草 6g，白术 12g，当归 12g，酒芍 12g，熟地 12g，菟丝 15g，杜仲 24g，川椒 5g，鹿角霜 6g，加枣皮 12g，升麻 9g。

方中八珍汤以双补气血，杜仲、菟丝、鹿角霜则分走肝肾，温固冲任，佐川椒而温达督脉。枣皮、升麻升举冲任之阴气，令肝肾强、冲任固，则胎元可保。守服 30 剂，越明年，足月顺产一男。[38]

按： 此案是用毓麟珠治疗滑胎的临床验案。

本案特点：①患者婚配较早，肾气不充，又连年受孕，导致皆半产漏下。②患者现面色黧黑，形羸体瘦，脉来细弱。③以景岳之毓麟珠治疗有效。

本案病机为气血两亏，无以摄血养胎，故而导致滑胎。肾主生殖，若女子在二七天癸至之前，肾精被提前支取，三七则难以做到"肾气平均"，无法均衡地滋养五脏六腑和骨骼，全身器官就不能"长"而"极"；四七也就达不到"筋骨坚，发长极，身体盛壮"的情况，此案中该患者"二七月事方至，即与婚配"导致肾精提前耗散，又"连年受孕，皆半产漏下"，更加导致患者肝肾不足、气血两亏，"无以摄血养胎"。连续半产患者必有情绪不佳，"忧思伤脾，脾虚不能化生精血以养冲任"，冲任不得固守，更直接导致滑胎。故易老用景岳之毓麟珠以强肝肾、固冲任、保胎元。

第六节 养血活血类方医案

《血证论·瘀血》云："瘀血不去，新血且无生机；况是干血不去，则新血断无生理；故此时虽诸虚毕见，总以去干血为主也。"由此可见，瘀血阻滞，往往影响新血生成，而新血不生，则瘀血亦不能祛。以此而立养血活血法，代表方剂有四物汤、圣愈汤等。

一、四物汤系列案

（一）案例1

陈某，女，29岁。2005年11月25日初诊。月经错后14年，结婚2年未孕。

初诊：15岁月经初潮后，月经即出现错后四五天至十余天不等，最长可达2月。结婚2年，夫妇同居未避孕，至今不孕。2004年5月起，在他院运用黄体酮、氯米芬、人工月经周期疗法共 3 个月，停药后仍月经稀发，末次月经（last menstrual period，LMP）：2005 年 11 月 11—16 日。量适中，色鲜红，有血块，无腹痛，经前无乳胀。舌暗红，舌苔中间黄腻，脉细弦。诊其为肾虚月经后期、原发性不孕症。方拟四物汤加味。处方：当归 10g，生熟地黄（各）15g，赤白芍（各）10g，川芎 10g，川续断 15g，菟丝子 30g，巴戟天 10g，紫河车 10g，紫石英 15g，艾叶 3g，怀山药 15g，制首乌 15g，肉桂 10g。7 剂，水煎服，日 1 剂。

复诊：以上方加减化裁，患者第四诊时，月经周期正常；第七诊时，已经妊娠而痊愈。[39]

按：此案是以四物汤治疗月经后期、不孕的验案。

本案特点：①患者为年轻女性，患月经后期、不孕症。月经错后 14 年，婚后 2 年未孕。②舌暗红，舌苔中间黄腻，脉细弦。③因先天肾气不足，冲任亏损，肾虚精亏所致。④以四物汤治疗后痊愈。

本案治则重在养血。患者并无腰痛等典型肾虚症状，但从月经初潮起即月经不调，可见先天肾气不足，冲任亏损，血海不能按时满盈，故月经后期；肾虚精亏，难以摄精成孕，故结婚 2 年不孕。治宜补肾养血，填精助孕，血海得充，肾气充盛，胞宫得养则受孕。

（二）案例 2

大宗伯董玄宰少妾，吐血喘嗽，蒸热烦心。先与清火，继进补中，药饵杂投，竟无少效，而后乞治于余。余曰，两尺沉且坚，小腹按之即痛，此有下焦瘀血，法当以峻剂行之。若与平和之剂行血，则坚血不得行也。以四物汤加郁金、穿山甲、大黄，武火煎服。一剂而黑血下二碗。而痛犹未去。更与一服，又下三四碗而痛方止。[40]

按：此案是以四物汤治疗血瘀证的验案。

本案特点：①患者为年轻女性，患血瘀证。②表现为吐血喘嗽，蒸热烦心，两尺沉且坚，小腹按之即痛。③以四物汤治疗后痊愈。

本案治则重在活血。患者表现为吐血咳嗽，小腹按之即痛，说明体内有瘀血，瘀阻于内，不通则痛。治宜活血化瘀止痛。四物汤是治疗血虚证的基础方剂，具有养血活血的作用。佐以郁金活血止痛、穿山甲活血通经、大黄逐瘀泻下。随症加减，以达最佳疗效。

二、圣愈汤系列案

（一）案例 1

叶某某，女，26 岁。2013 年 3 月 18 日初诊。患者产后 1 周恶露排出甚少，色淡红，质清稀，小腹绵绵作痛有空坠感，喜按揉，小腹柔软，未及包块，面色苍白，头晕目眩，心悸失眠，纳可，便调。问诊得知产时失血较多。舌质淡，苔薄白，脉细弱。中医辨证属气血两虚，治拟益气养血，缓急止痛，予圣愈汤加减：黄芪、党参、白术、白芍各 12g，当归、丹参各 20g，熟地黄、山药各 15g，川芎、酸枣仁各 10g，益母草、首乌藤各 24g，炮姜、升麻各 6g，陈皮 5g。每日 1 剂，水煎服。5 剂后，患者恶露排出增多，色转红，小腹痛及空坠感减轻，仍感头晕目眩、神疲、心悸失眠。效不更方，予原方加阿胶珠（冲服）9g，远志 10g。10 剂。嘱注意保暖。药后，小腹空坠痛、心悸除，恶露已净，寐安，面色转红润。[41]

按：此案是以圣愈汤治疗产后恶露的验案。

本案特点：①患者为年轻产后妇女，患产后恶露及小腹痛。②中医辨证属气血两虚。③表现为产后 1 周恶露排出甚少，色淡红，质清稀；小腹绵绵作痛有空坠感，喜按揉；面色苍白，头晕目眩，心悸失眠；舌质淡、苔薄白，脉细弱等。④以圣愈汤治疗后痊愈。

本案中，该产妇因产时失血较多，血虚则导致无血可下，不能濡养机体，不荣则痛。方中党参、黄芪补气健脾，当归、熟地黄、川芎滋阴养血，白术、山药补气健脾，升麻益气举陷，益母草、丹参、炮姜养血活血。诸药合用，气旺则血自生，血旺则气有所附。

（二）案例2

郭某，27岁，女，陕西人，工人，2014年9月份初诊。3月前开始出现每月经期或经后反复小腹疼痛，痛时伴身冷汗出，坐卧不安，喜按小腹，小腹有空坠感，月经量较少，色暗，血块多，平素易头晕目眩，神疲乏力，面色少华，舌质淡暗，苔薄白边有齿痕，脉涩无力。辨为气血两虚，兼有血瘀。治宜益气补血，活血化瘀。方用圣愈汤加减。处方：熟地黄12g、白芍30g、川芎10g、当归12g、黄芪30g、党参15g、乳香6g、没药6g、柴胡6g、益母草20g、炙甘草6g。7剂水煎服早晚服用。10月份复诊，称经行腹痛明显减轻，亦无冷汗出及坐卧不宁之象，守方续服数剂而愈，未见复发。[42]

按：此案是以圣愈汤治疗痛经的临床验案。

本案特点：①年轻女性患痛经。②中医辨证属气血两虚。③每月经期或经后反复小腹疼痛，痛时伴身冷汗出，坐卧不安，喜按小腹，月经量较少，色暗，血块多，易头晕目眩，神疲乏力，面色少华，舌质淡暗，苔薄白边有齿痕，脉涩无力。④以圣愈汤治疗后痊愈。

患者由于素体虚弱，气血不足，冲任亏虚。经行之后，血海更加亏虚，使胞宫胞脉失于濡养，不荣则痛。气血虚而冲任不足，血海满溢不多，故月经量少，气血虚不能上荣头面，故头晕目眩，面色少华。又气血亏虚，因虚而滞，气血运行不畅而致血瘀。治宜益气养血，活血化瘀。

（三）案例3

刘某某，女，41岁，教师。2017年2月10日初诊。主诉头晕伴失眠半年余。曾行颈椎X线片检查：示颈椎生理曲度强直，轻度骨质增生。经口服颈复康颗粒、盐酸氟桂利嗪，针灸等治疗方法，效果均不佳。现头晕目眩，失眠，健忘，纳差，腰膝酸软，神疲乏力，心悸，月经量少，月经提前，小便黄，大便正常，舌质红，苔薄黄，脉弦细数。既往体健，无高血压、糖尿病及结核、肝炎病史。诊断：眩晕；证型：肝血虚。以圣愈汤对患者进行治疗，处方：黄芪30g、党参30g、制首乌30g、当归15g、川芎10g、炒白芍20g、菟丝子15g、泽泻10g、女贞子30g、墨旱莲15g、浮小麦10g、炒酸枣仁15g、丹参15g、大枣10枚，7剂，水煎服，每日1剂。

2017年2月18日，复诊：病情大有好转，头晕目眩，乏力，睡眠好转，腰膝酸软，纳可，二便正常，舌质红，苔薄黄，脉弦细。诊断：眩晕；证型：肝血虚。处方：前方去浮小麦、炒枣仁，加菊花10g，熟地黄20g，14剂，水煎服，每日1剂。

2017年3月4日，复诊：症状基本消失，头晕偶发，乏力，腰膝酸软，舌质淡红，脉沉细。诊断：眩晕；证型：肝血虚。处方：守前方继续口服14剂。

2017年3月19日，复诊：患者主诉无明显症状，嘱继续口服中成药十全大补丸十余日，随访痊愈。[43]

按：此案是以圣愈汤治疗肝血虚的验案。

本案特点：①中年妇女患眩晕。②属肝血虚所致。③表现为头晕目眩，失眠，健忘，纳差，腰膝酸软，神疲乏力，心悸，月经量少，月经提前，小便黄，大便正常，舌质红，苔薄黄，脉弦细数。④以圣愈汤加减治疗。经治后痊愈。

方中当归味辛甘，性温，可润肠通便、养血活血；白芍苦酸性寒，养血敛阴益营；川芎调畅气血、活血行气，不仅能够发挥疏肝解郁的作用，同时还可有效防止血虚造成的血瘀症状；黄芪大补肺脾之气，可补气生血，阳生阴长；党参补气养血，侧重补益脾胃之气；菟丝子补充阴阳、补肾固精，具有“阳中求阴”的效果，还可更好地发挥推动血行的功效。

第七节　养血止血类方医案

平人之血，畅行脉络，充达肌肤，流通无滞，是谓循经。若不循其常，溢于脉外，称为出血。出血必致血虚，以此而立养血止血法，代表方剂为胶艾汤、六味地黄汤。

一、胶艾汤系列案

（一）案例 1

张某，女，45 岁。初诊：2014 年 6 月 12 日。主诉：月经量过多，经期延长半年余。患者于 2 年前体检发现多发性子宫肌瘤。近半年月经量增多，经期延长，周期规则。刻下：患者乏力，腰酸，面色苍白，大便溏，小便正常。脉细，舌淡，苔薄白。专科检查：腹软，外阴已婚已产式，阴道畅，宫颈轻度糜烂，子宫 2 月大小，活动度尚可，可触及多个大小不等包块，无触痛。诊断：①月经过多（脾虚不固）；②妇科瘤病。处方：黄芪 15g、当归 9g、白芍 9g、生地黄 15g、熟地黄 15g、艾叶炭 6g、阿胶（烊化）9g、黄芩 9g、仙鹤草 15g、墨旱莲 15g。7 剂，水煎服，日 2 次。

二诊：2014 年 6 月 30 日。LMP：6 月 16—21 日，月经量较之前减少，但仍觉乏力，情绪不佳，经前胸胀，大便不成形，脉细，舌淡，苔薄白。治以疏肝健脾，养血调经，予逍遥散加减。

7 月 17 日：患者今日月经来潮，予补中益气汤合胶艾汤加减，益气固摄，养血止血。[44]

按：此案是以胶艾汤治疗月经过多的验案。

本案特点：①患者为中年妇女，患妇科瘤病，以月经过多为主要特征。②证属脾虚不固，无力统血。③以乏力，腰酸，面色苍白，便溏等为主要症状，兼脉细，舌淡，苔薄白。④月经即将来潮，故以胶艾汤加减治疗。经治疗症状改善。

本案患者初诊时，除月经过多引起的贫血，气虚以外，并无其他症状，治用胶艾汤。方中阿胶甘平不热，能够补血止血；改艾叶为艾叶炭，温经止血；去川芎以去其行血之效；加黄芩清血中之热，因血热则妄行，故加黄芩止血效果更好。二诊时，因患者平时经期常乳房胀痛，予逍遥散疏肝健脾，养血调经。三诊，予补中益气汤补气养血，再加艾叶炭、炮姜、阿胶等补血止血。患者月经量明显减少，乏力气虚的症状也自然好转。

（二）案例 2

王某，女，50 岁。2014 年 9 月 29 日首诊，反复阴道流血 12 天。患者停经 7 月余，17 天前出现阴道流血，色淡红，活动时加重，疲乏，嗜睡，耳鸣，腹胀，纳差，大便易稀。舌淡红，苔薄白，脉沉弦。B 超示：左侧卵巢囊肿。西医诊断：左侧卵巢囊肿。中医诊断：崩漏（冲任虚寒）。处方：温经汤合胶艾汤加减。拟方：炒艾叶 10g，阿胶 6g，桂枝 6g，杭白芍 15g，法半夏 10g，吴茱萸 6g，麦冬 12g，牡丹皮 15g，桃仁 10g，生地黄 15g，赤芍 15g，续断 15g，桑寄生 15g，潞党参 12g，棕榈炭 10g，甘草 6g，2 剂。

2014 年 10 月 6 日二诊：诉上药服后血立止。胸闷，气堵胸口之感，手心热，口干不欲饮，饮食生冷后大便易稀。舌淡红，脉细。予半夏泻心汤加减。拟方：柴胡 10g，炒白芍 15g，炒白术 10g，川黄连 6g，干姜 6g，大枣 6g，桔梗 10g，枳壳 10g，厚朴 10g，当归 15g，川芎 10g，桃仁 10g，乌药 10g，川牛膝 15g，甘草 6g，2 剂。[45]

按：此案是以胶艾汤治疗崩漏的验案。

本案特点：①中年女性，患崩漏持续 12 天。②为冲任虚寒，不能制血所致。③表现为反复阴道流血，色淡红，活动时加重，疲乏嗜睡，耳鸣，腹胀纳差，大便易稀；舌淡红，苔薄白，脉沉弦等。④治以温经汤合胶艾汤，明显好转。

本案以温补冲任，止血养血为治疗原则。急则治其标，首先固涩止血，方选温经汤温补益冲任，胶艾汤止血养血。

二、六味地黄丸系列案

（一）案例 1

同年娄丙卿，壬子捷南宫，得庶常，亦寓于三忠祠。素有唾血疾，人不知也。一日宵坐，其仆携汤药来饮之。因问君何病？所服何药？丙卿曰：弟有血疾，经数年矣，医药不啻百辈，竟无效。昨遇医士，以为肺金受火伤，赐一方服之。虽不甚效，然尚平平无大误。弟觉病非日夕病，故药亦无日夕效也。余请一诊视。丙卿曰：润翁解此乎？相处不知，几交臂失之。乃伸其腕，觉六脉沉细而数，脾部尤甚，而肺部却浮短而涩，非病脉也。乃告曰：君所患为阴亏生内热，兼思虑伤脾，脾不统血，故午后有时发热，水泛为痰，或梦遗失精，怔忡惊悸，然否？内卿曰：所言之症，无毫发差，当作何治？乃视其所服之方，则救肺饮也。告曰：君病在脾肾两经，与肺并无干预。果肺病，当喘咳，君不喘咳，而以紫菀、兜铃凉之，是诛伐无过也。久而肺寒气馁，则成瘵矣。此时夏令，宜常服麦味地黄丸，令金水相生，水升火降，血亦当少止秋后以人参归脾丸摄之，不过二斤，保无病矣。丙卿乃买麦味丸服之。五日后，热退神清，唾少止，继以归脾丸。至仲秋后分手时，则血全止而无病矣。[46]

按：此案是以六味地黄丸治疗脾肾两虚出血的验案。

本案特点：①患者为男性，以常年咯血为主要特征。②证属脾肾两虚，无力统血。③以咯血咳痰，午后发热，梦遗失精，怔忡惊悸等为主要症状，六脉沉细而数。④脾肾两虚致常年咯血，故以麦味地黄丸以金水相生治疗。经治疗症状改善。

本案患者初诊时，除自述常年咯血以外，并无其他症状，治用救肺饮无效，然病位非在肺；改麦味地黄丸金水相生滋肾阴，以升为降；以六味地黄丸为基础，滋补肾阴，使亏虚的肾阴得以恢复；再配以麦冬清养肺阴，解热除烦，滋养强壮；润滑消炎；配以五味子滋肾、敛收肺气。八种药物配伍组合，共凑滋肾养肺之功。五日后，患者热退唾止，予归脾丸健脾养血，至仲秋时患者血止而病消。

（二）案例 2

新埭吴秀成亦患鼻衄，旬余矣，遍求方药无效。时余初游善地，尚未著名，以许衡如荐就诊于余。余曰：是非错经妄行，乃阴虚格阳之重候也。宜益火之源，以消阴翳，庶几有济。用六味地黄汤加肉桂、怀膝，服两剂而衄止。[47]

按：此案是以六味地黄汤治疗肾阴虚出血的验案。

本案特点：①患者以鼻出血十余天主要特征。②证属肾阴虚，虚火上扰。③以鼻出血为主要症状，乃阴虚格阳重候。④肾阴虚致虚火上扰而鼻出血，故以六味地黄汤加肉桂、怀牛膝治疗。经治疗症状改善。

本案患者诊治时，自述鼻出血十余日求方问药无果，经诊治，并非经气错乱于鼻，辨证为肾阴虚，阴虚格阳于上；以六味地黄丸为基础，滋补肾阴，使亏虚的肾阴得以恢复；再配以肉桂、怀牛膝补肾的同时以引火（血）下行。两剂后患者阴长热消出血停止。

（三）案例3

朱圣卿，鼻衄如崩，三日不止，较往时所发最剧，服犀角地黄汤、柏叶、石膏、丹、栀之属转盛。第四日邀诊，脉迫急如循刀刃。此阴火上乘，载血于上，得寒凉之药，伤其胃中清阳之气，所以脉变弦紧。与生料六味加五味子作汤，另加肉桂三钱，飞罗面糊，分三丸，用煎药调下。甫入咽，其血顿止，少顷口鼻去血块数枚，痊愈。自此数年之后，永不再发。[11]

按：此案是以六味地黄汤治疗肾阴虚出血的验案。

本案特点：①患者以鼻出血不止主要特征。②证属肾阴虚，虚火上扰。③以鼻出血不止为主要症状，兼脉迫急如循刀刃。④此为肾阴虚致虚火上扰而鼻出血。

本案患者初诊时，诉鼻出血不止三日，治用犀角地黄汤、侧柏叶、石膏、牡丹皮、栀子病情加重；诊脉“弦急如循刀刃”，当属阴虚火旺，虚阳上亢之证，非阳盛实热所致。故服清热泻火之剂而病剧。改六味地黄汤作饮，冲服肉桂粉，送服飞罗面丸治疗，服药后鼻血立刻停止，待排出血块后病自痊愈。

第八节　养血解毒类方医案

养血解毒，是以养血为基础，通过养血扶助正气以托毒外出的治疗方法；代表方剂为托里消毒散、十全大补汤。

一、托里消毒散系列案

（一）案例1

李某，女，30岁。2010年7月19日初诊。面部及后背部反复粉刺2年余，经前为甚。曾以中西医结合治疗，疗效不佳。症见：面部皮肤暗红色丘疹，双颊及下颌为甚，双颊部密集成片，漫肿无头，质硬，纳少，月经量少色暗，手足心热，舌淡红，苔薄黄，脉沉弱。辨证为血虚血热，正虚邪恋。以托里透脓汤合托里消毒散加减。方药：黄芪50g，当归15g，皂角刺6g，白芷6g，天花粉6g，香附10g，川续断10g，赤芍10g，川芎6g，桔梗6g，升麻6g，甘草6g，忍冬藤30g，蒲公英10g，穿山甲粉（冲服）3g，生姜3片，大枣3枚。共5剂，并嘱患者忌冰冷或辛辣刺激的食物。

7月25日，二诊：自述服药后面部部分粉刺变大，色由暗红变为鲜红，有白色脓头，新生少量粉刺，颜色较前色淡，后背部粉刺减少，舌脉同前。上方加生地黄15g，白鲜皮15g，继服8剂。

8月4日，三诊：患者述背部粉刺消退，面部粉刺破溃后逐渐愈合，色鲜红，余下粉刺色淡红，两颊部粉刺质地变软，间可见皮肤、手心仍有发热，舌脉同前。上方加用牡丹皮10g，地骨皮10g。继服5剂。

四诊时，粉刺仅余数个，未生新疹，后以益气养血托毒之品调治月余而愈。随访3年未复发。[48]

按：此案是以托里消毒散治疗痤疮的验案。

本案特点：①年轻女性，患面部及背部痤疮2年。②属于血虚血热，正虚邪恋型。③主要表现为面部皮肤暗红色丘疹，双颊及下颌为甚，双颊部密集成片，漫肿无头，月经量少色暗，手足心热等。舌淡红，苔薄黄，脉沉弱。④采用托里透脓汤合托里消毒散加减治疗，结果痊愈。

本案治以补气养血、益气托毒之法，方用托里透脓汤，合托里消毒散加减。二诊时，粉刺颜色由暗红变为鲜红，且同时新生粉刺，看似为病进，实则补托得法，瘀毒外出之兆。上方加用生地黄、白鲜皮清热凉血。三诊时，患者粉刺明显好转。综合舌、脉之象，因阴血不足有虚热，故加地骨皮、牡丹皮清热凉血活血。

（二）案例 2

袁某，女，24 岁。痤疮病史 10 余年，曾多处寻医治疗，仍反复发作。门诊就诊时可见额部、两颧部针尖样大小丘疹如刺，根脚散漫，伴轻度色素沉着，未见小脓疱。患者脱发，口干欲饮，喜热饮，平素痛经，得温则减，纳可眠差，大便黏滞，小便调，舌淡苔薄白，脉细。中医辨证为气虚毒恋证；治宜益气托毒，兼以行气利湿。方选托里消毒散加减：黄芪 30g，南沙参 30g，忍冬藤 20g，皂角刺 15g，桔梗 20g，丹参 20g，生山楂 20g，薏苡仁 30g，白花蛇舌草 30g，大腹皮 15g，莱菔子 15g，百合 15g。4 剂，水煎服，1d 服 1 剂半，分 3 次服，每次 150ml，饭后温服。[49]

按：此案是以托里消毒散治疗痤疮的验案。

本案特点：①患者为年轻女性，患痤疮 10 余年。②属于气虚毒恋型。③主要表现为额部、两颧部针尖样大小丘疹如刺，根脚散漫。脱发，口干欲饮，喜热饮，平素痛经，得温则减，纳可眠差，大便黏滞，小便调，舌淡苔薄白，脉细。④采用托里消毒散加减治疗。

久病多虚，正气不足，毒邪缠绵难去；气虚而气化无力，津不上乘；气化功能不足，易生水湿；气虚推动无力，且气虚温煦功能不足；气虚脾胃失于健运，水谷精微无以化生营血，发失所养。以黄芪、皂角刺益气托毒，南沙参益气养阴，忍冬藤、白花蛇舌草清热解毒，桔梗宣肺、载药上行，丹参活血通经，生山楂、莱菔子消食健脾，薏苡仁淡渗利湿，大腹皮行气利水，百合滋阴润燥。诸药合用，共奏养血托毒，益气活血之功。

二、十全大补汤案

何允中，年二十，两腿疮毒，脓水淋漓，医治半载，内服外敷，愈加浮烂。一日忽微热，身体抽掣，两目上瞪，喉中痰响，全似小儿惊风之形。请余视之。方诊脉，其老妪捧药一碗，辛散异常。诊毕，问所捧何药。系大秦艽汤也。余掷之于地。遂疏理阴煎加黄芪、附子，大剂与之。连服两剂，而眼已不戴，身已不强。随服十全大补汤数十剂，疮毒痊愈。然此症实有天幸，倘不遇余，大秦艽沙汤已投之矣。盖医者只知风邪为害，不知风从何来。彼其阴血先已失守，津液枯涸，筋脉不荣，阳气不藏，是为阴阳两竭之候，此际收摄已晚，尚堪辛散耶。况古云治风先治血，血行风自灭。不但疮家，凡误汗、失血、泄泻、痘疹，以及产后老弱、小儿诸人，此症最多，皆当审察。[6]

按：此案是十全大补汤治疗气血阴阳俱虚型疮毒的验案。

本案特点：①年轻男性，双下肢疮疡半年。②属于气血阴阳俱虚，疮疡不敛。③主要表现为双下肢疮疡伴脓液，发热抽搐，目瞪痰鸣等。④采用理阴煎加黄芪、附子，阴阳双补，托散表邪，以缓解惊风抽搐之证，后用十全大补汤气血双补收敛疮疡。

本案治以气血阴阳双补之法，方用十全大补汤。初诊时，患者双下肢疮疡流脓伴有惊风之证，以大秦艽汤误治无效，改理阴煎加黄芪、附子阴阳双补，托散表邪；两剂后惊风之证消失。二诊时，患者疮疡日久，阴液亏损，阴阳互根而阳气不藏，以十全大补汤气血阴阳双补以收敛疮疡；实为养血以解毒之义。

第九节　养血润燥类方医案

初始感受风、湿、热等邪气，邪气久稽不去，损伤正气，致脾胃虚弱，气血不足；或久病失于调养，脾胃虚弱，气血不足，复感风邪，迁延日久；临床上多呈现“血虚风燥”证，故立养血润燥法，代表方剂为当归饮子、黄连阿胶鸡子黄汤。

一、当归饮子系列案

（一）案例1

患者，女，29岁，银行职员。项部出现皮疹伴瘙痒3个月。外院以“神经性皮炎”予先后服药60余剂未见好转。刻下见食欲不振，烦躁多梦，小便调，大便偏稀，月经量少色淡，周期常延迟，项部起皮疹，呈淡褐色，皮纹粗糙，皮损肥厚，上可见鳞屑，瘙痒明显。舌淡，白苔厚腻，脉细。诊断为血虚风燥型神经性皮炎。处以当归饮子加减：当归15g，白芍、熟地黄、白蒺藜、制首乌和茯苓各10g，川芎、砂仁、防风、生黄芪、炙甘草和炒枣仁各6g，党参5g，生白术和苍术各3g。日1剂，早晚饭后分服。上方服7d后皮疹颜色变淡，肥厚较前减轻，瘙痒明显减轻，纳食增加，睡眠好转，大便转常，加用合欢花15g疏肝安神。继服14剂，皮疹完全消退，全身症状基本消失，上方去防风、白蒺藜，继服30剂以养血健脾善后。随访半年内未复发。[50]

按：此案是以当归饮子治疗血虚风燥型神经性皮炎的验案。

本案特点：①患者为年轻女性，项部出现皮疹伴瘙痒3月余。②辨证属于血虚风燥型神经性皮炎。③以食欲不振，烦躁多梦，小便调，大便偏稀，月经量少色淡，项部起皮疹，上可见鳞屑，瘙痒明显等为主要症状。舌淡，白苔厚腻，脉细。④以当归饮子治疗后痊愈。

治疗本例患者，重在养血润燥，祛风止痒。本方中，当归、白芍、熟地黄、何首乌，滋阴养血；黄芪托邪外出，且能固表；防风、荆芥疏散风邪；川芎活血行气；白蒺藜既平肝解郁，又祛风止痒；甘草调和诸药。诸药合用，切中病机，重在养血祛风，故有疗效。

（二）案例2

女，36岁。2012年9月28日初诊。其夫代述：手指缝发痒9年，近日加重。患者因产后一周受风，出现小腿及足痛，手指缝痒加重，纳可，二便正常。因由家属代述，舌脉未查。诊断：产后风（风寒阻络证）。治法：养血和血，舒筋活络。处方：当归10g，川芎10g，赤芍10g，荆芥10g，制何首乌10g，防风10g，白蒺藜10g，生甘草6g，蝉蜕10g，生黄芪20g，炒白术15g，桂枝10g，独活10g，鸡血藤20g。6剂，水煎服。复诊时家属代述疼痛缓解，仍感右侧肢体麻木。上方减蝉蜕，加续断15g、桑寄生15g。继服6剂。1个月后随访临床症状消失。[51]

按：此案是以当归饮子治疗产后风的验案。

本案特点：①患者为年轻女性，手指缝发痒9年。②辨证属于风寒阻络型产后风。③表现为小腿及足痛，手指缝痒加重。纳可，二便正常。④以当归饮子治疗后痊愈。

本案证候，辨其病机，为风寒阻络，血虚风燥，故治疗亦重在养血祛风。患者产后气血俱虚，又不慎感受风寒湿邪，故出现手痒、腿足痛等一系列症状。产后风以产后体虚为本，复感外邪为标，气血亏虚是关键。故治疗应以扶正祛邪、补气养血为主，祛风散寒为辅。

二、黄连阿胶汤案

余族叔祖用恒公之妻，患病半年，百药罔效。各医见其干燥有咳，主以清润之品；见其数日不大便，则或用郁李仁、麻仁、枳实等；见其不思纳食，则又出山楂、麦芽等味。如是敷衍了事，而病势日甚一日，虽值盛暑时，亦须衣夹衫，面无华色，直与死为邻矣。始来延诊。余曰："世人每遇咳症，动谓阴虚，而不知必如此案之病状病情，乃为真阴虚也。"与以黄连阿胶汤，多加生蜜，六七剂而愈。半年之病，收功于一来复之内，惟阴虚证乃能之。[52]

按：此案是黄连阿胶汤治疗阴虚火旺证验案。

本案特点：①患者为女性，患病半年不愈。②辨证属阴虚火旺证。③表现为干咳，便秘，不思饮食。④以黄连阿胶汤治疗后痊愈。

本案证候，辨其病机，为阴虚火旺，故治疗亦重在滋阴泻火。患者患病半年，医者没有秉承整体观念，而以治标之法分证论治使疾病久治不愈，致使病情加重损及阳气。此患者干咳、便秘、不思饮食，应为阴虚有热之证；应从整体出发滋阴泻火。故治疗应以黄连阿胶汤多加生蜜，以扶阴散热，养血润燥。

参考文献

[1] 毛晓梅．当归补血汤治胎漏并胎萎不长验案一则 [J]．江西医学院学报，1993，33（2）：4.
[2] 王耀廷．妇科医案两则 [J]．吉林中医药杂志，1980（2）：41.
[3] 石高举，张振卿，展玉萍．当归补血汤新用 [J]．新中医杂志，2000（11）：57.
[4] 郑重光．素圃医案 [M]．北京：人民军医出版社，2012.
[5] 张淑琴．炙甘草汤临证应用举隅 [J]．时珍国医国药，2001（9）：823.
[6] 谢映庐．谢映庐医案 [M]．上海：上海科学技术出版社，2010.
[7] 王凯，缪倩，邓娆，等．炙甘草汤治疗难治性舌炎 1 例 [J]．人民军医，2011，54（11）：981.
[8] 谢星焕．得心集医案 [M]．北京：中国中医药出版社，2016.
[9] 刘佳娜，李芮．李芮治疗便秘医案三则 [J]．世界最新医学信息文摘，2019，19（12）：169.
[10] 窦穹穹，刘卉．八珍汤加减治疗经行头痛验案 1 则 [J]．湖南中医杂志，2018，34（1）：94.
[11] 魏之琇．续名医类案 [M]．北京：人民卫生出版社，1957.
[12] 李健康．妇科病案五则 [J]．实用中医药杂志，2009，25（1）：46.
[13] 兰万成，李俊，丁邦晗，等．陈绍宏临床经验拾萃 [J]．辽宁中医杂志，2009，36（7）：1079-1080.
[14] 周宝宽．审证求因治疗斑秃 [J]．辽宁中医药大学学报，2011，13（10）：19-20.
[15] 李云海．人参养荣汤临床应用举隅 [J]．世界中西医结合杂志，2013，8（5）：507-509.
[16] 谭红刚．归脾汤的临床运用 [J]．光明中医，2013，28（7）：1443-1444.
[17] 单强，刘瑞梅．单亦璞用归脾汤加减治疗特发性血小板减少性紫癜验案 [J]．实用中医药杂志，2017，33（7）：849-850.
[18] 张萍．归脾汤新用 [J]．新中医，1996（5）：54.
[19] 李世荣．归脾汤新用 [J]．新中医，2003（9）：64.
[20] 张介宾．景岳全书 [M]．北京：中国中医药出版社，1994.
[21] 黄震洲，张龙梅，荣宝山．黄海波教授辨治痛经验案一则 [J]．医学信息，2018，31（17）：191-192.
[22] 秦雪梅，皮后炎．温经汤治验 3 则 [J]．中国中医药信息杂志，2012，19（2）：82-83.
[23] 丁甘仁．丁甘仁医案 [M]．上海：上海科学技术出版社，2001.

[24] 陈谦峰，高洋，谢斌．经方运用验案四则 [J]．中医临床研究，2018，10（26）：124-126.
[25] 温桂荣．黄芪桂枝五物汤治疗杂病探微 [J]．中华中医药学刊，2009，27（8）：1775-1777.
[26] 崔名芳，赵明刚．黄芪桂枝五物汤治疗糖尿病周围神经病变的探讨 [J]．光明中医，2010，25（7）：1157-1158.
[27] 张云山，何鑫．黄连阿胶汤治疗精囊腺炎刍议 [J]．国医论坛，2018，33（6）：60-61.
[28] 关绍良．黄连阿胶汤新用 [J]．新中医，1996（7）：53-54.
[29] 袁桂生．丛桂草堂医案 [M]．上海：上海科学技术出版社，1986.
[30] 林位乾．医案两则 [J]．广西中医药杂志，1980（4）：29-30.
[31] 程文囿．程杏轩医案 [M]．北京：中国医药科技出版社，2018.
[32] 李金娥，张琴，程仕萍，等．清燥救肺汤治疗皮肤病验案 3 则 [J]．新中医，2008（8）：85.
[33] 刘金方．临证经应录 [M]．上海：上海科学技术出版社，2004.
[34] 何廉臣．全国名医验案类编 [M]．福州：福建科学技术出版社，2003.
[35] 王英月，王斌．吴深涛教授应用地黄饮子临床验案 [J]．内蒙古中医药，2018，37（2）：44-45.
[36] 秦昌遇．医验大成 [M]．北京：中医古籍出版社，1985.
[37] 吴篪．临证医案笔记 [M]．北京：中国中医药出版社，2015.
[38] 湖南省中医药研究所．湖南省老中医医案选 [M]．长沙：湖南科学技术出版社，1980.
[39] 贺兴东，翁维良，姚乃礼．当代名老中医典型医案集（第 2 辑）：妇科分册 [M]．北京：人民卫生出版社，2014.
[40] 李延昰．脉诀汇辨 [M]．上海：上海科学技术出版社，1963.
[41] 鲁文珍．圣愈汤治疗产后病验案举隅 [J]．浙江中医杂志，2017，52（5）：381.
[42] 李团网．浅谈圣愈汤治疗气血虚弱型痛经 [J]．中西医结合心血管病电子杂志，2016，4（3）：176-177.
[43] 张建军．圣愈汤治疗肝血虚证的临床效果观察 [J]．世界最新医学信息文摘，2017，17（82）：153-154.
[44] 戴煜婷．王大增教授治疗月经过多经验 [J]．内蒙古中医药，2016，35（9）：64-65.
[45] 李宝杰，祁晓黎，王寅．王寅教授运用经方临证验案举隅 [J]．内蒙古中医药，2018，37（4）：47.
[46] 王堉．醉花窗医案 [M]．太原：山西科学技术出版社，2011.
[47] 秦伯未．清代名医医话精华 [M]．北京：人民卫生出版社，2007.
[48] 汪自清，汪中宽．益气托毒法临床应用验案 3 则 [J]．湖南中医杂志，2017，33（3）：102-103.
[49] 徐欢，刘中叙，张明利，等．黄莺用补托法治疗皮肤病经验 [J]．湖南中医杂志，2016，32（11）：41-43.
[50] 张历元，李元文．当归饮子的皮肤科应用 [J]．中国医学文摘：皮肤科学，2017，34（2）：157-162.
[51] 钱月慧．李遇春应用当归饮子经验 [J]．山东中医杂志，2015，34（9）：712-713.
[52] 黎庇留．黎庇留医案 [M]．北京：人民军医出版社，2008.

第七章
现代研究

第一节　血的理论研究

一、血的现代医学认识

现代医学对血液的认识，主要着眼于血的组成成分、产生过程和涉及的器官组织。

（一）血液的组成

血液是由血细胞与血浆两部分组成。血细胞包括红细胞、白细胞和血小板；非细胞成分称为血浆，包括水、血浆蛋白、无机盐和小分子有机化合物[1]。将血液采集后，立即与一定的抗凝剂混合，放入血细胞比容管中离心30min，可见血液分为3层：上层为淡黄色透明液体，即血浆；下层为红色的红细胞层；两层之间还有一层菲薄的白细胞和血小板层，通常称为浅黄色层。由分层可知红细胞的相对密度大，白细胞和血小板次之，血浆相对密度最小。

1. 血细胞　红细胞、白细胞、血小板等，统称为血细胞。血细胞比容是指血细胞占血液容积的百分比。一般男性正常值为40%～50%，女性正常值为37%～48%。

2. 血浆　血浆是血液中加入抗凝剂后，离心所得到的上层淡黄色液体，血浆可以看作是不含血细胞的血液。血清是血液凝固后1～2小时，血凝块发生收缩析出的淡黄色液体。血浆具体而言包括水、血浆蛋白（白蛋白、球蛋白、纤维蛋白原）、无机盐和小分子有机化合物（营养物质、代谢产物、激素）。其中水占91%～92%。血浆蛋白占6%～8%，无机盐约占1%。

血浆与血清的成分基本相同，二者区别在于血清中缺少纤维蛋白原和血凝发生时消耗掉的一些凝血因子，而增添了血凝时由血管内皮细胞和血小板释放出的化学物质。

（二）血液系统的生理病理

机体有完善的造血器官，其能够生成并支持造血细胞的分化、发育、增殖、成熟和释放。“分化”是细胞在基因的调控下，从一般向特殊演变，在此过程中，因细胞内部结构的变化而失去某些潜力但同时又获取新的功能；“增殖”是细胞通过有丝分裂进行复制的过程，结果是细胞数量的增加，有丝分裂是血细胞增殖的主要形式；“成熟”包含在整个发育过程中，其形态特征逐渐明确；“释放”是终末细胞通过骨髓-血屏障进入血液循环的过程。造血器官通过上述步骤，生成各种血细胞的过程称为造血。

造血干、祖细胞增殖分化的各个环节都受到基因调控，并且是多基因共调节。同时造血调控是多因素的组合协作，细胞因子起重要作用，但其发挥作用必须依赖于造血微环境的完整性，同样的，造血细胞与细胞外基质的黏附才能使造血细胞生存。

1. 造血的生理基础

（1）红骨髓：红骨髓是骨髓的造血组织，含大量发育的各阶段血细胞而呈现红色，造血功能十分活跃。

（2）黄骨髓：红骨髓的造血细胞被脂肪细胞替代，成为脂肪化的黄骨髓，正常情况下不再参与造血。

（3）髓外造血：生理情况下，出生2个月后，婴儿的肝、脾、淋巴结等已经不再制造红细胞、粒细胞和血小板。但在某些病理情况下，如骨髓纤维化、骨髓增殖性疾病及某些恶性贫血时，这些组织又可重新恢复造血功能，称为髓外造血。

（4）造血微环境：造血微环境，是造血细胞增殖、分化、发育和成熟的场所。造血微环境，包括结构和功能上的组成，是除造血细胞以外的所有参加调控造血的间质成分，包括微血管系统、神经成分、网状细胞、基质细胞（成纤维细胞、内皮细胞、巨噬细胞、脂肪细胞）、细胞外基质即其他结缔组织等，统称为造血微环境。

（5）骨髓-血屏障：动脉毛细血管末端分支形成放射状的窦状腔隙——血窦。血窦大多形状不规则、直径大小不等，约25～35μm。血窦密布于骨髓腔中，彼此相连呈网状，汇合成集合静脉而汇入中央静脉。造血细胞处于血窦外的窦间区（造血索）。骨髓内成熟血细胞要进入血液循环必须穿过血窦壁，血窦壁组成了骨髓-血屏障。

（6）细胞外基质：细胞外基质是由细胞分泌到细胞外间质中的大分子物质，构成复杂的网架结构，主要由分泌蛋白和多糖组成，包括三大分子物质：糖蛋白、蛋白多糖和胶原。

（7）祖细胞：造血祖细胞由造血干细胞分化而来，是（早期）一部分或（晚期）全部失去了自我更新能力的过渡性、增殖性细胞群。在整个祖细胞阶段，亦存在着性能不同的祖细胞亚群：最早期祖细胞、早期祖细胞和晚期祖细胞。

2. 造血过程

（1）胚胎期造血的基本概况：

中胚叶造血期：中胚叶造血大约在胚胎发育的第2周末开始。其时，卵黄囊壁上的胚外中胚层细胞聚集成簇，形成血岛。第3周，卵黄囊血岛内层的细胞，演变成原始血细胞，即最早的造血干细胞，称为第1代巨幼红细胞，血岛内不产生粒细胞和巨核细胞。随着胚胎的发育，不断增殖、分化，在第9周时，卵黄囊造血停止。

肝造血期：始于胚胎第6周，停止于胚胎第7个月。胚胎干细胞（造血干细胞）随着血流迁入肝内增殖，胚胎3～6个月时，肝是主要的造血场所，主要产生有核红细胞，以合成胎儿血红蛋白F，此为第2代幼红细胞。

骨髓造血期：骨髓在胚胎第3个月时，在长管骨骨髓中已经开始造血。胚胎第8个月时，骨髓造血高度发育，产生红细胞、粒细胞、巨核细胞、淋巴细胞和单核细胞。

（2）出生后造血概况：出生后，在生理情况下，人体主要的造血器官是骨髓。骨髓是唯一产生粒细胞、红细胞、巨核细胞的造血器官，同时也产生淋巴细胞及单核细胞。

（3）淋巴器官造血概况：骨髓是B淋巴细胞发育成熟的场所，成熟的B淋巴细胞可随血流迁至周围淋巴器官。因此，骨髓是中枢淋巴器官。胚胎第6～7周时，胸腺产生淋巴细胞及少量的红细胞和粒细胞。在胚胎后期，胎肝的造血干细胞经血流进入胸腺内，经诱导和分化成为前T细胞。

（4）髓外造血：在某些病理情况下，骨髓的造血组织受到破坏，肝、脾、淋巴结等组织重新恢复其造血功能，部分代偿骨髓的造血功能，称为髓外造血。

（三）血液的功能

血液的功能包含血细胞功能和血浆功能两部分，以此为基础展开一系列生理和病理活动。血液总体上具有：①运输功能，包括运输氧气和带走二氧化碳；②输送功能，包括运送葡萄糖、氨基酸、脂肪酸等营养物质及带走尿酸、乳酸等代谢废物；③参加机体免疫功能；④参与调节体内酸碱值和渗透压，维持内环境稳定；⑤参与凝血和抗凝血功能；⑥调节体温功能；⑦参与体液调节以及产生液压等功能。

各类血液成分又分别承担着不同的功能[2]。

1. 红细胞 红细胞是血液中数量最多的血细胞，呈红色双凹圆盘形，90% 成分是血红蛋白。正常男性血液红细胞数量平均为 $5.0\times10^{12}/L$，女性血液红细胞数量平均为 $4.2\times10^{12}/L$。红细胞的主要功能是运输氧气，也运输一部分二氧化碳。红细胞中的血红蛋白能和氧结合，将吸入肺泡中的氧运送给组织，同时把组织中新陈代谢产生的二氧化碳运到肺部并被排出体外。运输氧气时呈鲜红色（动脉血），运输二氧化碳时呈暗紫色（静脉血）。红细胞平均寿命为 120 天，每天都有一定数量的红细胞进行更新。此外，红细胞还可参与免疫反应调节和调节血液酸碱平衡。当红细胞数量、形态、功能等发生异常时，就会出现不同类型的贫血，影响身体健康。

2. 白细胞 白细胞不是均一的细胞群，根据其形态、功能和来源分为三大类：粒细胞（分为嗜酸性粒细胞、中性粒细胞和嗜碱性粒细胞）、单核细胞和淋巴细胞（分为 T 淋巴细胞和 B 淋巴细胞）。正常成人血液白细胞含量为 $(4.0\sim10.0)\times10^{9}/L$。中性粒细胞寿命为 3～4 天，淋巴细胞寿命为数月至 1 年。白细胞是抵御微生物感染和外来物质侵袭机体的防御系统，是人体抵抗感染的卫士。中性粒细胞主要负责抵御微生物病原体，特别是化脓性细菌的入侵；嗜碱性粒细胞释放的肝素具有抗凝作用，同时也参与体内脂肪代谢；嗜酸性粒细胞一是参与对寄生虫感染的免疫反应，二是限制嗜碱性粒细胞和肥大细胞在Ⅰ型超敏反应中的作用。单核细胞从骨髓进入血液后，在血液中停留 2～3 天后进入组织，继续发育成巨噬细胞，单核 - 吞噬细胞对肿瘤和病毒具有强大杀伤能力和吞噬作用。淋巴细胞是重要的免疫细胞，T 淋巴细胞主要参与细胞免疫，B 淋巴细胞主要参与体液免疫。T 淋巴细胞在清除病原体和体内变异组织方面功能强大。在淋巴细胞中，除了 T 淋巴细胞和 B 淋巴细胞之外，还有裸细胞（主要是自然杀伤细胞和杀伤细胞），对杀伤肿瘤细胞有重要作用。

3. 血小板 血小板是从骨髓成熟的巨核细胞胞质裂解脱落下来的具有生物活性的小块胞质，体积小，形状不规则，一般呈圆形，寿命为 7～14 天。成年人血液中血小板数量为 $(100\sim300)\times10^{9}/L$。血小板主要功能是维护机体血管壁的完整性和止血作用。当血小板减少到 $50\times10^{9}/L$ 以下时，会出现病理性血管脆性增加和止血功能障碍，一般碰撞或仅血压升高就可能出现皮肤和黏膜下出血。如果血小板减少到 $20\times10^{9}/L$ 以下时，随时可能发生心、脑等重要脏器自发性出血，危及生命。

4. 血浆 血浆中除水分外，含量最多的一类化合物就是血浆蛋白质，所以血液最重要的功用体现在其血浆蛋白质上，根据来源的不同可将血浆蛋白质分为两大类：一类为血浆功能性蛋白质，它由各种组织细胞合成后分泌入血浆，并在血浆中发挥生理功能。如抗体、补体、凝血酶原、生长调节因子、转运蛋白等；另一类是一些在细胞更新或遭到破坏时溢入血浆的蛋白质，如血红蛋白、淀粉酶、血清氨基转移酶等。这些蛋白质在血浆中的出现或含量的升高，往往反映了有关组织的更新、破坏或细胞通透性的改变。

综合上述，血浆的生物功能包括：

调节血浆胶体渗透压和 pH：血浆胶体渗透压是由血浆蛋白质产生的，其大小取决于蛋白质的浓度和分子大小。正常人血液的 pH 为 7.35～7.45，血浆中大多数蛋白质的 pH 在

4～6，血浆蛋白质可以弱酸或部分以弱酸盐的形式存在，组成缓冲对参与维持血液 pH 的相对恒定。

运输功能：一些难溶于水或易从尿中丢失、易被酶破坏的小分子物质，可通过与血浆中一些蛋白质结合在一起运输。

免疫功能：机体对于入侵的病原微生物，会产生特异的抗体。血液中具有抗体作用的蛋白质，称为免疫球蛋白，由浆细胞产生。

凝血与抗凝血功能：多数凝血因子和抗凝血因子，以酶原形式存在于血浆蛋白质中，在一定条件下被激活后发挥生理功能。

营养作用：血浆蛋白质可作为营养物质，被组织细胞摄取，分解为氨基酸，进入体内的氨基酸代谢库，用于组织蛋白质更新合成。

二、血的中医学认识

中医学认为，血是循行于脉中而富有营养的红色液态物质，是构成和维持人体生命活动的基本物质之一。中医学阐明了血的生成、运动、功能及其与脏腑、经络的关系。

（一）血的生成

血的生成主要有两条途径，水谷精微化血和肾精化血。

1. 来源

（1）水谷精微：食物经中焦脾胃受纳运化，吸取其中的精微物质，在脾胃、心、肺、肾等脏腑的共同作用下，经过一系列气化过程，化为营气和津液，二者进入脉中，变化为红色的血液，后以脉及经络为通道，输布于各个脏腑，循环全身。从分类的角度，可将精微物质分为人体从外界获得与人体自身合成两大类。从外界获取的，如各种维生素、矿物质、蛋白质、氨基酸、碳水化合物、纤维素、水等，这些营养素往往需要通过人体胃的消化、小肠的吸收而形成。自身合成的包括神经递质、激素、酶、各种细胞因子等，与各个器官的功能活动密切相关[3]。

（2）肾精：肾精化血，一方面指肾精是血液化生的本原物质，即先天之源；另一方面，指精与血在气化过程中，存在着相互资生和相互转化的关系，即精可化血、血能生精。“肾生骨髓，髓生肝”（《素问·阴阳应象大论篇》），“肝藏血”（《灵枢·本神》）。李中梓在《病机沙篆》中提出了“血之源头在于肾”的理论。张志聪认为“肾为水脏，主藏精而化血”（《侣山堂类辩·辩血》）。何梦瑶言“精、髓、血……皆水也，并属于肾”（《医碥》）。综上所言，肾藏精，精生髓，髓生血，胎儿在母体内未曾摄入饮食物，而出生时血肉形体已俱备，其中血的化生，无疑是肾精化血的缘故[4]。正如《景岳全书·血证》所云：“血即精之属也。”现代研究认为，肾精化血功能，主要由造血干细胞执行，造血干细胞最早出现于胚龄第 2～3 周的卵黄囊，最终迁移到骨髓，终生发挥造血功能，经过逐级分化可产生各系血细胞[5]。

2. 相关脏腑　血液的生成，是在多个脏腑共同作用下得以完成的，其中以脾胃的生理功能尤为重要。

（1）脾胃：脾胃化生的水谷精微，是血液生成的最基本物质。血在人体内不断地生成，不断地消耗，以维持正常人体的生命活动。血液源源不断地化生，需要脾胃所运化的水谷精微以补充。故从这个角度上来讲，脾胃为气血生化之源。正如《灵枢·决气》所云：“中焦受气取汁，变化而赤，是谓血。”是言中焦脾胃接受水谷，经腐熟消化后，摄取其中的精微成为化生血液的基本物质。明确指出血的补充来源于饮食，即饮食中经脾胃运化吸收的精微物质，包括了营气和津液，但这些精微物质生成后，并不能直接化生为血，还需要经过复杂的变化才能成为赤色的血液。所以，我们应该明确脾胃在血液化生中的位置。脾胃为血液的生成提供营养及精微物质，是血液不断得到补充的前提条件，是血液能否充足的关键一步。然而，血液的产生，还需五脏功能的密切合作。对于因脾之化源不足造成的血虚证，可以用健脾养血法治疗，使生血之源充足。而对于血虚患者未兼有脾虚病证者，就需从五脏功能上综合分析，做到有的放矢[6]。

（2）肝肾：《诸病源侯论·虚劳病诸侯》：“肾藏精。精者，血之所成也。”肾精可以化生为髓，髓则可以化而为血。若肾精不足或肾不藏精，则往往导致血液生成不足的病证。可见，精血之间存在着相互资生和相互转化的关系，故临床上治疗血虚病证时，也可以采用补肾益精之法。现代研究认为，肾组织可产生一种红细胞生成酶。当机体缺氧和溶血产物刺激肾组织时，产生红细胞生成酶，作用于血浆中的促红细胞生成素原，使其转化为促红细胞生成素（erythropoietin，EPO），从而加速血红蛋白的合成，促进红细胞系统的进一步增殖和成熟。慢性肾炎时，如肾组织广泛变性，破坏了产生红细胞生成酶的组织结构，对缺氧及溶血产物反应减弱，以使血中促红细胞生成素含量减少，使造血功能降低，严重影响血液的生成[6]。

精藏于肾，血藏于肝。肾中精气充足而不外泄，便通过其气化作用转输于肝，化生为血液，这是肝肾同源之故。现代医学研究表明，在胚胎早期最早出现的造血场所——卵黄囊退化以后，其造血功能由肝和脾所代替，直到胎儿发育到4～5个月后才逐渐减退。此外，当肝肾两脏功能低下时，便可影响血液的化生，而出现血虚之证，如出血、贫血等临床表现，这些都与肝脏合成血液成分如凝血因子等因素息息相关。

（3）心肺：在血液的生化过程中，肺起着重要的调节作用。水谷精微由脾升注于肺，在肺内与清气结合，经肺气的化合以及心的化赤作用，而变成血液。《灵枢·营卫生会》云：“中焦亦并胃中，出上焦之后，此所受气者，泌糟粕，蒸津液，化其精微，上注于肺脉，乃化而为血。”说明水谷精微化血，必须经过肺的作用，才能完成血液的循行过程，此为生血的主要途径。当然，血液的生成还有营气的参与，而营气注脉运行需要借助肺气的推动。血生成于肺，若肺气不足，或呼吸不利，均可致血液化生不足而引起血虚病变。故治疗血虚，要注重改善肺功能，促进新陈代谢，以增强机体生化之功。

心阳化赤而为血。《素问·阴阳应象大论篇》云：“心生血。”心在五行属火，其色赤，主血脉；心中阳气（火）在血的化生中，亦起着极其重要的作用。由脾胃上输于心肺之脉的水谷精微，不仅经肺气的化合，还需通过心中阳气（心火）的温煦赤化及脉管的作用，才能转化为赤色的血液。因此，心气充沛、心阳温煦，是血液充足的前提之一。诚如唐容川在《血证论·阴阳水火气血论》中所说：“食气入胃，脾经化汁，上奉心火，心火得之，变化而赤是之谓血。”

（二）血的运行

血液的正常运行，与心、肺、肝、脾等脏腑功能及经络密切相关。

1. 心主血脉 心主神志，血液是神志活动的物质基础。心作为“君主之官”、生命活动的主宰，与血的生成和运行关系密切。心主血脉的功能是否正常，可从心脏跳动、面色、舌色、脉象上察觉。心、脉和血液构成了一个相对独立的系统，心气推动血液在脉中运行全身，才能发挥其濡养作用。现代医学认为，心脏是血液循环系统中最为重要的脏器，心脏节律的搏动、舒缩将血液由心脏泵出，经动脉输送至全身脏腑组织器官，同时引起动脉血管的节律性收缩，使血流保持一定方向、一定途径循行，并可根据人体所需，舒缩血管和影响血压，调整其他器官血量。心脏的节律搏动、舒缩是血管节律性舒缩的动力，在血液循环中占主导地位，故血液在血管内正常运行首先依赖心脏的泵血功能。临床发现，当人的心脏发生问题时，循环系统就会发生血液运行失常的病理表现。当发生心律失常或者心衰严重的情况时，会有失血性休克的临床征象[7]。

2. 肺朝百脉 肺朝百脉，主治节，肺可辅佐心以使百脉之气血宣畅运行，敷布周身；宗气贯通心脉，推动和调节血液循环运行。宗气旺盛，肺气充沛，则能助心行血，使血液正常地在脉内运行，表现为微循环血量充足，组织营养充分。肺气虚，特别是宗气虚时，推动血液运动之力不足，则血行缓慢。循环相应表现为对组织血流量失控，微血流缓慢，红细胞聚集。此时，微血管内的血液，不能由小静脉回流而淤，从而影响全身的血压及静脉回流[8]。肺朝百脉，输精于皮毛，使“毛脉合精”，精微物质在皮毛、百脉间正常地运动变化。“百脉”者，言周身不计其数之脉，数量多，分布广。与微循环系统的特征很相似，而“毛脉合精”的功能同微血管壁与微血管内皮细胞的调节及物质交换功能相似。当百脉充盈，血液运行通畅时，微血管可正常地调节血压和血流量，保证交换功能，使血管内外液体分布趋于稳定，静脉回流量正常，因此可保证足够的回心血量、心排血量，以供应机体活动的需要。肺朝百脉的功能异常，血脉瘀阻，脉道不畅，微循环亦出现瘀滞不通，表现为扭曲变形，管袢扩张，红细胞严重聚集，微循环重度瘀滞，导致回心血量不足，心排血量下降，即肺助心行血的功能得不到正常发挥[9]。现代研究发现肺气虚证大鼠全血黏度、血浆黏度、血细胞比容、红细胞聚集指数及纤维蛋白原均升高，提示肺气虚证存在“浓、黏、聚、凝”等血瘀现象[10]。

3. 肝主疏泄而藏血 肝藏血的功能，着重在调节血量上。当人活动时，气血的消耗增多，循行增快，大量血液借助肝脏气机升发运动，从肝中输出足够的血量，以供机体需用；而当休息时，全身活动所需血量减少，多余之血受肝脏气机内收潜降的功能而藏于肝中。另外，肝还可调节冲、任二脉，控制月经来潮。清代医家姚止庵在《素问经注节解》注：“冲任流通，经血渐盛，应时而下。”西医言肝脏灭活雌激素，若肝功能减退，雌激素水平异常，女性或月经量减少，或闭经，或经期延长。这两方面的调节作用，皆依赖于肝主疏泄。其机理有二：一是肝助心行血。心主血脉，心气是全身血液运行的原动力，并有通调脉络的功能。心气充盛可以保持血液循一定方向流动，营养全身，维持人体生命活动的正常进行。因肝属木，心属火，肝与心为母子关系，以气血为用；在调节血量方面，二者相互为用，如《素问•五脏生成篇》王冰注曰：“肝藏血，心行之。”李梴在《医学入门•脏腑》中说：“人身动则血行于诸经，静则血藏于肝脏。故肝为血海，心乃内运行之，是心主血也。”并且肝主疏泄，可推动心气的敷布，使心脉充盈，运血有力，血脉畅达，血行通畅。故《明医杂著•医论》薛己注曰：“肝为心之母，肝气通则心气和，肝气滞则心气乏。”因此，肝之疏泄功能正常，才使心有所主，肝有所藏，发挥其调节血量的功能。肝内含门静脉，其能回收腹腔内单脏器静脉血，于肝内经肝动脉、肝静脉等重新分配后归入下腔静脉至心脏。若无肝脏门静脉之缓冲，其静脉血直接入心，易加重心脏负荷而致心衰。二是肝调节血脉。肝之疏泄，司人体气血运行畅达。一方面，肝通过条畅气机而疏利脉道，推动血液的运行。如黄元御在《四圣心源•妇人解》中说：“木性喜达，木气条达，故经脉流行，不至结涩。”另一方面，血脉调节有赖肝气的固摄作用。肝之味酸性敛，可纳气收血。如《读医随笔•气能生血血能藏气》中说：“肝藏血，非肝之体能藏血也，以其性敛故也。”通过肝的收敛之性，使血液循行于脉内及藏于肝内，防止逸出。推动与固摄作用，是相反相成的两个方面，皆赖肝气的调节作用，经脉才能调畅。脉道盈缩有度，才能正常调节血量的分布，使脉道及肝内之血，藏而不妄动，动而不妄行。由于“肝不藏血”所致出血，与机体内凝血因子、抗凝血物质的改变密切相关。消化吸收的精微物质，在肝内完成蛋白、糖、脂肪、能量等一系列代谢，为机体提供可用的能量。血浆蛋白如多种凝血因子、抗凝物质、纤溶物质都是在肝细胞的内质网合成的，这些血浆蛋白不仅是构成血液的主要成分，并且对血液在血管内液态流动时既不外溢又不凝血起着极为重要的作用[11]。

4. 脾主统血 脾主统血，是指脾具有使血液在脉中正常运行并防止血液向脉外溢出的统摄（制约）作用。脾是否能统摄血液，全赖于脾气的固摄作用。“脾主统血”的理论，源于《难经》“脾裹血”的论述。从现代解剖学角度来看，脾内血管丰富，血液充盈，“脾裹血”是从脾的解剖形态结构特征方面来描述的。根据现代医学的观点，造成出血原因之一为血中的诸多凝血因子结构、活性的改变。如血小板结构变异，导致血小板黏附、聚集和释放功能下降或血小板自身抗体产生过多，使血小板破坏过多，生存期过短而出血。而人体三分之一的血小板平时储存于脾脏之中，当有出血现象发生时，就会调动这些储存的血小板。此外，近年研究发现，脾主统血的功能与凝血因子及微循环密切相关。大多数的中性粒细胞和凝血因子也储存于脾，当脾功能亢进时，会导致不同程度的血细胞减少，出现血象和骨髓象的异常；脾虚证存在明显的外周微循环障碍，当给予健脾方药治疗后，外周微循环障碍亦得到明显改善[12]。

5. 经络运行气血 十二经脉是经络学说的核心内容，经络系统中的经别、奇经、络脉等，都是以十二经脉为主体，相互联络，相互配合，发挥其内联脏腑、外络肢体、运行气血、濡养周身的功能。所以，十二经脉对于维持人体生命活动，反映人体阴阳盛衰、气血多少的生理功能和病理变化规律，都具有重要的意义。气血运行于经脉之中，是构成人体的物质基础。十二经脉流注次序的排列，就是协调诸经之间气血平衡的过程。凡阳经不足则阴经有余，凡阳经有余则阴经不足。如太阳经多血少气，则相表里之少阴经就少血多气；少阳经少血多气，则相表里之厥阴经就多血少气，这样就保证了气血的相对平衡。十二经脉气血如此在不平衡中，更替交错，寻求平衡，推动了气血运行，周流不息。如此次序流注，从而保证了经脉气血的均衡状态[13]。十二经脉的气血流注时间，经由现代研究发现：大肠经的高峰期是 5—7 点（卯时）、胃经是 7—9 点（辰时）、脾经是 9—11 点（巳时）、心经是 11—13 点（午时）、小肠经是 13—15 点（未时）、膀胱经是 15—17 点（申时）、肾经是 17—19 点（酉时）、心包经是 19—21 点（戌时）、三焦经是 21—23 点（亥时）、胆经是 23—次日 1 点（子时）、肝经是 1—3 点（丑时）、肺经是 3—5 点（寅时）。

（三）血的功能

1. 濡养作用 血属阴主静，血具有柔顺、安养之性。血的营养作用与其组成成分营气和津液密切相关。营气乃水谷精微中的精粹部分所化生，津液可滋润周身，故血的主要功能即是营养和滋润作用。血液运行于脉中，是其发挥营养作用的前提和条件，内至脏腑，外达肌肤孔窍，上下内外无所不至，对全身各脏腑、经络、形体、官窍发挥着营养和滋润的作用，以保证人体正常的生命活动。《难经·二十二难》“血主濡之”，即是对血的濡养功能的概括。人体全身各部（内脏、五官、九窍、四肢、百骸），无一不是在血的濡养作用下而发挥功能的。血液充足，脏腑、形体得到营养，则表现为面色红润，皮毛光泽，肌肉丰满壮实，筋骨强劲，感觉和运动灵活。正如《素问·五脏生成篇》所曰：“肝受血而能视，足受血而能步，掌受血而能握，指受血而能摄。”又如，《景岳全书·杂证谟·血证》曰：“故凡为七窍之灵，为四肢之用，为筋骨之和柔，为肌肉之丰盛，以至滋脏腑，安神魂，润颜色，充营卫，津液得以通行，二阴得以调畅。凡形质所在，无非血之用也。是以人有此形，惟赖此血。”

2. 化神作用　血液是神活动的主要物质基础，血液供给充足，神志活动才能正常。如《素问·八正神明论篇》所载："血气者，人之神，不可不谨养。"《灵枢·平人绝谷》曰："血脉和利，精神乃居。"人之血液充沛，血脉和调，神得所养，则神志清晰，思维敏捷，记忆强健。《灵枢·本神》曰"肝藏血，血舍魂""心藏脉，脉舍神"。如心血虚、肝血虚，常有惊悸、失眠、多梦等神志不安的表现；失血甚者还可出现烦躁、恍惚、癫狂、昏迷等神志失常的改变。此外，血热、血瘀均可出现其人如狂。可见血液与神志活动有着密切的关系[14]。

第二节　血虚证的现代研究

一、气血两虚证

（一）相关检测指标

1. 血常规指标　气属阳，主动，主煦之；血属阴，主静，主濡之。这是气与血在属性和生理功能上的区别。二者都源于脾胃化生的水谷精微和肾中精气，在生成、输布（运行）等方面关系密切。《难经本义》："气中有血，血中有气，气与血不可须臾相离，乃阴阳互根，自然之理也。"气能生血，是指气的运动变化是血液生成的动力，故气虚可引起血虚。研究表明，发现单纯气虚患者与单纯血虚患者血红蛋白（Hb）含量低于健康人群；且气血两虚患者 Hb 值低于健康人群的比例，要远高于单纯气虚与单纯血虚者[15]。当红细胞（RBC）计数减少时红细胞沉降率（ESR）升高，但严重贫血时红细胞沉降率也可减慢。气虚与血虚患者 ESR 值高于正常的比例，而气血两虚组 ESR 较单纯气虚组和单纯血虚组更高[15]。可见，Hb 等血常规指标可用于评估气血两虚证。

2. 免疫指标　《素问·评热病论篇》云："邪之所凑，其气必虚。"人体之气具有抵抗外邪、清除有害物质、促进康复的功能，能增强对外界环境的适应能力，这种能力和现代免疫功能颇为一致，与健康人相比，气虚患者成熟 T 淋巴细胞、辅助性 T 细胞（helper T lymphocyte，Th）、$CD4^+/CD8^+$ 比值均下降，而免疫球蛋白 G（Immunoglobulin G，IgG）、补体 C4 则呈不同程度的上升趋势[16]。肺脾气虚证慢性阻塞性肺疾病大鼠血液中的 IgG、免疫球蛋白 M（immunoglobulin M，IgM）、免疫球蛋白 A（immunoglobulin A，IgA）水平及 $CD3^+$、$CD4^+$、$CD4^+/CD8^+$ 比值显著降低，白细胞介素 -8（interleukin-8，IL-8）、肿瘤坏死因子 α（tumor necrosis factor-α，TNF-α）的 mRNA 表达均升高，而胸腺、脾脏等免疫器官指数均降低[17]。免疫活性细胞可通过释放造血因子调控造血功能。研究表明，$CD8^+$ 细胞数量和活化的上调会促进细胞毒性 T 淋巴细胞（cytotoxic T lymphocyte，CTL）释放 γ 干扰素（interferon-γ，IFN-γ）和 TNF-α 等造血负调控因子，导致机体造血功能受损，最终引发血虚证[18]。可见，气血两虚证与机体的免疫功能下降和能量代谢障碍密切相关。

3. 血液流变学指标　气能行血，血能载气。一方面，气可以直接推动血行，如宗气；另一方面，气可通过促进脏腑的功能活动推动血液运行。有研究表明，与正常对照组相比，气虚动物的血流动力学显著异常，表现为全血黏度（whole blood viscosity，WBV）、血浆黏度（plasma viscosity，PV）和全血还原黏度（blood reduced viscosity，BRV）的显著增高，红细胞电泳时间的明显延长和血细胞比容明显增高[18]。血液流变学各指标：全血黏度高切、全血黏度低切、血浆黏度以及血小板黏附率也得到显著改善可见，气血两虚证对机体的血液流变学有显著影响。

4. 肝肾功能 《素问·六节脏象论篇》云："肝者……其充在筋，以生血气。"肝脏参与血液化生的过程。肾藏精，精能化血，血能生精，精血同源。临床上血虚证常伴肾精亏损。临床试验发现[19]，气血两虚证患者的血液生化指标异常，包括谷草转氨酶升高，白蛋白降低，血肌酐升高，尿酸偏高但不超过正常值，WBV高切和低切、PV及血小板黏附率升高。余王梅[19]用乙酰苯肼-环磷酰胺法联合放血法，构建气血两虚小鼠模型。发现模型组小鼠外周血的RBC、Hb、PLT的含量，均显著低于空白对照组；胸腺指数、脾脏指数、促红细胞生成素（EPO）均显著降低；白细胞介素-1（interleukin-1，IL-1）含量显著增高。可见，肝肾功能可作为评估气血两虚证的参考指标。

5. 人体微量元素含量 从中医辨证论治的角度，研究微量元素在不同证候中的改变，可以观察到随着"证型"的变化某些元素也有相应的改变。故从微量元素的角度，探讨中医"证"的实质，有利于寻求中医辨证的物质基础。血液中微量元素，包括钙、铁、铜、镁、锌和铅等。微量元素成分超标或不足，都会引起相应的病变。柴琳[20]等基于中医理论，探讨了人体微量元素（铜、铁、锌）与血虚证、气虚证的相关性。发现血虚证和气虚证患者的全血微量元素中，铁和锌水平均较对照组降低，气虚证患者的铜元素显著升高，而血虚证患者的铜元素显著降低，其规律可循。可见，微量元素含量，对血虚证、气虚证和气血两虚证的诊断和治疗，可能有参考意义。

6. 血氧指标 人体依赖呼吸运动，使体内的气体在肺内不断交换，吐故纳新，参与气的生成。《类经·气味类》云："天食人以五气……五气入鼻，由喉而藏于心肺，以达五脏。"氧气是人体进行新陈代谢的物质基础，血液通过呼吸作用运输氧气以濡养全身。血氧指标是衡量血液中氧气含量的重要指标，包括血氧饱和度（oxygen saturation，SO_2）、动脉血氧分压（arterial partial pressure of oxygen，PaO_2）和氧合指数等。芦煜等[21]将SO_2选定为气虚个体量化指标并联合动态屏气试验，间接揭示机体的代谢状况。结果表明，气虚证患者的PaO_2和SO_2等水平与非气虚组比较，显著降低；而动脉血二氧化碳分压、动脉血二氧化碳总量和碳酸氢根水平，显著升高。提示气虚证患者存在呼吸功能异常[22]。石林阶等[23]亦发现肝血虚证患者红细胞膜酶活性与红细胞耗氧率下降，红细胞的能量代谢显著降低。可见，气血两虚可能影响机体的呼吸运动和SO_2等血氧指标。

（二）代表性疾病

1. 再生障碍性贫血（aplastic anemia，AA） AA是一组造血组织功能衰竭综合征。其发病机制，与造血干细胞损伤、造血微环境受损和免疫功能障碍有关；T细胞功能亢进、CTL直接杀伤骨髓造血干细胞和淋巴因子介导的造血干细胞过度凋亡，与骨髓造血细胞的数量减少和功能衰竭关系密切[24]。由于其病情缠绵，迁延难愈，中医辨证多属虚证。因先天禀赋不足，精气不充；或后天失养，体质薄弱；或诸病失治，病久失养；或积劳内伤，形神过耗，渐致元气亏损，精血虚少，气血化生不足而发病。临床研究表明，AA患者血清$CD3^+$、$CD4^+/CD8^+$水平显著降低，而血清$CD8^+$水平显著升高[25]。$CD8^+$T细胞数量和活化的增加，不仅直接抑制造血系统干/祖细胞的增殖，还通过激活CTL释放IFN-γ和TNF-α等造血负调控因子，抑制造血细胞进入增殖周期；诱导$CD3^+$T细胞、$CD4^+$T细胞凋亡，进而抑制造血功能。CTL的活化和增殖，主要发生在骨髓。其对骨髓造血干/祖细胞的毒性作用，是造血功能衰竭的主要原因[18]。有学者[26]采用升髓汤联合司坦唑醇治疗AA，发现与单一司坦唑醇组相比，联合治疗患者的Hb显著升高，临床疗效显著优于单一司坦唑醇组。提示具有补气养血作用的升髓汤，可能通过增强骨髓造血作用和促进红细胞生成，进而增加AA患者的

Hb 含量，显著提高临床疗效。可见，基于气血两虚治疗 AA 可能达到理想疗效。

2. 缺铁性贫血（iron deficiency anemia，IDA） IDA 是由多因素所致储存铁缺乏，造成 Hb 合成障碍，所引起的小细胞低色素性贫血。铁是合成 Hb 的原料，需铁量增加而铁摄入量不够、铁丢失过多或者铁吸收障碍，都可引起缺铁性贫血。IDA 特征是骨髓、器官缺乏可染铁，血清铁及铁蛋白降低，极严重时有上皮细胞病变。部分患者可见脱发、甲脆、皮肤干燥、反甲和异食癖等[27]。心主血，肝藏血，心肝血虚则皮肤黏膜苍白、头晕、舌淡苔白；脾主运化，以生气血，脾气虚则面色萎黄、肢体倦怠、纳少、脉虚无力，治宜益气养血并重。临床上 IDA 常由失血过多、久病失治、病后失调，气血虚弱所致。樊美玲[28]研究发现，与单一服用琥珀酸亚铁片相比，八珍汤加减联合琥珀酸亚铁片，可显著改善气虚血亏型 IDA 血常规指标。提示八珍汤可通过改善血象及铁代谢，来改善气虚血亏型缺铁性贫血患者的临床症状。可见，基于气血两虚治疗 AA 可能达到理想疗效。

3. 异常子宫出血 异常子宫出血（abnormal uterine bleeding，AUB）是妇科临床常见的症状和疾病，指与正常月经的周期频率、规律性、经期长度、经期出血量中的任何一项不符合、源于子宫腔的异常出血。其病因可分为子宫本身的结构改变和无明显的子宫结构性改变[29]。异常子宫出血（AUB），临床多见月经暴下不止或淋漓不尽，中医诊断属“崩漏”范畴，以气虚型多见。《血证论》曰：“崩中虽是血病，而实则因气虚也。”脾主中气，统摄血液，又为气血生化之源。若脾虚气陷，统摄无权，冲任失固，不能制约经血，则致月经不调，经量增多，或淋漓不止。正如朱丹溪所云：“故忽然而下，谓之崩中暴下。治宜当大补气血之药，举养脾胃。”研究发现[30]，气血双补汤联合蛋白琥珀酸铁，可以显著改善气血两虚证缺铁性贫血患者的 Hb、MCV 差异和血清铁蛋白。提示气血双补汤可能通过调节血象和铁代谢，改善气血两虚证缺铁性贫血患者的临床症状。许毅[31]研究结果表明，阿胶当归汤加减配合炔雌醇环丙孕酮片口服，治疗围绝经期 AUB 患者，治疗后前列腺素 E_2（prostaglandin E_2，PGE_2）、黄体生成素（luteinizing hormone，LH）和卵泡刺激素（follicle-stimulating hormone，FSH）水平，均明显低于治疗前。究其原因，可能是阿胶当归汤具有抗糖皮质激素、抗孕激素作用，从而改善生殖激素水平和临床症状。可见，基于气血两虚治疗 AUB 具有潜在优势。

二、血瘀血虚证

（一）相关检测指标

1. 血小板功能相关因子 瘀血内阻导致血虚，其病程较长；多见于老年人，久病伤及脾肾，先后天失养；气血生化乏源，行血乏力，统血无权；有形之血，或停于脉内，或瘀于皮下、脏腑，或溢于脉外，形成本虚标实的血瘀血虚证。可严重影响骨髓巨核细胞的成熟，使 PLT 计数降低[32]。血瘀和血小板功能有密切的关系。血栓素 A_2（thromboxane A_2，TXA_2）收缩血管、激活和凝聚 PLT 以防止出血；前列环素（prostacyclin，PGI_2）是 TXA_2 的拮抗剂，对 PLT 功能产生抑制作用。在生理状态下，两者活性相对保持动态平衡；而在血瘀状态下，两者平衡失调，TXA_2 明显升高，PGI_2 不变或减少[33]。可见，TXA_2 等血小板功能相关因子，可作为评估血瘀血虚证的检测指标。

2. 血管内皮细胞 《灵枢·营卫生会》云：“营在脉中，卫在脉外，营周不休，五十而复大会，阴阳相贯，如环无端。”中医认为脉管系统的完整性是血液正常循行的必备条件之一。现代研究表明，血瘀的病理基础与血管内皮细胞（endothelial cell，EC）损伤密切相关。内皮素（endothelin，ET）与一氧化氮（nitric oxide，NO），是 EC 释放的主要内分泌因子；两者对微循环血管的功能、结构，以及对血细胞的聚集和黏附都有显著作用，在血瘀证形成过程中发挥重要作用。蔡钦朝等[34]发现，与健康对照组比较，血瘀证患者NO水平和NO/ET比值均明显减低。杜金行等[35]回顾性研究显示，不同疾病血瘀证患者的NO、ET水平和NO/ET值，较健康人群都有明显改变。提示血管本身的内分泌功能异常，可能是血瘀发病的病理基础。可见，血管内皮细胞及其分泌因子，可能参与血瘀血虚证的发生发展。

3. 纤溶系统相关因子 脉为血之府，脉管是一个相对密闭，如环无端，自我衔接的管道系统。血液在脉管中运行不息，环周不休，以营养人体内外上下。而纤溶系统活性，对维持体内血液的液体状态及血管畅通至关重要。纤溶系统活性，主要反映在循环血中组织型纤溶酶原激活物（tissue-type plasminogen activator，t-PA）和组织纤溶酶原激活物抑制剂-1（plasminogen activator inhibitor，PAI-1）水平；两者活性的变化，直接影响血浆促凝和抗凝功能状态，并与血瘀证密切相关[36]。吕中等[37]观察发现：血瘀证冠状动脉粥样硬化性心脏病（简称冠心病）患者血浆t-PA含量和活性，相较于健康对照组及非血瘀证组均明显降低，而PAI-1含量及活性则明显升高。加味补阳还五汤联合常规治疗，可明显提高气虚血瘀型急性脑梗死患者的血清t-PA水平，而降低PAI-1等，从而减少缺血再灌注损伤[38]，而血虚与心脑血管供血不足的临床表现具有相似性。可见，t-PA和PAI-1等纤溶系统相关因子紊乱，可能是血瘀血虚证的影响因素。

4. 血常规指标 中医认为气为血之帅，血液的正常运行，有赖于气的正常推动，若元气亏虚，无力行血，则血行缓慢，滞留而瘀。血液流变学指标，是研究血瘀证及活血化瘀法的重要客观指标。血瘀证患者MCV、红细胞体积分布宽度（red cell distribution width，RDW）、微血管压力均异常增高，且与血液流变学指标呈直线正相关[39]。宋程程[40]研究发现，与空白组对比，血瘀血虚型大鼠的活化部分凝血活酶时间显著降低。可见，血瘀血虚证可能引起MCV等相关血常规指标的异常改变。

5. 炎症相关因子 近年来，随着对血瘀证实质的深入研究，多项研究表明：血瘀证与炎症、血流动力学、血小板功能和微循环等紧密联系。马晓娟指出，血瘀证与C反应蛋白（C-reactive protein，CRP）、血清白细胞介素-6（interleukin-6，IL-6）、TNF-α、黏附分子等有关，炎症反应在血瘀证的发生发展中起着重要作用[41]。用单核苷酸基因芯片技术，研究血瘀证患者差异基因表达谱；结果显示炎症和免疫相关基因的比例和显著性较大，说明炎症和免疫反应在一定程度上介导了血瘀证的发生和发展[42]。血虚风燥型银屑病患者，经通痹祛湿活血汤联合微针灸治疗后，血清血管内皮生长因子（vascular endothelial growth factor，VEGF）及IL-6、IL-8、CRP等炎症因子，相较于对照组显著降低。提示炎症因子参与血瘀血虚的发生[43]。可见，炎症相关因子也可能是血瘀血虚证的形成因素之一。

（二）代表性疾病

1. 再生障碍性贫血 再生障碍性贫血（AA）是一种由生物、化学、物理等因素，导致骨髓造血功能减退或衰竭，而引起全血细胞减少的一组综合征，临床以贫血、出血和感染为主要表现。《医林改错》云："元气既虚，必不能达于血管，血管无气，必停留而瘀。"日久气虚则血瘀。《素问•举痛论篇》云："脉泣则血虚。"瘀血阻滞脉道，血行不畅，脏腑经络失养，新血不生，久则血虚[44]。中医辨证AA多属血瘀血虚证，临床多见贫血、出血、舌质紫暗瘀斑、肌肤甲错、脉涩等特征性表现。AA患者的血虚表现，与抑制造血的白细胞介素-2（interleukin-2，IL-2）水平升高和促进造血的自然杀伤细胞活性降低有关[45]。AA以微循环障碍为病理基础，微循环障碍的严重程度与AA的病情轻重及预后关系密切[46]。俞亚琴[47]对72例再生障碍性贫血的患者舌质及舌尖微循环进行检测，结果表明这些患者都有不同程度的血瘀证存在；血瘀证的检出率和严重程度，随病情的加重而呈递增趋势。张孝龙[48]等研究发现，血虚证大鼠肠系膜微循环血色暗淡，微血管变形，管壁受损；血液流态呈粒线流，甚至聚集流改变，且血液流速显著减慢。提示血虚证大鼠微循环，存在血虚、血瘀和出血等多重病理改变。可见，血瘀血虚对AA形成的病机与进展具有重要意义。

2. 慢性肾功能衰竭　慢性肾功能衰竭（chronic renal failure，CRF），是各种原发性或继发性肾脏疾病在终末期，由于肾单位受到破坏而减少，致使肾脏排泄调节功能和内分泌功能严重受损，而造成电解质、酸碱平衡紊乱而出现一系列症状、体征和并发症。CRF的临床表现，多见水肿、少尿、恶心等。其病势缠绵难愈，一方面易耗气伤血，一方面久病必瘀，易致肾络瘀阻。《素问•痹论篇》云：“病久入深，荣卫之行涩，经络时疏，故不痛。”叶天士指出：“久病气血推行不利，血络中必有瘀凝。”CRF经久难愈，中医辨证属“水肿”“癃闭”“肾劳”“关格”等范畴。多项研究表明，肾小球疾病始终存在血液流变学异常、血液黏滞度异常和微循环障碍，以及ET和核因子κB（nuclear factor-κB，NF-κB）水平的异常[49]。王丽霞[50]研究发现，采用祛瘀泄浊汤加减联合西药治疗CRF后，患者血浆纤维蛋白原、血浆黏度、红细胞聚集指数均显著降低。提示血液流变学的改变，可能是CRF的病理学基础。可见，血瘀血虚始终存在于慢性肾功能衰竭的发生发展过程中。

3. 偏头痛　偏头痛（migraine）是临床最常见的原发性头痛类型，临床以发作性、中重度、搏动样头痛为主要表现；头痛多为偏侧，一般持续4～72小时，常伴有遗传背景。王清任在《医林改错•血府逐瘀汤所治症目》中，从瘀血论治头痛。指出头痛发作，若没有外感之象，亦没有内伤病变，如痰饮、瘀血、气血亏虚等；时发时止，各种汤药都不见效，用血府逐瘀汤即可痊愈，强调了瘀血诱发头痛的理论基础[51]。药理研究表明，活血化瘀中药具有舒张血管、降低血管阻力及改善血运的作用，可用于血瘀型偏头痛患者[52]。孙桂兰等[53]通过对180例偏头痛患者的观察，发现偏头痛患者存在明显的微循环障碍和血液流变学异常，且异常程度与患者的病情、病程呈正相关。提示微循环障碍和血液流变学异常，既是偏头痛的结果，又是其发病的病因；二者形成恶性循环，使病情反复发作。可见，血瘀血虚可能是偏头痛的病理基础。

三、血热血虚证

（一）相关检测指标

1. 血常规指标　中医认为，血热妄行致病，其病程较短；多由外邪侵袭人体，入里化火，火盛则血动，灼伤脉络，迫使有形之血大量丢失。一般临床出血症状比较严重，骨髓尚未及时代偿，PLT比较低。王亚红[32]发现血热妄行型原发免疫性血小板减少症患者的PLT，低于阴虚火旺型和气不摄血型患者；血小板压积高于瘀血内阻型患者，血小板体积分布宽度（platelet distribution width，PDW）低于气不摄血型患者，血小板平均体积高于瘀血内阻型和气不摄血型患者。郭庆浩[54]发现血热型银屑病患者的白细胞、中性粒细胞百分比、CRP水平，均显著高于正常组水平。可见，PLT等血常规指标的改变，可能是血热血虚证的评估标准。

2. 免疫指标　《素问•评热病论篇》云：“邪之所凑，其气必虚。”气盈则人体脏腑经络的功能旺盛，抗病能力强，免疫功能可作为人体正气的表现。其次，“气为血之帅，血为气之母”，气血互生。因此，血证相关疾病，可能存在着免疫系统功能的异常改变。李志静[55]发现，血热妄行型特发性血小板减少性紫癜患者的T淋巴细胞亚群中$CD4^+$、$CD4^+/CD8^+$比值显著降低。陈莉[56]发现，血热妄行型特发性血小板减少性紫癜患者的巨核细胞数量相比其他分型患者最少，IgG、IgA、IgM明显低于气不摄血型和阴虚血热型患者，但高于瘀血内阻型患者。张程等[57]发现，IgA和IgE与急性期血热伤络型过敏性紫癜有一定的相关性，各项指标经治疗后存在一定的变化和差异。林论琼[58]发现，血热证银屑病患者$CD4^+$明显高于血燥证和血瘀证银屑病患者。郭宏林等[59]发现，血热证银屑病患者的IgE、CRP水平显著高于健康对照组，而IgM、IgG和补体C3水平显著降低。可见，免疫系统的功能紊乱，可能是血热血虚证的表现之一。

（二）代表性疾病

1. 原发免疫性血小板减少症 原发免疫性血小板减少症（primary immune thrombocytopenia，ITP）是血液科最常见的出血性疾病。此病是由机体免疫紊乱介导的PLT破坏增加和生成减少所致，以无明显诱因的孤立性外周血血小板计数减少为主要特点。临床多表现为皮肤大面积出血，内脏器官以及黏膜出血等[60]。中医诊断多归属“内伤发热”范畴，系药物毒性或外邪影响机体气血阴阳；或肝郁化火，或湿毒内蕴，或因热入营血，或瘀久化热，最终血热妄行。赖增新[61]研究发现，ITP患者T淋巴细胞亚群中$CD30^+$、$CD4^+$、$CD4^+/CD8^+$水平明显低于对照组，而$CD8^+$水平明显高于对照组，IgA、IgG、IgM及补体C3、C4水平也显著升高。提示ITP患者的免疫功能紊乱，可能是血热血虚证形成的病理基础。梁好[62]观察发现，采用凉血平癜汤治疗阴虚血热型ITP患者，可显著提升患者PLT数量。可见，血热血虚对ITP的形成与预后有重要意义。

2. 急性白血病 急性白血病（acute leukemia，AL）是一组源于造血干细胞的恶性克隆性疾病，不成熟的造血细胞，大量增殖并蓄积于骨髓和外周血，导致正常造血受抑制，同时浸润肝、脾、淋巴结等组织器官。临床多表现为贫血、出血、感染等[63]。本病中医辨证属温邪致病，病因在热与毒，以发热为主，易入血动血，具有血热的病机特点，治宜清热解毒，凉血止血。血热是由温邪侵犯人体后邪气不断深入，引起热毒逐渐炽盛，血得热势则其行加速，热助血行则血热妄行所致。中医药治疗AL使用频率较高的中药，依次是补虚药、清热药和活血化瘀药[64]。相关的中药单体与中药复方，可以通过抑制髓系白血病细胞株HL-60的增殖、诱导细胞凋亡、抑制其侵袭与转移和逆转耐药性等方面发挥抗白血病作用[65]。沈向理[66]等研究发现，在AL的标准化疗方案基础上，联合益气养阴的药方，可起到益气养阴、扶正祛邪的功效，对患者的骨髓造血功能起到保护作用，诱导白血病细胞凋亡，进而逆转多药耐药的难治性白血病。可见，基于血热血虚治疗AL，可能取得良好疗效。

3. 银屑病 银屑病（psoriasis）是一种慢性炎症性皮肤病，其皮损特点为红斑、丘疹、鳞屑，临床上可分为寻常性银屑病、关节病型银屑病、脓疱型银屑病和红皮病型银屑病。银屑病常与其他全身性疾病共存，包括高血压、高脂血症、糖尿病等。其反复难愈的特点，严重影响患者的身心健康[67]。目前，较为认可的银屑病发病机制，是在多基因遗传背景下，肝巨噬细胞在诱发因素刺激下，促使未成熟的树突状细胞活化，驱动初始T淋巴细胞分化为Th1、Th17、Th22；其分泌的细胞因子，不仅具有炎症效应，反过来还促使角质形成细胞（keratinocyte，KC）异常增殖分化并分泌更多的细胞因子、抗菌肽等，形成正反馈强化回路，最终导致银屑病皮损形成和反复[68]。

银屑病的中医病机，为外感风热湿邪，客于肌肤，入于血分，阻于脏腑经络；或神志不畅，郁而化火；或饮食不节，湿热内生，火郁外发；日久则气血亏虚，肌肤消耗，干枯脱屑[69]。

治疗血热型银屑病的中药，以清热凉血解毒、止血活血化瘀为主，辅以透热转气、补虚扶正之品[70]。研究发现，槐丹四物汤加味，可通过降低大鼠血清中的 TNF-α、白细胞介素 -17（interleukin-17，IL-17）的表达水平，以改善血热型银屑病的症状，且高剂量的治疗效果最为明显。提示银屑病的发病，可能与体内激素水平变化及细胞因子有关[71]。决银方通过降低 WIF-1 基因启动子区甲基化水平和提高其基因表达水平，改善血热证寻常性银屑病的皮损区组织病理改变[72]。加味凉血消风散，可以有效修复皮肤屏障功能，降低银屑病面积和严重程度指数，并有效调节外周血 T 细胞亚群，使 $CD4^+$、$CD4^+/CD8^+$ 比值升高[73]。可见，基于血热血虚治疗银屑病，可有效改善银屑病患者的免疫功能和皮损表现。

四、血寒血虚证

（一）相关检测指标

1. 生殖激素水平 天癸与现代医学的生殖激素有一定相关性。罗元恺[74]认为天癸是存在于体内而看不见的体液，相当于垂体、卵巢、睾丸等分泌的激素。叶一萍[75]从现代医学促性腺激素的角度分析，认为天癸来源于先天，存在于男女体内，是由肾气化生而来，并且在大脑中产生，分布于血液中的一种微量物质。许润三[76]明确指出天癸是垂体分泌的促性腺激素。对女性来说，天癸的生理功能主要表现在它对冲任、胞宫的作用。邓小霞[77]发现艾灸水泉穴配合针刺治疗，可以显著提高血寒型月经后期患者的血清 FSH、催乳素、雌二醇（estradiol，E_2）和 LH 水平，而降低血清睾酮水平。齐峰[78]等发现当归四逆汤可以提高原发性痛经大鼠脾脏自然杀伤细胞的细胞活性，降低大鼠子宫内膜前列腺素 $F_{2\alpha}$（prostaglandin $F_{2\alpha}$，$PGF_{2\alpha}$）含量和增加 PGE_2 含量。朱英等[79]发现，隔药灸法可降低寒凝型痛经患者经期的外周血 $PGF_{2\alpha}$ 含量，并升高 PGE_2 含量。可见，生殖激素水平可能是血寒血虚证相关的评估指标。

2. 血液流变学指标 血遇寒则凝，寒凝脉滞，血脉运行不畅，易伴随血瘀诸证[80]。瘀血不去，新血不生，导致血虚发生。江泽友[81]等发现，寒凝血瘀证患者 HCT、平均血小板体积、PDW、红细胞聚集指数、全血黏度、PV 和血沉均高于对照组。与正常对照组比较，血虚证患者的全血黏度高切、低切均显著降低，而全血还原黏度高切却明显增高，血沉显著加快[82]。可见，血寒血虚可能引起血液流变学指标的变化。

（二）代表性疾病

1. 月经后期 月经周期延后 7 天以上，甚至 3～5 个月一行者，称“经行后期”“月经延后”“月经落后”“经迟”。宋陈自明《妇人大全良方·调经门》中，引用王子亨所言“过于阴则后时而至”，认为月经后期为阴盛血寒所致。《普济本事方·妇人诸疾》曰：“盖阴气乘阳，则胞寒气冷，血不营运……故令乍少，而在月后。”指出外感寒邪，损伤阳气，胞宫寒冷，血运迟滞，可致月经后期。血寒型月经后期的症状，包括月经周期延后，量少，色暗红或有血块，小腹冷痛，得热痛减，畏寒肢冷，面色青白，便溏，小便清长；舌质淡暗，苔白，脉沉紧。血寒血虚是月经后期的主要病机。虚寒证月经后期患者，卵泡刺激素水平显著降低[83]。白瑞[84]使用艾附暖宫丸，治疗虚寒证月经后期，发现患者的子宫和卵巢血流动力学中收缩期峰值流速（peak systolic velocity，PSV）、阻力指数（resistance index，RI）和动脉搏动指数（pulse index，PI），均得到明显改善。

2. 痛经 痛经指月经前后或月经期出现下腹部疼痛、坠胀，伴有腰酸或其他不适。原发性痛经主要与月经来潮时子宫内膜前列腺素含量增高有关；继发性痛经则与盆腔器质性疾病有关。现代医学认为，原发性痛经可能与子宫收缩引起的血管压迫、血流循环以及血流动力学改变有关；原发性痛经患者，存在明显的子宫血流动力学功能异常。如 PI、RI 和血流速率收缩期峰值 / 舒张期峰值等指标均存在明显改变，且患者血液中 IL-6、TNF-α、超敏 C 反应蛋白等炎症因子水平明显高于正常育龄女性[85]。此外，血管升压素作用于子宫，或子宫局部产生过多的 $PGF_{2\alpha}$，均可使子宫收缩和张力增高，从而引起局部缺血和疼痛[86]。

痛经的中医病机，主要是“不通则痛”与“不荣则痛”；临床多见实证、寒证，少数为虚证、热证。寒凝血瘀型痛经，系寒邪侵袭冲任、胞宫，胞宫气血运行不畅。中医药治疗寒凝血瘀型痛经的方法，有中药、针刺、艾灸、穴位贴敷和推拿等，止痛效果和远期效果显著[87]。温经汤和温针灸，可显著降低寒凝血虚证患者的痛经证候积分等。针药联合治疗的总有效率（93.55%），显著高于常规治疗（74.19%）[88]。温经养血汤联合艾灸治疗，可显著降低子宫内膜异位症继发痛经患者的全血黏度高切、全血黏度低切等血液流变学指标，并下调 ESR、血清 $PGF_{2\alpha}$ 和催产素等水平，有效改善下腹疼痛和形寒肢冷等中医证候评分。针药联合治疗总有效率（93.33%），显著高于单一艾灸治疗（80.00%）[89]。由上可见，基于血寒血虚证治疗女性月经后期和痛经，中医药在改善临床症状和调节局部血流方面具有良好的优势。

五、津亏血虚证

（一）相关检测指标

1. 血常规指标 《灵枢·邪客》云：“营气者，泌其津液，注之于脉，化以为血。”津血同源，津血二者互生互化，津之浊者注于脉则为血，阴津亏虚则精血不足；气阴两虚，生血乏源，亦可致阴血不足，脏腑经络失于滋养，易生燥热。贺元等[90]对干燥综合征患者进行血液学分析，发现其血小板计数显著降低。吴丹[91]通过分析干燥综合征的中医证候分布规律，发现津亏血虚证患者的 RBC、WBC、Hb 和 PLT 数量减少。杜丽东[92]发现当归水煎液能够改善血虚证小鼠的外周血 RBC、WBC、Hb 和 HCT 水平。可见，血常规指标的变化，可能是津亏血虚证的评估指标之一。

2. 免疫指标 津和血均源于饮食水谷精微，二者在生理上互相转化，参与周身体液调节；津亏血虚，易耗伤正气，气虚则无力祛邪外出，表现为免疫功能低下。吴丹[91]发现津亏血虚证干燥综合征患者的类风湿因子、球蛋白、抗核抗体定量均明显升高；干燥综合征血液受累患者的调节性 B 细胞、IL-17、IgG 水平均显著升高[93]。丁媛[94]发现老年皮肤瘙痒症患者 TNF-α 水平高于正常对照组，提示 TNF-α 可能是老年皮肤瘙痒症的主要炎性介质。可见，津亏血虚可能与免疫功能紊乱有关。

（二）代表性疾病

1. 干燥综合征 干燥综合征（Sjögren syndrome，SS）是一种以唾液腺、泪腺等外分泌腺体的慢性炎症为主要特征，并累及全身多系统的自身免疫性疾病，分为原发性干燥综合征和继发性干燥综合征。原发性干燥综合征（primary Sjögren syndrome，PSS）的发病机制并不十分明确，与遗传、环境和性激素等多种因素引发免疫功能紊乱有关[95]。干燥综合征，中医辨证属“燥证”和“燥痹”范畴。燥邪为害，最易耗伤人体津液；阴津亏损，肌肤爪甲失于濡养，则见皮肤干涩皲裂、鼻干咽燥，口唇燥裂、毛发干枯不荣等。故治宜滋阴血，退虚热。肖胤[96]等发现，铁皮石斛可通过调节 SS 患者外周血中 TNF-α、IL-1β 和颌下腺水通道蛋白 5（aquaporin，AQP5）的 mRNA 表达，从而改善腺体的淋巴浸润状态，对 SS 发挥治疗作用。楼蒙妮等研究发现，撤热存津颗粒通过下调 PSS 患者外周血 IL-6、IL-17A 水平，抑制 Th17

细胞的生成，并促进调节性 T 细胞（regulatory T cell，简称 Treg 细胞）的分化，诱导 Th17/Treg 细胞恢复免疫平衡。提示采用滋阴养血、生津润燥中药，可能通过调节 Th17/Treg 免疫平衡，改善 PSS 口眼干燥等临床症状[97]。可见，基于津亏血虚治疗干燥综合征，可显著改善其临床表现和免疫功能紊乱。

2. 慢性便秘　慢性便秘是指排便次数减少、粪便量减少、粪便干结、排便费力、排便次数 <3 次 / 周、病程至少 6 个月以上。慢传输型便秘的发病机制，包括控制胃肠自主节律性运动的 Cajal 间质细胞功能异常，肠神经、肠外神经和神经递质等神经系统方面的异常，以及平滑肌异常[98]。中医辨证属于“大便难”“后不利”“脾约”“便秘”等范畴，病机为谷道内结燥热，阴津亏虚；或气机郁结，便结谷道；或身体羸弱，气血不足等。方圆之[99]等研究发现白芍对慢性传输型便秘小鼠具有明显的通便作用，其机制可能主要是通过降低结肠血管活性肠肽（vasoactive intestinal peptide，VIP）及水通道蛋白 4（AQP4）水平，从而增加肠道内水分并降低肠道平滑肌张力。陈泽芃[100]等发现增液八珍汤可通过增加便秘大鼠结肠中 5- 羟色胺（5-hydroxytryptamine，5-HT）、乙酰胆碱酯酶、VIP 和 P 物质表达神经细胞含量，刺激结肠收缩，加快其传导速度。冯丽鹏[101]发现养血润肠方可能通过下调 AQP4 的 mRNA 表达，来治疗血虚型慢传输便秘。吕艳锋[102]等发现玉烛散能提高血虚型慢传输型便秘小鼠结肠平滑肌细胞内 Ca^{2+} 浓度，促进结肠平滑肌的收缩。可见，基于津亏血虚治疗慢性便秘具有良好优势，可显著改善肠血管和神经的功能。

六、精损血虚证

（一）相关检测指标

1. 血常规指标　根据中医“精血同源”理论，精亏可导致血虚。肾主骨，肾虚则骨髓抑制，造血系统损坏；精不化血则血液生成不足，从而导致血虚。吕建芳[103]在骨髓造血功能影响的研究中发现，肾精亏虚证 SD 雄性大鼠从造模第 14 天开始，血红细胞数量和血红蛋白含量逐渐下降。吴逢选等[104]建立肾虚型再障小鼠模型，发现与正常组比较，肾阴虚证 + 苯组、肾阳虚证 + 苯组及苯组的 WBC、Hb、PLT 均下降，骨髓增生明显低下，而非造血细胞比例增高。可见，血常规可作为精损血虚证的评估指标之一。

2. 血清激素水平　肾藏精，主骨，生髓，肾精亏虚则生血无源，日久精血亏虚而引起贫血[105]。现代医学认为，EPO 是哺乳动物体内促进骨髓红系祖细胞生长、繁殖、分化和成熟的主要刺激因子[106]。有研究发现，中医补肾填精治疗可有效刺激肾脏产生 EPO，有利于慢性病贫血患者的康复[107]。吕建芳[103]实验结果显示：肾精亏虚型大鼠血清 EPO 含量下降，经过龟鹿二仙胶灌胃治疗后血清 EPO 含量升高。其机制可能是补肾填精滋阴中药改善体内细胞缺氧环境和促进抑凋亡蛋白 Bcl-2 蛋白的表达水平，从而促进内源性 EPO 的分泌，发挥造血功能的保护作用。可见，EPO 水平与精损血虚证的发生与治疗密切相关。

3. 神经营养因子　神经营养因子不足可能导致痴呆。徐云龙等[108]研究发现用填精补髓法可提高大鼠海马组织脑源性神经营养因子（brain-derived neurotrophic factor，BDNF）和碱性成纤维细胞生长因子含量，改善其学习与记忆能力。郃晓峰[109]发现血管性痴呆大鼠脑部海马 CA1 区中的 Bcl-2 蛋白表达水平明显降低，而填精补髓、活血化瘀开窍方可使血管性痴呆大鼠的 Bcl-2 蛋白表达水平明显增高。罗招亮[110]用填精补髓、活血化瘀开窍法，能明显改善血管性痴呆大鼠学习与记忆能力，增加海马区 5-HT 的含量。可见精损血虚证可能参与影响神经营养因子的水平变化。

（二）代表性疾病

1. 阿尔茨海默病 阿尔茨海默病（Alzheimer's disease，AD）是一种常见的神经退行性疾病，表现为患者的学习记忆减退，认知行为功能下降等[111]。AD可由多种原因引发，如脑内神经细胞外β淀粉样蛋白异常沉积、脑内神经细胞内微管蛋白过度磷酸化引起的神经原纤维缠结、神经炎症反应、线粒体功能障碍、突触传导功能异常、全身性炎症及肠道菌群失调[111-112]。目前，AD的药物治疗策略，主要包括乙酰胆碱酯酶抑制剂、N-甲基-D-天冬氨酸受体拮抗剂等。而药物性治疗，大多数只能改善症状，并不能实质性地延缓AD的发展[113]。

中医认为AD多为肾精亏虚，年老肾精亏虚，先天之本不足，气血化生减少，运化无力，血行不畅而致血瘀，进而加剧人体脏腑功能衰退及脑老化。中医古方治疗AD的中药，以补虚类和安神类等中药为主；可针对气血不足、脑髓失养，发挥益气养血安神和开窍等作用。四君子汤和归脾汤化裁方，是治疗AD的基础方[114]。补肾益精中药，可通过降低β淀粉样蛋白、保护胆碱能系统和抑制氧化应激等，改善AD患者的神经系统功能和临床表现[115]。二精丸可能通过上调大鼠脑内雌激素受体β的表达和雌激素水平，减少脑内β淀粉样蛋白的沉积，抑制Tau蛋白的过度磷酸化，从而改善肾阴虚AD大鼠的学习记忆能力[116]。还脑益聪方通过调节α-Nrxn1通路蛋白和基因表达水平，改善早老素双基因敲除小鼠的突触可塑性，从而发挥治疗AD的作用[117]。可见，基于精损血虚证治疗AD，可显著改善神经系统功能和改善AD的临床症状。

2. 失眠 《中国成人失眠诊断与治疗指南（2017版）》[118]提出，失眠是指尽管有合适的睡眠机会和睡眠环境，依然对睡眠时间和/或质量感到不满足，并且影响日间社会功能的一种主观体验。主要症状表现为入睡困难（入睡潜伏期超过30min）、睡眠维持障碍（整夜觉醒次数≥2次）、早醒、睡眠质量下降和总睡眠时间减少（通常少于6.5h），同时伴有日间功能障碍。心理因素、不良生活习惯、围绝经期综合征等多种因素交织，共同影响睡眠而引发失眠。失眠的中医诊断属“不寐”范畴。精血同源，故肾精亏虚，易使木火生发，心火妄动而导致失眠。中药和针刺等非药物治疗，对失眠相关基因表达具有良好的调节作用[119]。孙杰[120]等使用舌针结合体针，治疗围绝经期失眠患者。治疗后患者E_2水平较治疗前明显升高，而黄体生成素、卵泡刺激素较治疗前明显下降。秦美影[121]等发现酸枣仁汤联合子午流注针刺法，治疗心脾两虚型颈源性失眠，可有效地改善椎动脉血液循环，增加BDNF、胶质源性神经营养因子水平，提高睡眠质量。复方首乌藤合剂联合穴位贴敷，可显著提高肝肾精亏老年失眠患者的睡眠质量和中医证候，其机制可能与提高5-HT和γ-氨基丁酸（γ-aminobutyric acid，GABA）有关[122]。可见，基于精损血虚证治疗失眠，在调节失眠相关基因表达、改善神经系统功能上，具有良好优势。

3. 白癜风 白癜风是由局部黑色素脱失而导致的皮肤白斑。其病因尚不明确，可能由免疫系统攻击黑色素细胞引起。皮肤白斑可出现在身体各处，与遗传、神经化学因子、氧化应激、炎症因子和免疫功能紊乱等有关[123-124]。中医认为，白癜风的病因病机为风邪侵扰、气血失和，多数患者以血虚为本。白癜风的病因病机之一，是精损血虚，根据精血同源理论，治宜补肾填精[125]。有研究表明，六味地黄丸加减，可使肾精得以滋养，肝血得以充养，故白斑复色[125]。白癜风的发生与酪氨酸酶系统抑制有关，补肾药物补骨脂能激活酪氨酸酶活性，增加黑色素合成，促进白癜风的恢复[126]。

第三节　养血法的现代研究

一、补气养血法

（一）当归补血汤

1. 促进造血功能

（1）促进造血干细胞动员：当归补血汤含药血清，能在体外刺激骨髓造血干/祖细胞，从而激活粒-巨噬细胞集落形成单位（colony-forming unit-granulocyte/macrophage，CFU-GM）增生[15]。无论体外培养体系中是否存在外源性集落刺激因子（colony stimulating factor，CSF），当归补血汤含药血清均能明显促进红系集落形成单位（colony-forming unit-erythroid，CFU-E）克隆增殖，从而发挥生血补血的作用[17]。黄丽萍等[17]采用乙酰苯肼和环磷酰胺诱导溶血建立血虚模型，研究发现当归补血汤治疗可明显增加血虚小鼠的RBC、Hb和HCT。当归补血汤含药血清还能够促进血虚小鼠骨髓有核细胞DNA的合成，增加骨髓有核细胞数量，促进骨髓造血祖细胞集落形成和血细胞分化与成熟，从而补气生血，促进骨髓造血并恢复外周血细胞数量[17]。当归补血汤可以显著提高放射诱导骨髓抑制小鼠的白细胞和血小板计数，增加骨髓红系爆式集落形成单位（burst-forming unit-erythroid，BFU-E）、巨核系集落形成细胞（colony-forming cell-megakaryocyte，CFU-MK）和CFU-GM的形成数量，并抑制Meg-01巨核细胞的早期凋亡。提示当归补血汤可能通过促进骨髓造血和抑制细胞凋亡，对造血发挥保护作用。陈维达等[127]研究表明，当归补血汤可能通过调控线粒体自噬，促进再生障碍性贫血小鼠骨髓造血功能恢复。以上表明，当归补血汤通过促进造血干细胞增生和分化、抑制细胞凋亡和调控线粒体自噬，发挥促进造血功能的作用。

（2）促进内皮细胞增殖：造血生长因子、细胞黏附分子及细胞外基质的相互作用，是调控造血的物质基础。细胞黏附分子能够帮助造血细胞黏附于内皮细胞的特定区域，提高造血细胞对细胞因子反应的敏感性，增强造血细胞与基质细胞间相互识别[18]。吴岩等[128]发现40μg/ml当归补血汤能在体外显著提高人脐静脉内皮细胞增殖率和细胞间黏附分子-1（intercellular cell adhesion molecule-1，ICAM-1）表达，促进内皮细胞由静止期（G0/G1期）进入增殖期（G2/M期）。提示当归补血汤可能具有提高内皮细胞有丝分裂的能力。郭静等[129]发现当归补血汤能提高氧化应激状态下的内皮祖细胞（endothelial progenitor cells，EPCs）自噬水平，促进损伤的EPCs迁移、增殖与血管形成能力，保护氧化应激条件下内皮祖细胞的生物学功能。王时光等[130]研究认为，当归补血汤含药血清能明显促进大鼠心肌微血管内皮细胞血管新生能力，其机制可能与促进血管生长相关细胞因子分泌有关。以上研究表明，当归补血汤可以促进EPs增殖和相关细胞因子分泌，进而促进造内皮细胞增殖。

（3）促进造血生长因子分泌：造血干/祖细胞增殖、分化及凋亡，均受造血调控因子网络系统的调节作用，如刺激正调控因子粒细胞巨噬细胞集落刺激因子（granulocyte-macrophage colony stimulating factor，GM-CSF）可影响骨髓干细胞分化发育，维持造血细胞成熟和血细胞生存，促进造血祖细胞（包括粒细胞、红系祖细胞和巨核系祖细胞）的增殖和分化。研究发现[130]当归补血汤煎剂、颗粒剂均能调控GM-CSF的表达，促进骨髓造血细胞从G0/G1期进入到G2/M期。促红细胞生成素（EPO）能特异性刺激红系造血细胞的生长、分化和增殖[131-132]，研究发现加味当归补血汤通过促进EPO分泌刺激红系细胞的产生、成熟和释放，从而维持血细胞的相对稳定，发挥补血作用。以上研究表明，当归补血汤可能通过调控 GM-CSF 和 EPO 水平促进造血生长因子分泌。

2. 调节免疫功能 当归补血汤能降低慢性心衰大鼠血浆的 TNF-α、IL-6 等炎性因子的表达水平 [133]，还能减少 ICAM-1 的蛋白表达 [134]。当归补血汤多糖成分，参与催化免疫抑制小鼠的溶血素及溶血空斑形成，提高腹腔巨噬细胞的吞噬百分率及指数，还能加快淋巴细胞的转化和增殖 [135]。

当归补血汤能提高调节性 T 细胞的比例及其转录因子的表达水平 [136]。对于气虚血瘀型大鼠，当归补血汤可以恢复 T 淋巴细胞亚群分布，通过抑制 NF-κB、p38 促分裂原活化的蛋白激酶（p38MAPK）和 Jun 激酶等多条信号通路调节白细胞介素 -1β、TNF-α 等细胞因子的表达 [137]。通过调节机体的获得性免疫及固有性免疫延缓肿瘤生长速度，当归补血汤可以降低环磷酰胺的骨髓抑制作用 [138]；还能显著提高 ^{60}Coγ 辐射损伤小鼠的免疫参数，保持机体 $CD4^+/CD8^+$ 平衡 [139]。周秉新等 [140] 发现当归补血汤能够提高 O 型口蹄疫（foot and mouth disease，FMD）疫苗免疫小鼠 2 次免疫后 1 周血清中抗 FMD 病毒特异性抗体 IgG、IgG1 和 IgG2a 的水平，上调 IL-4 和 IL-33 的 mRNA 表达水平和十二指肠黏膜中分泌型免疫球蛋白 A 的分泌。

临床研究发现，当归补血汤可以改善患者的血清 IgG、IgM 等免疫功能指标 [141]。胡石甫等 [142] 选取结直肠癌根治术后患者 78 例，发现与常规治疗相比，在结直肠癌患者围手术期服用中药当归补血汤可显著改善术后患者的免疫力，调整肠道菌群平衡，并减少术后并发症。以上研究表明，当归补血汤是通过调节炎症因子、T 细胞群分布和免疫球蛋白水平等，改善免疫功能紊乱的。

（二）炙甘草汤

1. 对心血管系统的作用

（1）抗心律失常：有关基础研究证实 [143]，炙甘草汤对乌头碱、氯化钙、肾上腺素、缺血再灌注、奎尼丁中毒、低钾低镁、组胺触发及电刺激诱发的心律失常，均有明显的防治作用；不仅可改善气血两虚大鼠左室压最大上升速率、最大下降速率、动脉收缩压、舒张压及平均动脉压等血流动力学指标，还可延长心律失常的潜伏时间，缩短其维持时间，降低 P 选择素、内皮素及快速 C 反应蛋白水平，并抑制 TNF-α 的持续高表达，减少再灌注心律失常及心房纤颤的发生；可呈浓度依赖性的抑制 L 型 Ca^{2+} 通道电流和外向钾电流，使动作电位时程延长，减少跨壁复极不均性及跨壁折返微环路的形成，抑制恶性心律失常的发生。而其治疗缓慢性心律失常的机制，可能与改善窦房结恢复时间和心脏固有心率，缩短房室传导文氏阻滞周期，以及提高房室传导功能有关 [144]。郭志华等 [145] 通过临床随机对照试验，发现炙甘草汤联合美托洛尔、胺碘酮，治疗气虚血瘀型冠心病合并室性心律失常的效果满意，可改善血管内皮功能及 QT 间期离散度。以上可见，炙甘草汤通过调节心肌收缩、窦房结起搏和房室传导等，发挥抗心律失常作用。

（2）保护心肌细胞作用：病毒性心肌炎，是指病毒感染引起的心肌局限性或弥漫性的急性或慢性炎症，属于感染性心肌疾病。目前针对急性病毒性心肌炎缺乏特异性治疗，临床以对症治疗为主。现代药理学研究证实，炙甘草汤可影响病毒性心肌炎的发生发展，如发挥解毒、抗炎、抗感染和增强免疫力的作用 [143]。

扩张型心肌病是一种原因未明的原发性心肌疾病，本病的特征为左或右心室或双侧心室扩大，可伴有心室收缩功能减退和充血性心力衰竭，以室性或房性心律失常多见。朱若凯[146]等观察到炙甘草汤能显著降低缺血再灌注引起的心律失常，降低血清肌酸激酶、乳酸脱氢酶的水平和心肌组织中脂质过氧化物的含量。提示炙甘草汤可抑制心肌缺血再灌注损伤，对心肌发挥保护作用。

炙甘草汤在实验性自身免疫性心肌炎发展中，能够减轻炎症反应。通过减少活化的炎症细胞，及抑制心肌中的炎症细胞因子分泌，改善心肌炎症反应，从而降低心肌损伤[147]。炙甘草汤还能够改善异丙肾上腺素诱导心肌纤维化大鼠的心功能，抑制大鼠心肌纤维化，其机制可能与调节NF-κB信号通路有关[148]。

临床试验发现炙甘草汤加减联合阿托伐他汀，显著调节冠心病患者血清中P选择素、肌钙蛋白T、P-选择素糖蛋白配体-1、脑钠肽、肌酸激酶同工酶MB水平，保护心肌功能，改善内皮功能以及临床症状，治疗效果显著[149]。以上可见，炙甘草汤通过抑制炎症反应、缺血再灌注损伤、心肌纤维化和内皮细胞功能等，发挥保护心肌的作用。

2. 对平滑肌的作用　海青山等[150-152]探究了炙甘草汤对膀胱平滑肌、主动脉平滑肌和子宫平滑肌的作用。对于膀胱平滑肌，低浓度炙甘草含药血清增加其收缩强度和收缩频率的叠加作用确切。其对膀胱平滑肌的兴奋作用，可能与激活L型钙通道和M受体两条途径有关，该机制也可能是炙甘草汤对各系统平滑肌作用的共性；对于主动脉平滑肌，炙甘草汤含药血清可以通过L型钙通道和α受体发挥增强其收缩的作用。而对于子宫平滑肌，炙甘草汤含药血清可以在不同程度降低正常家兔离体子宫平滑肌收缩力，减少子宫收缩时间。由以上研究可见，炙甘草汤可通过激活钙通道和M受体增加平滑肌收缩力。

（三）八珍汤

1. 对造血功能的影响

（1）促进造血功能：聂金娜[153]发现，八珍汤对乙酰苯肼和环磷酰胺诱导的血虚型小鼠外周血的RBC、Hb、WBC和HCT有明显改善作用，可提高骨髓造血组织含量、巨核细胞数和血窦含量。赵弋清[154]等观察到^{60}Coγ射线照射小鼠的骨髓细胞在6h凋亡数最多，并随时间延长而逐渐减少，而八珍汤可在6h、12h、18h、24h显著拮抗小鼠骨髓细胞和脾细胞凋亡。薛红莉[155]等探讨八珍汤对骨髓抑制小鼠造血功能的影响，结果表明八珍汤能明显增加骨髓抑制小鼠的WBC、RBC、PLT、Hb以及骨髓有核细胞数量，明显增加红系、粒系和巨核系三系造血祖细胞集落数量，并促进骨髓细胞由G0/G1期进入S期，以及由S期向G2/M期转化，从而提高骨髓细胞的数量和增殖指数。王跃等[156]研究发现八珍汤联合环孢素治疗再生障碍性贫血的增效减毒作用明显，其机制可能与调控氧化应激及促进造血功能相关。由以上研究可见，八珍汤可能通过抑制骨髓细胞和脾细胞凋亡、促进骨髓细胞增殖和调控氧化应激等，促进骨髓的造血功能。

（2）促进造血生长因子分泌：陈玉春[157]等关于八珍汤对EPO影响的动物实验研究发现，八珍汤能显著提高正常小鼠和大鼠的EPO水平，并能显著促进正常和血虚证大鼠脾条件培养液中EPO样生长因子的生成，从而发挥其补血养血作用。高依卿[158]等观察了八珍汤对正常小鼠、正常和血虚证大鼠脾条件培养液和正常小鼠肺条件培养液中CSF的生成水平，发现八珍汤能显著促进正常鼠的脾淋巴细胞和混合脾淋巴细胞产生CSF，提高血虚大鼠脾淋巴细胞和混合脾淋巴细胞分泌CSF的水平，并明显促进正常小鼠肺条件培养液中CSF的生成。以上可见，八珍汤的补血作用可能与促进EPO和CSF生成有关。

2. 调节免疫功能　八珍汤通过保护免疫器官免受损伤，提高淋巴细胞功能及其细胞因子分泌功能，从而增强机体的免疫功能，并通过淋巴细胞、细胞因子对造血功能进行调控。

祝红焰等[159]探讨八珍汤对 $^{60}Co\gamma$ 照射小鼠骨髓细胞及相关细胞因子的影响，发现照射后第7天骨髓细胞增殖能力、腹腔巨噬细胞产生IL-1、脾细胞产生IL-2的能力均下降；而八珍汤可明显提高 $^{60}Co\gamma$ 照射小鼠骨髓细胞增殖能力、IL-1和IL-2水平、提高造模小鼠细胞产生白细胞介素-3（interleukin-3，IL-3）能力。提示八珍汤具有提高 $^{60}Co\gamma$ 照射小鼠骨髓细胞的增殖能力，及促进相关细胞因子产生的能力。刘晓霞[160]等探讨了八珍汤对转化生长因子-β_1（transforming growth factor β_1，TGF-β_1）抑制的T淋巴细胞增殖及其活化影响，发现八珍汤可显著恢复TGF-β_1抑制的T淋巴细胞增殖率、T淋巴细胞的活化、$CD4^+CD25^+$调节性T细胞比例以及IFN-γ和IL-2的分泌水平。张涛[161]等应用环磷酰胺建立免疫抑制小鼠，发现不同剂量的八珍汤均可提高小鼠绵羊红细胞所致的迟发型超敏反应和巨噬细胞吞噬功能。提示八珍汤具有抗环磷酰胺诱导的免疫抑制和提高小鼠免疫功能的作用。临床试验表明，八珍汤加味联合放疗，可显著改善中晚期宫颈癌患者的免疫指标和营养状态，从而提高治疗总有效率。由上可见，八珍汤通过促进骨髓细胞增殖、调节细胞因子和促进T淋巴细胞活化进而发挥免疫调控作用。

（四）归脾汤

1. 对免疫功能的影响 归脾汤加减联合地榆升白片口服对中性粒细胞减少症患者的治疗总有效率（93%），显著高于常规维生素 B_4 片加利可君片治疗方案（69%）[162]。周永茂[163]发现相较于常规利可君片治疗，归脾汤加减联合利可君片，可显著增加 $CD4^+$ 和 $CD4^+/CD8^+$ 而降低 $CD8^+$；联合治疗的总有效率（96.67%），显著高于常规治疗（63.33%）。提示归脾汤加减治疗，可能通过调节免疫功能改善中性粒细胞减少症患儿的临床症状。由上可见，归脾汤通过调节外周血T细胞亚群分布改善免疫功能。李现金[164]探讨归脾汤加减联合西药对血小板减少性紫癜患者的疗效，发现归脾汤加减联合西药治疗血小板减少性紫癜疗效优于单一西药干预，血小板计数升高，血小板相关抗体G、血小板相关抗体A、血小板相关抗体M显著降低。提示归脾汤加减主要通过改善血小板相关抗体发挥治疗作用。归脾汤加减迅速提高免疫性血小板减少症患者的血小板水平，通过改变调节性T细胞数量和功能，提高自身免疫功能，还可以缓解西药治疗的不良反应[165]。吴侠等[166]研究认为，归脾汤可能通过提高特发性血小板减少症小鼠外周血Treg细胞数量及TGF-β_1表达，抑制自身反应性T细胞、B细胞的活化与增殖，防止抗血小板抗体的生成。李杨[167]探讨归脾汤治疗血小板减少性紫癜的机制，结果发现归脾汤可显著降低血小板减少性紫癜小鼠脾脏异常高表达的 $CD80^+$ 和 $CD86^+$，提示归脾汤可能通过降低脾脏中 $CD80^+$ 与 $CD86^+$ 的表达抑制B淋巴细胞的活化，减少血小板自身抗体的产生，进而保护血小板，对血小板减少性紫癜发挥治疗作用。杨光等[168]将小鼠分别灌服归脾汤和葡萄糖，用酶联免疫吸附法检测血清中相应抗体生成水平。结果发现，归脾汤能显著升高经卵清蛋白免疫小鼠的抗体产生水平，使之升至1.59；高于葡萄糖组的1.25。表明归脾汤可增强小鼠免疫应答能力，提高抗体生成水平。研究表明，归脾汤加味能够减轻化疗期间所致胃肠道反应，改善免疫功能，可通过调节 $CD3^+$、$CD4^+$、$CD4^+/CD8^+$、IgG、IgA、IgM等指标，改善免疫功能[169]。齐晓晔[170]在探讨归脾汤对化疗相关性疲劳模型小鼠TNF-α分泌的调节效应时，发现归脾汤可增加小鼠的体重、抓力以及胸腺指数、脾指数，降低TNF-α的分泌水平，提示归脾汤通过调节免疫系统发挥抗疲劳的作用。

2. 促进造血功能 归脾汤主要是通过调节骨髓造血干细胞的细胞周期，进而发挥影响造血功能的作用[171]。姜涛等[172]发现归脾汤能够明显升高外周血白细胞、红细胞和血小板计数，升高 EPO 和粒细胞 - 巨噬细胞集落刺激因子水平，并降低血清中血小板生成素。研究表明，归脾汤能够增加较早期造血干细胞的数量，提高造血能力，促使苯中毒小鼠骨髓细胞从 G0/G1 期向 S 期、S 期向 G2/M 期转化 [173]。归脾汤还可通过提高苯中毒小鼠骨髓有核细胞计数 [174]，降低骨细胞凋亡蛋白的表达，从而减轻苯中毒对小鼠骨髓造血功能的损害，显著提高其血红蛋白浓度和白细胞计数，改善外周血象 [175]。在归脾汤治疗女性缺铁性贫血的观察中，归脾汤治疗可显著减轻贫血症状，使血红蛋白增多、血清铁蛋白恢复正常 [176]。秦嗣宇等 [177] 观察归脾汤联合硫酸亚铁治疗缺铁性贫血的疗效，发现联合治疗组红细胞、血红蛋白及红细胞平均体积等均显著上升，能够快速、有效地纠正患者贫血状况。由上可见，归脾汤通过促进骨髓细胞增殖、调节 EPO 等细胞因子和抑制细胞凋亡，使骨髓恢复造血功能。

二、养血活血法

（一）四物汤

1. 对造血功能的影响

（1）对铁代谢的影响：缺铁性贫血是临床常见疾病，也是营养性贫血的常见类型，孕妇和儿童发病率较高 [178]。世界卫生组织资料显示全球 30% 的人口患有缺铁性贫血。目前，口服铁剂被认为是最佳的治疗手段，但口服铁剂存在一些副作用，如常见的胃肠道反应等；过量补充铁剂，会造成人体铁超载，诱发肝脏、心血管损害和神经退行性病变。何然 [179] 观察四物汤对幼鼠缺铁性贫血的改善作用及其对铁代谢调节的机制，结果发现四物汤组幼鼠的肝中央静脉周围的肝细胞索分界较清晰且排列趋于整齐，红细胞数量增多，血清铁、血清铁蛋白、肝脏铁含量和肝脏铁蛋白表达均显著升高，而总铁结合力、血清铁调素、肝脏铁调素、转铁蛋白和转铁蛋白受体 1 表达显著降低。由上可见，四物汤可显著改善铁代谢，从而促进造血。

（2）促进造血细胞增殖和抑制细胞凋亡：骨髓细胞的数量，对造血功能有重要意义。四物汤可显著增加外周血白细胞，血小板，骨髓有核细胞数及骨髓 DNA[180]，提高化疗诱导贫血小鼠的红细胞数和血红蛋白水平 [181]。龚文君 [182] 发现四物汤显著改善乙酰苯肼诱导溶血性贫血大鼠外周血象，减轻肝脾大。对于血虚证再生障碍性贫血小鼠，四物汤能促进骨髓有核细胞进入 G2/S 期，增加 CFU-GM、CFU-E、BFU-E 集落数 [183]。四物汤及各单味药，具有显著的促血虚证小鼠 CFU-GM 增殖作用 [184]。四物汤及其组方，均能显著改善血虚证小鼠的外周血象，促进骨髓造血祖细胞集落增殖，提高脾、胸腺指数和骨髓 $CD34^+$ 细胞的比例 [185]。此外，四物汤还能促进小鼠骨髓基质细胞分化增殖，降低细胞的凋亡率 [186]，调控血虚证小鼠骨髓细胞促凋亡及抑凋亡蛋白 Bcl-2、Bcl-xL 的表达。以上可见，四物汤具有调节骨髓有核细胞的细胞周期，促进骨髓造血祖细胞、基质细胞增殖，并抑制骨髓细胞凋亡的作用，从而发挥促进造血的作用。

（3）调节细胞因子分泌：细胞因子参与调控骨髓细胞的造血功能。四物汤能显著提高正常和血虚证小鼠血清 EPO 水平，以及脾条件培养液中 EPO 样生长因子水平 [187]。范启兰 [188] 发现四物汤能抑制环磷酰胺所致小鼠的贫血，其作用机制可能是通过促进肾组织 EPO mRNA 的表达，增加肾脏合成 EPO，从而促进红细胞生长。此外，四物汤可调节辐射小鼠骨髓细胞 IL-6、IL-18、IL-4R 和 IL-7R 的基因表达。以上可见，四物汤可通过调节细胞 EPO 等细胞因子间接促进造血功能。

2. 对子宫平滑肌的调节作用　四物汤对正常小鼠子宫的收缩频率、幅度，均表现出兴奋作用；而对收缩、妊娠小鼠子宫，则显示抑制作用。四物汤对子宫的作用，取决于子宫的生理状态。其对小鼠子宫平滑肌表现出的双向调节作用，可能与组方中当归、川芎有效成分阿魏酸有关[189]。以上提示，四物汤及其有效成分，具有双向调节子宫平滑肌收缩的作用，这可能是四物汤治疗女性月经病和产褥病的药效基础。

（二）桃红四物汤

1. 对心血管系统的影响

（1）保护心肌细胞：心血管疾病多因血管损伤或狭窄，导致心肌细胞灌注不足，引起心肌组织缺血缺氧。因此，保护心肌细胞是有效治疗心血管疾病的重要环节。体内实验表明，桃红四物汤可有效抑制心肌缺血动物心肌细胞 Bcl-2 相关蛋白 X（Bcl-2-associated x protein，Bax）的表达，而促进 B 淋巴细胞瘤 -2 基因（B-cell lymphoma-2，Bcl-2）表达；同时减少乳酸脱氢酶的渗出和丙二醛（malondialdehyde，MDA）产生，而提高超氧化物歧化酶（superoxide dismutase，SOD）活性[190]。体外实验发现提示，桃红四物汤可能通过促进氧糖剥夺 H9C2 心肌细胞自噬和抑制心肌细胞凋亡，对缺血心肌发挥保护作用[191]。以上可见，桃红四物汤对抑制心肌细胞具有抗氧化和抗凋亡作用，从而维护心血管功能。

（2）抗凝血：血液黏稠、血栓形成而导致的组织缺血缺氧，甚至坏死，是心血管疾病最常见的病因。临床试验发现，桃红四物汤可以显著降低冠心病患者的血液黏度等血液流变学指标[192]。桃红四物汤可有效降低动脉硬化闭塞症大鼠的血脂水平、全血黏度、血浆黏度和红细胞聚集指数[193]。桃红四物汤可降低急性深静脉血栓大鼠的血清 IL-6、TNF-α 水平，提示桃红四物汤具有抗凝作用[194]。以上表明，桃红四物汤可能通过改善血液流变学和调节相关细胞因子发挥抗凝作用，从而实现保护心血管功能。

（3）调节脂质代谢：血脂升高主要指血清中甘油三酯（triglyceride，TG）、总胆固醇（total cholesterol，TC）和低密度脂蛋白（low-density lipoprotein，LDL）高于正常值范围，是心血管疾病的重要因素之一。临床试验等发现，桃红四物汤可有效降低心血管病患血中 TG、TC、LDL 水平而提高高密度脂蛋白水平，从而实现对血脂的调节作用[195]。桃红四物汤还可显著降低冠心病心绞痛患者的 TG、TC、LDL 水平，有效降低血脂和改善心功能[196]。以上提示，桃红四物汤可能通过降血脂作用改善心血管功能。

（4）调节血管内皮细胞数量和功能：血管内皮细胞是存在于血管内的单层扁平细胞，可分泌多种血管活性物质，与心血管疾病的发生关系密切。桃红四物汤可通过有效增加血管内皮细胞数量及活性，从而实现对内皮细胞的保护作用[197]。在动物实验中，桃红四物汤可显著减少动脉硬化闭塞症大鼠外周血中循环内皮细胞数量，改善动脉腔狭窄及血管壁超微结构破坏情况，并降低血清中 TNF-α、IL-1、内皮素 -1 水平[198]。以上研究结果提示，改善血管内皮细胞功能和血管病理改变，可能是桃红四物汤保护心血管系统的作用机制之一。

（5）对物质代谢的影响：人体血液循环以物质交换为基础，心血管疾病与代谢相关分子表达的抑制有关。在体内实验中，桃红四物汤可通过调节血瘀证大鼠血浆中花生四烯酸代谢、三羧酸循环及谷氨酸和谷氨酰胺代谢发挥活血作用，从而改善代谢紊乱，并提高血液循环中相关通路的分子表达[199]。加味桃红四物汤能改善大鼠缺血再灌注后的心功能，降低血清肌酸激酶水平而升高 SOD 水平，其作用机制可能与激活 PI3K-Akt 信号通路调控代谢产物有关[200]。桃红四物汤合二陈汤，可显著降低载脂蛋白 E 基因敲除动脉粥样硬化小鼠的 TC、LDL 和 TG 水平，并提高主动脉 PI3K 蛋白表达和 AKT 磷酸化水平[201]。以上可见，桃红四物汤可能通过 PI3K-Akt 信号通路调节糖脂等代谢紊乱，进而保护心血管系统。

2. 调节生殖内分泌　黄体生成素（LH）、卵泡刺激素（FSH）、睾酮（testosterone，T）、催乳素（prolactin，PRL）、孕酮（progesterone，P）和雌二醇（E_2），是评估女性外周血生殖激素的主要指标。在探讨桃红四物汤加减治疗月经不调的疗效相关临床试验中，桃红四物汤和橼酸氯米芬胶囊，均显著降低月经不调患者的血清 FSH、LH 水平，且桃红四物汤的总有效率（97.67%）显著高于枸橼酸氯米芬胶囊（86.05%）。提示桃红四物汤加减，可有效调节月经不调患者的生殖激素水平[202]。桃红四物汤联合橼酸氯米芬治疗，在改善血清生殖激素水平和提高多囊卵巢综合征（polycystic ovary syndrome，PCOS）的临床疗效方面，显著优于单一橼酸氯米芬治疗[203]。

在动物实验方面，桃红四物汤可调节血瘀证大鼠的动情周期和卵泡发育，并恢复雌激素水平[204]。蔡平平[205]研究显示：桃红四物汤能够显著降低 PCOS 大鼠血清 LH、T、胰岛素水平，抑制卵巢多囊样改变，从而恢复卵巢排卵功能。桃红四物汤还可有效减少大鼠子宫出血量和出血时间，提高基质金属蛋白酶 -9 以及血管内皮生长因子表达。当机体雌激素浓度较低时，桃红四物汤表现出一定的雌激素样作用；而机体雌激素浓度较高时，桃红四物汤发挥拮抗雌激素诱导的子宫质量增加的效应[206]。由上可见，桃红四物汤对生殖激素的调节作用，可能是恢复卵巢排卵和子宫收缩力等功能的基础。

3. 对平滑肌的影响

（1）对子宫平滑肌的调节作用：痛经是由子宫平滑肌剧烈收缩，子宫腔压力增高，同时子宫血管痉挛、血流减少造成组织缺血缺氧，使子宫肌肉进一步处于挛缩状态而产生。桃红四物汤可显著改善血瘀型原发性痛经症状，芍药苷、阿魏酸、芍药内酯苷、洋川芎内酯 H 及洋川芎内酯 I，可能是其物质基础[207]。网络药理学研究表明，槲皮素、木犀草素等 36 个化合物，可能通过环加氧酶 1、环加氧酶 2 等 99 个靶点，调节激素、中枢镇痛和平滑肌痉挛等信号通路[208]。动物实验表明，桃红四物汤能提高热板法诱导疼痛小鼠的痛阈值，拮抗催产素诱导子宫痉挛所致的疼痛反应，抑制大鼠和小鼠的扭体次数；还能明显降低痛经模型大鼠子宫组织中的前列腺素 $F_{2\alpha}$ 含量，而升高血浆 β- 内啡肽（β-endorphin，β-EP）含量[209]。以上研究结果提示，桃红四物汤对子宫平滑肌具有良好的调节作用，并通过调节局部和中枢分泌的激素发挥抗痛经效应。

（2）对血管平滑肌的作用：近年来，桃红四物汤被广泛用于治疗冠心病，可改善冠心病患者的心绞痛症状和心肌缺血的心电图表现。其机制包括减轻心肌细胞损伤、改善内皮细胞功能、抑制血小板聚集和活化、抑制炎症反应和改善血脂代谢[210]。研究发现，桃红四物汤含药血清，对血管平滑肌细胞的迁移及增殖也有明显的抑制作用。其机制可能是抑制 β3 整合素、基质金属蛋白酶 9 的表达和 FAK/P38MAPK 信号通路的转导[211-212]。由上可见，桃红四物汤具有抑制血管平滑肌增殖和迁移的作用，这可能是桃红四物汤治疗冠心病心绞痛等疾病的作用机制之一。

（三）生化汤

调节子宫平滑肌：子宫平滑肌由成束的平滑肌纤维组成，子宫平滑肌收缩活动参与女性生殖系统许多方面的调控。如分娩时，子宫平滑肌启动生理性宫缩；产后，依靠子宫平滑肌收缩，使子宫逐渐恢复到正常大小。研究表明，生化汤可明显增加大鼠、小鼠离体雌激素敏感子宫的收缩率和幅度，缩短妊娠早期大鼠阴道流血时间[213]；增加妊娠末期家兔子宫体平滑肌动作电位脉冲的发放，并增加产后麻醉家兔子宫张力[214-215]；生化汤水提取物，对正常未妊娠小鼠及产后小鼠子宫活动力的影响，主要表现为抑制作用；而对雌激素预处理小鼠子宫的收缩频率及子宫活动力，表现为明显增强作用[216]。现代药理研究也表明，生化汤对子宫具有双向性调节作用，既能加强子宫收缩，还能抑制己烯雌酚所致子宫内膜增生和肌层单纯性肥大[217]。以上可见，生化汤可能通过双向调节子宫平滑肌收缩，发挥促进调控子宫生理功能的作用。

三、凉血养血法

（一）丹栀逍遥散

1. 调节女性生殖内分泌 生殖内分泌轴参与调节女性一生中各阶段的发展。对于围绝经期女性，丹栀逍遥散中的130种化合物，可能通过白细胞介素1β等47个靶点调节免疫功能、神经内分泌等方面，治疗围绝经期综合征[218]。对于育龄期女性，丹栀逍遥散加减，可显著提高肝郁血热型PCOS患者的排卵率、妊娠率和获卵数，降低血清LH、FSH、T水平而升高E_2水平；显著增加子宫内膜厚度的同时降低子宫螺旋动脉搏动指数（PI）与阻力指数（RI）[219-220]。对于儿童期女性，丹栀逍遥散加减联合常规治疗，可显著抑制特发性性早熟女童的生长发育速度和成骨细胞功能过度亢进[221]。丹栀逍遥散联合耳穴压豆，可显著降低肝郁化火型女童性早熟的LH、FSH和E_2水平，并抑制第二性征的发育[222]。以上结果提示，丹栀逍遥散可对不同阶段女性生殖内分泌发挥积极的调节作用。

2. 抗抑郁 抑郁障碍以持续的严重的悲伤为特点，对于活动的兴趣或愉快感下降，并影响社会功能。确切病因尚不清楚，可能涉及遗传、神经递质水平的变化、神经内分泌功能的改变和社会心理因素。临床研究发现，丹栀逍遥散可显著降低气郁化火型抑郁症患者的中医证候评分，改善患者的震颤、口干和性功能障碍等症状[223]。加味丹栀逍遥散对抑郁大鼠发挥的抗抑郁作用可能与影响中枢5-HT、多巴胺含量有关[224]。丹栀逍遥散联合针刺治疗，可明显提高脑卒中后抑郁患者的血清5-HT和BDNF水平[225]。丹栀逍遥丸联合盐酸氟西汀，不仅可调节抑郁症患者的神经营养因子，还能改善认知功能和降低药物不良反应[226]。以上研究结果表明，丹栀逍遥散可能通过调节神经递质水平和神经内分泌功能发挥抗抑郁作用。

3. 抗焦虑 焦虑是一种紧张、担忧或不安的感觉，是人的正常体验，也存在于一系列广泛的神经疾病之中，包括广泛性焦虑症、惊恐障碍和恐惧症。其病因可能涉及遗传、环境、心理和身体情况等，神经内分泌系统功能障碍可能是发病机制之一。广泛性焦虑症是其中一种焦虑障碍，以丹栀逍遥散治疗，可显著改善广泛性焦虑大鼠脑内以边缘结构为中心的Papez环路的脑组织损伤，促进受损神经元细胞的恢复[227]，并通过调控Notch信号通路促进广泛性焦虑症大鼠海马区神经血管再生[228]。吴丽丽等[229]发现经丹栀逍遥散治疗的慢性应激大鼠下丘脑释放的促肾上腺皮质激素释放激素、皮质酮水平明显降低。赵安然等[230]研究证明丹栀逍遥散的抗焦虑作用机制，可能是改善脑组织线粒体的形态结构、氧化磷酸化，并提高p-AMPK蛋白表达。以上研究结果表明，丹栀逍遥散可能通过抑制神经细胞凋亡、调节HPA和维持线粒体功能水平，保护神经组织，从而发挥抗焦虑作用。

4. 抗失眠 失眠指睡眠的始发和维持发生障碍，导致睡眠的质和量不能满足个体生理需要而显著影响白天活动的一种睡眠障碍综合征。有研究表明，中医药治疗失眠具有良好的优势。研究表明，丹栀逍遥散联合重复经颅磁刺激，可显著降低肝郁化火型失眠患者的匹兹堡睡眠质量指数（pittsburgh sleep quality index，PSQI）评分、血多巴胺及去甲肾上腺素水平，而5-HT水平明显升高[231]。与阿普唑仑治疗相比，丹栀逍遥散联合耳穴压豆，治疗失眠的疗效和PSQI评分无显著差异，而不良反应发生情况和停药后3周内复发情况显著降低[232]。

丹栀逍遥散在治疗高血压伴发失眠症方面疗效明显，不仅可改善睡眠质量，同时还利于改善患者的血压水平及焦虑状态[233]。此外，丹栀逍遥散对糖尿病合并失眠患者和中风后失眠患者，均发挥类似的作用[234-235]。以上研究表明，丹栀逍遥散无论对失眠患者，还是其他疾病伴发失眠患者，均具有良好的治疗作用。其机制可能与改善神经内分泌系统有关。

（二）犀角地黄汤

1. 抗炎　犀角地黄汤的抗炎作用，疗效显著而广泛。对于银屑病患者，犀角地黄汤治疗血热证寻常性银屑病，可能通过调节外周血 IL-6、TNF-α 水平而发挥作用[236]。对于寻常性银屑病寒包火证患者，犀角地黄汤加麻黄、防风的有效率，显著高于阿维 A 胶囊治疗，其机制可能与下调 IL-17 和 VEGF 水平有关[237]。对于脓毒症患者，犀角地黄汤可降低老年脓毒症患者血清 IL-1、IL-6、TNF-α 等多种炎症介质[238]。此外，犀角地黄汤可调节 Th17 细胞分化相关通路、TNF 信号转导相关通路、IL-17 信号转导相关通路、细胞因子 - 细胞因子相互作用相关通路，从而缓解脓毒症大鼠的炎症反应[239]；通过减少 TNF-α、IL-1β 等促炎因子释放，而增加 IL-4、IL-10 抗炎因子释放调控脓毒症肝损伤大鼠的炎症反应，在脓毒症早期干预信号转导及转录激活因子 1（signal transduction and activator of transcription，STAT1）和信号转导及转录激活因子 3（STAT3）的信号通路[240]。对于败血症患者，犀角地黄汤加味可能通过抑制 NF-κB 信号通路，显著减轻败血症诱发的炎症反应和肺损伤程度，降低中性粒细胞浸润和肺组织的细胞凋亡[241]。此外，犀角地黄汤加减联合西药治疗过敏性紫癜患儿，不仅迅速减轻相关临床症状，还明显降低过敏性紫癜患儿的 C 反应蛋白，缩短皮疹消失、腹痛和关节痛缓解的时间[242]。由上可见，犀角地黄汤抗炎效果显著，可调节银屑病、脓毒症、败血症和过敏性紫癜患者体内异常的炎症反应，其机制可能与调控炎性细胞因子水平、抑制中性粒细胞浸润和 C 反应蛋白有关。

2. 调节免疫功能　犀角地黄汤具有一定的免疫功能调节作用。对于过敏性紫癜性肾炎患者，犀角地黄汤可有效调节患者的 T 细胞亚群和自然杀伤细胞比例，显著升高 $CD4^+/CD8^+$ 以及 $CD16^+CD56^+$ 自然杀伤细胞水平，并降低 $CD8^+T$ 细胞水平，改善免疫功能的临床疗效显著[243]。对于过敏性紫癜性肾炎患者，犀角地黄汤合银翘散联合匹多莫德治疗，可有效降低患者血清 C 反应蛋白和 IL-8，提高 $CD4^+$ 和 $CD8^+$ 水平，从而改善免疫功能和减轻肾损伤[244]。对于免疫性血小板减少症患者，犀角地黄汤相比于泼尼松治疗，可以显著升高外周血血小板计数和 Treg 细胞百分比[245]；与醋酸泼尼松治疗相比，犀角地黄汤可呈浓度依赖性，显著下调外周血 Th17 细胞所占比例和 IL-17 水平，维持 Treg/Th17 平衡，进而调节相关细胞因子 IL-17、IL-35 表达，发挥抗血小板减少作用[246]。对于系统性红斑狼疮患者，犀角地黄汤加减能有效降低血清抗双链脱氧核糖核酸抗体和 IgG 水平，降低病情活动度[247]。以上可见，犀角地黄汤改善免疫功能疗效显著，能够调节过敏性紫癜、免疫性血小板减少症和系统性红斑狼疮患者的免疫系统紊乱。其作用机制与改善 T 细胞亚群分布、维持 Treg/Th17 平衡，以及调节免疫球蛋白和相关自身抗体水平等密切相关。

3. 脑保护　犀角地黄汤还发挥一定的脑保护作用。研究表明，犀角地黄汤联合常规治疗，可改善脑出血患者的美国国立卫生院神经功能缺损评分，有降低患者死亡风险的趋势，且未显示不良反应[248]。在体内实验中，犀角地黄汤可显著减少缺血性脑卒中再灌注大鼠的自噬蛋白 Beclin1 和微管相关蛋白轻链 3 的表达，缩小脑梗死体积，并降低神经细胞凋亡率，其作用机制可能与调节 Jun 激酶及相关信号通路有关[249]。此外，犀角地黄汤不仅减少局灶性缺血再灌注大鼠的脑梗死体积和自噬小体形成，还减轻细胞肿胀坏死和神经元的脱失，且改善小鼠神经行为。其作用机制，可能是通过促进 AKT/mTOR 信号通路和抑制胞外信号调节激酶磷酸化，从而抑制自噬发生[250]。以上研究结果表明，犀角地黄汤的脑保护疗效显著，对脑出血和缺血再灌注脑损伤，具有良好的治疗作用；抑制脑组织的自噬水平，可能是作用机制之一。

四、温经养血法

（一）温经汤

1. 改善卵巢功能 卵巢功能对维持生殖健康具有重要意义。PCOS 相关的临床研究表明，温经汤可显著提高 PCOS 排卵障碍性不孕患者的血清 E_2 水平，而降低 LH、FSH 水平，增加优势卵泡直径[251]。在体内实验中，温经汤显著改善 PCOS 大鼠的动情周期，提高血清 E_2 水平并降低 T 水平，增加卵巢的重量和颗粒细胞层数[252]。对于黄体功能不全不孕患者，温经汤联合地屈孕酮可显著提高血清 E_2 和 P 水平[253]；还可以增加子宫内膜厚度，提高妊娠结局，其效果均优于单一应用地屈孕酮治疗的患者[254]。对于寒凝血瘀型卵巢储备功能减退患者，与戊酸雌二醇片和地屈孕酮片治疗相比，温经汤可显著减少血清 FSH、LH 水平，而增加 E_2、抗米勒管激素（anti-Müllerian hormone，AMH）水平，提高卵巢体积（ovarian volume，OV）、窦卵泡数和卵巢动脉 PSV，而降低 RI、PI 水平[255]。对于脾肾阳虚型卵巢早衰患者，温经汤联合雌二醇地屈孕酮片治疗，可显著降低 FSH、LH、PRL 水平和 T 水平，而提高 E_2、P 和 AMH 水平。联合用药治疗的总有效率（93.48%），明显高于单用雌二醇地屈孕酮片（78.72%），OV、PSV 和卵泡数量均显著增加[256]。由上可见，温经汤可显著改善 PCOS、卵巢储备功能减退和卵巢早衰等患者的卵巢功能，对生殖激素水平和卵泡发育的调节作用可能是主要机制。

2. 改善血流动力学指标 女性生殖功能与体内血液的关联紧密，卵巢和子宫的血流灌注影响卵巢卵泡发育和子宫内膜厚度。观察研究表明，对于实寒证月经病患者，温经汤可显著改善卵巢动脉血流动力学相关指标，在增加 PSV 的同时，降低 RI、PI[257-258]。对于原发性痛经寒凝血瘀证患者，温经汤加减联合布洛芬缓释胶囊，可显著改善患者的中医证候，降低 IL-6、TNF-α、血流速率收缩期峰值 / 舒张期峰值、PI、RI。提示温经汤加减联合西药治疗，可能具有降低炎症因子水平和促进子宫动脉血液循环的作用[259]；温经汤口服联合中药热奄包热敷治疗，可显著降低 RI、子宫动脉搏动指数和收缩期峰值流速 / 舒张期峰值流速（S/D），并降低 5-HT 等疼痛相关因子[260]。对于无排卵型功能失调性子宫出血患者，加减温经汤可显著增加子宫动脉血流量，加快平均流速而降低 RI。其全血黏度高切、全血黏度低切、血浆黏度、红细胞比容、红细胞聚集指数、红细胞沉降率，及纤维蛋白原均降低。加减温经汤治疗的总有效率（85.33%），显著高于常规西药治疗（82.67%）[261]。对于肾虚宫寒型不孕症患者，温经汤可显著增加子宫内膜厚度、减低子宫螺旋动脉指数（PI、RI、S/D），从而改善子宫内膜血流灌注和子宫内膜容受性[262]。以上结果提示，温经汤可改善卵巢和子宫的血液流变学，对月经病、无排卵型功能失调性子宫出血和不孕症等患者的临床疗效显著。

（二）黄芪桂枝五物汤

1. 提高心功能 对于缓慢性心律失常患者，黄芪桂枝五物汤可显著增加患者的心率、左心室射血分数和每 5min NN 间期平均值标准差，降低相邻 NN 间期差值的均方根和每 5min NN 间期平均值标准差，并降低心型脂肪酸结合蛋白、肌酸激酶同工酶和内源性孤啡肽水平。提示黄芪桂枝五物汤，具有改善心率、心率变异性及心功能[263]。黄芪桂枝五物汤联合心宝丸，可显著减少患者的血清内源性孤啡肽、趋化因子 CXC、趋化因子配体 8 和巨噬细胞炎性蛋白 -1β 水平，抑制血小板活性因子；在心率变异性指标方面，显著降低相邻 NN 间期差值的均方根和每 5min NN 间期平均值标准差，而增加全部窦性心搏 NN 间期 [264]。对于稳定型心绞痛患者，黄芪桂枝五物汤联合常规西医疗法，可显著改善中医证候积分和临床疗效；在减少心绞痛发作次数和持续时间等方面，联合治疗的疗效显著优于单用常规西医疗法 [265]。对于急性心肌梗死患者，加味黄芪桂枝五物汤联合普伐他汀钠片和硫酸氢氯吡格雷等西药常规治疗，可显著降低患者的心率、收缩压和舒张压；在心功能方面，减少左室舒张末期容积、左室收缩末期容积而增加左室射血分数，作用效果较西药常规治疗显著 [266]。与单用尿激酶治疗相比，黄芪桂枝五物汤联合尿激酶治疗，可降低急性心肌梗死患者左室舒张末期容积、左室收缩末期容积并增加左室射血分数 [267]。以上结果提示，黄芪桂枝五物汤可能通过改善心率、心率变异性及强心作用而提高心功能。

2. 促进神经恢复 加味黄芪桂枝五物汤，可显著增加周围神经毒性大鼠的机械性缩足阈值和谷胱甘肽过氧化物酶，抑制 P53-Bax 通路相关蛋白的表达 [268]。黄芪桂枝五物汤，可显著提高小切口尺神经松解前置术术后患者的尺神经传导速度、波幅指数及血清神经生长因子，降低潜伏期指数，并增加患手握力、拇示指捏力和中示指捏力 [269]。黄芪桂枝五物汤联合电针，刺激足三里、丰隆穴，可显著增加腰椎间盘突出症术后残留神经功能损伤患者的血清神经生长因子，降低血清神经肽 Y 和神经元特异性烯醇化酶等水平 [270]。以上可见，黄芪桂枝五物汤可通过促进神经传导速度、调节细胞因子水平等，发挥保护神经和促进神经恢复的作用。

3. 抗凝血、抗血管生成 加味黄芪桂枝五物汤，联合阿托伐他汀钙、阿司匹林肠溶片等常规治疗，可显著增加 2 型糖尿病下肢血管病变患者的超氧化物歧化酶、足背动脉指数、踝肱指数和足背动脉平均血流速，并降低丙二醛、空腹血糖和糖化血红蛋白等水平，且治疗效果优于常规治疗 [271]。加味黄芪桂枝五物颗粒联合常规治疗，可显著改善大动脉粥样硬化型缺血性脑卒中患者的血栓弹力图指标和中医证候和轻度行为障碍量表评分 [272]。在急性心肌梗死患者急诊经皮冠状动脉介入术后再灌注损伤的研究中，自拟黄芪桂枝五物方可显著降低患者的血清内皮素 -1、血管性血友病因子、D- 二聚体、氨基末端 B 型脑钠肽前体 / 脑钠肽的水平 [273]。对于大肠癌术后化疗患者，黄芪桂枝五物汤可显著降低患者的血清血管内皮生长因子、转化生长因子 β1 和基质金属蛋白酶 -9 等因子的表达水平 [274]。体内实验表明，黄芪桂枝五物汤可显著降低阳虚寒凝型骨关节炎大鼠血清、软骨和滑膜组织中血管内皮生长因子的水平，降低血清前列腺素 E_2 和转化生长因子 β1 的水平 [275]。以上研究结果表明，黄芪桂枝五物汤可通过增加血液流速、提高血管内皮细胞功能和调节相关细胞因子水平，发挥抗凝血和抑制血管生成的作用。

五、生津养血法

（一）清燥救肺汤

1. 抑制肺部炎症反应 肺部炎症是呼吸道最常见的感染性疾病，根据致病菌不一样，症状有所区别。对于气阴两虚证哮喘 - 慢性阻塞性肺疾病重叠综合征患者，清燥救肺汤加味治疗，能显著降低患者的血清炎症因子 IL-10、TNF-α 水平，提高第一秒用力呼气量（forced expiratory volume in first second，FEV_1）、用力肺活量（forced vital capacity，FVC）、FEV_1/FVC 比值等肺功能指标，有效减轻炎症反应和临床症状，从而提高患者肺功能 [276]。对于痰热阻肺证慢性持续期哮喘儿童，清燥救肺汤联合孟鲁司特钠，可显著提高患儿的血清 IFN-γ、CRP、IL-4 和 TNF-α 水平；且联合治疗的总有效率（98.04%），显著高于单用孟鲁司特钠治疗（83.02%）[277]。体内实验发现，清燥救肺汤可减轻被动吸烟小鼠肺部炎症，减少肺组织出血及瘀血，增强小鼠机体防御能力，减轻被动吸烟对小鼠呼吸系统的损害[278]。清燥救肺汤还有抗肺炎支原体作用，能明显改善肺炎支原体感染大鼠肺部炎症，降低肺炎指数、肺组织病理学评分和肺泡灌洗液中肺炎支原体 DNA 含量[279]。清燥救肺汤可显著增加温燥伤肺型肺炎支原体感染小鼠的血清 $CD3^+$、$CD4^+$，并下调 $CD8^+$T 细胞的表达水平，提高 $CD4^+/CD8^+$ 比值，降低 TNF-α 水平并升高 IL-10 水平[280]。由上可见，清燥救肺汤对于哮喘等肺部慢性炎症或支原体肺炎，均具有良好的抗炎效果。其机制可能与调节炎性因子水平和外周血 T 淋巴细胞分布有关。

2. 抑制肺癌细胞生长 肺癌发病率位居世界第 2 位，死亡率高居首位。临床研究发现，清燥救肺汤加减联合吉非替尼治疗，可显著降低晚期非小细胞肺癌气阴两虚证患者的咳嗽症状评分、血清 IL-1 和 TNF-α 水平，提高外周血 $CD3^+$、$CD4^+$ 而降低 $CD8^+$T 细胞水平[281]。体内实验表明，清燥救肺汤可抑制 Lewis 肺癌小鼠肿瘤体积及重量增长，升高小鼠体重，抑制 miR-21 和 PI3K 的 mRNA 和蛋白表达，增加 Bcl-2 蛋白表达，并减少半胱氨酰天冬氨酸特异性蛋白酶 -9 蛋白表达，从而抑制肿瘤细胞增殖[282]。清燥救肺汤能显著降低荷瘤 Lewis 小鼠的肿瘤指数，抑制 ICAM-1 的 mRNA 表达和 NF-κB、磷酸化酪氨酸蛋白激酶 -1、表皮生长因子受体蛋白表达，并抑制转录激活因子 1 磷酸化有关[283]。张汗顺研究发现，清燥救肺汤不仅降低瘤质量，还促进自噬溶酶体生成，提高磷酸化腺苷酸活化蛋白激酶、磷酸化 UNC-51 样激酶 1 和微管相关蛋白 1 轻链 3B 蛋白表达，而抑制磷酸化哺乳动物雷帕霉素靶蛋白和 P62 蛋白表达[284]。体外实验提示，清燥救肺汤含药血清可显著抑制非小细胞肺癌细胞的克隆率、侵袭和迁移数量，降低 IL-4、胰岛素样生长因子 1 受体和转录激活因子 3 的 mRNA 和蛋白表达，而升高 IFN-γ 的 mRNA 和蛋白表达[285]。由上可见，清燥救肺汤有良好的抑癌作用，其机制可能与调节外周血 T 细胞亚群分布、促进细胞凋亡、抑制 miR-21 表达和 PI3K/AKT 通路活化，以及 AMPK/ULK1 通路介导的自噬有关。

（二）麦门冬汤

1. 抗纤维化 体内实验表明，麦门冬汤加减方可以显著降低特发性肺纤维化小鼠的转化生长因子 β1、平滑肌肌动蛋白和Ⅰ型胶原蛋白的表达，减少肺组织病理改变和胶原沉积。其作用机制与调控 PI3K/AKT/mTOR 信号通路和抑制上皮间充质转化有关[286]。麦门冬汤治疗肺纤维化，还可能通过上调肺组织基质细胞衍生因子 -1 的表达水平，减轻肺泡炎症进而减少胶原纤维沉积[287]。此外，麦门冬汤还参与抑制皮肤的纤维化，对于系统性硬化病小鼠，麦门冬汤呈浓度依赖性，降低小鼠皮肤和肺中的结缔组织生长因子、血小板衍生因子、IL-10、$TGF\text{-}\beta_1$ 和 TNF-α 等细胞因子，减少皮肤羟脯氨酸、胶原、皮肤纤维化指数和肺纤维化指数[288]。在体内实验中，麦门冬汤含药血清，不仅能够抑制 $TGF\text{-}\beta_1$ 诱导 MRC-5 人胚肺细胞的可溶性胶原蛋白异常积累，还能显著提高过氧化物酶体增殖激活受体的活性，并抑制细胞内活性氧损伤[289]。以上表明，麦门冬汤具有良好的抗纤维化作用。其机制可能与调控 PI3K/AKT/mTOR 信号通路、炎性细胞因子和氧化物酶体增殖激活受体有关。

2. 调节免疫功能 临床研究表明，麦门冬汤加减可显著增加化疗期肺癌患者的 $CD3^+$、$CD4^+$ 及 IgG、IgA、IgM 水平，并降低 $CD8^+$ 水平[290]。在体内实验中，麦门冬汤显著降低系统性硬化病小鼠的胸腺指数，而升高腹腔巨噬细胞活力，增加外周血 $CD4^+$T 和 $CD8^+$T 含量[291]。

麦门冬汤可逆转慢阻肺合并肺癌小鼠的 Th1/Th2 细胞失衡，增加 Th1 细胞因子 IFN-γ 水平，而减少 Th2 细胞因子 IL-4 水平[292]。同样，麦门冬汤可增强 IFN-γ 的表达，降低 IL-4 的表达，通过纠正 Th1/Th2 型细胞因子失衡抑制慢肺泡炎症与肺纤维化发展进程[293]。以上可见，麦门冬汤可通过调节 $CD4^{+}T$ 和 $CD8^{+}T$ 分布比例及 Th1/Th2 平衡，进而参与发挥免疫调控作用。

六、填精养血法

（一）地黄饮子

1. 神经保护　地黄饮子可显著缩短阿尔茨海默病（AD）小鼠定航实验第 2～5 天逃避潜伏期，增加穿越平台次数和目标象限停留时间，减少相对象限停留时间，增加星形胶质细胞胞体表面积和细胞突起总长度。其作用机制可能与激活 PI3K/Akt 信号通路，上调磷酸果糖激酶 -1、乙醛脱氢酶 3 家族成员 B2 等蛋白表达[294]。地黄饮子可显著增加阿尔茨海默病模型 APP/PS1 转基因小鼠的新物体识别实验辨别指数，延长跳台实验停留潜伏期而减少错误次数；治疗后，脑组织的腺苷三磷酸、腺苷二磷酸及计算能荷水平显著升高，而腺苷酸活化蛋白激酶的水平显著下降，其作用机制可能与提高 AMPK/ULK1 途径自噬有关[295]。地黄饮子可能通过改变 APP/PS1 转基因小鼠的肠道菌群的差异性和多样性，提高厚壁菌门、芽孢杆菌属、乳杆菌属、毛螺菌属等菌种丰度，以肠 - 脑轴的方式改善 AD 的认知症状[296]。地黄饮子还可提高 APP/PS1 转基因小鼠的兴奋性氨基酸转运蛋白 2、突触后致密区 95 和突触素的表达水平，增加钠钾 ATP 酶活性；减少谷氨酸含量而增加谷氨酰胺含量；在评估脑组织突触可塑性的长时程增强实验中可显著升高相对群峰电位幅值和兴奋性突触后电位斜率[297]。地黄饮子可减轻脑缺血再灌注损伤老龄大鼠的神经功能评分、脑梗死率和血小板 α 颗粒膜糖蛋白 140 水平，其神经保护作用机制可能与调节 SIRT1-AMPK-mTOR/eNOS 信号通路有关[298]。高剂量地黄饮子可改善 AD 模型小鼠的空间记忆能力，其机制可能与降低脑组织氧化应激水平及炎性因子表达有关[299]。临床研究表明，地黄饮子可显著增加血管性痴呆患者的精神状态量表、蒙特利尔认知评估量表和 Barthel 指数评定量表的评分，提高外周血降钙素基因相关肽与 5-HT 等认知功能相关递质水平，增加 Bcl-2 水平而减少 Bax 和半胱氨酸蛋白酶 3 等神经凋亡相关因子水平[300]。以上结果表明，地黄饮子可能通过保护脑组织星形胶质细胞、提高糖酵解活性、减少 Glu 异常累积、保护突触结构与功能、改善脑内能量代谢和自噬障碍、调节递质和神经元相关的因子信号等，从而提高 AD、脑缺血再灌注损伤和血管性痴呆患者的学习记忆能力和认知功能。

2. 提高心功能　多项临床研究表明，地黄饮子对慢性心功能不全、冠心病等均有一定的治疗作用，在温补肾阳、通心助阳、豁痰定惊、降气利水等方面疗效显著[301]。赵丽娟[302]在地黄饮子对冠心病心功能不全患者的临床疗效观察中，发现地黄饮子能够改善冠心病心功能不全患者的临床症状，显著增加心功能不全患者的左室射血分数及 6 分钟步行距离和调节心率变异性。曾鹏飞[303]探讨地黄饮子对冠心病心绞痛治疗的临床疗效，研究结果表明地黄饮子能明显改善冠心病心绞痛患者的血脂、内皮素 -1、MDA、CRP 和心率变异性，治疗冠心病心绞痛疗效较为明显。以上结果提示，地黄饮子对冠心病心功能不全和心绞痛均有较好的疗效。

（二）补肾养血方

1. 提高卵巢功能　血清生殖内分泌激素水平，是女性卵巢功能的重要评估指标。对于肾虚证早期先兆流产患者，补肾养血方联合黄体酮和地屈孕酮治疗，能显著提高患者的保胎成功率，增加血清 P、β- 人绒毛膜促性腺激素水平，上调外周血 IL-4 而下调 IFN-γ、IL-2 水平 [304]。补肾养血方可恢复气态甲烷慢性染毒小鼠的动情周期，提高血清 E_2 而降低 FSH，增加卵巢脏器系数和卵巢内生长卵泡数，并参与调控 *Foxl2*、*FSHR* 和 *Pgr* 等基因的 mRNA 表达 [305]。

对于肾阴虚证卵巢储备功能下降患者，补肾养血方可显著改善患者的腰膝酸软等中医证候评分，增加卵巢窦卵泡数，降低血清 FSH、E_2 水平和 FSH/LH 比值；与戊酸雌二醇片和黄体酮胶囊治疗相比，补肾养血方治疗后 FSH、E_2 水平下降更明显 [306]。对于卵巢早衰患者，补肾养血方联合激素替代治疗可显著降低患者的血清 LH、FSH 而升高 E_2；与激素替代治疗相比，补肾养血方联合激素替代治疗停药 3 个月后的 LH 和 FSH 显著降低而 E_2 显著升高 [307]。在体内实验中，补肾养血方可在不同程度减轻卵巢早衰小鼠的卵巢体积缩小，增加卵泡颗粒细胞的层数，并减少卵巢间质的淋巴细胞和浆细胞浸润 [308]；可呈剂量依赖性逆转卵巢早衰大鼠的血清 AMH 水平，以及卵巢中 AMH 的蛋白和 mRNA 表达 [309]。补肾养血方还能显著上调免疫性卵巢早衰小鼠卵巢组织的 Bcl-2 蛋白表达而下调 Bax 表达，抑制卵泡的过度凋亡 [310]。以上研究结果表明，补肾养血方可有效调节血清 FSH、LH、E_2 和 AMH 等生殖激素水平，提高女性的卵巢功能。其作用机制与调节颗粒细胞生长、抑制卵巢细胞凋亡和间质炎症反应有关。

2. 增加子宫内膜厚度 子宫内膜厚度对月经量和妊娠具有重要意义。补肾养血方可改善肾亏血少证月经过少患者的月经量失血图积分、子宫内膜厚度，从而增加月经量，并有效改善月经过少患者中医肾虚血亏证候 [311]。补肾养血方联合雌孕激素替代治疗，可显著增加卵巢早衰患者的子宫内膜厚度，提高生存质量测定表评分并改善潮热盗汗等中医证候评分 [307]。补肾养血方联合芬吗通（雌二醇片 / 雌二醇地屈孕酮片）治疗，能显著增加薄型子宫内膜不孕患者的子宫内膜厚度，降低子宫动脉血流阻力指数，并提高 1 年内妊娠率 [312]。以上研究结果提示，补肾养血方在提高子宫内膜厚度方面具有良好疗效，能够改善月经过少和卵巢早衰患者的中医证候，并提高薄型子宫内膜不孕患者的妊娠率。

参考文献

[1] 何清湖. 中西医结合外科学 [M]. 北京：中国中医药出版社，2021.

[2] 胡翊群，胡建达. 临床血液学检验 [M]. 北京：中国医药科技出版社，2010.

[3] 张先祥，彭先进，马培友. 水谷精微连接着西医营养素和中医气血津液精 [C]// 第六届全国中西医结合营养学术会议论文资料汇编. 中国中西医结合学会营养专业委员会. 2015：2.

[4] 贾友冀，王晶，孙悦礼，等. 中医“肾髓系统”刍议 [J]. 世界中医药，2014，9（6）：696-698.

[5] 黄晓芹，罗再琼. 中医“肾精”与现代干细胞研究的同一性探讨 [J]. 成都中医药大学学报，2012，35（2）：5-6.

[6] 崔姗姗，崔应珉，张笑丽. 从五脏功能谈血的生成 [J]. 河南中医药学刊，1995（1）：2-4.

[7] 徐杨，王全年. “心主血脉”理论浅析和临床意义研究 [J]. 中西医结合心血管病电子杂志，2017，5（32）：171-172.

[8] 高敏，严灿，张新春，等. 中医肺助心行血的实质与微循环关系的探讨 [J]. 广州中医学院学报，1993（4）：185-188.

[9] 贺金，宋广杰，田翠时. 肺朝百脉析义 [J]. 辽宁中医药大学学报，2007（5）：9-10.
[10] 王龙海，蔡圣荣，王元勋，等. 肺气虚证慢性支气管炎与肺气肿大鼠的实验研究 [J]. 光明中医，2010，25（2）：221-223.
[11] 王蕾. 试论肝藏血的机理 [J]. 中医药研究，1999（6）：2-3.
[12] 朱凌凌，童瑶. 脾统血理论源流及现代研究进展 [J]. 中医药信息，2003（5）：6-8.
[13] 张智龙，赵淑华. 十二经脉气血盛衰变化临床意义初探 [J]. 中国针灸，2010，30（10）：859-862.
[14] 郭文娟，李俊莲，张红珍，等. 试从“气主呴之，血主濡之”论气血之功能 [J]. 中华中医药杂志，2022，37（2）：968-970.
[15] 张英华，武桂兰，姜廷良. 当归补血汤及其含药血清对小鼠红系造血祖细胞克隆的影响 [J]. 中国实验方剂学杂志，1999（4）：35-38.
[16] 黄丽萍，陈耀辉，吴素芬，等. 当归补血汤含药血清对血虚小鼠骨髓造血功能的影响 [J]. 中药药理与临床，2014，30（2）：18-20.
[17] 黄丽萍，吴素芬，周俊，等. 当归补血汤对三种血虚模型小鼠作用比较 [J]. 中药药理与临床，2011，27（5）：5-8.
[18] 薄华本，陈启助，沈晗，等. 当归补血汤调控骨髓造血机理及对造血微环境的影响 [J]. 中国新药与临床杂志，2013，32（10）：824-828.
[19] 余王梅. 黄芪当归复方汤剂对气血虚证药理作用及临床疗效研究 [D]. 杭州：浙江中医药大学，2018.
[20] 柴琳，张俊，杨海燕，等. 微量元素铜、铁、锌与中医血虚证和气虚证的相关性研究 [J]. 检验医学与临床，2020，17（3）：381-383.
[21] 芦煜，牛欣，牛婷立，等. 动态血氧饱和度对气虚的量化辨识（英文）[J]. 中华中医药杂志，2016，31（5）：1579-1584.
[22] 梁忠，袁涛，黄波，等. 中医气虚证临床客观指标的研究 [J]. 湖北中医杂志，2008，30（7）：21-22.
[23] 石林阶，刘俊凡，张自强，等. 肝血虚证患者红细胞膜 ATP 酶活性和红细胞耗氧率变化 [J]. 中国中西医结合杂志，1996（10）：593-595.
[24] 闫宇辰，李振宇. 重型再生障碍性贫血的临床诊治进展 [J]. 医学研究杂志，2022，51（4）：18-20.
[25] 赵艳秋. $CD4^+/CD8^+$ 水平与再生障碍性贫血患者疾病转归的关系 [J]. 河南医学研究，2020，29（19）：3498-3499.
[26] 马宇振. 升髓汤联合康力龙治疗再生障碍性贫血随机平行对照研究 [J]. 实用中医内科杂志，2015，29（8）：61-62.
[27] 田希澜. 小儿缺铁性贫血发病机制及诊断和治疗方法探析 [J]. 亚太传统医药，2011，7（5）：140-141.
[28] 樊美玲，江劲波. 八珍汤加减联合琥珀酸亚铁片治疗气虚血亏型缺铁性贫血 32 例 [J]. 湖南中医杂志，2018，34（6）：58-59.
[29] 田秦杰. 异常子宫出血的新概念 [J]. 生殖医学杂志，2020，29（3）：283-287.
[30] 郑冉. 气血双补汤治疗气血两虚型缺铁性贫血的临床疗效研究 [D]. 南昌：江西中医药大学，2021.
[31] 许毅. 中西医结合治疗围绝经期异常子宫出血的临床观察 [J]. 实用妇科内分泌电子杂志，2022，9（3）：69-71.
[32] 王亚红. 原发免疫性血小板减少症不同证型与血小板参数特征研究 [D]. 乌鲁木齐：新疆医科大学，2012.
[33] 杨荣阁，张振锋，孙兴华. 调营和卫益气养血法治疗血虚型糖尿病性皮肤瘙痒症的临床应用 [J]. 中国美容医学，2022，31（5）：114-117.
[34] 蔡钦朝，汪琼华，吴云智. 血瘀证患者血管内皮内分泌功能的观察 [J]. 安徽中医学院学报，1998（2）：62-64.

[35] 杜金行，李腾飞，史载祥. 基于文献对血瘀证兼证诊断标准的研究 [J]. 中医杂志，2012，53（23）：2035-2037.

[36] 李晓龙. 凝血 - 纤溶系统相关标志物与血管源性脑白质病变相关性及中医证候分布研究 [D]. 成都：成都中医药大学，2021.

[37] 吕中，施赛珠. 冠心病血瘀证患者血浆和单核细胞水平凝血 / 纤溶活性研究 [J]. 中国中西医结合杂志，2000（6）：418-420.

[38] 许国梅，魏娟，钱景丽，等. 加味补阳还五汤对急性脑梗死患者（气虚血瘀型）t-PA、PAI-1、Cys-C、MMP-9 及脑侧支循环建立的影响 [J]. 中国老年学杂志，2023，43（6）：1299-1303.

[39] 吴玉生，张富霞，李士林，等. 血瘀证血细胞参数与血液流变学指标的相关性研究 [J]. 安徽中医学院学报，1996（6）：52-53.

[40] 宋程程，王志斌，苏斌，等. 常用大鼠血瘀证模型的比较研究 [J]. 北京中医药大学学报，2014，37（2）：94-98.

[41] 马晓娟，殷惠军，陈可冀. 血瘀证与炎症相关性的研究进展 [J]. 中国中西医结合杂志，2007（7）：669-672.

[42] 马晓娟，殷惠军，陈可冀. 血瘀证患者差异基因表达谱研究 [J]. 中西医结合学报，2008（4）：355-360.

[43] 王乐，姜俊杰，战杨，等. 通痹祛湿活血汤联合微针灸治疗血虚风燥型银屑病对中医证候、症状、炎症因子的影响 [J]. 中华中医药学刊，2023，41（1）：42-45.

[44] 汪荫华，封太来. 谈血虚、血瘀、出血的相互关系 [J]. 江苏中医杂志，1983（3）：4-6.

[45] 曲佳丽，孙伟正，孙劲晖. 慢性再障（虚劳血虚）患者骨髓造血和免疫有关指标的检测及其意义 [J]. 中医药学报，1995（2）：50.

[46] 阳国彬，刘玉芳，刘松林. 再生障碍性贫血微循环障碍与中医血瘀证的关系探析 [J]. 云南中医中药杂志，2018，39（5）：10-13.

[47] 俞亚琴. 血瘀与再生障碍性贫血关系及辨治 [J]. 浙江中医学院学报，2003（1）：17-18.

[48] 张孝龙，李伟，彭欣. 基于显微图像的血虚证大鼠肠系膜微循环变化研究 [J]. 中国实验方剂学杂志，2012，18（5）：156-158.

[49] 王金海，冯长青. 活血化瘀应贯穿于肾脏病治疗之始终 [J]. 甘肃中医学院学报，2005，22（6）：3.

[50] 王丽霞. 祛瘀泄浊汤加减联合西药治疗慢性肾功能衰竭临床疗效观察 [J]. 新中医，2017，49（12）：55-57.

[51] 张林珍. 通心络胶囊联合西比灵治疗偏头痛（气虚血瘀证）的临床观察 [D]. 晋中：山西中医药大学，2020.

[52] 谢冬梅，李海. 速效救心丸及养血清脑颗粒治疗偏头痛的临床观察 [J]. 中国医药指南，2012，10（21）：258-259.

[53] 孙桂兰，胡翠兰，王国华. 偏头痛患者的血流变及微循环变化 [J]. 中国血液流变学杂志，2005（2）：301-302.

[54] 郭庆浩. 银屑病患者血液学检验指标特点及临床意义 [J]. 临床检验杂志（电子版），2020，9（1）：133-134.

[55] 李志静. T 淋巴细胞亚群（$CD4^+$，$CD8^+$，$CD4^+/CD8^+$）与免疫性血小板减少性紫癜中医证型相关性研究 [J]. 实用中医内科杂志，2014，28（6）：10-12.

[56] 陈莉. 特发性血小板减少性紫癜血小板计数、巨核细胞总数、血小板相关抗体与中医辨证分型相关性的研究 [D]. 成都：成都中医药大学，2009.

[57] 张程. 过敏性紫癜不同证型中免疫球蛋白及补体水平研究 [D]. 乌鲁木齐：新疆医科大学，2012.

[58] 林论琼，何丽春，刘美如. 寻常型银屑病中医证型外周血 T 细胞亚群间的关系分析 [J]. 黑龙江中医药，2018，47（3）：72-73.

[59] 郭宏林，孙丽蕴，王天成，等. 白疕病血热证检测指标的变化分析 [J]. 中国卫生检验杂志，2014，24（16）：2374-2376.

[60] 梅恒，胡豫. 成人原发免疫性血小板减少症诊断与治疗中国指南（2020 年版）解读 [J]. 临床内科杂志，2021，38（6）：431-432.
[61] 赖增新. 特发性血小板减少性紫癜患者的免疫作用机制分析 [J]. 中国医药指南，2016，14（33）：87.
[62] 梁好. 凉血平癜汤治疗原发性血小板减少症阴虚血热证的临床观察 [D]. 南京：南京中医药大学，2021.
[63] 司君齐，热西担•努尔买买提，田晨. 急性淋巴细胞白血病基因突变的研究进展 [J]. 中国肿瘤临床，2022，49（15）：807-810.
[64] 龚恒佩，余尔慧，朱亮，等. 基于数据挖掘的中医药治疗白血病组方用药规律分析 [J]. 新中医，2022，54（1）：140-145.
[65] 张晓丹，周永明，王巍. 中药对人急性髓系白血病细胞株 HL-60 的作用机制 [J]. 长春中医药大学学报，2021，37（4）：909-913.
[66] 沈向理，张慧琪，林霞，等. 中西医结合逆转难治性急性白血病多药耐药的临床研究 [J]. 中华中医药学刊，2017，35（11）：2966-2968.
[67] 周琦. "开玄泄浊方"对阳虚型银屑病样大鼠外周血 Th17/Treg 平衡及相关细胞因子表达的影响 [D]. 长沙：湖南中医药大学，2022.
[68] 余杨，张喜军，盛平卫，等. 寻常型银屑病的免疫学机制与中医药调控 [J]. 海南医学，2021，32（9）：1173-1178.
[69] 陆琪. 银屑病患者血液学检验指标特点及临床意义 [J]. 中国现代医生，2017，55（12）：21-24.
[70] 李蝉秀，舒福，王昕，等. 基于数据挖掘和网络药理学探析血热型银屑病的用药规律与作用机制研究 [J]. 云南民族大学学报（自然科学版），2022（8）：1-16.
[71] 杨大伟. 银屑病血热证大鼠模型的建立及土槐丹四物汤加味对其作用机制研究 [D]. 晋中：山西中医药大学，2021.
[72] 张硕，刘柳，李洪锦，等. 决银方通过降低 WIF-1 基因甲基化改善寻常型银屑病血热证 [J]. 中国中西医结合皮肤性病学杂志，2023，22（1）：8-13.
[73] 赵婵，董高宏. 加味凉血消风散治疗寻常型银屑病（进行期血热证）的临床疗效及对 T 细胞亚群的影响 [J]. 四川中医，2023，41（2）：188-191.
[74] 罗元恺. 肾气•天癸•冲任的探讨及其与妇科的关系 [J]. 上海中医药杂志，1983（1）：11-13.
[75] 叶一萍. 天癸论 [J]. 中华中医药学刊，2007（9）：1808-1809.
[76] 许润三. 冲、任、督、带理论与实践 [J]. 中日友好医院学报，1987（Z1）：102-105.
[77] 邓小霞. 艾灸水泉穴配合针刺治疗血寒型月经后期的临床疗效观察 [D]. 福州：福建中医药大学，2018.
[78] 齐峰，赵舒，崔健美，等. 当归四逆汤对原发性痛经模型大鼠的影响 [J]. 江西中医药，2012，43（7）：63-65.
[79] 朱英，芙蕊，陈日兰，等. 隔药灸不同灸量对寒凝型痛经患者血清 $PGF_{2\alpha}/PGE_2$ 影响 [J]. 长春中医药大学学报，2012，28（4）：606-607.
[80] 刘鹤玲. 中医分型治疗妇科血证 [J]. 光明中医，2021，36（16）：2685-2687.
[81] 江泽友，徐灿，葛一漫. 不同血瘀证辨证分型实验室指标分析 [J]. 中华中医药学刊，2018，36（10）：2516-2519.
[82] 石林阶，陈昌华，罗团连，等. 肝血虚证患者血液流变学、红细胞变形性检测与分析 [J]. 湖南医科大学学报，1996（2）：131-133.
[83] 顾仁艳. 月经后期的中医证型与性激素的关系 [D]. 乌鲁木齐：新疆医科大学，2008.
[84] 白瑞. 艾附暖宫丸对月经后期虚寒证患者卵巢及子宫血流动力学的影响 [J]. 医学理论与实践，2020，33（2）：267-268.

[85] 艾春红. 温经汤加减联合西药治疗原发性痛经寒凝血瘀证的疗效观察 [J]. 数理医药学杂志，2022，35（8）：1191-1193.
[86] 徐莉，曹佩霞. 当归四逆汤治疗痛经 [J]. 实用妇科内分泌杂志（电子版），2019，6（6）：89.
[87] 王中柯，王富春. 中医药治疗寒凝血瘀型痛经临床研究进展 [J]. 国医论坛，2022，37（6）：76-78.
[88] 冯智聪. 温经汤联合温针灸对原发性痛经寒凝血瘀证的临床疗效观察 [J]. 黑龙江医药，2022，35（6）：1351-1353.
[89] 董芹，陈孔莉，李准，等. 温经养血汤与艾灸疗法应用于子宫内膜异位症痛经患者的前瞻性随机研究 [J]. 中国医学创新，2022，19（31）：109-113.
[90] 贺元，张娟，李玉芹，等. 三种自身免疫性疾病血液学异常分析 [J]. 四川医学，2020，41（12）：1233-1237.
[91] 吴丹. 干燥综合征中医证候的临床研究 [D]. 南京：南京中医药大学，2009.
[92] 杜丽东. 基于结肠 AQPs 的表达研究当归“润肠通便”传统功效的药理机制 [D]. 兰州：甘肃中医药大学，2017.
[93] 梅寒颖，刘炬，汤曾耀，等. 阴虚型原发性干燥综合征患者调节性 B 淋巴细胞、IL-17 水平与血液系统受累情况的相关性分析 [J]. 中国医学创新，2022，19（23）：121-124.
[94] 丁媛. 老年皮肤瘙痒症患者血清中细胞因子及 IgE 水平检测 [D]. 乌鲁木齐：新疆医科大学，2007.
[95] 韦尼. 活血解毒方治疗干燥综合征临床及作用机理的研究 [D]. 北京：北京中医药大学，2015.
[96] 肖胤，罗玲，杨军，等. 铁皮石斛对干燥综合征患者的治疗作用及其可能机制的研究 [J]. 检验医学与临床，2017，14（23）：3464-3466.
[97] 楼蒙妮，李延萍，吴斌. 撤热存津颗粒治疗原发性干燥综合征的临床疗效及对外周血 Th17/Treg 细胞免疫平衡的影响 [J]. 风湿病与关节炎，2022，11（5）：6-9.
[98] 黎彩凤，高启霞，沙子珺，等. 慢性便秘的发病机制及中医药防治概述 [J]. 山东中医杂志，2021，40（8）：895-903.
[99] 方圆之，高杰. 白芍的通便作用及其对便秘小鼠结肠 AQP4、VIP 表达的影响 [J]. 山东中医杂志，2017，36（1）：62-65.
[100] 陈泽芃，王辰龙，顾庆龙，等. 增液八珍汤对慢传输型便秘大鼠模型结肠肌 5-HT、AchE、SP 及 VIP 的影响 [J]. 中医药信息，2023（5）：21-26.
[101] 冯丽鹏. 养血润肠方干预血虚功能性便秘大鼠 AQP-3mRNA 及 AQP-3 在 Lipid Raft 上表达的研究 [D]. 北京：中国中医科学院，2017.
[102] 吕艳锋，张成博，喻苗，等. 玉烛散对血虚型慢传输型便秘小鼠结肠平滑肌细胞内 Ca^{2+} 浓度及收缩的影响 [J]. 中国现代普通外科进展，2016，19（5）：337-342.
[103] 吕建芳. 肾精亏虚对 SD 雄性大鼠骨髓造血功能的影响及其机制研究 [D]. 武汉：湖北中医药大学，2021.
[104] 吴逢选，王晓燕，陈鑫丽，等. 肾虚型慢性再生障碍性贫血小鼠模型建立 [J]. 中国中西医结合杂志，2017，37（9）：1095-1099.
[105] 张文卓，董慧，黄晓巍. 血虚证中医药研究进展 [J]. 中国当代医药，2013，20（1）：16-18.
[106] 张嘉熙，史册，刘姗姗，等. 促红细胞生成素促进骨髓基质细胞成骨分化的实验研究 [J]. 口腔颌面外科杂志，2014，24（1）：21-26.
[107] 曹克俭. 补肾、健脾、活血中药及活髓片、活髓膏对溶血性贫血大鼠造血及 GM-CSF、EPO、IL-2 的影响 [J]. 中国中西医结合杂志，2005（S1）：91-93.
[108] 徐云龙，刘颖，邰晓峰，等. 填精补髓、活血化痰开窍法对血管性痴呆大鼠海马组织 BDNF 和 bFGF 含量的影响 [J]. 中国卫生标准管理，2016，7（2）：186-188.

[109] 郜晓峰. 填精补髓、活血化瘀开窍法对 VD 大鼠海马区 Bcl-2 表达的影响 [D]. 长春：长春中医药大学，2017.
[110] 罗招亮. 填精补髓、活血化瘀开窍法对 VD 大鼠海马区 5-HT 含量的影响 [D]. 长春：长春中医药大学，2017.
[111] 宋博雅. 阿尔兹海默症发病机制的研究进展 [J]. 西安文理学院学报（自然科学版），2020，23（4）：77-79.
[112] 张雷，范占芳，张作鹏，等. 阿尔兹海默症发病机制及相关治疗药物的研究进展 [J]. 中国药物化学杂志，2021，31（6）：438-446.
[113] 吴良文，张虎，吴桐，等. 白藜芦醇对阿尔茨海默病调控的研究进展 [J]. 食品科学，2023（3）：237-245.
[114] 胡盼，韩倩，石和元，等. 基于中医传承计算平台探讨古代治疗阿尔茨海默症的用药规律 [J]. 时珍国医国药，2022，33（3）：748-751.
[115] 曹锦江，杨园园，李倩倩，等. 中医“补肾益精”法治疗阿尔茨海默病的研究进展 [J]. 河北医学，2022，28（4）：699-701.
[116] 陈耀辉，燕波，官扬，等. 二精丸对去卵巢 + D- 半乳糖联合 Aβ1-40 致肾阴虚 AD 大鼠学习记忆能力的影响 [J]. 中药新药与临床药理，2019，30（12）：1421-1427.
[117] 刘南阳. 还脑益聪方通过干预 PS/γ- 分泌酶 /α-Nrxn 1 通路调节阿尔茨海默病突触可塑性的实验研究 [D]. 北京：中国中医科学院，2021.
[118] 中华医学会神经病学分会，中华医学会神经病学分会睡眠障碍学组. 中国成人失眠诊断与治疗指南（2017 版）[J]. 中华神经科杂志，2018，51（5）：324-335.
[119] 张峰，朱翠玲，孙彦琴，等. 中医药调节基因表达治疗失眠的研究进展 [J]. 辽宁中医药大学学报，2023，25（10）：209-214.
[120] 孙杰，陆瑾，魏心昶，等. 舌针结合体针治疗围绝经期失眠及对血清 E_2、FSH、LH 水平的影响 [J]. 天津中医药大学学报，2021，40（3）：331-335.
[121] 秦美影，冯亮，苏晶，等. 酸枣仁汤联合子午流注针刺法对颈源性失眠患者椎动脉血流动力学、炎性因子、神经营养因子的影响 [J]. 中国实验方剂学杂志，2022，28（19）：115-120.
[122] 朱瑛. 复方首乌藤合剂联合穴位贴敷治疗老年失眠患者临床观察 [D]. 杭州：浙江中医药大学，2022.
[123] 杨锐，张圣燕，葛连佳，等. 白癜风中西医治疗概况 [J]. 现代中西医结合杂志，2022，31（9）：1300-1305.
[124] 陈乐乐，陈曙光，周祥禄，等. 白癜风发病机制及中医药防治研究进展 [J]. 中国实验方剂学杂志，2021，27（14）：242-250.
[125] 张新荣，徐国梅，袁姣姣，等. 基于“精血同源”理论探讨血虚型白癜风的证治 [J]. 江苏中医药，2021，53（10）：44-47.
[126] 刘静野，刘涛. 补骨脂对人黑素细胞酪氨酸酶活性及黑素合成的影响 [J]. 皮肤病与性病，2019，41（3）：322.
[127] 陈维达，徐龙晋，张静，等. 当归补血汤对再障小鼠骨髓造血及线粒体自噬的实验研究 [J]. 中药药理与临床，2019，35（1）：14-18.
[128] 吴岩，祝彼得. 当归补血汤对内皮细胞增殖和粘附分子表达的影响 [J]. 华西医科大学学报，2001（4）：593-595.
[129] 郭静，莫友胜，王奇，等. 当归补血汤对内皮祖细胞氧化应激损伤的保护作用 [J]. 中国实验方剂学杂志，2020，26（20）：39-45.
[130] 王时光，周婧，高阳，等. 当归补血汤含药血清对大鼠心肌微血管内皮细胞缺氧 / 复氧损伤的影响 [J]. 西部中医药，2019，32（9）：5-8.

[131] 王晓玲，汪涛，汪雅妮，等. 当归补血汤载药血清对骨髓基质细胞增殖及细胞因子表达的影响 [J]. 辽宁中医杂志，2011，38（2）：363-365.
[132] 严苏纯，祝彼得，韩英光，等. 当归补血汤不同剂型及配伍对骨髓抑制小鼠造血调控的实验研究 [J]. 中国药学杂志，2008（18）：1386-1390.
[133] 徐厚谦，高军太，曲争艳，等. 当归补血汤对心衰大鼠心功能、血浆 TNF-α 及 IL-6 的影响 [J]. 甘肃中医学院学报，2010，27（4）：1-4.
[134] 孙璐，黄水清，马文静，等. 当归补血汤对 RAW264.7 细胞的 TNF-α、ICAM-1 表达的作用 [J]. 北京中医药大学学报，2010，33（1）：33-35.
[135] 苗明三，方晓艳. 当归补血汤粗多糖对免疫抑制小鼠免疫功能的影响 [J]. 中药药理与临床，2003（6）：8-9.
[136] 刘涛，黄瑞峰，王毅. 当归补血汤对脓毒症小鼠脾脏 Treg 细胞比例、Foxp3 mRNA 表达的影响 [J]. 山东医药，2014，54（30）：26-28.
[137] 刘雅，张海港，张翼冠，等. 当归补血汤对气虚血瘀大鼠免疫功能及相关基因的调控 [J]. 中药药理与临床，2009，25（5）：10-13.
[138] 袁国红，庞晓静，马鹤超. 当归补血汤对荷瘤小鼠的影响及对环磷酰胺化疗的增效减毒作用 [J]. 中西医结合学报，2008（1）：83-88.
[139] 冯璟，于远望. 当归补血汤对辐射损伤小鼠免疫功能的影响 [J]. 中医药导报，2016，22（13）：17-20.
[140] ZHOU B，HUANG H，GUI F，et al. Enhancement of intestinal mucosal immunity and immune response to the foot-and-mouth disease vaccine by oral administration of danggui buxue decoction[J]. Front Vet Sci，2022（9）：1045152.
[141] 范永田，李德川，徐新亚. 当归补血汤联合化疗对中晚期大肠癌术后患者免疫功能的影响 [J]. 中华中医药学刊，2013，31（12）：2843-2844.
[142] 胡石甫，郝媛媛. 当归补血汤对结直肠癌围手术期患者肠道菌群及机体免疫功能的影响 [J]. 光明中医，2021，36（14）：2362-2364.
[143] 魏华民，吴红金. 中药抗心律失常的临床与基础研究进展 [J]. 中西医结合心脑血管病杂志，2015，13（2）：152-158.
[144] 刘明利. 稳心颗粒治疗心律失常的 Meta 分析 [J]. 临床医药文献电子杂志，2018，5（7）：155.
[145] 郭志华，李艳茹. 炙甘草汤联合美托洛尔、胺碘酮治疗气虚血瘀型冠心病合并室性心律失常的效果及对血管内皮功能、QT 间期离散度的影响 [J]. 临床医学研究与实践，2023，8（1）：118-120.
[146] 朱若凯，陈奇，毕明. 炙甘草汤及有效成分配伍对猫缺血再灌心脏触发活动及心肌损伤影响 [J]. 中国实验方剂学杂志，2001（6）：27-29.
[147] 徐辰，汤加，董赟，等. 炙甘草汤对实验性自身免疫性心肌炎的治疗作用及机制研究 [J]. 中国循证心血管医学杂志，2022，14（1）：66-69.
[148] 白雪峰，万晓燕，惠彩霞. 炙甘草汤对异丙肾上腺素诱导的心肌纤维化大鼠心肌 NF-κB 信号通路的调节作用研究 [J]. 现代中西医结合杂志，2021，30（31）：3440-3446.
[149] 云冰，张贻新，祁永校. 炙甘草汤加减联合阿托伐他汀对冠心病患者心肌的保护作用研究 [J]. 四川中医，2022，40（7）：81-84.
[150] 海青山，杨榆青，孟卓然，等. 炙甘草汤含药血清对兔离体膀胱平滑肌的作用 [J]. 云南中医中药杂志，2017，38（5）：21-25.
[151] 海青山，郑梅，杨榆青，等. 炙甘草汤含药血清对正常家兔离体主动脉环作用的研究 [J]. 云南中医中药杂志，2009，30（2）：51-52.

[152] 海青山，郑梅，郑慧敏，等. 炙甘草汤含药血清对正常家兔离体子宫平滑肌作用的研究 [J]. 云南中医中药杂志，2008，29（11）：48-49.
[153] 聂金娜，蔡万德，王迪. 八珍汤及其所含方剂对血虚小鼠造血功能的影响 [J]. 长春中医药大学学报，2007（2）：17-18.
[154] 赵弋清，罗霞，陈东辉，等. 八珍汤对 $^{60}Co\gamma$ 照射小鼠骨髓细胞及脾细胞凋亡研究 [J]. 中国中药杂志，2004（12）：47-49.
[155] 薛红莉. 八珍汤补益气血作用研究进展 [J]. 河南中医，2010，30（10）：1039-1041.
[156] 王跃，聂甜，胡辉，等. 八珍汤联合环孢素治疗再生障碍性贫血增效减毒机制的探讨 [J]. 中医药导报，2017，23（12）：71-73.
[157] 陈玉春，王碧英，高依卿. 八珍汤对红细胞生成素影响的动物实验研究 [J]. 上海中医药杂志，2000（4）：45-46.
[158] 高依卿，陈玉春，王碧英. 八珍汤对粒系、单核系细胞养血补血作用机理的研究 [J]. 中医研究，2000（2）：22-25.
[159] 祝红焰，谭允育. 八珍汤对 ^{60}Co 照射小鼠骨髓细胞及相关细胞因子影响的实验研究 [J]. 中国免疫学杂志，2000（2）：25-27.
[160] 刘晓霞，陈剑华，陈育民，等. 八珍汤对 TGF-β_1 抑制的 T 淋巴细胞增殖及其活化影响 [J]. 细胞与分子免疫学杂志，2009，25（11）：1053-1055.
[161] 张涛，柳朝阳，陈光. 八珍汤对小鼠免疫功能的影响 [J]. 黑龙江医药科学，2003（4）：53.
[162] 丁丹丹. 归脾汤联合地榆升白片治疗中性粒细胞减少症的临床疗效观察 [J]. 世界最新医学信息文摘，2019，19（12）：168.
[163] 周永茂，何德根，高梅，等. 归脾汤加减治疗感染相关性中性粒细胞减少症 30 例临床观察 [J]. 中医儿科杂志，2016，12（4）：42-44.
[164] 李现金. 归脾汤加减联合西药对血小板减少性紫癜患者预后的改善作用 [J]. 临床医学，2017，37（6）：121-122.
[165] 吕晓娟，覃骏，柯鸿，等. 归脾汤加减治疗免疫性血小板减少症临床研究 [J]. 中医学报，2016，31（8）：1178-1181.
[166] 吴侠，侯殿东，马贤德，等. 归脾汤对 ITP 模型小鼠外周血 Treg 细胞及 TGF-β_1 表达的影响 [J]. 中华中医药学刊，2020，38（10）：157-159.
[167] 李杨，姜开运，马贤德. 归脾汤对血小板减少性紫癜模型小鼠脾中 CD80 及 CD86 表达的影响 [J]. 中华中医药学刊，2018，36（12）：2888-2890.
[168] 杨光，邱泽文，罗红，等. 中药方剂归脾汤对小鼠抗体激发水平的影响 [J]. 大连医科大学学报，2014，36（1）：11-12.
[169] 闵欠. 归脾汤对化疗胃肠道反应的抑制作用及免疫功能的影响 [J]. 中国中医药现代远程教育，2021，19（9）：109-111.
[170] 齐晓晔，雷萍，齐兆东，等. 归脾汤对化疗相关性疲劳模型 TNF-α 分泌的调节效应 [J]. 亚太传统医药，2019，15（1）：13-15.
[171] 刘立，王树飞，许瑞，等. 归脾丸对苯中毒小鼠骨髓细胞周期的影响 [J]. 中国中西医结合杂志，2013，33（3）：380-384.
[172] 姜涛，陈钢，夏丽娜，等. 逍遥散、归脾汤对辐照后骨髓抑制小鼠血清 TPO、EPO、GM-CSF 的影响 [J]. 中国药物经济学，2014，9（3）：246-248.

[173] 殷丽娟，刘立，许瑞，等．归脾汤对苯中毒小鼠骨髓造血干细胞表型 Sca-1 和 $CD34^{+}$、细胞分裂周期的影响 [J]．北京中医药大学学报，2014，37（4）：255-258.

[174] 李龙龙，刘立，高丽娟，等．归脾汤对苯中毒小鼠外周血、骨髓有核细胞及细胞凋亡蛋白 Fas、FasL 表达的影响 [J]．中医临床研究，2018，10（3）：31-35.

[175] 李艳荣，吕辰子，樊慧杰，等．归脾汤及其加减的临床应用及现代研究进展 [J]．山西中医药大学学报，2022，23（1）：65-67.

[176] 马宏君．归脾汤治疗女性缺铁性贫血疗效观察 [J]．实用中医药杂志，2019，35（7）：806-807.

[177] 秦嗣宇，刘宝文．归脾汤联合硫酸亚铁治疗缺铁性贫血临床观察 [J]．实用中医内科杂志，2011，25（4）：61-62.

[178] 杨一芬，郭怡华．网织红细胞血红蛋白含量在缺铁性贫血诊断中的应用价值 [J]．实用预防医学，2010，17（12）：2497-2499.

[179] 何然，汪宏锦，周莹，等．四物汤对幼鼠缺铁性贫血的改善及其对铁代谢的调节作用 [J]．中国中药杂志，2017，42（5）：944-950.

[180] 胡琦，郭平．四物汤补血机制研究进展 [J]．山东中医杂志，2017，36（9）：819-821.

[181] 刘丹，杨晓波，王颖，等．四物汤对小鼠化疗所致贫血的恢复作用及其机制 [J]．吉林大学学报（医学版），2018，44（6）：1115-1119.

[182] 龚文君，沃兴德．四物汤对乙酰苯肼致溶血性贫血模型大鼠的治疗作用 [J]．浙江中医杂志，2009，44（9）：640-641.

[183] 杨岚，祝彼得，陈为．四物汤对再生障碍性贫血小鼠骨髓细胞增殖的影响研究 [J]．四川动物，2006（4）：881-883.

[184] 卢兖伟，袁久荣，孙兆贵，等．四物汤及各单味药的含药血清对粒系 - 巨系造血祖细胞集落（CFU-GM）的影响 [J]．山东中医药大学学报，2000（5）：385-386.

[185] 路晓钦，高月，谭洪玲，等．四物汤及其三味药组方对 γ 射线照射致血虚证小鼠造血系统的影响 [J]．中国实验方剂学杂志，2001（6）：35-38.

[186] 梁毅，陈志雄，丘和明．活髓片与四物汤对再生障碍性贫血小鼠骨髓基质细胞的影响比较 [J]．中国中西医结合急救杂志，2002（6）：327-330.

[187] 王碧英，陈玉春．四物汤补血调血作用机理的研究 [J]．深圳中西医结合杂志，2000（5）：198-200.

[188] 范启兰，康光忠，叶金花，等．四物汤对贫血小鼠肾促红细胞生成素基因表达的影响 [J]．中国临床康复，2005（3）：168-169.

[189] 李爱媛．四物汤对子宫平滑肌的影响 [J]．云南中医中药杂志，2003（3）：36-37.

[190] 李建文，王大安．两首活血化瘀方干预急性心肌缺血心肌细胞凋亡与 Bcl-2、Bax 表达的实验研究 [J]．中西医结合心脑血管病杂志，2009，7（3）：295-296.

[191] 郑祥，王审．桃红四物汤促进自噬抑制氧糖剥夺诱导心肌细胞凋亡的实验研究 [J]．浙江中西医结合杂志，2020，30（7）：549-552.

[192] 路娟，王敏，王朋朋．桃红四物汤对冠心病心绞痛患者血清超敏 C 反应蛋白及血液流变学的影响 [J]．海南医学，2018，29（22）：3129-3131.

[193] 刘艳玲，李大勇，李雪晶．桃红四物汤调节动脉硬化闭塞症模型大鼠血液流动性的研究 [J]．中华中医药学刊，2014，32（4）：761-763.

[194] 柳景红，刘登义，陈振中，等．桃红四物汤对急性深静脉血栓模型大鼠血清 IL-6 和 TNF-α 水平的影响 [J]．湖南中医药大学学报，2019，39（1）：32-34.

[195] 李艳红，黎艳，王亚兰，等．玉泉丸合桃红四物汤加减对气阴两虚证 2 型糖尿病心血管主要危险因素的影响 [J]．中国实验方剂学杂志，2020，26（19）：177-182.
[196] 陈建昊，王金良，曾明珠．人参合桃红四物汤对冠心病心绞痛患者心功能及血脂的影响 [J]．中国医药导报，2019，16（24）：135-138.
[197] 王小斌，蒋红心，屈长宏，等．桃红四物汤干预外周血内皮祖细胞数量与功能增加的时间剂量效应 [J]．中国组织工程研究，2019，23（9）：1354-1358.
[198] 李润生，李大勇，陈文娜，等．桃红四物汤调节血管内皮细胞功能及治疗动脉硬化闭塞症的实验研究 [J]．中国中西医结合杂志，2014，34（2）：191-196.
[199] 李朋玲．基于 LC-Q/TOF-MS 的代谢组学方法评价桃红四物汤对血瘀模型大鼠的干预作用 [D]．兰州：甘肃农业大学，2016.
[200] 肖忠新．桃红四物汤及其加味抗心肌缺血的作用及机制研究 [D]．上海：上海中医药大学，2020.
[201] 王俊岩，陈文娜，贾连群，等．二陈汤合桃红四物汤对 ApoE 基因敲除动脉粥样硬化小鼠作用及机制研究 [J]．中国中医基础医学杂志，2018，24（11）：1534-1536，1547.
[202] 祁芳芳．桃红四物汤加减治疗月经不调的临床观察 [J]．中国民间疗法，2022，30（13）：55-57.
[203] 徐敏．桃红四物汤联合克罗米芬治疗多囊卵巢综合征的临床研究 [J]．内蒙古中医药，2011，30（24）：27-28.
[204] 窦晓燕．桃红四物汤治疗月经病血瘀证的临床及实验研究 [D]．北京：北京中医药大学，2010.
[205] 蔡平平．多囊卵巢综合征内皮细胞损伤及活血化瘀法对其影响 [D]．广州：广州中医药大学，2006.
[206] 刘立，段金廒，华永庆，等．桃红四物汤用于原发性痛经的整合效应评价研究 [J]．中国中药杂志，2012，37（21）：3275-3281.
[207] 聂欣，成颜芬，王琳，等．桃红四物汤化学成分、药理作用、临床应用的研究进展及质量标志物的预测分析 [J]．中国实验方剂学杂志，2020，26（4）：226-234.
[208] 王升菊，刘倩倩，江华娟，等．基于网络药理学和分子对接技术探讨桃红四物汤治疗原发性痛经的有效成分及作用机制 [J]．中国中药杂志，2020，45（22）：5373-5382.
[209] 刘冬，谭秦莉，李玉宝，等．桃红四物汤治疗原发性痛经实验研究 [J]．安徽中医学院学报，2009，28（2）：46-48.
[210] 冒慧敏，刘秀华，史大卓．桃红四物汤治疗冠心病的机制研究进展 [J]．环球中医药，2016，9（9）：1145-1148.
[211] 胡苏华，周璇，武衡，等．桃红四物汤对血管平滑肌细胞 FAK/P38MAPK 信号表达的影响 [J]．辽宁中医药大学学报，2012，14（1）：196-199.
[212] 易善清，胡苏华，谢明，等．桃红四物汤含药血清对血管平滑肌细胞迁移 β3 整合素及基质金属蛋白酶 9 表达的影响 [J]．中国现代医学杂志，2008（6）：714-718.
[213] 李喜香，罗燕梅，冯守文，等．新生化口服液药效学研究 [J]．中成药，2000（10）：69-70.
[214] 洪敏，余黎，马骋，等．生化汤提取物对孕末期家兔子宫肌电活动的影响 [J]．中国中药杂志，2003（12）：62-64.
[215] 洪敏，余黎，马骋，等．生化汤提取物对离体及产后子宫活动的影响 [J]．南京中医药大学学报，2003（3）：154-156.
[216] 赵丁，詹文红，李连怀，等．生化汤提取物对正常未孕、雌激素预处理及产后小鼠离体子宫平滑肌收缩功能的影响 [J]．中国中药杂志，2006（3）：243-246.
[217] 黄益平．产后子宫复旧不全的中医药防治进展 [J]．河南中医，2012，32（1）：124-126.

[218] 陈艳，孙连庆，胡粒山．基于网络药理学探讨丹栀逍遥散治疗围绝经期综合征的作用机制 [J]．中国医院用药评价与分析，2022，22（2）：204-207.

[219] 毛旭东，王迎军．丹栀逍遥散加减治疗肝郁血热型多囊卵巢综合征疗效及对患者内分泌代谢和排卵的影响 [J]．中医药信息，2018，35（6）：67-71.

[220] 邓丽玲，侯丽莹，罗佩，等．80 例丹栀逍遥散加减治疗多囊卵巢综合征高雄激素血症痤疮（肝郁血热型）的临床观察 [J]．中国计划生育和妇产科，2016，8（12）：58-61.

[221] 杜晓亚，苗萍，蒋会莉．丹栀逍遥散加减对特发性性早熟患儿生长发育及骨代谢指标的影响 [J]．中医药信息，2022，39（11）：70-74.

[222] 黄丽先，沈湘妹，王艳玲，等．耳穴压豆联合丹栀逍遥散治疗女童性早熟肝郁化火型 30 例临床观察 [J]．中医儿科杂志，2021，17（5）：66-68.

[223] 陈涛，陈丰．丹栀逍遥散治疗气郁化火型抑郁症 40 例临床观察 [J]．中国继续医学教育，2018，10（33）：149-151.

[224] 刘晓敏，唐彬，伊丽娥，等．加味丹栀逍遥散对抑郁模型大鼠行为学及中枢单胺类神经递质的影响 [J]．云南中医中药杂志，2022，43（9）：61-65.

[225] 曾宪晶，周金凤，谢根英，等．丹栀逍遥散联合针刺疗法对脑卒中后抑郁患者 BDNF、5-HT 表达的影响 [J]．中国老年学杂志，2019，39（7）：1562-1566.

[226] 徐婷．丹栀逍遥散联合盐酸氟西汀胶囊治疗抑郁症患者的临床疗效及药物作用机制 [J]．中国药物经济学，2021，16（2）：91-94.

[227] 马向锋，唐启盛，赵瑞珍，等．丹栀逍遥散对焦虑模型大鼠相关脑区形态结构变化的干预作用 [J]．北京中医药大学学报，2015，38（5）：327-331.

[228] 刘超．丹栀逍遥散治疗广泛性焦虑障碍的临床研究及调控 Notch 信号通路促进海马区神经血管再生的实验研究 [D]．济南：山东中医药大学，2022.

[229] 吴丽丽，严灿，苏俊芳，等．丹栀逍遥散及其提取物对慢性应激大鼠下丘脑 - 垂体 - 肾上腺轴分泌的影响 [J]．广州中医药大学学报，2006（5）：413-415.

[230] 赵安然，王思琪，赵振武，等．丹栀逍遥散对焦虑模型大鼠行为学及线粒体形态和功能的作用研究 [J]．中国中药杂志，2022，47（20）：5584-5590.

[231] 严年文，黄苏萍．丹栀逍遥散联合重复经颅磁刺激治疗肝郁化火型失眠临床研究 [J]．福建中医药，2018，49（5）：19-20.

[232] 黎碧莹，邓海珊，徐凤宜．丹栀逍遥散联合耳穴压豆治疗失眠疗效观察 [J]．新中医，2017，49（7）：32-34.

[233] 范新六，薛武更，段锦绣，等．加味丹栀逍遥散治疗社区高血压患者伴发失眠症的临床研究 [J]．中国社区医师，2018，34（13）：29-30，32.

[234] 赵欣，姬孟艳，董强．加味丹栀逍遥散对中风后失眠患者睡眠质量及生活质量影响 [J]．检验医学与临床，2020，17（11）：1535-1537.

[235] 胡建明．丹栀逍遥散加减治疗糖尿病合并失眠的临床疗效 [J]．内蒙古中医药，2021，40（6）：77-78.

[236] 郭心愿．犀角地黄汤治疗血热型银屑病临床疗效观察及对外周血 IL-6、TNF-α 的影响研究 [D]．合肥：安徽中医药大学，2020.

[237] 刘爱民，张步鑫，宋坤，等．麻防犀角地黄汤干预寻常性银屑病寒包火证的疗效及作用机制 [J]．中国皮肤性病学杂志，2019，33（10）：1194-1197.

[238] 鲁俊．犀角地黄汤对脓毒症巨噬细胞糖代谢重编程影响的基础和临床研究 [D]．南京：南京中医药大学，2018.

[239] 陈怀宇，林名瑞，何绍吾，等．犀角地黄汤对脓毒症大鼠脾脏组织基因表达的影响 [J]．蛇志，2018，30（1）：4-6.

[240] 蒋华．脓毒症肝损伤的中医证候分析及犀角地黄汤干预的临床和实验研究 [D]．南京：南京中医药大学，2017.

[241] 周洁，毕建朋．犀角地黄汤加味通过 NF-κB 信号通路对败血症导致的炎症和肺损伤的影响 [J]．中草药，2019，50（6）：1395-1399.

[242] 赵长江，苏小慰，孙诗炜，等．犀角地黄汤加减联合西药治疗过敏性紫癜的疗效观察及对 C 反应蛋白的影响 [J]．贵州医药，2017，41（12）：1287-1289.

[243] 林苗，任中杰，金晓倩，等．犀角地黄汤治疗过敏性紫癜性肾炎临床研究 [J]．新中医，2019，51（10）：70-74.

[244] 朱建松，史立松，孟小刚，等．银翘散合犀角地黄汤联合匹多莫德治疗过敏性紫癜性肾炎并发肾损伤临床研究 [J]．中国药业，2019，28（3）：60-62.

[245] 杨润田．犀角地黄汤加减治疗免疫性血小板减少症临床研究 [J]．临床医药文献电子杂志，2018，5（96）：148.

[246] 王跃，江劲波，聂甜，等．犀角地黄汤对免疫性血小板减少症模型大鼠外周血 $CD4^{+}CD25^{+}$ 调节性 T 细胞及 Th17 细胞的影响 [J]．现代中西医结合杂志，2018，27（6）：571-575.

[247] 宋科，张国妮．犀角地黄汤加减治疗系统性红斑狼疮的疗效及患者免疫功能变化分析 [J]．医药论坛杂志，2019，40（7）：168-170.

[248] 王鹏程，曹雨清，薛亚楠，等．犀角地黄汤辅助治疗脑出血随机对照试验的系统评价和 Meta 分析 [J]．中医杂志，2019，60（11）：943-948.

[249] 潘思敏，林兴栋，沈志勇．犀角地黄汤对缺血性脑卒中再灌注大鼠模型自噬水平的调节机制分析 [J]．临床和实验医学杂志，2020，19（4）：348-352.

[250] 沈浩．犀角地黄汤对局灶性缺血再灌注大鼠自噬水平的影响及其调控机制研究 [D]．南京：南京中医药大学，2019.

[251] 朱亚莎．加减温经汤治疗多囊卵巢综合征排卵障碍性不孕临床观察 [J]．光明中医，2019，34（5）：742-744.

[252] 贾丽娜，康学智，李亚明，等．温经汤对持续光照致多囊卵巢大鼠卵巢周期的调节作用 [C]// 第 9 届中国中西医结合学会妇产科专业委员会第二次学术会议．2017：336.

[253] 谢英花．温经汤结合地屈孕酮治疗黄体功能不全致不孕效果观察 [J]．中国乡村医药，2017，24（13）：31-32.

[254] 郑雪莲．探究金匮温经汤结合口服地屈孕酮治疗黄体功能不全致不孕不育的临床疗效 [J]．智慧健康，2018，4（14）：83-84.

[255] 王韫琪，李兆萍，向丽娟．温经汤对寒凝血瘀型卵巢储备功能减退患者中医证候及卵巢功能的影响 [J]．中华中医药学刊，2023（6）：217-220.

[256] 杜嫦燕，关凤仪，罗宝玲．加减温经汤对脾肾阳虚型卵巢早衰相关激素水平及预后的影响 [J]．中华中医药学刊，2023（8）：37-40.

[257] 宋亚丽．温经汤治疗实寒证型月经病临床疗效及对子宫动脉血流参数的影响分析 [J]．亚太传统医药，2018，14（6）：160-161.

[258] 王晓松，刘小花，路帅，等．温经汤对月经病实寒证患者卵巢及子宫血流动力学的影响 [J]．中华中医药杂志，2017，32（2）：861-863.

[259] 刘伟平，滕秀香．温经汤加减改善原发性痛经寒凝血瘀证疼痛症状的临床研究 [J]．中国临床医生杂志，2021，49（7）：872-875.

[260] 路帅，温志刚，孙红燕，等. 温经汤联合中药热奄包对寒凝血瘀型原发性痛经患者疼痛相关因子及子宫动脉血流动力学的影响 [J]. 河北中医，2022，44（4）：586-589.

[261] 李群，王秀贤，赵改芹，等. 加减温经汤对无排卵型功能失调性子宫出血患者子宫动脉血流动力学及血液流变学的影响 [J]. 河北中医，2011，33（1）：28-30.

[262] 陈妍钰. 针灸结合温经汤治疗肾虚宫寒型不孕症低子宫内膜容受性的临床研究 [D]. 南宁：广西中医药大学，2020.

[263] 张成成，王娜，王庆凯. 黄芪桂枝五物汤对缓慢性心律失常患者心率恢复、血清脂肪酸结合蛋白及血浆 Ang Ⅱ、Adropin、Gal-3 的影响 [J]. 中国医院用药评价与分析，2023，23（1）：54-57.

[264] 张成成，王娜，王庆凯. 黄芪桂枝五物汤联合心宝丸对缓慢性心律失常病人心率变异性内源性孤啡肽及趋化因子 CCL4、CXCL8 水平的影响 [J]. 中西医结合心脑血管病杂志，2022，20（19）：3601-3605.

[265] 何跃东. 黄芪桂枝五物汤加味联合常规西医疗法治疗冠心病稳定型心绞痛的疗效观察 [J]. 航空航天医学杂志，2020，31（7）：829-830.

[266] 张裕珍，姚娜. 黄芪桂枝五物汤治疗急性心肌梗死临床观察 [J]. 光明中医，2021，36（22）：3832-3834.

[267] 刘雪梅. 黄芪桂枝五物汤联合尿激酶治疗急性心肌梗死临床疗效观察 [J]. 现代诊断与治疗，2021，32（3）：352-353.

[268] 吴艾平，吴林龙，张红颖，等. 加味黄芪桂枝五物汤抑制线粒体凋亡预防奥沙利铂周围神经毒性机制 [J]. 西部医学，2023，35（2）：182-187.

[269] 余航，代丽，冯娜娜，等. 小切口尺神经松解前置术联合黄芪桂枝五物汤对术后尺神经功能恢复及血清神经生长因子表达的影响 [J]. 辽宁中医杂志，2023（8）：86-89.

[270] 池红万. 电针联合黄芪桂枝五物汤治疗腰椎间盘突出症术后残留神经功能损害患者的疗效观察 [J]. 实用中西医结合临床，2021，21（16）：33-34.

[271] 张百亮，杨丽娟，黎文琴，等. 加味黄芪桂枝五物汤治疗 2 型糖尿病下肢血管病变 [J]. 吉林中医药，2023，43（1）：48-51.

[272] 王洁. 黄芪桂枝五物颗粒治疗大动脉粥样硬化型缺血性脑卒中的临床研究 [D]. 济南：山东中医药大学，2020.

[273] 詹海琴，曹志尉，孟静. 加味黄芪桂枝五物汤辅助介入治疗对急性心肌梗死患者心肌保护作用及血清 D- 二聚体、NT-proBNP、ET-1 表达的影响 [J]. 中国中医急症，2018，27（9）：1635-1638.

[274] 沈慧，崔彦收，杨旭杰. 黄芪桂枝五物汤联合运用化疗对大肠癌术后患者的肿瘤血管生长影响及疗效 [J]. 中成药，2018，40（11）：2603-2606.

[275] 赵乐，李艳彦，王永辉，等. 黄芪桂枝五物汤对骨关节炎大鼠血管新生的作用 [J]. 中国实验方剂学杂志，2019，25（3）：87-93.

[276] 张慧琪. 清燥救肺汤加味治疗气阴两虚证哮喘 - 慢性阻塞性肺疾病重叠综合征的疗效观察 [J]. 辽宁中医杂志，2019，46（4）：759-762.

[277] 张辉果，董志巧，王晓利，等. 清燥救肺汤加减联合西药治疗小儿哮喘痰热阻肺证的疗效观察 [J]. 中药材，2018，41（1）：214-217.

[278] 王元耕，刘明慧，李宪东，等. 清燥救肺汤对被动吸烟小鼠呼吸系统的保护作用 [J]. 山东中医药大学学报，2015，39（4）：365-367.

[279] 吴振起，刘光华，岳志军，等. 清燥救肺汤抗肺炎支原体感染大鼠作用的实验研究 [J]. 中国中西医结合儿科学，2013，5（1）：1-4.

[280] 王贵帮. 清燥救肺汤及其分解剂对 MP 感染小鼠免疫炎症影响的实验研究 [D]. 沈阳：辽宁中医药大学，2018.

[281] 付啸峰，高海利，谢壁元. 清燥救肺汤加减治疗气阴两虚型非小细胞肺癌慢性咳嗽的效果 [J]. 中国医学创新，2021，18（20）：97-101.

[282] 董永胜，陈雪，杨戈. 清燥救肺汤对 Lewis 肺癌小鼠生长及 miR-21 和 PI3K/AKT 通路的影响 [J]. 四川中医，2022，40（6）：53-57.

[283] 谢雄，谢斌，饶斌，等. 清燥救肺汤对 Lewis 肺癌小鼠 EGFR，NF-κB，ICAM-1 表达及 JAK1，STAT1 蛋白磷酸化的影响 [J]. 中国实验方剂学杂志，2016，22（24）：140-144.

[284] 张汗顺，余功，刘成，等. 抑制 AMPK 观察清燥救肺汤对肺癌细胞自噬启动相关蛋白表达的影响 [J]. 中国实验方剂学杂志，2022，28（5）：25-31.

[285] 张美英，侯炜，高坤. 清燥救肺汤含药血清对非小细胞肺癌细胞恶性行为的影响 [J]. 广州中医药大学学报，2022，39（12）：2891-2896.

[286] 刘珊珊，盛春瑞，杜庆红，等. 麦门冬汤加减方对特发性肺纤维化小鼠 PI3K/AKT/mTOR 通路的调控 [J]. 现代生物医学进展，2022，22（17）：3214-3219，3224.

[287] 何嘉，周莹，刘锐，等. 麦门冬汤上调大鼠纤维化肺组织中 SDF-1 表达对肺纤维化的影响研究 [J]. 时珍国医国药，2022，33（6）：1300-1303.

[288] 刘延鑫，王振亮，贾丽丽，等. 麦门冬汤对硬皮病模型小鼠的疗效及肺与皮肤组织相关免疫因子的影响 [J]. 时珍国医国药，2022，33（2）：333-336.

[289] 刘豹，忽新刚，赵丽敏，等. 麦门冬汤通过 PPARγ 抑制特发性肺间质纤维化中细胞氧化损伤的研究 [J]. 中华中医药杂志，2019，34（11）：5136-5140.

[290] 陈晓玲，李伯群，李愔，等. 麦门冬汤加减对化疗期肺癌患者肿瘤标志物水平、免疫功能及生存质量的影响 [J]. 临床医学研究与实践，2022，7（10）：118-121.

[291] 刘延鑫，王振亮，贾丽丽，等. 麦门冬汤对小鼠系统性硬皮病的防治作用及其机制 [J]. 时珍国医国药，2022，33（5）：1043-1046.

[292] 王梦琪. 麦门冬汤调节上皮间质转化和 Th1/Th2 细胞平衡防治慢阻肺合并肺癌的机制研究 [D]. 郑州：河南大学，2021.

[293] 王酩. 麦门冬汤对博来霉素致大鼠肺纤维化作用机理的研究 [D]. 郑州：河南中医药大学，2017.

[294] 余虹霓，孙梦捷，王凤丽，等. 地黄饮子调节 PI3K/Akt 信号通路保护 AD 小鼠脑组织星形胶质细胞损伤及糖酵解的作用机制 [J]. 中国实验方剂学杂志，2023，29（8）：10-18.

[295] 孙梦捷，余虹霓，韩广卉，等. 地黄饮子改善 AD 小鼠脑星形胶质细胞能量代谢障碍及自噬损伤的作用机制 [J]. 中国实验方剂学杂志，2023，29（8）：19-26.

[296] 陈靖，王健，王生化，等. 地黄饮子对 APP/PS1 双转基因小鼠肠道菌群的影响 [J]. 时珍国医国药，2023，34（1）：74-77.

[297] 余虹霓，孙梦捷，韩广卉，等. 地黄饮子改善 AD 小鼠星形胶质细胞损伤调节突触结构功能的作用机制 [J]. 中国实验方剂学杂志，2023，29（8）：27-35.

[298] 程巨萍，戴奉德，郑娅. 地黄饮子通过 SIRT1-AMPK-mTOR/eNOS 通路减轻老龄大鼠脑缺血再灌注损伤 [J]. 浙江中医药大学学报，2022，46（11）：1189-1198.

[299] 宋志勇，穆亚敏. 地黄饮子对阿尔茨海默病模型小鼠海马组织氧化应激及炎性因子表达的影响 [J]. 吉林医学，2022，43（10）：2597-2600.

[300] 胡长春，秦合伟，姬令山，等. 地黄饮子治疗肾虚血瘀型血管性痴呆的临床研究 [J]. 中国疗养医学，2023，32（3）：306-309.

[301] 杨焕斌，罗陆一，吴泽铭，等. 地黄饮子对冠心病心绞痛患者 NO、NOS、SOD 影响的临床研究 [J]. 中国中医药科技，2002（6）：325-326.

[302] 赵丽娟. 地黄饮子对冠心病心功能不全患者的临床疗效观察 [D]. 哈尔滨：黑龙江中医药大学，2013.

[303] 曾鹏飞. 地黄饮子对冠心病心绞痛治疗的临床研究 [J]. 慢性病学杂志，2017，18（4）：383-385.

[304] 张文华. 补肾养血方对肾虚型早期先兆流产患者血液流变学指标及性激素水平的影响 [J]. 湖北中医杂志，2019，41（8）：11-13.

[305] 苏晓华，梁婧，陆远方. 补肾养血方防治气态甲醛慢性染毒小鼠卵巢损伤的研究 [J]. 中医药导报，2019，25（11）：48-54.

[306] 李善霞，何东云，张艳红，等. 补肾养血方治疗肾阴虚型卵巢储备功能下降的临床观察 [J]. 中华中医药学刊，2019，37（2）：361-364.

[307] 阮凡，石吟，李丽洁. 中药补肾养血方联合激素替代法对卵巢早衰患者性激素水平及症状评分的影响 [J]. 中国生化药物杂志，2016，36（12）：118-120.

[308] 李晓红，闫宏，刘绪红，等. 补肾养血方对卵巢早衰小鼠动情周期及卵巢指数的影响 [J]. 解剖学研究，2014，36（3）：204-208.

[309] 姬霞，傅金英，王冰玉，等. 补肾养血方对卵巢早衰大鼠中抗苗勒氏管激素的影响 [J]. 中国比较医学杂志，2017，27（1）：49-53.

[310] 董晓英，柳顺玉，李冬华，等. 补肾养血方对卵巢早衰小鼠凋亡调控蛋白 Bcl-2/Bax 的影响 [J]. 中国实验方剂学杂志，2014，20（1）：134-138.

[311] 宋伟. 补肾养血方治疗肾虚血亏型月经过少的临床观察 [D]. 长沙：湖南中医药大学，2021.

[312] 刘晓霞，贺俊霞，邓娟，等. 补肾养血方对薄型子宫内膜不孕患者雌二醇水平与血流阻力指数及子宫内膜形态的影响 [J]. 中国现代医生，2020，58（10）：148-151.

第八章

养血之阿胶

第一节 阿胶的养血作用

阿胶，性味甘平，入肺、肝、肾经，为补血、止血、滋阴的要药，且具有滋阴清肺润燥之功，为养血功效之代表药。以阿胶为主药或配有阿胶作为辅药的方剂，临床应用广泛。临床研究表明，其具有较好的临床疗效。近年来，阿胶的养血作用，逐渐应用到恶性肿瘤、妇科疾病、慢性消化系统疾病、免疫性疾病、神经内分泌疾病、泌尿系统疾病、骨科疾病，以及亚健康状态的调治等临床领域。阿胶的功效，主要体现在养血扶正、益气健脾、温煦调经、通络活血、滋阴润燥等，通过补益经络之血气改善脏腑功能，从而达到治疗的目的。

一、阿胶养血沿革

（一）先秦时期——阿胶入药的开端

胶在古代最早是用兽皮、兽角煮制而成的黏合剂，用途广泛，亦可入药。制胶的原料来源广泛，正如最早文字记载“胶”的先秦典籍《周礼•考工记》中所云：“鹿胶青白，马胶赤白，牛胶火赤，鼠胶黑，鱼胶饵，犀胶黄。”但这些胶类是否入药，并无明确的记载。

胶的药用，最早可见于1973年在湖南长沙马王堆汉墓出土的古医帛书《五十二病方》。书中关于胶的记载，如“煮胶，即置其（甂）于（微）火上，令药已成而发之。发之涂，冥（幂）以布，盖以，县（悬）之阴燥所。十岁以前药乃干”；“大带者：燔墤，与久膏而傅之。一，以清煮胶，以涂之”；“癃，以水一斗煮葵种一斗，浚取其汁，以其汁煮胶一梃半，为汁一参……”等。以上记载说明，当时已用胶来治疗淋病及缠腰丹之类的病症，但尚未有关于胶的明确功效记载。

《五十二病方》是我国已知现存最早的医方著作，其成书年代虽未完全确定，但从其内容和文字上看，应早于《黄帝内经》的成书时期。这一时期尚无“阿胶”之名，但“阿胶”应已包含于多种原料来源的胶之中。由此可以推测，阿胶在我国至少已有2 500年的药用历史。

（二）汉唐时期——阿胶养血的初始时期

我国现存最早的本草学专著《神农本草经》中已载有“阿胶”，并将其列为上品，将阿胶的功效归纳为“味甘，平。主心腹内崩，劳极洒洒如疟状，腰腹痛，四肢酸疼，女子下血，安胎，久服益气轻身”。其后，《名医别录》补充了《神农本草经》对阿胶的功效描述：“微温，无毒，主丈夫少腹痛，虚劳羸瘦，阴气不足，脚酸不能久立，养肝气。”可见最早对阿胶的功效记载，虽未直接提及其“养血”作用，但基本认为阿胶具有补益的作用。唐代陈藏器在《本草拾遗》中，又提出了新的观点：“阿井水煎成胶，人间用者多非真也。凡胶，俱能疗风止泄补虚，驴皮胶主风为最。”唐代甄权在《药性论》中，指出阿胶“主坚筋骨，益气止痢”。除补益之外，唐代又逐渐认识到阿胶的疗风、止泄、固涩止血等功效。

东汉时期，阿胶的临床应用已比较广泛，医圣张仲景可谓善用阿胶治疗内科杂病、妇科病等疾病的先驱。在《伤寒杂病论》中，应用阿胶的经方就有 12 首之多，包括“胶艾四物汤”“芎归胶艾汤”“白头翁加甘草阿胶汤”“大黄甘遂汤”“黄连阿胶汤”“黄土汤”“炙甘草汤”“猪苓汤”等，足见张仲景对阿胶临床应用的重视。虽《伤寒杂病论》中未明确说明阿胶的功效，但从其所主病证上看，多取其滋阴、养血、止血等作用。如治疗阴虚阳亢而致虚烦不得眠的黄连阿胶汤，即取阿胶滋阴之功效；主治阴血不足、阳气虚弱所致的脉结代、心动悸，或阴虚化燥、气血津亏所致虚劳肺痿的炙甘草汤，用阿胶滋阴养血；在妇科月经疾病或崩漏下血方面，张仲景善用阿胶以养血、止血、调经。如《金匮要略•妇人杂病脉证并治》，载有大黄甘遂汤主治“妇人少腹满如敦状，小便微难而不渴，生后者，此为水与血并结在血室也”，方中阿胶养血扶正，使邪去而正不伤。又如，载有胶姜汤主治“妇人陷经，漏下黑不解”；温经汤主治“妇人少腹寒，久不受胎，兼取崩中去血，或月水来过多，及至期不来”。《金匮要略•妇人妊娠病脉证并治》中，记载胶艾汤主治“妇人有漏下者，有半产后因续下血都不绝者，有妊娠下血者”，皆用阿胶养血、止血、调经、安胎。其他如黄土汤、猪苓汤、薯蓣丸、鳖甲煎丸等方，皆取阿胶补益之功效。

晋唐时期，阿胶既用于补益，又用于治疗出血诸症，为药食两用之品。《备急千金要方》之“虚损”“杂补”方中用阿胶，多是取阿胶收敛固敛的作用。如阿胶加艾叶“治丈夫从高堕下伤五脏，微者唾血，甚者吐血，及金疮伤经”“兼治女人产后崩伤下血过多，虚喘，腹中绞痛，下血不止者，服之悉愈”(《备急千金要方》)皆取阿胶坚固收敛之性。然在《备急千金要方》中，阿胶多用于治疗妇科疾病，以其组方的方剂有 40 余首。如葱白汤主治“妊娠胎动不安，腹痛”，方中用阿胶滋阴养血；桂蜜汤、胶蜡汤、干地黄汤等方，则治妇人产后阴虚生热、冷热之气相交、大肠血络受损下痢等病，亦用阿胶滋阴。《千金翼方》中载小牛角散用阿胶以止血，取其甘能生血，化营补虚，有补血养血、固冲调经之功。晋代陈延之《小品方》中，胶艾汤取炙阿胶一斤、艾叶一莒，治损动母胎，腹痛。《经效产宝》中，多次使用阿胶组方，治疗胎动不安。如黄连汤主治“妊娠腹痛，下痢不止”，以阿胶止血、安胎。

此外，汉唐时期已较为关注阿胶的原料和道地性。南北朝陶弘景撰《本草经集注》谓：“出东阿，故曰阿胶。”《名医别录》中亦记载阿胶的别名、原料、产地为：“生东平郡，煮牛皮作之，出东阿。”这即是说南北朝以前的“阿胶”一般都多用牛皮熬制而成，其名称“阿”即源于其产地。直至唐代中期，阿胶原料仍是以牛皮为主，如《千金翼方》《新修本草》等，均言“阿胶……煮牛皮作之”。至唐中后期，阿胶的原料发生了很大转变。通过《本草图经》所引《广济方》载“疗摊缓风……驴皮胶炙令微起”；《本草拾遗》载“凡胶，俱能疗风止泄补虚，驴皮胶主风为最”等描述，可知当时已经明确有用驴皮制作的阿胶。《绍兴本草》《证类本草》等，认为阿胶可由驴皮、牛皮制成。据《食疗本草》记载，以牛皮作之者谓“黄明胶”，驴皮作之者则称之为“阿胶”；对牛皮、驴皮胶做了明确区分，开始关注其临床功效上的差别。

可见，汉唐时期阿胶以牛皮、驴皮为原料者均有，多用于治疗妇科疾病及内科虚损、出血类病证，多取阿胶滋阴养血、固涩止血、调经安胎的功效。这一时期，尚未有阿胶“养血”的明确记载，但在临床组方应用中已多有所体现，只是尚未形成养血的功效理论认识。

（三）宋金元时期——阿胶养血的发展时期

宋金元时期，多部官方组织编纂的本草及方书出现，对阿胶的功效认识更加深入，随着用药实践的不断丰富，阿胶的主治范围也不断扩展。《日华子本草》中虽无阿胶之名，但载有驴皮的功效："（驴）皮，煎胶食，治一切风，并鼻洪、吐血、肠风、血痢及崩中带下。"宋寇宗奭著《本草衍义》载："煎胶用皮者，取其发散皮肤之外也，仍须乌者，用乌之意，如用乌鸡子、乌蛇、乌鸦之类……取其水色，盖以制其热则生风之义。"元王好古《汤液本草》载："气微温，味甘平，无毒。甘，平。味薄，气升阳也。入手太阴经、足少阴经、厥阴经。《象》云：主心腹痛内崩。补虚安胎，坚筋骨，和血脉，益气止痢。《心》云：补肺金气不足。除不足，甘温补血。出东阿，得火良。"对阿胶的性味、归经、功效主治进行了全面的总结，并进一步明确提出阿胶"和血脉""甘温补血""养肝气""益肺气"等功效。

在临床应用方面，宋杨士瀛著《仁斋直指方论》中，载有阿胶散主治肺破、嗽血、唾血，胶蜜汤治老人虚弱者大便秘结。《太平圣惠方》记载了阿胶地黄汤主治热伤肺脏、唾血不止。《圣济总录》则载有治疗久咳不止的阿胶饮，治疗便血的阿胶芎药汤，治鼻衄不止的阿胶汤等。《小儿药证直诀》中的阿胶散，又名补肺散、补肺阿胶散，具有养阴补肺、宁嗽止血之功。《妇人大全良方》用阿胶、艾叶组成胶艾汤，治腹痛漏下淋漓、胎动不安、下血诸症，用药虽简，但功效显著。《银海精微》记载阿胶散主治"肺受心火之邪热所克"所致肺虚证。因"金得心火而衰"，见"眵泪而不绝"。方中阿胶一两（蛤粉炒）。元代朱丹溪用《金匮要略》胶艾汤治溺血，并指出"（阿胶）久嗽久痢，虚劳失血者宜用"，可见阿胶在养血、止血方面的作用。元代王好古在《医垒元戎》中，以胶艾六合汤，即四物汤加阿胶、艾叶，治疗妊娠血海虚寒腹痛，或冲任虚损、胎动腹痛、血漏等。可见，宋金元时期应用阿胶的主治范围较汉唐时期更广，不仅用于治疗妇人疾病、血证，还可治肠风下痢、咳喘、便涩，乃至目疾等病证。同时，对阿胶养血的临床功效认识也更加深入。如金成无己在《注解伤寒论》中，针对黄连阿胶汤释曰："阴不足，以甘补之，鸡黄、阿胶之甘，以补血。"（《注解伤寒论·辨少阴病脉证并治法》）明确指出了阿胶养血的功效。

宋代，阿胶的原料来源，已由牛皮转变为乌驴皮，且对阿胶和黄明胶的功效有了进一步的区分。如《本草衍义》中阐释驴皮胶的功效："煎胶用皮者，取其发散皮肤之外也……盖以治其热则生风之义。"驴皮因其色黑主水，可制热动生风，故疗风效果更佳。据《妇人大全良方·识别修制药物法度》记载，"补虚用牛皮胶，治风用驴皮胶。东平皆京师伪胶，杂以马皮，并故鞍鞯鞋底之类，其恶为甚"。进一步区分了牛皮胶与驴皮胶的功效不同。在阿胶的道地性上，也有了更深入的论述。如《梦溪笔谈·辨证》对以阿井水煮阿胶的内涵有以下论述："东阿亦济水所经，取井水煮胶，谓之阿胶。用搅浊水则清。人服之，下膈疏痰止吐，皆取济水性趋下清而重，故以治淤浊及逆上之疾。"

宋金元时期，阿胶的原料已转为驴皮为主流，临床应用的范围也更加广泛，所主疾病在妇科疾病及内科血证的基础上，拓展到肺系的喘咳、脾胃系的肠风下痢、便秘乃至目系病证。这一时期，对阿胶的养血功效有了更加明确的记载和认识，是阿胶养血理论的发展阶段。

（四）明清时期——阿胶养血的成熟时期

明清时期，随着生产水平的提高和商品经济的发展，中医药学亦有了全面的进度，对阿胶的认识和应用也更加深入广泛。明李时珍在《本草纲目》中，对阿胶的效用范围，进行了全面、系统地总结和阐述。其称阿胶"疗吐血衄血，血淋尿血，肠风下痢。女人血痛血枯，经水不调，无子，崩中带下，胎前产后诸疾。男女一切风病，骨节疼痛，水气浮肿，虚劳咳嗽喘急，肺痿唾脓血，及痈疽肿毒。和血滋阴，除风润燥，化痰清肺，利小便，调大肠，圣药也"。同时，李时珍将阿胶的功效，归纳为"阿胶大要只是补血与液，故能清肺益阴而治诸证"，明确提出其滋阴养血的功效，并称其为肺经要药、大肠之要药。明代杜文燮《药鉴》中记载：

“（阿胶）能保肺气，养肝血，补虚羸，故止血安胎，止嗽止痢，治痰治痿，皆效。”强调其补养肝血的作用。明李士材《雷公炮制药性解》中，载阿胶“味甘咸，性微温无毒，入肺肝肾三经。主风淫木旺，肢节痿疼，火盛金衰，喘嗽痰血，补劳伤疗崩带，滋肾安胎，益气止痢”，补充了阿胶入肾经，能够滋肾。明倪朱谟《本草汇言》：“阿胶，清金养肺，滋木养肝，济水养肾，平火养心，润土养脾，培养五脏阴分不足之药也（叶氏本草）。”明确指出阿胶养五脏阴分，并提出“李秋江曰：此得水气之阴，其补精之质，得甘平之味。故《陈氏本草》主衄血、吐血、咯血、唾血、溺血、便血、肠风粪血，崩中下血，经漏脱血，淋漓不止；或胎动不安，血虚腹痛；或两目昏眩，血虚头旋；或虚火喘促、咳嗽血痰而成肺痿、肺痈；或热伤营络下痢纯红而腹痛不止，惟此药补血益阴，调荣养液，故能疗如上诸证也。”明缪希雍亦在《神农本草经疏》中记载：“阿胶，主心腹内崩，劳极洒洒如疟状，腰腹痛，四肢酸痛，女子下血，胎不安及丈夫小腹痛，虚劳羸瘦，阴气不足，脚酸不能久立等证，皆由精血虚，肝肾不足，法当补肝益血。……《经》曰：精不足者，补之以味。味者阴也，此药具补阴之味，俾入二经而得所养，故能疗如上诸证也。血虚则肝无以养，益阴补血，故能养肝气。入肺肾，补不足，故又能益气，以肺主气，肾纳气也。今世以疗吐血、衄血、血淋、尿血、肠风下血、血痢、女子血气痛、血枯、崩中、带下、胎前产后诸疾，及虚劳咳嗽、肺痈脓血杂出等证者，皆取其入肺、入肾，益阴滋水、补血清之功也。”可见，明代已明确提出并确立了阿胶的养血功效。

清代对阿胶的养血功效，有了进一步的阐析和发展。清张璐《本经逢原》载：“《本经》治心腹内崩，下血安胎，为诸失血要药。劳证咳嗽喘急，肺痿肺痈，润燥滋大肠，治下痢便脓血，所谓阴不足者补之以味也。”叶天士在《本草经解》中，认为阿胶“安胎者亦养血之功也”。清徐大椿的《神农本草经百种录》指出：“（阿胶）以之成胶，真止血调经之上药也。其必以驴皮煎者，驴肉能动风，肝为风脏而藏血，乃借风药以引入肝经也。又凡皮皆能补脾，脾为后天生血之本，而统血，故又为补血药中之圣品。”罗国纲在《罗氏会约医镜》中，认为阿胶能够和血补血，治吐衄崩带、血淋、血痔、肠风尿血、经脉不调、血枯血燥、伤暑热痢等病证，养血以治胎前产后诸疾。清黄宫绣在《本草求真》中亦说：“阿胶，专入肝，兼入肺肾心。味甘气平，质润，专入肝经养血。”清沈金鳌在《要药分剂》中提出：“阿胶，入肺肝肾三经，为益阴清热之品。清肺养肝、滋肾益气、和血补阴、化痰定喘、除风润燥，俱为圣药。”张秉成在《本草便读》中，提出阿胶为治虚劳咳嗽及血证之要药。周岩《本草思辨录》记载：“阿胶为补血圣药，不论何经，悉其所任。”

明清时期，阿胶的临床应用更加广泛，所主疾病又进一步拓展，涉及内外妇儿各科及心、肝、脾、肺、肾各系统疾病。明代龚信著《古今医鉴》中，载胶艾四物汤治妇人血虚火旺，血崩不止。王肯堂《证治准绳》中，记载了阿胶饮主治小便遗失；黄连阿胶丸主治“冷热不调，下痢赤白，里急后重，脐腹疼痛，口燥烦渴，小便不利”；阿胶散治妊娠五月胎动不安，阿胶汤治滑胎、小腹痛。清喻昌《医门法律》载清燥救肺汤，用阿胶配以桑叶、杏仁、麦冬、人参、枇杷叶、胡麻仁、生石膏等，清燥润肺，成为后世治疗燥热伤肺的代表方剂。陈士铎《辨证录》载有润燥安胎汤，主治妊娠至三四月，自觉口干舌燥，咽喉微痛，无津以润，以致胎动不安，甚则血流如经水者，取阿胶滋阴润燥之功。张璐在《张氏医通》中，用阿胶梅连丸治阴虚下痢五色，至夜发热者。沈金鳌在《杂病源流犀烛》中，用阿胶四物汤治血虚久咳，用阿胶滋阴养血。在妇科疾病上，沈金鳌《妇科玉尺》中，载有胶艾丸治行经后期；又载阿胶蕲艾丸治妊娠跌仆闪挫，胎动不安者。傅山在《傅青主女科》中，多用阿胶治疗各种妇人疾病。如调肝汤治妇人少腹痛于行经之后，用阿胶以养血平肝，平调肝气，既能转逆气，又有善止郁疼。正如傅山所言："夫火之所以旺者，由于血之衰，补血即足以制火。"（《傅青主女科·带下》）安老汤中，用阿胶大补肾水，止血养血；水足而肝气自舒，肝舒而脾土得养；清肝止淋汤主治赤带，其病因为妇人忧思伤脾，又加郁怒伤肝，湿热之气，随气下陷，与血会而成赤带之证，用阿胶以养血平肝止淋；肠宁汤，方中当归、阿胶养血补血，调理冲任；用于月足胎下，妇人产后亡血过多，少腹疼痛，按之即止，表现为血虚证候者，治以养血益气，调理冲任；若妇人产后气喘，是气血两脱，为大危之证，治应救血补气，《傅青主女科》救脱活母汤，即用阿胶养血补血，养肝益肾；后以人参大益肺气，则肺气健旺，平喘固脱。张锡纯在《医学衷中参西录》中，用寿胎丸主治滑胎；方中阿胶具有补肾固摄、养血安胎作用。

此外，随着温病学派的发展，温病易伤阴耗血的理论得到进一步重视，而用阿胶滋阴养血治疗温病也得到了应用。如吴鞠通在《温病条辨》中，记载了多种复脉汤加减方（如加减复脉汤、一甲复脉汤、二甲复脉汤、三甲复脉汤），均含有阿胶，取其滋阴养血之效；另有大、小定风珠，也是吴鞠通治疗虚风的代表方。其中用阿胶以滋阴养液、柔肝息风。俞根初在《通俗伤寒论》中，记载阿胶鸡子黄汤主治热邪久羁，灼烁阴血，筋脉拘急，手足瘛疭等；还设有阿胶黄连汤治肾阴不足，心火偏亢，症见"心烦不寐，肌肤枯燥，神气衰弱，咽干溺短"。

从清代医案中也可见到，阿胶滋血养血、疏肝养肝的功效在临床上应用极为普遍。在清宫医案中，阿胶最常用于补血之方中。如乾隆朝惇妃似妊治案中，惇妃因少血、血不得滋养而致假妊之象，所用包含阿胶的"加味四物汤""温经丸"等方剂，均为滋阴补血之方。又如道光朝全贵妃，因气血大虚，荣分有伤，需峻补气血，故用补气之人参加补血之阿胶珠组成"人参养荣汤"，以调养荣血。此类补血养血的方剂，在清宫医案中所见颇多。如用阿胶入药的十珍丸（女金丹）、胶艾四物汤、益母丸等方剂，临床应用效果颇好，此当与阿胶补血之功效息息相关。中医认为血属阴、肝属阴，而阿胶能滋阴养血、疏肝养肝，故能起到益阴、养血的作用。

明清时期，对于阿胶养血的功效与其原料、道地性的关系，也有了更深的认识。驴皮胶长于"风病"治疗的理念得到更多共识，且其滋阴养血的功效也更加受到青睐。诸多涉及阿胶的有效医案和养血验方的临床应用表明，阿胶在明清时期的应用，开始倾向于其补血养血、滋阴养阴的功效，这些均是牛皮胶功效所不能及的。明代陈嘉谟在《本草蒙筌》中，又对影响阿胶品质的"阿井水"与"乌驴皮"两个关键因素的中医学内涵进行了论述，与沈括及寇宗奭的观点相同，认为"煎胶用皮，取其发散皮肤外也。匪特此胶为然，诸胶牛皮熬者，亦皆能之，仍择乌色……东阿井水，乃系济水所注。性急下趋，清而且重……服之者，能去浊污，以及逆上痰也。"明李时珍在《本草纲目·兽部》中，还阐述了胶类品质的划分："凡造诸胶，自十月至二三月间，用牛、水牛、驴皮者为上，猪、马、骡、驼皮者次之，其旧皮、鞋、履等物者为下……当以黄透如琥珀色，或光黑如鑋漆者为真。真者不作皮臭，夏月亦不湿软。"清张璐《本经逢原》载："阿井本淄水之源，色黑性轻，故能益肺补肾。煎用乌驴必阳谷山中验其舌黑、其皮表里通黑者，用以熬胶，则能补血、止血。"清黄宫绣在《本草求真》中亦曰："阿胶得阿井纯阴之济水，又得纯黑补阴之驴皮。"清徐大椿《神农本草经百种录》亦谓东阿阿胶，"其必以驴皮煎者，驴肉能动风，肝为风脏而藏血，乃借风药以引入肝经也"。说明了阿胶养血等功效与其原料、道地性相关。

可见，明清时期对阿胶养血的理论认识已经走向成熟，在功用阐述上进一步扩大。提出阿胶主要入肺、肝、肾经，能够培养五脏阴分不足。其在临床应用的范围，也扩展到内、外、妇、儿及温病等各科疾病，如虚劳咳嗽，肺痿吐脓，吐血衄血，血淋血痔，血痛血枯，经水不调，崩带胎动，温热伤阴等，尤其对养血功效有了更全面的认识，被誉为肺、大肠及各种血证之要药、养血滋阴之圣药。

二、阿胶的道地性及产区发展

（一）本草记述的产地及变迁

陶弘景谓“出东阿，故曰阿胶”。宋苏颂《本草图经》谓“以驴皮得阿井水乃佳耳”。北魏郦道元《水经注》云：东阿“大城北门内，西侧皋上有大井……岁常煮胶以贡天府”。唐代《元和郡县志》中，更有“东阿贡阿胶”的记载。东阿是道地药材阿胶的地缘性标志，东阿所属的行政区域几经变迁。明陈嘉谟《本草蒙筌》说：“东阿县属山东兖州府，（阿）井在城北。”明李时珍《本草纲目》记载：“阿井，在今山东兖州府阳谷县东北六十里，即古之东阿县也。”明缪希雍《神农本草经疏》言：“阿井在山东兖州府东阿县，乃济水之伏者所注。”明张志聪《本草崇原》记载：“山东兖州府，古东阿县地有阿井。”

阿胶业发展的三大条件，即独特的地理水质、传统的熬胶技艺、便利的商业贸易，三者缺一不可。通过历史考证，明代以前阿胶的生产在古东阿县，以古阿井为地理性标志。清代直到今日，阿胶的生产中心一直在山东省聊城市东阿县。

（二）本草记述的产地与药材质量

我国现存最早药物学专著《神农本草经》记载：阿胶“生东平郡……出东阿”。梁陶弘景《本草经集注》曰：“（阿胶）出东阿，故曰阿胶。”明李时珍《本草纲目》曰：“大抵古方所用多是牛皮，后世乃贵驴皮。若伪者皆杂以马皮、旧革、鞍、靴之类，其气浊臭，不堪入药。当以黄透如琥珀色，或光黑色如鹥漆者为真。真者不作皮臭，夏月亦不湿软。”近代曹炳章《增订伪药条辨》曰：“阿胶出山东东阿县，以纯驴皮、阿井水煎之，故名阿胶。”

（三）道地阿胶产区及发展

1. 道地阿胶产区　阿胶的最初发源地与主产地，始终以山东省东阿县为中心，涵盖其周边地区，素有“阿胶之乡”之美誉。现代以山东聊城市东阿县为生产中心，于 2001 年获得国家原产地标记注册认证，成为道地药材阿胶的地理性标志。

2. 产区生境特点　水是熬制阿胶的重要因素，东阿阿胶生产用水是矿化度相对较低的饮用水，钠含量相对较低，水质硬度适中，平均钙镁比值为 3.18∶1，恰好与人体血液中钙镁比值 3∶1 相当，易被人体吸收；水呈弱碱性，是重碳酸钙镁型饮用水。明清医家对其已有深刻的认识。明卢之颐《本草乘雅半偈》指出“阿水质之清重，性之下趋”“取义在水，仍存井名”。清徐大椿《神农本草经百种录》记载：“阿井之水，较其旁诸水重十之一二不等。”说明医家已认识到东阿水含矿物质较多，比重较大。

山东省地矿工程勘察院、中国科学院地理科学与资源研究所，对东阿水进行深入研究表明，东阿水水源地位于寒武、奥陶系裂隙岩溶含水层的强富水区。所在水文地质单元，在此称为东阿岩溶水水文地质单元，简称东阿水文地质单元。经勘查，东阿水文地质单元为一相对独立的水文地质单元，其西北边界为东阿断裂，东及东南边界为黄山岩脉（位于平阴县城东侧黄山附近）、孝直断裂，南及西南边界平阴 - 东平地表分水岭，面积约 823 平方千米。在西南角娄营以北为一径流补给边界，东北部牛角店断裂附近为径流排泄边界，该东阿水文地质单元为西北、东部及东南部三个方向阻水，西南角进水，东北部排泄的一个较为完整的水文地质单元。

据《东阿县岩溶水水源地供水水文地质勘探评价报告》研究结论：东阿水比重较高，这与古代医药学家的论述是一致的；其他地方的水，比重较低。这说明：作为“阿胶之乡”的东阿之水，确实有其独特的地域特点。在水质成分上，东阿水中金属离子、酸根离子、固形物含量都较高。比含量较低地区高出十几倍，甚至二十倍。其中所含的金属元素（K、Na、Ca、Mg及其他微量元素），绝大多数是对人体有益的和人体所必需的。

沈括《梦溪笔谈》曰：“东阿亦济水所经，取井水煮胶，谓之阿胶。”自古以来，阿胶以产自山东东阿县为正宗，已有2500多年的历史。东阿县地下岩溶水，富含多种矿物质和微量元素。用此水炼胶，驴皮中的胶质与杂质易于分离，使胶质纯正、色如琥珀，且有助药效发散。

3. 道地阿胶的发展　近些年来，随着人民群众收入增加，保健意识增强，阿胶需求稳步增长。为解决阿胶原料驴皮的瓶颈问题，政府各部门加大了对养驴产业的支持，企业也加大投入开展驴的规模化和标准化养殖，为道地药材阿胶的可持续发展奠定了坚实基础。

三、阿胶主治功效

阿胶味甘，性平，具有滋补肾阴，补肺润燥，养血止血的功效。常用于血虚萎黄、心悸眩晕、吐血咯血、肺燥咳嗽、崩漏等血虚或出血病证，是滋阴润燥、补血止血的良药。其作用主要体现在如下几个方面。

（一）补血

阿胶为血肉有情之品，为补血要药，多用于血虚诸证，尤以治疗出血所致的血虚证为佳。金成无己认为，“阴不足者补之以味，阿胶之甘以补阴血”。徐大椿在《神农本草经百种录》中记载阿胶“为补血中之圣品”。对于血虚诸证，单用一味即有效果。根据“气为血之帅”，气能生血的理论，历代医家均将其作为主药使用。

阿胶补血作用的强弱，与配伍用药关系密切。临床常配以养血补气之品，如在阿胶补血口服液、山东阿胶膏、复方阿胶浆等组方中，阿胶与党参、黄芪、白术、熟地黄、当归、芍药等配伍使用，能加强补血作用，用于治疗气血两虚之证；若与桂枝、甘草、人参等同用，可治气虚血少之心动悸、脉结代，如炙甘草汤。

（二）止血

阿胶味甘质黏，为历代止血之要药，可用于多种出血证兼见阴虚、血虚证的治疗。阿胶的止血作用，历代沿用不衰，记载详细而丰富。早在《神农本草经》中，用以治“女子下血”。《日华子本草》中，用治“吐血、肠风、血痢及崩中”等。

阿胶配伍不同的药物，可用于各种出血的治疗。如配艾叶，可防治流产、腹痛出血；配伍陈墨，可治尿血、大便出血；配黄芪、大枣，可治因分娩出血过多或月经量过多引起的气短、乏力、头晕、心慌等。汉张仲景《金匮要略》胶艾汤，用阿胶与熟地黄、当归、芍药、川芎、艾叶、甘草等同用，治疗妊娠腹中冷痛或血虚血寒之崩漏、产后下血不止；另，黄土汤用阿胶配白术、灶心土、附子等，治疗脾气虚寒之便血或吐血。金刘完素《黄帝素问宣明论方》阿胶梅连丸，以阿胶与乌梅、黄连、黄柏、当归等药合用，治阴虚下痢五色者。清程国彭《医学心悟》阿胶散，用阿胶与丹参、生地黄、山栀子、血余炭、麦冬、当归同用，治心热移于膀胱，迫血妄行之尿血者。唐孙思邈《千金翼方》中，用阿胶配伍蒲黄、生地黄，治吐血不止及阴虚血热之咯血、鼻衄。宋王怀隐《太平圣惠方》中，当归散用阿胶与黄芩、干姜、白芍、当归同用，以治吐血不止、心胸疼痛者；另阿胶散以阿胶与赤石脂、当归、黄连、芍药、干姜合用，治疗脓血痢绕脐痛者；另茜根饮中用蛤粉炒阿胶，与茜根、黄芩、侧柏叶、生地黄、甘草同用治衄血不止；宋杨士瀛《仁斋直指方论》中的阿胶散，用阿胶配人参、天冬、五味子、白及等药，治肺破嗽血；宋代《圣济总录》中的阿胶芍药汤，以阿胶与赤芍、当归、甘草同用，治疗小便如小豆汁；另龙骨阿胶散，阿胶配龙骨、赤石脂、厚朴、地榆等，用以治赤白痢，冷热相攻，腹中刺痛。宋王贶《全生指迷方》中的阿胶散，则用阿胶与杏仁、马兜铃、牛蒡子、炙甘草、糯米合用，治吐血衄血、发作无时。明龚居中《痰火点雪》，用阿胶与人参、白及、百合、生地黄、熟地黄等同用，治疗吐衄、咳嗽失血既多，虚倦神怯者。明李时珍《本草纲目》则载其“疗吐血衄血，血淋尿血，肠风下痢。女人血痛血枯，经水不调，无子，崩中带下，胎前产后诸疾”等。明王銮《幼科类萃》辰胶散，用阿胶与蛤粉等份，朱砂少许为末，藕汁和蜜调，治小儿吐血；另胶黄散用阿胶与蒲黄为末，生地汁微煎调和，治小儿大衄，口鼻耳出血不止。《医方类聚》所载阿胶丸，以阿胶与白芍、黄连、白茯苓合用，治先便后血。清徐大椿《洄溪医案·吐血》记载：“洞庭张姓，素有血证，是年为女办装，过费心力；其女方登轿，张忽血冒升余，昏不知人。医者浓煎参汤服之，命悬一息；邀余诊视，六脉似有如无，血已脱尽，急加阿胶、三七，少和人参以进，脉乃渐复，目开能言，手足展动，然后纯用补血之剂以填之，月余而起。”大量文献记载，显示出阿胶和其他药物配伍，具有较好的止血作用。

（三）滋阴补肺

阿胶具有较好的滋阴润肺作用，且能止血；对于咳嗽痰少，痰中带血，舌红少苔，脉细数者，常用之以润肺养阴，治肺虚阴伤咳嗽，历代文献载述颇为详细。

如宋钱乙《小儿药证直诀》中有补肺阿胶汤，配马兜铃、牛蒡子、杏仁等，治疗肺热阴虚之燥痰少、咽喉干燥、痰中带血；另阿胶散中，用阿胶与甘草、马兜铃、牛蒡子、杏仁、糯米为末，治小儿肺虚、气粗喘促者。宋代《圣济总录》亦载有阿胶饮，以阿胶、人参捣散，以豆豉、葱白煎汤同煮，放温，遇咳嗽时饮数口，治疗久病咳嗽效果较佳。宋朱佐《类编朱氏集验医方·痰饮门》亦载有阿胶散，以阿胶与甘草、桔梗、紫苏子、杏仁、南木香、白胶香、半夏、五味子等同用，治痰嗽气满，甚有神效。宋王贶《全生指迷方》中的阿胶丸，用阿胶与天冬、桔梗、干地黄、桑白皮等同用以治肺痿。此外，明缪希雍《神农本草经疏》曰：阿胶“入肺肾补不足，故又能益气，以肺主气、肾纳气也”。宋陈言《三因极一病证方论》中，用阿胶与马兜铃、五灵脂、桑白皮、甘草同用，治虚人老人一切咳嗽。元王好古《汤液本草·兽部》记载：“益肺气，肺虚极损，咳嗽，唾脓血，非阿胶不补。”明万全《幼科发挥·肺所生病》中小阿胶散，以阿胶配伍苏叶、乌梅，治疗小儿肺虚咳嗽。明李时珍《本草纲目·兽部·阿胶》曰：“凡治喘嗽，不论肺虚、肺实，可下可温，须用阿胶以安肺润肺，其性和平，为肺经要药。”此外，清程国彭《医学心悟·虚劳》中月华丸，以阿胶与天冬、麦冬、熟地黄、生地黄、贝母等同用以治肺痨。清沈金鳌《杂病源流犀烛·脏腑门》中的阿胶四物汤，主治血虚咳嗽；清喻嘉言《医门法律·伤燥门》中清燥救肺汤，用阿胶与桑白皮、桑叶、石膏、杏仁、甘草、生地、麦冬、麻仁、枇杷叶等同用，治疗燥热伤肺而见干咳无痰、心烦口干渴、鼻燥咽干等。

可见，凡慢性咳喘、久哮不愈，肺肾两虚、肺燥阴伤者，以阿胶食之较为适宜；以其为主药配伍，可治虚劳咳嗽、久咳少痰，痰中带血者等。

（四）滋阴润肠

阿胶具有较好的滋阴润肠作用。明李时珍《本草纲目》谓：“阿胶乃大肠之要药。”在临床上，阿胶广泛用于各种原因所致的肠燥便秘。如《圣济总录》中，载有用阿胶、细葱适量以养血润肠，用治老年、久病、产后、痔疮出血等原因所致血虚便秘难下者；宋陈自明在《妇人大全良方》中，引《太平惠民和剂局方》阿胶枳壳丸，用阿胶与枳壳合用，治产后血虚便秘；宋杨士瀛《仁斋直指方论》所载胶蜜汤，用炒阿胶、连根葱白，水煎化，入蜜温服，以治老人或体质虚弱者大便秘涩。观之当今临床，阿胶仍常用于治疗多种便秘。

（五）滋阴益肾养肝

阿胶具有较好的滋阴益肾养肝作用，常用于肝肾阴虚之证。早在张仲景《伤寒论》中，就有黄连阿胶鸡子黄汤的记载。其主要功效为育阴清热，滋阴降火；可用于因肝肾阴虚至虚火上炎导致的虚劳、虚烦、不得眠等。又如《伤寒论》中的猪苓汤，以阿胶配茯苓、猪苓、泽泻、滑石，可治阴虚火旺之热淋、结石等，正合隋巢元方《诸病源候论·淋病诸候》中提出的"诸淋者，由肾虚而膀胱热故也"。唐代《广济方》中，用阿胶纳入香豉中顿服之，并喝温热的葱豉粥，治疗"诸风手足不遂，腰脚无力者"之虚风；明李时珍《本草纲目·兽部·阿胶》载"小儿惊风后瞳仁不正者，以阿胶倍人参煎服最良，阿胶育神，人参益气也"；明代《永乐大典》中的鸡子黄阿胶酒，以阿胶与鸡子黄、青盐、米酒煮沸离火，随量温饮，以治热病后期阴血亏损所致手足震颤、拘挛等；又与鸡子黄、黄连、黄芩、白芍、生地黄配伍，用以养阴以资肾水，治疗热病伤阴，肾水亏而心火亢，心烦不得眠，及肌肤干枯、筋脉拘急、手足蠕动等。清吴瑭《温病条辨》中，大定风珠为治疗虚风内动的典型方剂，方用阿胶与龟甲、鸡子黄等养阴息风药同用，治疗温病后期，真阴欲竭，阴虚风动，手足瘈疭。近代张锡纯将白芍与阿胶两药相合，治阴虚不能化阳，以致二便闭塞，水肿甚剧者。认为"白芍善利小便，阿胶能滑大便，二药并用又大能滋补真阴，使阴分充足，以化其下焦偏胜之阳，则二便自能利也"（《医学衷中参西录·医方·治癃闭方》）。历代文献中的记载，体现了阿胶及其配伍发挥着滋阴血、养肝阴、益肾阴的作用。

（六）调经安胎

阿胶为妇科要药，对于经带胎产诸多疾病有很好的疗效。唐孙思邈《千金要方》中，胶艾汤用阿胶与艾叶、川芎、芍药等药合用，治妊娠顿仆失踞，胎动不安者。唐昝殷《经效产宝》阿胶止痢汤，用阿胶与黄连、当归、石榴皮、艾叶同用，治疗妊娠腹痛，下痢不止者。晋陈延之《小品方》中，胶艾汤用阿胶与艾叶合用，治疗损动母胎，去血腹痛者。宋唐慎微《证类本草·阿胶》记载：阿胶"主心腹内崩……女子下血，安胎"。宋陈自明《妇人大全良方》中，阿胶散用阿胶与艾叶、熟地黄、白芍、当归、黄芪、甘草合用，治胎动不安者。明张景岳《景岳全书》中，安胎散用炒阿胶配熟地黄、艾叶、炒白芍、川芎、炒黄芪、当归、炙甘草、地榆、生姜、大枣，主治妊娠期突然腰疼，伴阴道出血的先兆流产，明胡荧《卫生简易方》、明朱权《乾坤生意秘韫》，均用阿胶珠为末，以酒调服治月经不调。清沈金鳌《妇科玉尺》胶艾丸，用阿胶与香附、生地黄、枳壳、白芍等药同用，治疗经行后期。明王肯堂《证治准绳》黄连丸，以阿胶配黄连、蒲黄、栀子、当归、黄芩、黄柏，主治产后赤白痢疾，腹中绞痛不可忍。明李时珍《本草纲目》中，以炒阿胶、熟艾叶、葱白水煎服，用于孕妇安胎。清王旭高《环溪草堂医案·妇人门》记载："经事来多去少，似崩非崩，是血虚有热也。所谓天暑地热，则经血沸腾，用白薇汤加阿胶主之。"清傅山《傅青主女科》肠宁汤，用阿胶配当归、熟地黄、红参、怀山药、续断、麦冬、肉桂、甘草等，治疗产后小腹隐痛、腹痛喜按、恶露量少色淡、头晕耳鸣、大便干燥者。

由上可见，阿胶及其配伍，在妇科疾病及妊娠、生产前后诸病证中应用广泛，发挥着调经、安胎的重要作用。

四、配伍阿胶的养血方剂

（一）补血方

1. 炙甘草汤

【来源】《伤寒论》

【组成】 炙甘草 20g　生姜 10g　人参 12g　生地黄 25g　桂枝 10g　阿胶 10g　麦冬 12g　火麻仁 10g　大枣 20g

【方剂索引】

《伤寒论·辨太阳病脉证并治》：伤寒脉结代，心动悸，炙甘草汤主之。甘草四两（炙）　生姜三两（切）　人参二两　生地黄一斤　桂枝三两（去皮）　阿胶二两　麦门冬半升（去心）　麻仁半升　大枣三十枚（擘）

上九味，以清酒七升，水八升，先煮八味，取三升，去滓，内胶烊消尽，温服一升，日三服。一名复脉汤。

【功效】 益气养血，滋阴复脉。

【主治】 ①阴血阳气虚弱，心脉失养证。脉结代，心动悸，虚羸少气，舌光少苔，或质干而瘦小者。②虚劳肺症。干咳无痰，或咳吐涎沫，量少，形瘦短气，虚烦不眠，自汗盗汗，咽干舌燥，大便干结，脉虚数。

【方解】 凡厥阴病，则气上冲心，故心动悸。此悸动因于脉代结，而手足不厥，非水气为患矣。不得甘寒多液之品以滋阴而和阳，则肝火不息，而心血不生。心不安其位，则悸动不止；脉不复其常，则代结何以调？故用生地黄为君，麦冬为臣，炙甘草为佐，大剂以峻补真阴，开来学滋阴之一路也。反以甘草名方者，藉其载药入心，补离中之虚以安神明。然大寒之剂，无以奉发陈、蕃秀之机，必须人参、桂枝，佐麦冬以通脉，姜、枣佐甘草以和营，胶、麻佐地黄以补血，甘草不使速下，清酒引之上行，且生地黄、麦冬得酒力而更优也。

2. 参胶补血汤

【来源】《陈素庵妇科补解》

【组成】 人参 12g　阿胶 10g　茯苓 12g　白术 15g　甘草 10g　川芎 10g　当归 6g　白芍 15g　熟地黄 12g　远志 6g　麦冬 10g　酸枣仁 15g

【方剂索引】

《陈素庵妇科补解·产后众疾门》：产后惊悸，其脉动而微。动主惊，微主悸，惊必触物而后动，悸则不因物而时时跳动也，全是心虚所致，与常症惊悸不同。常症惊悸，虽属心血虚衰，不过忧思郁结所致。产后下血过多，心血耗极，非大补不复元，宜参胶补血汤。

参胶补血汤：人参、阿胶、云苓、白术、甘草、川芎、当归、白芍、熟地、远志、麦冬、枣仁。

【功效】 养血安神。

【主治】 产后下血过多，心血耗极，脉动而微。

【方解】“第心无气不行，无血不用，有气以运心，则心得以坚其力，有血以运心，则心得以神其用”（《本草求真》），心血亏虚，神失所养而不安，治宜养血安神。方中阿胶滋阴养血，是为主药。辅以酸枣仁养心阴，益肝血而宁心安神；当归、熟地黄助阿胶滋养阴血，血充则神安；人参益气养血安神；远志宁心安神，以上共为辅药。佐以茯苓、白术、甘草与人参配伍，健脾益气，以资阴血生化之源；麦冬清心除烦；川芎活血行气，与补养阴血之品相配，佐制其滋腻之性，甘草调和诸药，亦为使药。

3. 养心丹

【来源】《活人心统》

【组成】 当归 10g　熟地黄 15g　阿胶 10g　柏子仁 10g　酸枣仁 10g　黄芪 25g　茯神 10g　龙骨 20g　茯苓 12g　紫石英 15g　远志 6g　丹参 10g

【方剂索引】

《活人心统·怔忡门》：养心丹。

治男妇心虚血少，失心，神不守宅，恍惚怔忡、健忘之症。

远志（去心）七钱　当归　熟地　阿胶（炒）　茯神　龙齿　茯苓　紫石英各一两　丹砂（五钱为衣）

上为末，蜜丸如梧桐子大，每服五十丸，枣汤下。

【功效】 滋阴养血安神。

【主治】 心血虚少，心悸，失眠，恍惚，怔忡，健忘。

【方解】 熟地黄滋阴养血，壮水制火；黄芪补气生阳、生津养血，益气固表，二药为君。当归补血润燥，助黄芪化生有形之血；茯苓健脾渗湿，助黄芪健脾益气，二药为臣。阿胶滋阴补血，助熟地黄养血和营；茯神宁心安神，酸枣仁、柏子仁养心安神，远志安神益智；龙齿、紫石英镇心安神；丹参清心活血，共为佐药。诸药合用，以血养神，宁心安神。

4. 清热养血汤

【来源】《罗氏会约医镜》

【组成】 熟地黄 15g　生地黄 12g　当归 6g　牡丹皮 12g　白芍 20g　阿胶 10g　青蒿 10g　麦冬 10g

【方剂索引】

《罗氏会约医镜·妇科》：蓐，草荐也，谓产妇坐草艰难，以致过劳心力，故曰蓐劳。此即产后之劳瘵也。其证：或寒热如疟，或午后热，五心热，或自汗，喘促，饮食不甘，体瘦神昏，皆其候也。当以培补气血为主，若作标治，危亡立至。

清热养血汤　治产后血虚发热，午后更甚，羸瘦无神等证。

当归钱半　熟地三钱　生地二钱　白芍（酒炒）　阿胶（炒）　青蒿　麦冬各一钱　丹皮钱半

水煎，温服。如五心热，加元参一钱。如咳嗽，加川贝母钱半，款冬花一钱。如吐血，加紫菀钱半，丝茅根捣汁半杯，童便半杯合服。如骨蒸，加地骨皮钱半。如热甚，加龟胶二三钱。或用六味地黄加麦冬、龟胶、阿胶各二两为丸服亦可。若作水药，决不可。

【功效】 养血退热。

【主治】 产后血虚发热，午后更甚，羸瘦无神。

【方解】 熟地黄滋阴养血，益精填髓，为君药。生地黄甘寒入肾，滋阴生津，当归养血活血，二药和熟地黄相伍，能使阴内守；牡丹皮清热散瘀，泄血中伏火，三药为臣。麦冬养阴清热，白芍养阴泄热，阿胶养阴补血，三药助熟地养血和营；青蒿清热透络，引邪外出，与牡丹皮相配，退热除蒸，上药为佐。诸药合用，滋阴补血，清退虚热。

5. 腹宁汤

【来源】《辨证录》

【组成】 当归 6g　熟地黄 15g　阿胶 10g　人参 10g　麦冬 10g　山药 15g　续断 12g　炙甘草 6g　肉桂 6g

【方剂索引】

《辨证录•产后诸病门》：产后小腹痛，按之即止，人亦以为儿枕之痛也，谁知血虚之故乎？产后亡血过多，则血舍空虚，原能腹痛，但痛实不同。如燥糠触体光景，此乃虚痛，非实痛也。

凡虚痛宜补，而产后之虚痛尤宜补。惟是血虚之病，必须用补血之剂，而补血之味，大约润滑居多，恐与大肠不无相碍。然而产后则肠中干燥，润滑正相宜也。故补血不特腹中甚安，肠中亦甚便耳。方用腹宁汤。

当归一两　续断二钱　阿胶三钱　人参三钱　麦冬三钱　炙甘草一钱　山药三钱　熟地一两　肉桂二分　水煎服。一剂痛轻，二剂痛止，多服更美。

此方补气补血之药也。然补气无太甚之忧，补血无太滞之害，气血既生，不必止痛而痛自止矣。

【功效】 补气养血止痛。

【主治】 产后血虚小腹痛，按之即止。

【方解】 当归补血调经止痛，熟地黄补血滋阴，共为君。阿胶补血滋阴，助君药养血补血；人参益气养血，健脾和营，二药为臣。麦冬养阴生津，助熟地黄养阴生津；山药补脾益肾，辅人参益气健脾；续断补肝肾，共为佐药。炙甘草健运脾胃，调和诸药，肉桂温经止痛，引药入经，共为佐使。此方为补气养血之药，然补气无太甚之忧，补血无太滞之害，气血既生，不必止痛而痛自止。

（二）止血方

1. 黄土汤

【来源】《金匮要略》

【组成】 甘草 15g　生地黄 20g　白术 15g　炮附子 10g　阿胶（烊化）6g　黄芩 6g　灶心土 20g

【方剂索引】

《金匮要略•惊悸吐衄下血胸满瘀血病脉证治》：下血，先便后血，此远血也，黄土汤主之。黄土汤方亦主吐血、衄血。

甘草　干地黄　白术　附子炮　阿胶　黄芩各三两　灶中黄土半斤

上七味，以水八升，煮取三升，分温二服。

【功效】 温阳健脾，养血止血。

【主治】 治脾气虚寒，大便下血，及吐血，衄血，妇人血崩，血色暗淡，四肢不温，面色萎黄，舌淡苔白，脉沉无力者。

【方解】 本方所治证属脾虚阳衰，血失所统。下血是病之标，虚寒是病之本，治当标本兼顾，以温阳止血立法。方用灶心黄土为君，性温而入脾胃二经，温中止血，能治吐衄崩带，肠风尿血。附子、白术温阳健脾，以建中土统血之权而为臣。生地黄、阿胶滋阴养血，制术、附之温燥，以防耗阴动血，阳失所附。而生地黄、阿胶得术、附之温行，则无滋腻碍脾之虑，却有相辅相成之功。更配以黄芩苦寒坚阴，补中寓清，甘草和药缓中，共为佐使。诸药合用，刚柔相济，温阳而不伤阴，滋阴而不碍阳。正如尤怡所说："黄土温燥入脾，合白术、附子以复健行之气；阿胶、生地黄、甘草，以益脱竭之血；而又虑辛温之品，转为血病之厉，故又以黄芩之苦寒，防其太过，所谓有制之师也"。

2. 胶艾汤

【来源】《金匮要略》

【组成】 川芎10g 阿胶10g 甘草10g 艾叶6g 当归10g 生地黄15g 白芍15g

【方剂索引】

《金匮要略·妇人妊娠病脉证并治》：师曰：妇人有漏下者，有半产后因续下血都不绝者，有妊娠下血者。假令妊娠腹中痛，为胞阻，胶艾汤主之。

芎归胶艾汤方（一方加干姜一两，胡洽治妇人胞动，无干姜）

芎䓖 阿胶 甘草各二两 艾叶 当归各三两 芍药四两 干地黄四两

上七味，以水五升，清酒三升，合煮，取三升，去滓，内胶，令消尽，温服一升，日三服，不差更作。

妇人陷经，漏下，黑不解，胶姜汤主之。臣亿等校诸本无胶姜汤方，想是前妊娠中胶艾汤。

【功效】 滋阴养血，暖宫调经，安胎止崩。

【主治】 崩漏不止，月经过多，或妊娠下血，腹中痛，胎动不安，或产后下血，淋漓不断。

【方解】 本方主治因冲任虚损所致的出血证，治宜补血止血、调经安胎。阿胶益阴、艾叶补阳，两药均为止血、调经、安胎要药，共为君药。四物汤（干地黄、当归、芍药、川芎）补血调经共为臣佐药。甘草调和诸药为使药，配阿胶善于止血，配白芍能止痛。诸药合用，以补血止血为主，兼调经安胎。

3. 阿胶芍药汤

【来源】《圣济总录》

【组成】 阿胶10g 赤芍10g 当归10g 甘草5g 竹叶3g

【方剂索引】

《圣济总录·结阴大便血》：治便血如小豆汁，阿胶芍药汤方。

阿胶（炙令燥） 赤芍药 当归（切焙）各一两 甘草（炙锉）半两

上四味，粗捣筛，每服五钱匕，水一盏半，入竹叶二七片，同煎至八分，去滓温服。

【功效】 滋阴止血。

【主治】 大便下血不止，便血如小豆汁。

【方解】 本方主治结阴便血。夫邪在五脏，则阴脉不和，阴脉不和，则血留之，结阴之病，以阴气内结，不得外行，血无所禀，渗入肠间，故便血也。阿胶滋阴养血止血，赤芍祛邪行瘀凉血，当归补血活血，竹叶清心凉血，甘草调和诸药，五者合用，补而不腻，止血又不留邪，共达滋阴止血之功效。

（三）滋阴补肺方

1. 清燥救肺汤

【来源】《医门法律》

【组成】 桑叶12g 煅石膏15g 甘草10g 人参10g 胡麻仁10g 阿胶10g 麦冬10g 杏仁10g 枇杷叶12g

【方剂索引】

《医门法律·伤燥门》：自制清燥救肺汤治诸气膹郁，诸痿喘呕。

桑叶（经霜者，得金气而柔润不凋，取之为君，去枝梗净叶）三钱 石膏（禀清肃之气，极清肺热）二钱五分 甘草（和胃生金）一钱 人参（生胃之津，养肺之气）七分 胡麻仁（炒，研）一钱 真阿胶八分 麦门冬（去心）一钱二分 杏仁（炮，去皮尖，炒黄）七分 枇杷叶一片（刷去毛，蜜涂炙黄）

水一碗，煎六分，频频二三次滚热服。痰多加贝母、瓜蒌，血枯加生地黄，热甚加犀角、羚羊角，或加牛黄。

【功效】 清燥润肺，益气养阴。

【主治】 温燥伤肺证。身热头痛，干咳无痰，气逆而喘，咽喉干燥，鼻燥，胸满胁痛，心烦口渴，舌干少苔，脉虚大而数。

【方解】 方中重用霜桑叶为君，取其质轻寒润入肺，清透宣泄燥热，清肺止咳。石膏辛甘大寒，善清肺热而兼能生津止渴；与甘寒养阴生津之麦冬相伍，可助桑叶清除温燥，并兼顾损伤之津液，共为臣药。肺为娇脏，清肺不可过于寒凉，故石膏煅用。《素问·脏气法时论篇》曰："肺苦气上逆，急食苦以泄之。"用少量苦杏仁、枇杷叶苦降肺气，止咳平喘；阿胶、胡麻仁以助麦冬养阴润燥。《难经·十四难》云："损其肺者，益其气。"而土为金之母，故用人参、甘草益气补中，培土生金，以上均为佐药。甘草调和药性，兼为使药。诸药合用，使燥热得清，气阴得复，肺金濡润，肺逆得降，诸症自除。

2. 补肺阿胶汤（原名阿胶散）

【来源】《小儿药证直诀》

【组成】 阿胶 10g　马兜铃 6g　炙甘草 6g　牛蒡子 10g　杏仁 12g　糯米 10g

【方剂索引】

《小儿药证直诀·诸方》：阿胶散，又名补肺散，治小儿肺虚气粗喘促。

阿胶一两五钱（麸炒）　黍粘子（炒香）　甘草（炙）各二钱五分　马兜铃五钱（焙）　杏仁七个（去皮尖，炒）　糯米一两（炒）

上为末，每服一二钱，水一盏，煎至六分，食后温服。

【功效】 养阴补肺，止咳止血。

【主治】 阴虚火盛。症见咳嗽气喘，干咳少痰，或痰中带血，咽喉干燥疼痛，舌红、少苔，脉细数。

【方解】 病由肺阴虚损，故当滋阴补肺，证见咳嗽有热，理宜清热宁嗽。此方用阿胶滋阴补肺，兼能养血止血，糯米、甘草补脾益肺，兼防凉药败胃，是治其本。马兜铃清热止咳，杏仁下气平喘，牛蒡子开宣壅遏，是治其标。方名补肺，补中有泻，不可不审。若痰中带血，热象显著，是肝火犯肺之象，可加青黛、栀子、黄芩等药清肝宁肺；若痰稍多，加入瓜蒌、贝母清热化痰，疗效始著。此方体现恢复肺的宣降功能为主，补肺滋阴为辅的配伍形式。如果痰中带血，则阿胶的主要作用在于止血，更不能说是补肺，原名阿胶散而不名为补肺阿胶汤，有一定道理。若无痰中带血，才是利用阿胶滋阴润肺，不可不知。马兜铃用量宜轻，重用可能导致吐泻不止，改用枇杷叶，则无吐泻之忧。

3. 阿胶饮

【来源】《圣济总录》

【组成】 阿胶 12g　人参 10g

【方剂索引】

《圣济总录·咳嗽门·久嗽》：阿胶（炙燥）　一两　人参　二两

上二味，捣罗为散。每服三钱匕，豉汤一盏，入葱白少许，同煎三沸放温。遇嗽时呷三五呷，根据前温暖，备嗽时再呷之。

【功效】 滋阴养血，补气止咳。

【主治】 治久咳嗽。

【方解】 方中以人参为君药，有补元气，复脉固脱，补脾益肺，生津，安神之效，此方治咳嗽日久气阴被伤，故取其大补元气，益肺气之效；阿胶补血滋阴，润燥；咳嗽日久伤阴耗气，两药合用滋阴补气，扶正固本。

4. 月华丸

【来源】《医学心悟》

【组成】 天冬 10g　麦冬 12g　生地 20g　熟地 15g　山药 15g　百部 10g　沙参 12g　川贝母 6g　阿胶 10g　茯苓 12g　獭肝 10g　三七 12g　菊花 12g　桑叶 10g

【方剂索引】

《医学心悟·虚劳》：虚损渐成，咳嗽不止，乃用紫菀散、月华丸，清而补之。此治虚咳之要诀也。

滋阴降火，消痰祛瘀，止咳定喘，保肺平肝，消风热，杀尸虫，此阴虚发咳之圣药也。

天冬（去心蒸）　麦冬（去心蒸）　生地（酒洗）　熟地（九蒸晒）　山药（乳蒸）　百部（蒸）　沙参（蒸）　川贝母（去心蒸）　真阿胶各一两　茯苓（乳蒸）　獭肝　广三七各五钱

用白菊花二两（去蒂），桑叶二两（经霜者）熬膏，将阿胶化入膏内，和药稍加炼蜜为丸，如子弹大。每服一丸，噙化，日三服。

【功效】 滋阴降火，消痰祛瘀，止咳定喘。

【主治】 肺肾阴虚。久咳或痰中带血及劳瘵久嗽。症见五心烦热，形体羸瘦，干咳无痰，或咳痰而带血，口燥咽干，舌红少津。

【方解】 本方是为肺肾阴虚，劳瘵久嗽之证而设，故以滋阴降火保肺为主，辅以宁嗽止血。方中沙参、麦冬、天冬、生熟地黄益肾润肺，滋阴清热，共为君药。百部、川贝母、獭肝润肺化痰，止咳杀虫；阿胶养血止血；共为臣药。三七止血和营，使血止而不留瘀；山药、茯苓益气健脾，培土生金；桑叶、菊花疏风宣肺，使降中寓升。诸药合用，共奏滋阴润肺，化痰宁嗽，清热止血之功。

（四）滋阴润燥方

1. 阿胶枳壳丸

【来源】《太平惠民和剂局方》

【组成】 阿胶 60g　枳壳 60g　滑石 15g

【方剂索引】

《太平惠民和剂局方·续添诸局经验秘方》：治产后虚羸，大便秘涩。阿胶（碎炒）　枳壳（浸，去瓤，麸炒）各二两　滑石（研飞为衣）半两，上为末，炼蜜丸，如梧桐子大。每服二十丸，温水下，半日来未通再服。

【功效】 养血通便。

【主治】 产后虚羸，大便秘涩。

【方解】 妇人产后气血亏虚，肠胃虚竭，津液不足，故易出现大便秘涩不通的症状。阿胶味甘，性平，养血滋阴，润肠通便，枳壳理气宽中，行滞消胀，二者同用达到滋阴润肠，行滞通便的作用，佐以少量滑石为衣，取其散积热，利诸窍，通壅滞，助阿胶、枳壳两药通利大便之效。

2. 当归阿胶汤

【来源】《罗氏会约医镜》

【组成】 熟地黄 15g　阿胶 10g　当归 10g　茯苓 12g　白芍 20g　麦冬 10g　瓜蒌仁 12g　甘草 10g

【方剂索引】

《罗氏会约医镜·杂证》：治一切干燥，口渴便焦，津涸血枯等证。

当归二钱　白芍钱半　熟地三钱　茯苓二钱　阿胶三钱（制）　麦冬钱半　栝蒌仁（去油），一钱　甘草一钱

大枣三枚，食远服。如渴甚，加花粉二钱。如大便干焦，加肉苁蓉二三钱，威参七钱，或再加火麻仁、郁李仁各二钱。血燥，加桃仁捣膏调服，红花五分。如大便风秘，加秦艽三钱，防风钱半。凡欲润者，如牛羊乳、藕汁、蜂蜜之类是也。

【功效】 滋阴润燥。

【主治】 一切干燥，口渴便焦，津涸血枯。

【方解】 熟地黄、阿胶补血滋阴，补养营血燥涸，为君药。当归活血补血，滋阴润肠，助熟地黄滋养营血；茯苓健脾养血，二药为臣药。麦冬养阴润肺，益胃生津，白芍养血和营；瓜蒌仁润肺滑肠，三药为佐药。甘草调和诸药为使药。全方重在滋阴润燥，兼以生津润肠，并健脾养生血之源。

（五）滋阴益肾养肝方

1. 阿胶鸡子黄汤

【来源】《重订通俗伤寒论》

【组成】 阿胶 10g　白芍 15g　石决明 20g　钩藤 12g　生地黄 15g　炙甘草 10g　生牡蛎 20g　络石藤 12g　茯神 10g　鸡子黄 2 个

【方剂索引】

《重订通俗伤寒论·六经方药》：阿胶鸡子黄汤。

滋阴息风法。俞氏经验方。

陈阿胶二钱（烊冲）　生白芍三钱　石决明五钱（杵）　双钩藤二钱　大生地四钱　清炙草六分　生牡蛎四钱（杵）　络石藤三钱　茯神木四钱　鸡子黄二枚（先煎代水）

【功效】 滋阴养血，柔肝息风。

【主治】 邪热久羁，阴血不足，虚风内动证。筋脉拘急，手足瘈疭，或头晕目眩，舌绛苔少，脉细数。

【方解】 方中阿胶、鸡子黄乃血肉有情之品，滋阴养血，濡养筋脉，共为君药。生地黄、白芍滋阴养血，柔肝息风，为臣药。阴血虚者无以制阳，肝阳浮亢而生风，故以钩藤、石决明、牡蛎平肝潜阳而息风；茯神木平肝安神，兼能通络；络石藤舒筋活络，均为佐药。炙甘草调和诸药，合白芍酸甘化阴，舒筋缓急，用为佐使。诸药相配，共奏养血滋阴，柔肝息风之功。

2. 大定风珠

【来源】《温病条辨》

【组成】 白芍 20g　生地黄 15g　麦冬 10g　阿胶 10g　生龟甲 12g　生牡蛎 18g　生鳖甲 20g　炙甘草 10g　胡麻仁 10g　五味子 6g　鸡子黄 2 个

【方剂索引】

《温病条辨·下焦篇》：热邪久羁，吸烁真阴，或因误表，或因妄攻，神倦瘛疭，脉气虚弱，舌绛苔少，时时欲脱者，大定风珠主之。

此邪气已去八、九，真阴仅存一二之治也。

观脉虚苔少可知。故以大队浓浊填阴塞隙，介属潜阳镇定。以鸡子黄一味，从足太阴，下安足三阴，上济手三阴，使上下交合，阴得安其位，斯阳可立根基，俾阴阳有眷属一家之

义，庶可不致绝脱欤！

大定风珠方（酸甘咸法）

生白芍六钱　阿胶三钱　生龟板四钱　干地黄六钱　麻仁二钱　五味子二钱　生牡蛎四钱　麦冬（连心）六钱　炙甘草四钱　鸡子黄（生）二枚　鳖甲（生）四钱

水八杯，煮取三杯，去滓，再入鸡子黄，搅令相得，分三次服。喘加人参，自汗者加龙骨、人参、小麦，悸者加茯神、人参、小麦。

【功效】 滋液育阴，柔肝息风。

【主治】 治热灼真阴，虚风内动，症见神倦瘛疭，脉象虚弱，舌绛苔少，有欲脱之势者。

【方解】 本方证是因温病时久，邪热灼伤真阴，或因误汗、妄攻，重伤阴液所致，故治用味厚滋补的药物为主以滋阴养液，填补欲竭之真阴，平息内动之虚风。方中鸡子黄、阿胶滋阴养液以息内风，为君药。地黄、麦冬、白芍滋阴柔肝；龟甲、鳖甲育阴潜阳，均为臣药。麻仁养阴润燥，牡蛎平肝潜阳；五味子、炙甘草酸甘化阴，以加强滋阴息风之功，均为佐使药。合用共奏滋阴养液，柔肝息风之效。

3. 黄连阿胶汤

【来源】《伤寒论》

【组成】 黄连 6g　黄芩 12g　白芍 15g　鸡子黄 2 个　阿胶 10g

【方剂索引】

《伤寒论·辨少阴病脉证并治》：少阴病，得之二三日以上，心中烦、不得卧，黄连阿胶汤主之。

黄连四两　黄芩二两　芍药二两　鸡子黄二枚　阿胶三两。

上五味，以水六升，先煮三物，取二升，去滓，内胶烊尽，小冷，内鸡子黄，搅令相得，温服七合，日三服。

【功效】 养阴清热。

【主治】 治阴虚火旺而致的心中烦，失眠，舌红苔燥，脉细数。

【方解】 本方所治为阴亏火旺之证。肾水不足，心火亢盛，故见心烦不眠，卧起不安。方中黄连、阿胶为君药，黄连清心降火而除烦，阿胶滋肾水以益阴。臣以黄芩，助黄连清心降火。再以芍药、鸡子黄滋肾阴，养营血，安心神，以为佐使。全方相配，既清心火，又益肾水，心肾相交，水火既济，则心烦不眠等症自除。又方中芩、连二药，苦寒之性，能清肠中湿热，白芍、阿胶复能敛阴止血，芩、芍相配，又善清肠热而止腹痛，故本方又可治疗痢疾腹痛下脓血者，是取其能清湿而止痢也。本方对温毒下痢脓血，而见烦躁不得眠者，亦可应用。合为滋水降火、交通阴阳之剂。

4. 养肝活络汤

【来源】《罗氏会约医镜》

【组成】 熟地黄 18g　当归 6g　黄芪 20g　白术 15g　白芍 18g　肉桂 10g　秦艽 10g　防风 6g　木瓜 6g　阿胶 12g

【方剂索引】

《罗氏会约医镜·妇科》：治血虚不能养肝，以致木动风摇，角弓反张，神昏仆倒，即痉证也。

当归二钱　白芍（酒炒）　肉桂各一钱　蜜芪钱半　熟地二三钱　秦艽　防风　木瓜　阿胶（炒）各一钱　白术钱半

以此温养之。如不应，加附子、人参。如血虚有热者，加生地二钱，丹皮钱半。如风甚不退，四肢拘挛，加勾藤勾二钱。犹未应，乃药力未到，宜多用之。

中风昏迷，用荆芥穗为末，童便加酒调服二钱，神效。愈后，当服上方。

【功效】 滋阴养血，息风通络。

【主治】 产后中风，血虚不能养肝，以致木动风摇，角弓反张，神昏仆倒。

【方解】 熟地滋阴养血，补益肝肾，为君。当归补血活血，蜜芪益气健脾养血，白术健运脾胃，三药共培生血之源，为臣。白芍滋阴柔肝，壮水涵木，阿胶滋阴养液，以息虚风，与当归共助熟地滋养心肝；秦艽祛风清热，通经活络，为治风治血，治血虚风中经络常用药物，配伍木瓜平肝舒筋；防风除湿醒脾和中；肉桂温通阳气，阳中求阴，共为佐。全方滋阴养血，贯彻"治风先治血，血行风自灭"之治法，养血柔肝，辅以通络，则祛风止痉。

（六）调经安胎方

1. 温经汤

【来源】《金匮要略》

【组成】 吴茱萸 6g　当归 6g　芍药 15g　川芎 10g　人参 10g　桂枝 10g　阿胶 10g　牡丹皮 12g　生姜 10g　甘草 10g　半夏 6g　麦冬 10g

【方剂索引】

《金匮要略·妇人杂病脉证并治》：问曰：妇人年五十所，病下利，数十日不止，暮即发热，少腹里急，腹满，手掌烦热，唇口干燥，何也？师曰：此病属带下。何以故？曾经半产，瘀血在少腹不去。何以知之？其证唇口干燥，故知之，当以温经汤主之。

温经汤方

吴茱萸三两　当归　芎䓖　芍药各二两　人参　桂枝　阿胶　牡丹皮（去心）　生姜　甘草各二两　半夏半升　麦门冬一升（去心）

上十二味，以水一斗，煮取三升，分温三服。

亦主妇人少腹寒，久不受胎，兼取崩中去血，或月水来过多，及至期不来。

【功效】 温经散寒，养血祛瘀。

【主治】 冲任虚寒，瘀血阻滞证。漏下不止，淋漓不畅，血色暗而有块，或月经超前或延后，或逾期不止，或一月再行，或经停不至，而见少腹里急，腹满，傍晚发热，手心烦热，唇口干燥，舌质暗红，脉细而涩。亦治妇人宫冷，久不受孕。

【方解】 方中吴茱萸辛热，入肝肾而走冲任，散寒行气止痛；桂枝辛甘温入血分，温通血脉，二者温经散寒，行血通脉，共为君药。当归、川芎、芍药活血祛瘀，养血调经，能补血之虚，能祛血之瘀；牡丹皮之辛苦微寒，活血祛瘀，并能清退虚热，为臣药。阿胶甘平，养血止血，滋阴润燥；麦冬甘寒清润，滋阴润燥，合阿胶以滋阴养血，配牡丹皮以清虚热，并制桂、萸之温燥；阳明气血充足，则冲任得以盈满，配伍人参、甘草，益气健脾，以资生化之源，阳生阴长，气旺血充；半夏辛温行散，入胃经通降胃气，以助通冲任，散瘀结；生姜既温胃气以助生化，又助吴茱萸、桂枝以温经散寒，以上均为佐药。甘草调和诸药，兼为使药。诸药合用，温经散寒，活血养血，使瘀血去，新血生，血脉和畅，经血自调。方名温经，且重用吴茱萸，使本方功效重在温散寒邪，温中寓通，温中寓补，温中寓清，可谓主次分明，全面兼顾。

2. 寿胎丸

【来源】《医学衷中参西录》

【组成】 菟丝子 20g　桑寄生 20g　续断 15g　阿胶 10g

【方剂索引】

《医学衷中参西录·医方·治女科方》：治滑胎。

菟丝子（炒熟）四两　桑寄生二两　川续断二两　真阿胶二两

上药将前三味轧细，水化阿胶和为丸，一分重（干足一分）。每服二十丸，开水送下，日再服。气虚者，加人参二两。大气陷者，加生黄芪三两（大气陷证详第四卷升陷汤下）。食少者，加炒白术二两。凉者，加炒补骨脂二两。热者，加生地二两。

【功效】 固肾安胎。

【主治】 妊娠期中，腰部酸胀，小腹坠胀，或阴道流血。头晕耳鸣，两腿软弱，小便频数，甚至失禁，或曾数次滑胎，舌淡苔白，尺脉沉弱。

【方解】 肾虚不固而滑胎、胎漏，法当固肾安胎。菟丝子有补肝肾，益精髓，治胎漏，止尿频等功效，作用全面，用量最重，当是君药。桑寄生、续断有调血脉，补肝肾，止胎漏之功，故共为君药之助。君臣相伍，补益肝肾，固摄胎元。妊娠全凭血以养胎，故用阿胶养血止血，既可使血旺而能养胎安胎，又可止血以防胎漏伤及胎气。四药性味和平，静而不动，组合成方，用治胎漏、滑胎，最为合拍。

3. 胶艾四物汤

【来源】《万物回春》

【组成】 艾叶 6g　阿胶 10g　当归 10g　川芎 12g　酒白芍 15g　熟地黄 15g　黄芩 10g　白术 12g　醋香附 10g　砂仁 5g

【方剂索引】

《万物回春》卷六：一名安胎饮，治胎漏下血腹痛。

当归　川芎　白芍（酒炒）　熟地　阿胶（炒）　条芩　白术（去芦）　砂仁　香附（炒）　艾叶（少许）

上锉剂，糯米一撮，水煎，空心服。

【功效】 补血健脾，养血安胎。

【主治】 治胎漏下血腹痛。

【方解】 阿胶补血滋阴，润燥，止血，艾叶温经止血，散寒止痛，二药相须而用，增强止血之效，共为君药；方中熟地黄滋阴补血；白芍养血敛阴；当归补血和血；川芎活血行气。四药相合，血虚能补，血滞能行，且补而不滞，行而毋伤。使营血充实，且流行通畅，则血虚血滞诸证自愈，四药共为臣药；白术健脾益气、砂仁温脾理气、香附理气宽中，调经止痛共为佐药，三药均有行气理气之效，与前药配伍，走而不守，共奏行气止血之效。此外，在一众温补之药中反佐一味黄芩，避免药性过热引起胎动不安，起到清热安胎之功效。糯米为使药，顾护胃气、补中气。

4. 阿胶汤

【来源】《备急千金要方》

【组成】 阿胶 12g　人参 10g　生姜 10g　当归 10g　白芍 15g　甘草 6g　黄芩 10g　旋覆花 15g　吴茱萸 6g　麦冬 10g

【方剂索引】

《备急千金要方·妇人方·养胎》：妊娠五月，有热苦头眩，心乱呕吐，有寒苦腹满痛，小便数。卒有恐怖，四肢疼痛，寒热，胎动无常处，腹痛，闷顿欲仆，卒有所下，阿胶汤主之方。

阿胶四两　旋覆花二合　麦门冬一升　人参一两　吴茱萸七合　生姜六两　当归　芍

药　甘草　黄芩各二两

上十味㕮咀，以水九升煮药减半，纳清酒三升并胶，微火煎取三升半，分四服，日三夜一，先食服，便愈，不瘥再服。一方用乌雌鸡一只，割取咽血，纳酒中，以水煮鸡，以煎药减半，纳酒并胶，煎取三升半，分四服。

【功效】 滋阴清热，温阳安胎。

【主治】 妊娠五月，有热，苦头眩心乱呕吐，有寒，苦腹满痛，小便数，卒有恐怖，四肢疼痛，寒热，胎动无常处，腹痛闷顿欲仆，卒有所下，宜服此。

【方解】 本方治妊娠五月，寒热，胎动无常，旨在平调寒热，以阿胶为君药，取其补血滋阴，润燥，止血之效，生姜散寒发汗，二药合用平调寒热，治寒热无常胎动不安；当归补血调经、活血止痛，芍药酸寒，养血敛阴，柔肝止痛，黄芩清热止血，三药合用，既缓急止痛，又清热补血，共为臣药；旋覆花取其降气止呕之性，吴茱萸温中补虚，降逆止呕，二药相使增强止呕之效；甘草为使药，调和诸药为国老。

5. 清肝止淋汤

【来源】《傅青主女科》

【组成】 白芍 20g　当归 10g　生地黄 15g　阿胶 12g　牡丹皮 12g　黄柏 10g　牛膝 10g　香附 12g　大枣 15g　小黑豆 18g

【方剂索引】

《傅青主女科·带下》：妇人有带下而色红者，似血非血，淋沥不断，所谓赤带也。夫赤带亦湿病，湿是土之气，宜见黄白之色，今不见黄白而见赤者，火热故也。火色赤，故带下亦赤耳。惟是带脉系于腰脐之间，近乎至阴之地，不宜有火。而今见火症，岂其路通于命门，而命门之火出而烧之耶？不知带脉通于肾，而肾气通于肝。妇人忧思伤脾，又加郁怒伤肝，于是肝经之郁火内炽，下克脾土，脾土不能运化，致湿热之气蕴于带脉之间，而肝不藏血，亦渗于带脉之内，皆由脾气受伤，运化无力，湿热之气，随气下陷，同血俱下，所以似血非血之形象，现于其色也。其实血与湿不能两分，世人以赤带属之心火误矣，治法须清肝火而扶脾气，则庶几可愈。方用清肝止淋汤。

白芍一两（醋炒）　当归一两（酒洗）　生地五钱（酒炒）　阿胶三钱（白面炒）　粉丹皮三钱　黄柏二钱　牛膝二钱　香附一钱（酒炒）　红枣十个　小黑豆一两

水煎服。一剂少止，二剂又少止，四剂痊愈，十剂不再发。此方但主补肝之血，全不利脾之湿者，以赤带之为病，火重而湿轻也。夫火之所以旺者，由于血之衰，补血即足以制火。且水与血合而成赤带之症，竟不能辨其是湿非湿，则湿亦尽化而为血矣，所以治血则湿亦除，又何必利湿之多事哉！此方之妙，妙在纯于治血，少加清火之味，故奏功独奇。倘一利其湿，反引火下行，转难遽效矣。或问曰："先生前言助其脾土之气，今但补其肝木之血何也？"不知用芍药以平肝，则肝气得舒，肝气舒自不克土，脾不受克，则脾土自旺，是平肝正所以扶脾耳，又何必加人参、白术之品，以致累事哉！

【功效】 养血凉肝，止血止带。

【主治】 赤带证属阴虚血热者。症见带下色红，似血非血，淋漓不断，质黏稠，或有臭味，头晕眼花，心烦少寐，口苦咽干，舌红少苔，脉弦细数。

【方解】 方中白芍酸苦微寒，入肝脾二经。功擅养血敛阴，柔肝缓急；生地黄甘苦寒，质润多液。既可清热凉血，又能滋阴生津。二者配伍，一长于补，一善于清，为君药。当归补血调肝；阿胶养血止血，二药助白芍补肝之阴血。牡丹皮清肝凉血，活血散瘀；黄柏清泄相火，燥湿止带。二者助生地黄清热凉血以止血，且止血无留瘀之弊，止带无伤阴之虑。以上为臣药。黑豆补肾滋任；香附疏肝理气，不仅可使气机通畅而郁解热化，而且能制诸补血滋阴之品之腻滞；牛膝补肝肾，并引药下行。三药共为佐药。红枣益气补血，和中调药为使。全方补血滋阴以制火，清肝凉血以保阴，止血不留瘀，燥湿不伤阴，对阴血亏虚，肝经郁热夹湿之赤带较为适宜。

6. 安胎当归汤

【来源】《外台秘要》

【组成】 当归 12g　阿胶 18g　川芎 10g　人参 10g　大枣 15g　艾叶 10g

【方剂索引】

《外台秘要·妊娠随月数服药及将息法一十九首》：又妊娠十月，五脏俱备，六腑齐通，纳天地气于丹田，故使关节人神皆备，但俟时而生。（《集验》《延年》同。并出第二卷中）《小品》疗妊娠五月日，举动惊愕，动胎不安，下在小腹，痛引腰胳（公洛切，腋下也），小便疼，下血，安胎当归汤方。

当归　阿胶（炙）　芎䓖　人参各一两　大枣十二枚（擘）　艾（一虎口）

上六味，切，以酒、水各三升合煮，取三升，去滓，内胶令烊，分三服。腹中当小便缓，瘥也。

【功效】 补气养血，止血安胎。

【主治】 胎漏、胎动不安证属气血虚弱者。症见妊娠五月后，举动惊愕，小腹疼痛，痛引腰骶，或阴道流血，量少，色淡，质稀，舌质淡，苔薄白，脉细滑而弱。

【方解】 方中当归甘辛性温，质润而腻，养血和血；阿胶甘平质黏，犹长补血止血，兼能养血安胎。二药相伍，补血和血，养胎安胎之力倍增，本方取之以为君药。川芎辛温而燥，性善行走，活血行气，与当归配伍，润燥相宜，使气血各有所归。艾叶辛温香燥，功偏安胎止血，亦可行气定痛，伍黏腻之阿胶则无温燥之嫌，为安胎常用药对。此二者共辅归、胶养血止血，调气安胎。故取之以为臣药。人参补气力雄，既有助于补元载胎、摄血养胎，又可扶脾以益气血生化之源；大枣补气健脾，养血安神，既为人参、当归之助，并可调和诸药，共为佐使。全方补气摄血以止漏，养血固冲以安胎，标本兼顾，故对气血虚弱之胎漏、胎动不安适宜。

7. 芎䓖补血汤

【来源】《胎产秘书》

【组成】 川芎 10g　白术 20g　阿胶 12g　白芍 15g　杜仲 15g　人参 12g　黄芪 20g　木香 12g　五味子 6g　甘草 6g　生姜 5g　大枣 10g

【方剂索引】

《胎产秘书·半产》：凡妊娠月未足而半产者，由气血虚弱，脏腑皆虚，加以病患相感，情欲相扰，以致精血攻冲，侵损营卫，而胎无所养，与枯枝落果无异。如既堕，以生化汤加减治之。未堕而血行腰痛，急以十圣散连进数帖，或芎䓖补血汤。

川芎　白术　阿胶　白芍　杜仲　人参　黄芪　五味子　木香各等钱　甘草八分　姜一片　枣二枚

按：此症保胎无忧散，方列漏胎下，连服七八剂，一日两帖更妙。

【功效】 理血补虚，调经安胎。

【主治】 妊娠月未足，由气血虚弱，脏腑皆虚，加以病患相感，情欲相扰，以致精血攻冲，侵损荣卫而有胎无所养，而半产胎未堕，血行腰痛者。

【方解】 川芎行气开郁，活血止痛为君药。阿胶，滋阴补血，止血安胎，白芍归肝、脾经，养血调经，柔肝止痛，二药合用，养血调肝，滋阴润燥；人参、黄芪、白术益气健脾，生津养血，以资生化之源，五药为臣。杜仲补肝肾，强筋骨，安胎；五味子味酸，益气生津，补肾宁心；木香理气畅中，健脾止痛；生姜性微温，解表温中，温胃以助生化；大枣补脾和胃，益气生津为佐。甘草补脾益气，缓急止痛，调和诸药为佐使。诸药合用，理血与补虚兼顾，调经与安胎相合。

8. 小补血汤

【来源】《产孕集》

【组成】 党参 15g　阿胶 10g　川芎 12g　生姜 10g

【方剂索引】

《产孕集·去疾》：头痛者，血虚也，其候痛连颠顶，掣引脑顶，紧急欲死。厥阴、少阳、阳明之脉，会于颠，络于额，贯于脑，骤亡其血，脉络不安，故震动而痛，宜小补血汤。

小补血汤：川芎三钱　党参一两　阿胶五钱　生姜二钱

【功效】 补血濡经止痛。

【主治】 产后血虚头痛，痛连颠顶，掣引脑项，紧急欲死。厥阴少阳阳明之脉，会于颠，络于额，贯于脑，骤亡其血，脉络不安，故震动而痛。

【方解】 党参健脾养血，以脾土之能，沐肝经亏虚，为君药。阿胶补血滋阴润燥为臣。生姜升发药力为佐。川芎入厥阴，引药上行于颠，行气止痛，为佐使药。全方养血补脾，濡养肝经，缓急止痛。

9. 白芍药丸

【来源】《鸡峰普济方》

【组成】 白芍 20g　川芎 10g　白术 15g　阿胶 10g　当归 6g　干姜 6g　人参 10g

【方剂索引】

《鸡峰普济方·妇人》：白芍药丸。

治妇人冲任久虚，内挟风冷，或怀孕不牢，或妊娠久不能产，饮食进退，肢体倦息，头眩项强，皆由气血虚弱，风冷客滞于内。

白芍药　川芎　白术　阿胶　当归各一两　干姜　人参各三分

上为细末，炼蜜和丸，如梧桐子大。每服三十丸，空心米饮送下。

【功效】 补血调经。

【主治】 妇人气血虚弱，冲任久虚，风冷客滞于内，以致怀孕不牢；或妊娠久不能产，饮食进退，肢体倦怠，头眩项强。

【方解】 白芍药敛阴养血，调经柔肝，为君药。当归补血调经，阿胶滋阴养血，二药补养冲任；人参生津养血，益气安神，白术健脾燥湿，二药治脾土虚弱，共为臣药。川芎祛风活血，防止补药壅滞；干姜温中，散血脉之寒，二药为佐药。全方以益气补血为主，兼具调节冲任之功。

10. 补经汤

【来源】《女科切要》

【组成】 人参 10g　白术 15g　川芎 10g　香附 12g　当归 6g　熟地黄 12g　延胡索 12g　肉桂 6g　吴茱萸 6g　砂仁 6g　茯神 10g　沉香 6g　阿胶 12g　黄芪 20g　小茴香 6g　陈皮 10g　白芍 10g

【方剂索引】

《女科切要·血癖》：又有癖块一证，虽因痰与血食三者而成。然成于血者居多，因痰与食而成块者，虽成而不碍其经水。成于血者，亦有经虽来不时而断也，此必经水既来之候，尚有旧血未尽。或偶感于寒气，或触于怒气，留滞于两胁小腹之间，则成血癖也。有经水月久不行，腹胁有块作痛，是经血作瘕，法当调经止痛，桃仁、浓朴、当归、红花、香附、元胡、肉桂、丹皮、乳香、木香、牛膝、小茴、砂仁之类。有经行腹痛，麻痹头疼寒热，乃触经感冒也，宜加减五积散。若经行时遍身疼痛，手足麻痹，寒热目眩，照前方去干姜，加羌活、独活、白芷、当归、官桂、麻黄、川芎、白芍、陈皮、苍术之类。又有经水不调，小腹时痛，赤白带下，乃子宫虚寒，治宜艾附暖宫丸。亦有行时气血虚弱，血海寒冷，经水不调，心腹疼痛，带下如鱼脑，或如泔，错杂不分，信期淋漓不止，面黄肌瘦，四肢无力，头晕眼花者，宜补经汤。

补经汤

人参　白术　川芎　香附　当归　熟地　元胡　肉桂　吴萸　砂仁　茯神　沉香　阿胶　黄芪　小茴　陈皮　白芍

水煎服。

【功效】 益气养血，调经散寒。

【主治】 血癖，经行气血虚弱，血海寒冷，经水不调，心腹疼痛，带下如鱼脑或米泔，错杂不分，信期淋漓不止，面黄肌瘦，四肢无力，头晕眼花者。

【方解】 人参大补元气，熟地黄滋阴补血，二药合用，益气养血为君。当归补血活血，白芍养血合营，二药助熟地黄滋养心肝；白术健运脾胃，助人参益气补脾，三药为臣。川芎、延胡索行气活血，香附理气调经，使熟地黄、当归、白芍补而不滞；黄芪补气养血，阿胶滋阴养血，陈皮理气健脾，茯神宁心安神，砂仁温脾化湿，理气安胎，共助人参、熟地黄益气养血；肉桂大热，补火助阳，引火归原，散寒止痛，活血通经，小茴香辛温，开胃进食，理气散寒，有助阳道，加上吴茱萸散寒，沉香温中行气止痛，共合散寒止痛之功，上药皆为佐药。诸药合用，重在益气养血，加上温阳药运助元阳，既补已虚，又散血脉之寒，则调经止痛。

11. 保孕丸

【来源】《医级》

【组成】 熟地黄 15g　当归 6g　川续断 12g　白术 15g　阿胶 10g　香附 12g　陈皮 6g　艾叶 10g　益母草 20g　川芎 10g　黄芩 10g　砂仁 5g

【方剂索引】

《医级·女科类方》：保孕丸。

凡妇人受孕，经三月而堕胎者，虽气血不足，乃中冲有伤所致。中冲为阳明胃脉，主供应胎孕，中有所逆则中冲伤而不能供给胎元，要在节饮食，戒恼怒，绝嗜欲静养，此丸可保。

熟地　当归　川断　白术各四两　阿胶　香附各二两　陈皮　艾叶　益母　川芎　黄芩各一两　砂仁五钱

枣肉为丸，每服三四钱，米饮下。

【功效】 养血安胎。

【主治】 妇人受孕，气血不足，经三月而堕胎者。

【方解】 熟地黄养血滋阴，益精填髓，当归补血调经，白术健脾益气安胎，三药为君。川续断补肝肾、调血脉，阿胶补血滋阴，二药共助当归、熟地黄滋补益肾；香附理气开郁，疏肝调经，上药为臣。陈皮理气健脾，川芎活血行气，二药协助香附行气滞以畅气机，又防气郁而津壅；益母草清热活血调经，黄芩清热燥湿，艾叶温经散寒，砂仁温脾理气，四药调经安胎为佐。全方滋阴养血，疏肝解郁，使气得以复，血得以养，则理气调经安胎。

12. 阿胶煎丸

【来源】《幼幼新书》

【组成】阿胶 10g　艾叶 10g　糯米 12g　炮附子 10g　枳壳 10g

【方剂索引】

《幼幼新书·求子方论》：阿胶煎丸

治妇人血气久虚，孕胎不成，大补益虚损不足，常服滋助血海方。

伏道艾（取叶去梗，捣熟，筛去粗皮，只取艾茸，称取二两米醋，煮一伏时，候干研成膏）阿胶三两（炙）　糯米（炒）　大附子（炮，去皮脐）　枳壳（去瓤麸炒）各一两

上五味并捣，罗为末，入前膏内杵匀，为丸如梧桐子大。每服三十丸，空心用温酒下，午食前再服。忌藻菜、羊血、腥臊等物。

【功效】补气养血，暖宫安胎。

【主治】妇人血气久虚，孕胎不成。

【方解】方中阿胶补血滋阴，养血调肝助运为君。糯米补中益气健脾，以资生血之源为臣。大附子助阳散寒，培补肾中元阳，伏道艾散寒调经安胎，二药引火归原，阳中求阴，为佐药。枳壳理气解郁，防止补药滋腻滞血，引药入肝为佐使。该方旨在充足妇人血气，散寒调经，且健脾养肾，使气血化生有源，则气血兼补，温经安胎。

13. 香砂四物汤

【来源】《叶氏女科证治》

【组成】熟地黄 20g　当归 6g　白芍 20g　川芎 15g　阿胶 15g　黄芩 10g　砂仁 6g　香附 10g　艾叶 6g

【方剂索引】

《叶氏女科证治·安胎》：妊娠，心腹痛而下血者，为胎动；不痛而下血者，为胎漏。大抵胎漏，由血热者下血必多。若内热作渴者，宜益母四物汤。血黑成片者，宜加味三补丸。血虚者，胶艾四物汤或二黄散。血虚微热者，宜续断汤。气虚者，宜胶艾四君汤。气虚有热者，宜香砂四物汤。

香砂四物汤

熟地黄　当归　白芍　川芎　阿胶（炒珠）　条芩各一钱　砂仁　香附（炒黑）　艾叶各五分

糯米一撮，水煎服。

【功效】补血滋阴，清热安胎。

【主治】妊娠胎漏，血虚有热者。

【方解】熟地黄补血滋阴，益精填髓；当归补血调经，共为君药。白芍养血调经，阿胶补血滋阴，二药养血和营，助君药调补肝肾，为臣药。条芩清热安胎，与熟地黄、阿胶相配，既补阴血，又制温燥，既滋阴液，又不碍滞脾胃；艾叶温宫散寒，调经安胎；砂仁行气化滞安胎，香附疏肝调经理气，川芎活血行气，三药防补益之品滋腻滞血，与上药共为佐使。诸药合用，补血滋阴，祛除营血虚热。

14. 胶艾丸

【来源】《妇科玉尺》

【组成】 香附 10g　生地黄 20g　枳壳 10g　白芍 20g　砂仁 6g　艾叶 10g　阿胶 6g　山药 10g

【方剂索引】

《妇科玉尺•月经》：经水后期而行者，血虚有寒也，宜四物加黄芪、陈皮，或香附芎归汤。过期太甚，胶艾丸。

胶艾丸

治经行后期太甚。

香附　生地　枳壳　白芍　砂仁　艾叶　阿胶　山药糊丸。

【功效】 补血散寒调经。

【主治】 妇人血虚有寒，经水后期而行。

【方解】 阿胶补血滋阴，养血调经；艾叶温经调经，祛除营血宫寒，二药滋阴散寒，共为君药。山药补脾益阴，滋肾固经；生地黄养阴生津助阿胶养血和营；白芍柔肝理脾，使肝木达而脾土自强，三药为臣。枳壳、香附理气疏肝，砂仁温脾行气，三药防补药滋腻碍血，为佐药。全方重在补血散寒，兼备理气健脾，营血充沛，宫寒得祛，并让阴血化生有源。

15. 胶艾安胎饮

【来源】《陈素庵妇科补解》

【组成】 阿胶 12g　熟地黄 15g　当归 10g　白芍 20g　艾叶 10g　黄芪 20g　杜仲 15g　川续断 12g　人参 10g　茯苓 10g　川芎 6g　香附 12g　葱白 6g

【方剂索引】

《陈素庵妇科补解•胎前杂症门》：妊娠胎动不安，大抵冲任二经血虚，胎门子户受胎不实也。然亦有饮酒过度，房事太多而胎动者；有登高上厕，风入阴户，冲伤子室而胎动者；有因击触而胎动者；有暴怒伤肝胎动者；有用力过度伤筋胎动者。

凡一切胎动之症，胶艾安胎饮主之。

胶艾安胎饮：阿胶、艾叶、黄芪、杜仲、川断、香附、人参、茯苓、熟地、川芎、当归、白芍、葱白。

【功效】 补益安胎。

【主治】 妊娠胎动而致妇人冲任二经血虚，胎门子户受胎不实；或饮酒过度，房事太多；或登高上厕，风入阴户，冲伤子室：或因击触；或暴怒伤肝；或用力过度伤筋胎动。

【方解】 方中熟地黄滋阴补血，人参大补元气，二药益气补虚共为君药。当归补血活血，阿胶滋阴养血，白芍养血和营，助熟地黄滋心养肝；黄芪益气健脾，茯苓健运利湿，二药助人参补气健脾，共为臣药。艾叶温经散寒，调经安胎，葱白散寒通阳；杜仲、续断补肝肾，强筋骨，助当归补益精血；川芎、香附行气活血，防补药滋腻，共为佐药。诸药合用，补血调血，补气健中，祛除营血虚滞，调和经络。

16. 地黄汤

【来源】《圣济总录》

【组成】 熟地黄 15g　生地黄 15g　川芎 12g　阿胶 10g　杜仲 15g　五加皮 15g　当归 10g　艾叶 10g

【方剂索引】

《圣济总录•妊娠数堕胎》：治妊娠气血衰微，胞脏挟冷，数堕胎。

地黄汤方：熟干地黄四两　当归（切，焙）　艾叶各二两　芎䓖　阿胶（炒令燥）　杜仲（去粗皮，锉，炒）　五加皮各三两

上七味，锉如麻豆大，每服五钱匕，水一盏半，煎至一盏，去滓温服，空心食前。

【功效】 养血散寒，调经安胎。

【主治】 妊娠气血衰微，胞脏挟冷，数堕胎。

【方解】 熟干地黄补血滋阴，益精填髓为君。阿胶补血滋阴，当归补血调经，二药助熟地黄养血和营，为臣。杜仲、五加皮补肝肾安胎；川芎活血行气，防止补药滋腻，使君臣补而不滞为佐。艾叶温经散寒安胎，引药入经为佐使。全方重在补益阴血，补益肝肾为辅，兼具驱散宫寒，实现安胎之能。

17. 增损八物汤

【来源】《胎产心法》

【组成】 人参 10g　白术 15g　当归 6g　白芍 20g　熟地黄 15g　艾叶 12g　黄芩 10g　黄柏 10g　知母 10g　阿胶 12g　甘草 6g

【方剂索引】

《胎产心法·胞漏并小产论》：增损八物汤　治妊娠漏胎，气血两虚，胎中有热，下元不固者。

人参　白术（土炒）　归身（酒洗）　白芍　熟地　艾叶　条芩　黄柏　知母　阿胶（蒲黄炒成珠，去蒲黄不用）　炙草各等分

姜枣引，水煎，食远服。兼用杜仲丸。

【功效】 益气养血，清热安胎。

【主治】 妊娠漏胎，气血两虚，胎中有热，下元不固者。

【方解】 人参大补元气，熟地黄滋阴补血，二药益气养血为君。白术健运脾胃，助人参益气健脾；当归身补血活血、白芍养血和营，助熟地滋养心肝，三药为臣。黄芩清热泻火安胎，黄柏泻火坚阴，二药泻除胎热；知母清热养阴，阿胶滋补营血，二药助君药防苦燥药物伤阴，使袪邪不伤正，上药为佐药；艾叶温经暖宫为反佐药，以阳中求阴。甘草益气和中，调和诸药为使药。诸药合用，益气养血，可清除胎中燥热，养胎安胎。

第二节　阿胶常用复方的临床应用

以阿胶为主药的复方，或复方中配合阿胶，或以阿胶为主药的成药制剂，在临床上逐渐得到广泛的应用。其养血作用逐渐应用到恶性肿瘤、妇科疾病、慢性消化系统疾病、免疫性疾病、神经内分泌疾病、泌尿系统疾病、骨科疾病，以及亚健康状态的调治等临床领域。其治疗的方向，主要体现在养血扶正、益气健脾、温煦调经、通络活血、滋阴润燥等。通过补益气血精津，而调整阴阳的盛衰偏颇，改善脏腑功能，从而达到治疗的目的。

一、阿胶为主药的复方

阿胶作为养血作用的代表药，在不少方剂配伍中，作为主药，发挥着临床疗效的主导作用。以阿胶为主药的复方较多，主要有阿胶地黄汤、阿胶四物汤、黄连阿胶汤、大定风珠、阿胶鸡子黄汤、补肺阿胶汤（散）、胶艾汤、阿胶芍药汤、阿胶驻车丸等。其不同的方剂，主要包括养血、滋阴、温煦、调经等四个方面的作用，至今仍广泛应用于临床。

（一）养血作用

1. 养血止咳　明朱棣《普济方》中，早有运用阿胶地黄汤，治疗“热伤肺脏、唾血不止”的记载。清沈金鳌《杂病源流犀烛》中，载有以阿胶为主药，配伍熟地黄、当归、芍药、川芎组成的阿胶四物汤，以治血虚咳嗽。当今，有报道以阿胶为主药的补肺阿胶散，为治疗肺咳嗽血的有效方剂。在养血止咳的方剂中，多以阿胶为主药，对肺痨虚咳或慢性体虚咳嗽具有确定的疗效。

2. 养血补血　以阿胶为主药的方剂，多能养血补血。如段晓宇等[1]报道，用胶艾汤加味联合口服铁剂治疗肾性贫血 23 例，与常规口服铁剂 20 例对照；治疗 6 个月后，治疗组血液指标较对照组升高明显，肾功能指标改善亦优。于光磊等[2]对 62 例特发性血小板减少性紫癜患者分二组进行观察，治疗组 33 例予以当归补血汤和胶艾汤加减，29 例对照组予皮下注射重组人血小板生成素；14 天后，治疗组血红蛋白（Hb）、血小板（PLT）均明显改善，治疗组有效率为 96.97%，显著高于对照组的 79.31%（$P<0.05$）。可见，运用阿胶为主药的养血方剂，对改善贫血具有较好的临床疗效。

3. 养血止血　宋赵佶《圣济总录》中，早有阿胶芍药汤治疗“便血如小豆汁”的记载。张仲景《金匮要略·妇人妊娠病脉证并治》记载：“妇人有漏下者，有半产后因续下血都不绝者，有妊娠下血者，假令妊娠腹中痛，为胞阻，胶艾汤主之。”清熊立品《痢疟纂要》，亦记载了阿胶驻车丸，主治冷热不调，伤犯三阴，腹痛下脓血。可见，古代医家已将阿胶作为主药配伍药物，用于养血止血的治疗。现代有临床研究报道，将胶艾汤应用于各种出血证。如陈绮明[3]对 96 例行无痛人流术的瘢痕子宫患者进行观察，治疗组 48 例服用胶艾汤，与 48 例服宫血宁胶囊 + 阿莫西林胶囊作对照组；1 周后患者的出血量、出血时间均有改善；治疗组有效率为 89.6%，优于对照组的 72.9%（$P<0.05$）。认为胶艾汤对瘢痕子宫再次妊娠患者行人流术后阴道出血，有明显控制作用。可见，运用阿胶为主药组成的方剂，具有养血止血之效。

（二）滋阴作用

阿胶具有滋阴功效，将其作为主药组方，可通过滋阴潜阳而治疗失眠；通过滋阴息风，治疗热病伤阴、阴虚风动证；通过滋阴润燥，治疗阴虚肺燥、干咳少痰证等病证。临床有相关研究，取得了一定的成效。

1. 滋阴潜阳，交通心肾　张仲景《伤寒论》中，黄连阿胶汤以阿胶为主药，是治疗阴虚火旺、心肾不交的代表方剂，用于“心中烦，不得卧”的治疗。临床研究表明，黄连阿胶汤治疗不寐具有一定优势。如郑永杰[4]观察了黄连阿胶汤加味治疗阴虚火旺型失眠的疗效，将治疗组 42 例予以口服黄连阿胶汤加味，对照组 41 例口服艾司唑仑片；用药 14 天，结果显示，治疗组临床疗效、中医证候疗效的有效率，分别为 95.24% 和 97.62%，均高于对照组的 78.05% 和 43.09%（$P<0.05$）。石翎雁等[5]亦观察了黄连阿胶汤加味对阴虚火旺型妊娠期失眠的临床疗效，治疗组 51 例在心理干预基础上口服黄连阿胶汤加味，对照组 50 例仅予心理干预；于治疗前及治疗后第 8 天、30 天，评定匹兹堡睡眠质量指数（Pittsburgh sleep quality index，PSQI）总分；结果：治疗组总有效率 90.2%，明显高于对照组的 64%，PSQI 总分下降尤为显著。此外，张志伟等[6]探讨了黄连阿胶汤煎剂对心肾不交型焦虑障碍患者的疗效，治疗组 60 例予口服黄连阿胶汤煎剂，对照组 60 例予口服盐酸帕罗西汀片；结果：治疗组 4 周、8 周后的总有效率分别为 81.67%、91.67%，均明显高于对照组的 63.33%、76.67%。

由上可见，运用以阿胶为主药的方剂，取其滋阴潜阳之功，对阴虚烦热失眠病证具有良好疗效，值得深入探讨。

2. 滋阴养血，柔肝息风　多项临床研究报道，以阿胶为主药组方，以其滋阴养血、柔肝息风的功效，可用于治虚风内动之证，如运用大定风珠方和阿胶鸡子黄汤的报道较多。大定风珠，出自清吴瑭《温病条辨》，由阿胶、鸡子黄、地黄、麦冬、白芍、龟甲、鳖甲、牡蛎、麻仁、五味子、甘草等组成，具有滋阴息风之功效，可用于治疗阴虚风动型颤证（帕金森病）。如唐瑾[7]曾报道运用大定风珠加减联合西药吡贝地尔缓释片、多巴丝肼片，治疗 56 例肝肾阴虚型非运动症状的帕金森病患者；1 个月后，帕金森病睡眠量表（Parkinson disease sleep scale，PDSS）、自主神经症状量表（scales for outcomesin Parkinson’s disease - autonomic，SCOPA-AUT）、汉密尔顿焦虑量表（Hamilton anxiety scale，HAMA）评分均明显下降，非运动症状明显减少，效果优于西药组。刘辉[8]等对 48 例伴发疼痛的帕金森病患者，给予大定风珠加减治疗，与 48 例予复方海蛇胶囊治疗的患者对照；治疗 4 周后，观察组运动症状、生活质量、情感状态、精神状态及认知状况、腓总神经的传导速度，波幅和神经营养因子 -3 水平，较对照组均显著改善；潜伏期血浆同型半胱氨酸及氧化应激相关指标及重组人帕金森病蛋白 7（PARK7），较对照组减低；治疗组有效率为 87.58%，明显高于对照组总的 68.75%。此外，吴瑞兰[9]等观察了大定风珠对脑卒中后面肌痉挛患者的疗效作用。治疗组 48 例给予内服大定风珠加减，配合针刺治疗；对照组 48 例口服卡马西平、苯妥英钠治疗；结果：治疗组治愈率为 75.0%，总有效率为 93.8%；对照组治愈率为 33.3%，总有效率为 83.3%（$P < 0.05$）。研究认为，中风多与老年体衰、肾精不足有关，由于肝肾阴虚，水不涵木，而致肌肉痉挛、虚风内动；以阿胶为主药组方的大定风珠方，能滋阴养血，柔肝息风，并能活血通络，对阴虚风动之颤证疗效较佳。

阿胶鸡子黄汤，源于清俞根初《通俗伤寒论》，由阿胶、生白芍、石决明、双钩藤、生地黄、清炙草、生牡蛎、络石藤、茯神木、鸡子黄等组成，具有滋阴养血，柔肝息风之功效，适用于肝风内动属于阴虚血亏者。尹海燕[10]报道，运用阿胶鸡子黄汤，治疗甲状腺功能亢进阴虚风动证患者，疗效显著。其采用阿胶鸡子黄汤加减治疗 48 例患者，并与口服甲巯咪唑片和普萘洛尔片的 48 例对照，4 周为 1 个疗程，连续 3 个疗程。结果：观察组的总有效率为 93.75%，明显降低 FT_3 及 FT_4 水平、升高血清 TSH 水平，明显优于对照组。赵诚[11]等则以阿胶鸡子黄汤加味，治疗肾精不足型脑动脉硬化性头晕 32 例。结果：治愈 25 例，有效 7 例，总有效率达 100%，显示出阿胶鸡子黄汤对脑动脉硬化具有一定疗效。王尊状[12]报道予阿胶鸡子黄汤合通心络加减，治疗 96 例面肌痉挛症患者，治疗总有效率达 84.4%。可见，以阿胶为主药配方，通过滋阴养血、柔肝息风的功效，在临床治疗多种虚风内动取得了较好的疗效。

3. 滋阴清热，补肺润燥　以阿胶为主药的方剂，在治疗肺系疾病时多有应用。宋钱乙《小儿药证直诀》记载的阿胶散，主治“小儿肺虚气粗喘促”。后人又在此阿胶散的基础上化裁，形成了补肺阿胶汤[13]，用以治疗肺虚有热，咳嗽气喘，咽喉干燥，或痰中带血等症。清喻嘉言《医门法律》中，载有以阿胶为主药的清燥救肺汤，用以治疗温燥伤肺、气阴两伤之证。可见古代医家的方剂中均重视运用阿胶；现代临床运用亦有不少报道。如吴和柏[14]对 48 例外感后久咳患者，以加味补肺阿胶汤为主进行治疗。结果：治愈 30 例，好转 15 例，无效 3 例，总有效率 93.7%。此外，尚有治疗支气管扩张咯血的研究报道，如屈红军[15]等将 95 例支气管扩张咯血患者分 3 组，分别为 A 组（31 例，补肺阿胶汤），B 组（31 例，酚妥拉明），C 组（33 例，补肺阿胶汤联合酚妥拉明）。结果显示：补肺阿胶汤联合酚妥拉明，在提高患者预后生活质量、止咳、止血和缓解症状等方面具有优势。有人总结了江苏清代名医邵杏泉辨治咳嗽的特色[16]，发现邵氏擅用阿胶散化裁，治疗肺肾阴伤火旺之咳嗽，方中阿胶用量偏大。李莲嘉亦报道[17]，采用加味阿胶散治疗130例小儿干咳患者。服药6～10天后，治愈11例，有效52例，无效6例（服药11天以上未见明显好转），总有效率达95.38%。简永英[18]则对67例肺结核咯血患者，在抗结核治疗的同时，联合应用阿胶养血汤（阿胶、田七、白及、白茅根、麦冬、天花粉、百部、桑白皮、地骨皮、白芍、甘草），与63例单纯抗结核治疗做对照。结果显示：治疗组有效率88%，对照组79%。认为加用阿胶养血汤，尤擅于补血止血，滋阴润肺，治疗肺结核咯血具有较好疗效，值得临床探讨和推广应用。

（三）温煦作用

阿胶能补血滋阴，润燥止血；在滋补阴血的同时，能补充气血阴阳的物质基础，有助于阳气的恢复生长，故而具有一定的温煦作用。有人认为，鉴于阿胶的温煦功效，可应用于安胎保胎当中，对孕产妇身体调节、改善胎儿状况起到良好的作用[19]。如张仲景《金匮要略》的胶艾汤（阿胶、川芎、当归、芍药、干地黄、艾叶、甘草），安胎作用尤为明显。杨绘坤[20]报道，运用胶艾汤和张锡纯《医学衷中参西录》寿胎丸（阿胶、菟丝子、桑寄生、川续断），治疗59例胎动不安孕妇，总有效率为98.3%，综合满意度为93.2%。黄秋[21]等对106例胎漏、胎动不安的疗效作用进行观察，治疗组31例予胶艾汤联合寿胎丸，对照组75例仅予寿胎丸；治疗20天后，联合用药组的总有效率达94.6%，显著高于对照组的83.8%，表明联合胶艾汤能明显提高临床疗效。同样，苏秀梅等[22]对64例胎漏、胎动不安患者，予以加减胶艾汤治疗。结果：治愈38例，好转22例，有效率达93.75%。可见，以阿胶为主药，联合其他养血、滋阴、温阳药物，能温煦阳气，调理冲任，安胎保胎，值得临床借鉴和探讨。

（四）调经作用

阿胶药性温和，滋阴养血，常作为主药应用于女子月经病证的多个方剂。又如《金匮要略》的胶艾汤，既能安胎，又可调和冲任，治疗女子月经诸病。明李时珍《本草纲目》记载阿胶为“圣药”，可治女子经水不调。明龚信《古今医鉴》中的胶艾四物汤，是根据胶艾汤化裁而来，为育阴补肾，调经止血，用治崩漏的良方。又如，曹渊[23]观察了胶艾汤治疗黄体功能不全性经期延长的疗效。其将120例患者随机分为胶艾汤治疗组和地屈孕酮对照组各60例；治疗30天后，胶艾汤有效率达96.67%，明显优于对照组的85%；基础体温曲线恢复率（75%）亦明显高于对照组（33.33%）；不良反应发生率（1.67%）低于对照组（8.33%）。郭京华[24]以胶艾汤联合西药左炔诺孕酮，治疗子宫腺肌病痛经30例，与单用左炔诺孕酮30例对照，12周后发现，治疗组总有效率为96.67%，对照组为66.67%，在痛经、月经量评分、子宫大小、血清CA125、雌二醇、FSH、LH指标的改善情况上，治疗组均优于对照组，显示了联合胶艾汤治疗的优势。此外，韦丽君[25]等运用加味胶艾汤，对40例肾虚血瘀型围绝经期功能失调性子宫出血患者进行疗效观察，与口服三七片40例作对照，于月经第3天开始服用。结果：治疗组近期止血有效率为54.8%，对照组为87.5%；同时，患者凝血酶原时间、凝血酶时间的缩短程度，纤维蛋白原、HGB、RBC、PLT水平的提高幅度，均优于对照组。黄群[26]等观察胶艾汤加减治疗青春期功能性子宫出血70例的疗效，与口服结合雌激素和醋酸甲羟孕酮周期治疗的65例对照。3个月后，治疗组治愈45例，显效18例，有效5例，无效3例；对照组治愈15例，显效20例，有效13例，无效17例，具有统计学意义（$P<0.05$）。由上述临床观察报告可见，以阿胶为主药组成的方剂，对调理月经病证具有较好的临床作用。

此外，尚有以阿胶为主药而配伍的阿胶四苓散、阿胶五苓散、阿胶四物汤、阿胶白术散、阿胶地黄丸、阿胶芍药汤、阿胶驻车丸、阿胶枳壳丸、阿胶养血汤、阿胶济阴汤、阿胶连梅丸、阿胶黄芩汤、阿胶黄连汤、阿胶鳖甲汤、阿胶麝香散等众多方剂，在取阿胶补血滋阴润燥功效的基础上，在治疗妊娠胎漏、红白痢、孕妇痢疾、产后便秘、唾血不止等多种疑难杂症中，发挥着不同的疗效作用。

二、阿胶为辅药的复方

在历代医籍文献记载的治疗杂病的方剂中，常以阿胶为辅药配伍，取其补血滋阴，润燥养血之功，辅以补气养血，或佐助滋阴润燥，或佐制辛燥太过、伤伐截阴等，在临床应用中较为广泛。如温经汤、炙甘草汤、清燥救肺汤、猪苓汤、黄土汤、九仙散、鳖甲煎丸、三甲复脉汤等方剂中，均配伍阿胶，治疗不同疾病。

（一）温经汤

温经汤出自张仲景《金匮要略》。方中当归、川芎、牡丹皮、人参、甘草等，皆有温经散寒，祛瘀养血之功；可用于治疗血海虚寒，瘀血阻滞之月经不调之证；配阿胶、吴茱萸、生姜、麦冬、白芍等，其意为取温经散寒、养血滋阴之功。有研究报道，运用温经汤治疗月经不调，取得较好的疗效。如彭瑶[27]对 89 例虚寒血瘀型月经不调患者，分两组进行了临床疗效观察；温经汤治疗组 45 例，对照组 44 例口服乌鸡白凤丸，分别于经前、经期以及经后各服 3d，以 9d 为一疗程。于月经第 13d 为其肌内注射黄体酮 10mg/d，连续治疗 10d。结果显示，温经汤组的月经恢复正常时间、总用药时间，以及不良反应发生率等，明显优于对照组（$P<0.05$）。认为温经汤可有效减轻血瘀型月经不调患者的临床症状，改善血液黏滞度，促进月经恢复正常，缩短用药时间，降低不良反应发生率。方中阿胶发挥了补血养血、温经调冲的作用。崔明华[28]亦报道了运用温经汤治疗寒凝血瘀型原发性痛经的临床观察结果。分为温经汤和宫月舒胶囊（肉桂、当归、川芎、延胡索、白芥子、三七、沉香）两组，各 40 例，进行疗效对照；经期前 7d 开始服用，共 14d，服用 3 个月经周期。结果：温经汤组总有效率为 92.5%，明显高于宫月舒胶囊对照组的 75.0%（$P<0.05$）。同样，陈小娟[29]亦使用温经汤加减，治疗治原发性痛经 30 例；口服布洛芬 30 例作为对照组，分别于月经前 2～3d 开始服用，持续服用 2～3 个月经周期。结果显示：治疗组总有效率 90%，明显高于对照组的 60%（$P<0.05$）。此外，夏添[30]报道，以温经汤加减治疗肾虚血瘀型崩漏 49 例，对照组 47 例采用温经活血片，7d 为 1 个疗程，治疗 3 个疗程。结果：治疗组总有效率为 93.88%，对照组 74.47%，显示出温经汤对崩漏的较好疗效。总之，温经汤温经散寒、养血祛瘀，方中阿胶发挥养血活血之功。

此外，亦有运用温经汤治失眠的报道。如危兆璋[31]用温经汤对女性厥阴寒闭血瘀型不寐 30 例，进行疗程为 4 周的疗效观察，并观察治疗前后匹兹堡睡眠质量指数（PSQI）、失眠严重程度指数（insomnia severity index，ISI）积分的变化。结果：有效 22 例，总有效率 73.3%，治疗 1 周、3 周和 4 周 ISI 评分逐渐改善，治疗前后比较具有统计学意义（$P<0.05$）。方中配以阿胶，发挥养血活血、温通安神的作用。

（二）炙甘草汤

炙甘草汤出自张仲景《伤寒论》，由炙甘草、生姜、桂枝、人参、干地黄、阿胶、麦冬、麻仁、大枣等组成；具有益气滋阴，通阳复脉之效。炙甘草汤临床往往应用于心血管疾病。陈娇[32]等报道了加味炙甘草汤治疗冠心病心绞痛阴阳两虚证，具有较好疗效。其运用加味炙甘草汤治疗 20 例患者，与服用稳心颗粒（山东步长制药）的 20 例对照，4 周为 1 个疗程。结果：治疗组生活质量、临床疗效，均优于对照组（$P>0.05$）。姚发元[33]亦观察了炙甘草汤对心律失常的作用。其对35例阴阳两虚型缓慢性心律失常患者，采用炙甘草汤联合阿托品治疗；另35例对照组患者，仅使用阿托品治疗。4周后，治疗组总有效率为85.7%，对照组为74.2%（$P<0.05$）；心电图改善，治疗组总有效率为88.6%，对照组为71.4%，两组比较差异显著（$P<0.05$）；治疗组不良反应发生率为25.7%，对照组为57.1%（$P<0.05$）。认为炙甘草汤联合西药，治疗缓慢性心律失常，可显著提高治疗效果，减少不良反应发生率。阿胶的滋阴养血，宁心安神功效，在其中发挥了作用。

此外，王巍伟[34]报道了炙甘草汤治疗小儿病毒性心肌炎合并心律失常有较好的临床疗效。其将小儿病毒性心肌炎合并心律失常患者50例，随机分为2组，每组25例；对照组静脉滴注大剂量维生素C+果糖二磷酸钠，口服辅酶Q10；治疗组在对照组基础上，服用炙甘草汤加减治疗，连续治疗3周。结果：治疗组总有效率为96.0%，明显高于对照组的84.0%（$P<0.05$）；治疗组在改善心悸、胸闷、气短、神疲乏力、脉结代等症状方面，明显优于对照组（$P<0.05$），显示了联合使用炙甘草汤的疗效优势。炙甘草汤配伍阿胶，取其滋阴复脉之功，从而发挥抗心律率失常之功效。

（三）清燥救肺汤

清燥救肺汤，出自清喻嘉言《医门法律》，方由桑叶、石膏、甘草、胡麻仁、真阿胶、枇杷叶、人参、麦冬、杏仁等组成；具有清燥润肺，养阴益气之功。临床多用于治疗肺系疾病，配阿胶旨在养阴润燥。张建伟[35]报道，清燥救肺汤治疗慢性咽炎具有良好效果。其将60例慢性咽炎患者，随机分为治疗组（清燥救肺汤加减）与对照组（复方草珊瑚含片，江中药业），各30例；治疗4周后，结果：治疗组总有效率为90.0%，明显高于对照组的70.0%（$P<0.05$），显示了清燥救肺汤对慢性咽炎的疗效。此外，王玉明[36]报道了清燥救肺汤合泻白散治疗支气管扩张症的临床疗效。其将60例支气管扩张症患者，随机分为治疗组和对照组各30例，两组患者均给予常规抗感染、止咳化痰等基础治疗；治疗组加用清燥救肺汤合泻白散合水煎剂，对照组加用左氧氟沙星口服；观察加用中西药物的疗效差异。治疗14天后，治疗组总有效率为93.4%，显著高于对照组66.7%（$P<0.05$）；治疗组在改善外周血白细胞、中性粒细胞、淋巴细胞总数等，显著优于对照组（$P<0.05$）。认为联合清燥救肺汤等，能明显改善支气管扩张症的肺部炎症，降低炎症细胞数量，减少反复感染、咯血次数。孔令苓[37]等亦报道了清燥救肺汤预防和治疗放射性肺炎的临床疗效。其将100例接受放疗的肿瘤患者，随机分为治疗组60例和对照组40例，两组均使用适量激素静脉滴注；治疗组在使用激素的基础上加用清燥救肺汤，对照组单纯西药治疗。结果：治疗组在1个月、2个月后放射性肺炎发生率，分别为6.67%、8.33%；明显低于与对照组的12.5%和20%（$P<0.01$），认为清燥救肺汤能降低放射性肺炎的发生率，并有一定的治疗作用；可见阿胶的滋阴润燥功效，在其中发挥了治疗作用。

（四）猪苓汤

猪苓汤出自张仲景《伤寒论》，由猪苓、茯苓、泽泻、阿胶、滑石组成，具有利水、养阴、清热之效；用于治疗水热互结证，适于“脉浮，发热，渴欲饮水，小便不利者”。现代临床多用于治疗慢性肾小球肾炎、泌尿系统感染、前列腺炎、肝硬化等。如葛丹霞等[38]报道，猪苓汤治疗导尿管相关性尿路感染有效。其将60例患者随机分为治疗组和对照组各15例，治疗组在常规抗感染的基础上加用猪苓汤煎服，对照组仅用常规抗感染治疗；治疗10天后，治疗组体温、血白细胞计数、超敏C反应蛋白、尿液镜检白细胞恢复至正常的时间均优于对照组，差异均有统计学意义（$P<0.05$）。研究者认为，运用猪苓汤配合西药常规治疗，能提高

疗效，缩短疗程。段苇[39]亦观察了猪苓汤治疗女性反复尿路感染的疗效。其将反复发作的126例患者，分为中医组（猪苓汤加减）和西医组（左氧氟沙星片）各63人；治疗3周后，中医组有效率为85.74%，明显高于对照组的74.60%（$P<0.05$）；症状改善率，中医组优于西医组（$P<0.05$）；6个月后随访，中医组远期疗效优于西医组（$P<0.05$）。可见，猪苓汤治疗女性反复尿路感染优势明显，能有效改善患者症状，减少复发次数，并能减少抗生素用量，提高远期疗效和改善生活质量。

此外，关于猪苓汤对慢性肾病较好的疗效多有报道。如王致效[40]观察了复方猪苓汤对慢性肾小球肾炎患者的疗效。其将34例患者随机分为治疗组17例，予复方猪苓汤；对照组17例，予益气芡实合剂（芡实、白术、茯苓、怀山药、菟丝子、金樱子、黄精、百合、枇杷、党参），2周为1个疗程；治疗8周后，治疗组总有效率为94.1%，高于对照组的76.4%（$P<0.05$）；且治疗组患者血肌酐、尿素氮、尿蛋白定量等血液指标及不良反应的发生率，均明显低于对照组（$P<0.05$）。认为复方猪苓汤能有效改善患者的肾功能，降低不良反应的发生率。另伍庆华等[41]运用猪苓汤联合小蓟饮子，对120例湿热型IgA肾病的临床疗效进行观察。对照组60例，给予泼尼松＋贝那普利；治疗组60例，在对照组的基础上加用猪苓汤合小蓟饮子。结果：治疗3个月后，两组α_1-微球蛋白、视黄醇结合蛋白、β_2-微球蛋白均有显著改善（$P<0.05$），但治疗组各项指标及总有效率为100%，均显著高于对照组的85%，两组差异显著（$P<0.05$）。而宋晓蕾[42]观察了猪苓汤合膈下逐瘀汤，对糖尿病性肾病的临床疗效果。其将56例患者随机分为治疗组和对照组各28例，两组患者均给予甘精胰岛素皮下注射，对照组加用盐酸贝那普利（10mg/次，1次/d），治疗组在对照组基础上联用猪苓汤合膈下逐瘀汤加减。治疗3个月后，结果：治疗组总治疗有效率为92.86%，对照组为78.57%（$P<0.05$）；治疗组在改善患者的糖脂代谢指标和改善患者肾功能等方面疗效显著。

此外，也有文献报道，运用猪苓汤治疗前列腺炎和肝硬化具有一定的疗效。如张根群[43]总结了猪苓汤配合桂枝茯苓汤，治疗湿热瘀阻型ⅢA型前列腺炎的临床疗效。其将84例患者，随机分为治疗组42例（猪苓汤配合桂枝茯苓丸加减）和对照组42例（乳酸左氧氟沙星加盐酸特拉唑嗪胶囊），疗程2个月。结果显示：治疗组总有效率为82.2%，高于对照组的69.0%（$P<0.05$）。崔璀[44]等也报道了运用猪苓汤合一贯煎联合西药，治疗肝硬化腹水的临床疗效结果。治疗组与对照组各35例，对照组给予基础治疗（核苷类似物、熊去氧胆酸、螺内酯片等，间歇静脉滴注人血白蛋白、血浆及对症支持治疗）；治疗组在对照组治疗基础上，加服猪苓汤合一贯煎。两周后，结果显示：治疗组总有效率为91.43%，明显高于对照组的77.14%（$P<0.05$），在改善患者的临床症状与肝功能指标等方面显示出优势。

上述运用猪苓汤的临床观察报告，取阿胶养阴清热的功效，从而发挥了“水湿去，邪热清，阴津复，诸症自除”的作用。

（五）黄土汤

黄土汤出自张仲景《金匮要略》，由甘草、干地黄、白术、附子、阿胶、黄芩、灶中黄土组成，具有温阳健脾，养血止血之效；临床常用于治疗脾虚阳衰，大便下血及吐血、衄血、妇人血崩等。有报道运用黄土汤治疗上消化道出血和溃疡性结肠炎的便血取得较好疗效。如金卫中[45]报道，将70例上消化道出血患者随机分为治疗组（黄土汤联合西药常规治疗）和对照组（常规西药治疗：奥美拉唑、酚磺乙胺及支持、对症治疗）各35例；治疗7d后，治疗组临床总有效率为92.7%，显著高于对照组的88.0%（$P<0.05$）。认为西药配合黄土汤治疗，对上消化道出血者可协同增效。此外，陈凯旋[46]等人观察了黄土汤加减联合康复新液保留灌肠

对溃疡性结肠炎的临床疗效。其将160例患者随机分为治疗组120例和对照组40例，治疗组给予黄土汤煎剂联合康复新液保留灌肠治疗，对照组仅给予康复新液保留灌肠治疗，1月为1个疗程；6个疗程后复查肠镜，结果显示：治疗组显效68例，有效40例，无效12例，总有效率为90%；对照组40例，显效12例，有效17例，无效11例，总有效率72.5%，两组具有显著性差异（$P<0.05$）。认为黄土汤保留灌肠对溃疡性结肠炎具有增效作用，值得总结探讨。上述观察报告显示，配伍阿胶，既能滋阴以佐制温燥太过，又能养血以佐助温养。

（六）九仙散

九仙散出自元罗天益《卫生宝鉴》，由人参、款冬花、桑白皮、桔梗、五味子、阿胶、乌梅、贝母、罂粟壳等组成；具有敛肺止咳，益气养阴之功效，主治久咳肺虚证。该方临床常用于气阴两虚证，而见咳嗽日久不已，甚则气喘自汗，痰少而黏等症状的慢性气管炎、支气管哮喘、肺气肿、肺源性心脏病、肺结核、百日咳等。如辛大永[47]曾报道，运用九仙散加减治疗气阴两虚型咳嗽变异性哮喘患者60例，对照组58例予沙美特罗替卡松粉吸入，疗程14天；结果显示：治疗组总有效率90.0%，对照组总有效率75.9%，两组具有统计学差异（$P<0.05$）。九仙散以阿胶为臣药，取其滋阴养血功效而辅以润肺补阴，敛肺止咳，值得临床探讨及评价。

（七）鳖甲煎丸

鳖甲煎丸，出自张仲景《金匮要略》，由鳖甲、射干、黄芩、柴胡、鼠妇、干姜、大黄、芍药、桂枝、葶苈子、石韦、厚朴、牡丹、瞿麦、凌霄花、半夏、人参、土鳖虫、阿胶、蜂房、赤消、蜣螂、桃仁等组成；具有消痞化积、活血化瘀、疏肝解郁的作用；临床常用于治疗肝硬化、肝脾大、肝癌等病见有胁下症块者。如张文富[48]观察了鳖甲煎丸治疗乙型病毒性肝炎后肝纤维化的临床疗效。其将对照组75例给予常规保肝治疗（肌苷、葡醛内酯、门冬氨酸钾镁、甘草酸二铵等），治疗组75例在对照组的基础上给予鳖甲煎丸；治疗6个月后，两组肝纤维化和炎症评分，较治疗前显著降低（$P<0.05$），表明配合使用鳖甲煎丸，对乙肝后肝纤维化患者的治疗具有增效作用，并有助于抵抗肝纤维化和改善肝功能。李恒飞[49]亦观察了鳖甲煎丸对肝炎后肝硬化的疗效，其将86例患者分为治疗组和对照组各43例；对照组采用恩替卡韦分散片（0.5mg/d），治疗组采用在恩替卡韦分散片的基础上加用鳖甲煎丸（1丸/次，3次/d）。治疗48周后，结果显示：治疗组在抑制HBV-DNA聚合酶、减少HBV复制量、缓解肝脏炎症和纤维化及降低癌变率、减少并发症发生率等方面，优于恩替卡韦对照组。此外，王捷[50]也报道了运用恩替卡韦联合鳖甲煎丸，治疗代偿性乙型病毒性肝炎后肝硬化的临床疗效。其将116例患者随机分为恩替卡韦对照组和恩替卡韦联合鳖甲煎丸的观察组各58例；治疗1年后，观察组总有效率为87.93%（51/58），对照组为60.34%（35/58）（$P<0.05$）；观察组在改善谷丙转氨酶、谷草转氨酶和肝纤维化指标等方面，明显优于对照组（$P<0.05$）。上述研究显示，联合使用鳖甲煎丸，对肝纤维化和肝硬化具有较好的抑制作用。鳖甲煎丸中配以阿胶，与人参、白芍合用，能补气养血；既兼顾久病正虚而佐以养血，又能使全方攻邪而佐制其伤正之性。

（八）三甲复脉汤

三甲复脉汤，出自清叶天士《温病条辨》。原方是治疗“下焦温病，热深厥甚，脉细促，心中憺憺大动，甚则心中痛者”之滋阴复脉、镇阳息风方剂。方由炙甘草、干地黄、生白芍、麦冬、阿胶、麻仁、生牡蛎、生鳖甲、生龟甲等组成。当今，该方在治疗疾病的临床应用范围上有所拓展。如吕本林[51]报道，运用三甲复脉汤，治疗心阴虚型快速性心律失常有效。其将

74 例患者分为常规西药普罗帕酮对照组和三甲复脉汤治疗组各 37 例；治疗 30 日后，三甲复脉汤组中医证候积分、总有效率，均优于西药对照组（$P<0.05$）。孙宁宁[52]同样观察了三甲复脉汤治疗快速性心律失常阴虚火旺证的临床疗效。治疗组使用三甲复脉汤联合琥珀酸美托洛尔（倍他乐克），对照组仅用琥珀酸美托洛尔（倍他乐克）。治疗 4 周后，治疗组总有效率为 86.67%，对照组为 56.67%（$P<0.05$），显示了联合三甲复脉汤对快速性心律失常的优效性。此外，王新芝[53]观察了三甲复脉汤对 19 例产后津伤血虚痉病患者的临床疗效。治疗 14d 后，结果显示：临床治愈 6 例，显效 8 例，有效 4 例，无效 1 例，总有效率为 94.74%；表明了三甲复脉汤改善产后津伤血虚痉病的疗效，并认为该方通过滋阴养血作用，使"阴血亏少动风"的病理状态得到恢复。方中配合使用阿胶，旨在通过滋阴养液而息阴虚内风；而配地黄、白芍、麦冬滋阴柔肝；龟甲、牡蛎、鳖甲滋阴潜阳，善于镇痉厥；炙甘草补心气以复脉；麻仁养阴润燥，共奏滋阴复脉，潜阳息风之功。

总之，阿胶作为辅药，在诸多方剂中有所应用，阿胶以其滋阴养血之主要功效，随方剂及主药之不同而发挥不同的治疗作用，如补气养血、滋阴润燥、温通经络、活血养血、安胎保胎、补血止血等。阿胶的配伍和使用，值得深入研究和探讨。

第三节　阿胶的现代研究

一、阿胶的现代药理学研究进展

（一）对血液系统的影响

1. 促进造血功能　现代药理研究表明[54]，阿胶由蛋白质及其降解产物、多糖类物质和其他小分子物质组成，其中蛋白质含量为 60%～80%；阿胶含有 17 种氨基酸，包括 7 种人体必需氨基酸，各种氨基酸从不同方面参与调节机体造血功能。甘氨酸通过调节血清铁离子，促进血红蛋白的合成；精氨酸促进机体分泌生长激素和睾酮以及血红蛋白的合成；苏氨酸、组氨酸和赖氨酸均具有生血作用。阿胶中的氨基酸可形成聚负离子基结构，较多负离子基的存在可使溶液中每个分子占据较大的空间，形成一个稳定的大分子晶体结构。这样的结构使大分子不必进入细胞内部，仅通过细胞外间质就能调节细胞功能，改善细胞微环境，参与生理与病理过程。负离子基团，对血红蛋白的氧结合度影响较大，可促使血红蛋白与葡聚糖相连接，提示负离子基能够调节氧与血红蛋白的亲合度，是血红蛋白的效应器[55-56]；阿胶含有 27 种微量元素，其中铁、铜、锌、锰含量丰富；铁元素具有补血功效，大量的动物蛋白极易吸收铁，可帮助铁元素摄入并有效地控制缺铁性贫血；铜元素是数十种酶和红细胞的重要组成元素，从而促进铁的利用和造血过程[55]。此外，阿胶还含有硫酸皮肤素和透明质酸等糖胺聚糖。

郑筱祥等[57]研究发现，不同剂量的阿胶均有明显的升白细胞作用，其作用机制可能是阿胶参与促进机体造血干细胞的增殖和分化。吴宏忠[58]等研究发现阿胶的活性组分能明显提高骨髓损伤小鼠外周血红细胞和白细胞数量，以及血红蛋白含量，对血小板也具有一定的提升作用；连续口服阿胶活性组分 25 天后小鼠粒系和红系的造血祖细胞集落数量显著升高，脾集落形成单位、骨髓粒细胞集落细胞生成单位、和红细胞集落形成单位数量明显增加。魏东等[59]研究表明，阿胶能够刺激外周血中血小板的再生和提高骨髓外造血功能，尤以大剂量阿胶作用明显。苏晓妹等[60]研究证明阿胶能提高骨髓外造血功能，减轻化疗引起的血液学毒性反应。总之，阿胶参与影响骨髓和脾造血干/祖细胞的增殖分化、促进血小板生成、升红细胞和升白细胞等多种环节，从而影响造血过程[61]。

2. 止血作用 现代药理研究表明，血小板的主要生物学功能是通过形成血栓阻止出血及保持血管完整性，血小板作为凝血酶产生的主要场所，在原发止血中必不可少，也是二次止血最密切相关的细胞[62]。姜一朴等[63]发现小分子阿胶可显著缩短血热出血和肝素化出血大鼠的凝血酶原时间（PT）；小分子阿胶通过增加纤维蛋白原含量促进纤维蛋白原转变为纤维蛋白，还提高血小板（PLT）数量影响抗凝和纤溶系统，进而发挥止血收敛的作用。

3. 改善骨髓造血微环境 骨髓微环境主要包括基质细胞、细胞外基质和各种造血因子，三者共同组成一个高度复杂的调节网络。邓皖利[64]研究发现阿胶活性组分能够明显增加环磷酰胺诱导骨髓抑制小鼠的骨髓单核细胞数量和BFU-E数量，提高$CD34^{+}$细胞在骨髓细胞中的比例，提示阿胶有效组分能减少环磷酰胺对骨髓细胞的毒性，促进骨髓细胞的增殖，并保护造血微环境的生理功能。因此，阿胶的补血机制可能与骨髓微环境的保护有关。

4. 调节血清造血细胞因子 5-氟尿嘧啶显著抑制小鼠造血系统的细胞增殖。阿胶分离组分A、B显著增加血清IL-6、粒细胞-巨噬细胞集落刺激因子（granulocyte-macrophage colony stimulating factor，GM-CSF）和红细胞生成素（EPO）含量，同时下降负相造血因子γ干扰素和转化生长因子-β_1（TGF-β_1）水平，从而在一定程度上解释了给予阿胶分离组分A、B后可以减轻化疗药物5-氟尿嘧啶对骨髓和脾脏红系造血干/祖细胞的损伤，并保护粒系和红系造血；阿胶分离组分A、B能刺激脾、肾表达GM-CSF和EPO两种细胞因子，从而在一定程度上说明了阿胶的补血作用机制可能与促进正相造血细胞因子释放和抑制负相造血因子分泌有关。

（二）对免疫系统的影响

1. 对固有免疫功能的影响 安梦培[65]等在阿胶对环磷酰胺或氢化可的松建立免疫低下小鼠的研究中发现，阿胶能显著提高免疫低下小鼠的体液免疫和细胞免疫，提高$CD3^{+}$、$CD4^{+}$占淋巴细胞百分比。李志[66]等发现阿胶口服液能够提高小鼠的细胞免疫和体液免疫功能，增加小鼠血清溶血素滴度水平和促进小鼠脾细胞抗体生成，从而对小鼠的免疫功能发挥正向调节作用。

宋怡敏[67]等观察阿胶泡腾颗粒对非特异性免疫功能的作用，发现阿胶泡腾颗粒能显著增加小鼠的碳廓清指数和足肿胀度，增加脾脏质量而降低胸腺质量，可明显提高小鼠腹腔巨噬细胞吞噬功能。这个实验结果与李宗铎[68]等研究一致。卢艳[69]等发现阿胶枣能显著提高小鼠抗体生成脾细胞数及巨噬细胞吞噬指数，增强机体非特异性免疫功能；同时，阿胶枣各剂量组均未见免疫抑制现象。在制剂领域，刘元涛等[70]发现阿胶经过仿生酶解后，更易于人体吸收，提高免疫力的作用增强。

2. 调节细胞免疫 白细胞是先天免疫的主要吞噬细胞和最终效应细胞，具有清除细胞外病原体的重要作用[71]。肿瘤化疗、放疗后会导致白细胞的减少，阿胶具有明显的对抗化疗药物引起白细胞降低的功效[72]。李敏等[73]研究发现阿胶经酶解后相对分子质量减小且具有显著的升白细胞作用，提示阿胶与化疗药联用可以改善单独使用化疗药导致的白细胞减少症。

（三）对心血管系统的作用

1. 抗休克作用 阿胶对内毒素性休克犬的血流动力学、流变学、球结膜微循环及其存活时间的实验表明[74]，给予内毒素2h后阿胶组血压明显高于对照组，6h后体循环总阻力明显低于对照组；阿胶能明显降低内毒素性休克诱导的异常全血黏度及血浆相对黏度升高，但不能阻止内毒素诱导的血细胞比容升高；阿胶还具有抑制血管渗漏作用，这可能是其抗休克作用的机制之一。

2. 改善血管的通透性、止血作用 阿胶能扩张血管，缩短活化部分凝血活酶时间，提高血小板数，降低病变血管的通透性。阿胶能显著促进家兔的凝血过程，使凝血时间缩短，其止血机制可能是通过提高血液中血小板含量阻止因血小板减少引起的出血；也有学者认为因阿胶富含的胶原蛋白具有黏滞性，当被人体吸收后胶原蛋白附着在毛细血管表面，缩短了血液的凝固时间，从而发挥止血作用[75]。

（四）抗炎作用

张飘飘[76]发现阿胶可一定程度上降低人工细颗粒物（PM2.5）气管内灌注肺损伤大鼠模型的白细胞数量和中性粒细胞、嗜酸性粒细胞的百分比，降低丙二醛（MDA）含量而提高谷胱甘肽过氧化物酶（glutathione peroxidase，GSH-Px）的活性；阿胶还能抑制肺部促炎细胞因子肿瘤坏死因子 -α（TNF-α）和白细胞介素 -1β（IL-1β）水平并促进抗炎细胞因子白细胞介素 -10（IL-10）的产生；阿胶组 $CD8^+$ 水平显著降低、$CD4^+/CD8^+$ 水平显著增加，提示阿胶可能通过调节氧化反应、炎症反应、免疫功能改善肺部损伤及氧合功能。

香烟烟雾暴露会导致模型小鼠呼吸道和肺脏组织细胞外基质的降解和沉积失衡，造成气道重塑和肺实质破坏及间质增生；金属基质蛋白作用于细胞外基质，通过降解细胞外基破坏气道和重构气道。张喆[77]等研究表明阿胶能通过降低小鼠肺组织基质金属蛋白酶 -2、基质金属蛋白酶 -9 及 TGF-β_1 异常表达水平，有效抑制气道炎症和气道重塑的发生；阿胶通过降低辅助性 T 细胞 17、调节性 T 细胞亚群比例及 IL-6、白细胞介素 -17A、叉头状转录细胞因子 p3 表达明显抑制肺脏炎症[78]。

支气管哮喘引起免疫细胞释放的前列腺素 E_2（PGE_2）既是炎症介质，又参与抑制炎症的部分过程，故 PGE_2 在慢性炎症中有致炎和抗炎的双重作用。在过去认为是 IgE 介导的Ⅰ型变态反应性疾病，是一种以嗜酸性粒细胞（eosinophilic granulocyte，EOS）浸润为主的、多种炎症细胞参与的气道慢性炎症。Th1 和 Th2 型细胞之间的平衡关系起着调节 EOS 生长、迁移等的重要作用。在哮喘患者中，大多以 Th2 型细胞占优势，Th1 型细胞相对处于弱势。有研究发现，阿胶具有抑制哮喘 Th2 细胞优势反应的作用，从而调节 Th1/Th2 型细胞因子平衡，同时还可减轻哮喘大鼠肺组织嗜酸性细胞炎症反应[79-80]。

（五）对内分泌系统的影响

1. 雌激素样作用 雌激素是人类及其他高等动物体内最重要的激素之一，具有广泛的生理功能。雌激素调控着女性体内内环境的稳定，对月经周期、生育能力及生命周期等具有重要作用。女性进入围绝经期后，由于卵巢功能衰退，雌激素水平急速下降，会出现一系列围绝经期症状，此时骨质疏松和心血管疾病的发病风险也明显提高。目前，临床治疗女性围绝经期症状，主要采用雌激素替代疗法；但长期服用雌激素，可能会引起泌尿生殖系统出血形式改变、内分泌紊乱、恶心等不良反应。刘颖[81]发现阿胶高剂量组和戊酸雌二醇组小鼠子宫系数增大，血清雌二醇（E_2）水平升高而血清卵泡刺激素（FSH）和黄体生成素（LH）水平降低，提示阿胶对正常雌性小鼠具有一定的雌激素样作用。

2. 抗凋亡 卵巢功能衰退引起卵巢分泌的雌激素减少，导致卵泡排卵功能失和卵泡发育异常，卵泡中大量颗粒细胞发生细胞凋亡。细胞凋亡受多种基因调节，其中颗粒细胞的凋亡决定于 B 淋巴细胞瘤 -2 基因（b-cell lymphoma-2，Bcl-2）家族、半胱氨酸蛋白酶家族和凋亡蛋白酶活化因子 1 三大类基因表达产物的相互作用与平衡。Bcl-2 基因抑制颗粒细胞的凋亡，而促凋亡蛋白（Bcl-2-associated x protein，Bax）是促进颗粒细胞凋亡的主要原因。汝文文等[82]研究阿胶对卵巢颗粒细胞的凋亡及相关基因 Bcl-2 和 Bax 表达的影响，显示阿胶可使卵巢凋亡基因 Blc-2 表达增强，促凋亡基因 Bax 表达减弱，Bcl-2/Bax 比例增加，提示阿胶可抑制卵巢颗粒细胞凋亡，进而改善卵巢功能。

子宫内膜容受性，是子宫内膜接受胚胎着床的一种综合状态，包括子宫内膜厚度、腔上皮、腺上皮及间质的发育状态，以及子宫内膜的血供状态。其腺体增大弯曲，腺腔内含有大量黏液及糖原，内膜血管充血，间质细胞向蜕膜细胞转化；子宫内膜的变化与胚胎发育是同步进行的，利于胚胎的黏附和植入。目前研究发现，子宫内膜在雌激素、孕激素作用下，分泌多种细胞因子及黏附分子，通过内分泌、旁分泌方式的调节，使子宫内膜能容受胚胎植入。苏念军等[83]研究显示，阿胶可促进子宫内膜生长并改善子宫内膜容受性，有利于胚胎着床。王芳[84]等研究结果显示阿胶能提高促排卵大鼠子宫内膜的雌激素受体（estrogen receptor，ER）和 VEGF 的表达，从而改善子宫内膜血流和子宫内膜的容受性。

（六）对神经中枢系统的影响

改善学习记忆能力 女性绝经后阿尔茨海默病（AD）的发病率是同龄男性的 1.5～3 倍[85-86]，并且随着绝经后雌激素的减少，AD 的发生率增加。临床上，激素替代疗法能显著改善绝经期妇女 AD 的相关症状[87]。阿胶 16g/（kg·d）能提高正常小鼠的子宫系数和小鼠血清 E_2 水平，而降低血清 LH 和 FSH 的水平，使小鼠子宫内膜增厚、子宫腔增大、腺体数目增多，提示阿胶对正常小鼠具有一定雌激素样作用[81]。

张晓双等[88]发现高剂量阿胶能明显增加去势小鼠的站台穿越次数，提高血清 E_2 浓度；高、中剂量阿胶显著减轻神经细胞核固缩和神经元变性程度，增加完整锥体细胞数并降低海马 CA1 区 Aβ 阳性细胞数，提示阿胶改善去势小鼠学习记忆能力的机制可能与神经元保护和减少 Aβ 沉积有关。李茂进等[89]探讨天麻和阿胶单独及联合给药对染铅大鼠学习记忆损害的拮抗作用，研究发现天麻或阿胶单用可显著增加染铅大鼠主被动回避反应正确次数，并提高染铅大鼠小脑组织的总抗氧化能力（total antioxidant capacity，T-AOC），天麻和阿胶联用对大鼠学习记忆的损害拮抗作用效果更加显著，提示天麻和阿胶可能具有保护学习记忆的作用。

二、含阿胶方剂的现代药理学研究进展

（一）黄连阿胶汤

黄连阿胶汤由黄连、黄芩、白芍、阿胶、鸡子黄组成，是治疗心肾不交证的代表方剂之一。

1. 对内分泌系统的影响 黄连阿胶汤治疗 2 型糖尿病大鼠能降低血糖，改善胰岛素抵抗；还可调节血脂，降低低密度脂蛋白水平[90]。此外，亦有降低总胆固醇、甘油三酯，而升高小鼠质量、载脂蛋白 A 和高密度脂蛋白水平的作用[91]。

2. 对泌尿系统的影响 杨桂染[92-93]等观察加味黄连阿胶汤对顺铂肾毒性大鼠的作用，结果表明加味黄连阿胶汤能降低顺铂肾毒性大鼠 24h 尿蛋白、N- 乙酰 -β-D- 葡萄糖苷酶（NAG）含量及血肌酐、血尿素氮水平，并下调肾小管上皮细胞内 TGF-β_1 的表达；加味黄连阿胶汤还能抑制调肾小管上皮细胞内金属蛋白酶组织抑制因子（tissue inhibitor of metalloproteinase-1，TIMP-1）的表达，以减轻顺铂引起的肾小管和肾小管间质损伤。

张喜奎[94]等研究黄连阿胶汤化裁方对慢性非细菌性前列腺炎（chronic non-bacterial

prostatitis，CNP）的防治作用，结果显示黄连阿胶汤化裁方显著降低 CNP 大鼠血清 TNF-α 的水平和前列腺组织的诱导型一氧化氮合成酶（induction nitric oxide synthase，iNOS）水平；组织学检测出的炎性细胞浸润和纤维组织增生明显减轻，提示黄连阿胶汤化裁方可能通过抑制炎性基因的表达调节免疫功能，从而对 CNP 大鼠发挥治疗作用。

3. 对呼吸系统的影响 宁华英等[95]采用黄连阿胶汤加肉桂治疗病程 2 个月至 15 年的 128 例慢性咽炎患者，结果显示与头孢胺苄胶囊 0.5g 和泼尼松 5mg 治疗相比，黄连阿胶汤加肉桂的临床治愈及好转率均升高；黄连阿胶汤加肉桂的总有效率（92.9%）显著高于头孢胺苄胶囊 0.5g 和泼尼松 5mg（67.5%）；黄连阿胶汤加肉桂组治疗慢性单纯性咽炎疗效较好，对慢性肥厚性咽炎疗效较差。李凯[96]等发现黄连阿胶汤干预后甲状腺片联合氨水建立慢性咽炎大鼠的三碘甲腺原氨酸（triiodothyronine，T_3）、甲状腺素（thyroxine，T_4）、TNF-α 和 VEGF 水平显著下降，提示黄连阿胶汤对慢性咽炎有较好的治疗效果。

4. 对神经系统的影响

（1）催眠作用：李凯等[97]研究传统煎药、机械常压、机械高压等三种不同煎煮方法制备的黄连阿胶汤对小鼠失眠作用的差异，结果显示黄连阿胶汤可以协同戊巴比妥钠，提高失眠小鼠的入睡率，缩短小鼠的入睡潜伏期而延长小鼠的睡眠持续时间；3 种煎煮方法的黄连阿胶汤组间未见明显差异。

陈汉裕[98]等研究黄连阿胶汤对戊巴比妥钠致小鼠催眠作用及机制，结果发现黄连阿胶汤中、高剂量组显著提高小鼠的睡眠发生率，其效果与地西泮相比差异无统计学意义；在影响睡眠作用方面，黄连阿胶汤高剂量能明显缩短小鼠睡眠潜伏期，延长小鼠的睡眠时间；与生理盐水组相比，黄连阿胶汤低、中、高剂量可明显降低小鼠大脑内 5-HT 和 GABA 含量明显提高，且存在量效关系。

近年，有研究发现睡眠与免疫系统之间关系密切，失眠发生的免疫学机制可能与 Th1/Th2 细胞因子平衡向 Th2 方向漂移有关[99-102]。陈建[103]等研究黄连阿胶汤对失眠大鼠 Th1/Th2 平衡的影响，结果显示黄连阿胶汤能促进失眠大鼠 Th1 细胞因子的表达，降低 Th2 细胞因子的表达，从而促进 Th1/Th2 平衡向 Th1 方向偏移；与失眠大鼠相比，黄连阿胶汤显著提高大鼠血清的 IFN-γ 和 IL-1β 水平，降低 IL-4 和 IL-10 的表达，且 IFN-γ/IL-4 比值升高，提示黄连阿胶汤可能通过促进 Th1/Th2 平衡向 Th1 方向偏移而达到治疗失眠的作用。

（2）抗焦虑作用：赵玉堂[104]探讨黄连阿胶汤对焦虑小鼠行为干预效果及其作用机制，治疗前后记录动物进入开臂次数（open arm entry，OE），进入封闭臂次数（closed arm entry，CE）和进入开放臂时间（open arm time，OT），结果显示低、高剂量黄连阿胶汤均能使小鼠 OE＋CE、OE%、OT% 明显升高，并能调节体内抑制性氨基酸 GABA 的水平升高，提示黄连阿胶汤有明显的抗小鼠焦虑作用，其作用机制可能与调节体内抑制性氨基酸 GABA 的水平有关。汪坤[105]基于小鼠焦虑模型研究黄连阿胶汤配伍鸡子黄的作用，实验结果发现与模型组相比，黄连阿胶汤配伍鸡子黄 4.0g/（kg•d）和 2.0g/（kg•d）能显著增加焦虑小鼠进入高架十字迷宫 OT%，8.0g/（kg•d）能显著降低小鼠脑内 5- 羟色胺（5-HT）的含量，8.0g/（kg•d）、4.0g/（kg•d）能显著降低小鼠血清内去甲肾上腺素的含量，提示其作用机制可能与调节体内抑制性氨基酸 GABA、兴奋性氨基酸 5-HT 和去甲肾上腺素的水平有关。

（二）九味阿胶膏

九味阿胶膏，是安徽省中医药大学第二附属医院临床使用多年的经验膏方。是由阿胶、黄芪、龙眼肉、山药、枸杞子、核桃仁、黑芝麻、山楂、麦芽、饴糖组成的中药复方制剂；具有补肝肾，养精血，益气健脾，养心安神，滋阴润肺，温经散寒之功效。

杨满琴[106]研究发现九味阿胶膏高、中、低剂量可明显提高血虚证小鼠的外周血 WBC 含量，高、中剂量可明显提高外周血 RBC、HGB 含量；高、中剂量组骨髓增生程度均有明显好转，三系（红系、粒系、巨核系）明显增生，非造血组织及脂肪细胞明显减少，造血组织结构明显修复；高、中、低剂量可明显降低血清中 TNF-α 含量；高、中剂量可明显升高血清中 EPO、白细胞介素 -3、粒细胞集落刺激因子（granulocyte colony-stimulating factor，G-CSF）、GM-CSF 含量，明显增加肾脏组织中 EPO 和骨髓组织中 G-CSF、GM-CSF 蛋白表达水平，提示九味阿胶膏对血虚证小鼠具有明显的补血作用，其机制可能与调控促造血生长因子的分泌，降低负向造血因子对造血功能的抑制有关。

（三）胶艾汤

胶艾汤，出自《太平惠民和剂局方》，由阿胶、川芎、甘草、当归、艾叶、白芍、地黄组成，能治劳伤血气、冲任虚损、月水过多、淋漓漏下、脐腹疼痛、妊娠子宫出血、产后恶露不尽等。

1. 促进凝血因子生成，抑制纤维蛋白溶解系统的活性 贺卫和等[107]发现，胶艾汤中、高剂量明显缩短大鼠的 PT、APTT，显著提高血栓素 B_2（thromboxane B_2，TXB_2）而下调 6- 酮 - 前列腺素 $F_{1\alpha}$（6-keto-$PGF_{1\alpha}$）的水平，提示胶艾汤可能通过激活内源性、外源性凝血系统和调节 TXB_2 和 6-keto-$PGF_{1\alpha}$ 的水平，从而发挥止血作用。任利等[108]发现，胶艾汤可显著降低虚寒失血证兔的血浆组织纤溶酶原激活剂（t-PA）含量，提高纤溶酶原激活剂抑制物（PAI）含量；可降低血浆血管性血友病因子（von willebrand factor，vWF）含量，但对血小板聚集率和血小板 α- 颗粒膜糖蛋白影响无统计学意义，提示胶艾汤具有抗纤溶活性、保护血管内皮细胞而不影响血小板聚集功能的特点，这可能是本方止血不留瘀的体现。

2. 止血与抗凝作用 任利等[109]发现胶艾汤可降低虚寒失血证小鼠模型血浆 vWF 含量，提高血红蛋白（HGB）浓度，增加红细胞（RBC）和 PLT 计数，缩短凝血时间，进而达到保护血管内皮和补血止血作用。此外，黄世领等[110]发现本方还能明显提高 WBC 计数、增加纤维蛋白原含量，提示本方可用于治疗贫血及出血性疾病，其升白细胞作用还对慢性出血患者提高机体抵抗力和防止继发感染有重要意义。李祥华等[111]实验结果显示，胶艾汤可以提高失血性贫血小鼠的 HGB 浓度和 RBC 计数；对于脾虚证小鼠，胶艾汤可增加其脾脏重量、促进 D- 木糖的吸收、维持体温和提高存活率，提示胶艾汤具有明显的养血补血和增强免疫力的作用。

3. 抗贫血作用 血虚证最直接的病理表现为红细胞数量减少，红细胞运输氧能力下降，机体新陈代谢减慢，从而导致红细胞膜上重要的 Na^+-K^+-ATP 酶和 Ca^{2+}-Mg^{2+}-ATP 酶活力随机体新陈代谢作用减弱而降低。黄世领[110]发现芎归胶艾汤可以明显提升红细胞、白细胞和血小板计数，从而发挥补血作用。贾梅[112]研究结果表明胶艾汤可明显提高血虚型大鼠血细胞比容、外周血红细胞计数、血红蛋白、血小板计数，升高脾脏和胸腺指数，增强 Na^+-K^+-ATP 酶和 Ca^{2+}-Mg^{2+}-ATP 酶活力，提示胶艾汤具有较好的补血作用。李祥华[111]发现胶艾汤可显著提高失血性贫血小鼠血红蛋白含量和 RBC 计数，提示胶艾汤的补血作用显著。

（四）参苓阿胶复方膏剂

参苓阿胶复方膏，采用阿胶、怀山药、人参、大枣、乌梅、陈皮、茯苓、砂仁、枸杞子、甘草等多味药食两用中药辅以蜂蜜组成，并借鉴中医“香砂六君子汤”和“四君子汤”配方和传统中药膏剂制法制成。方中阿胶、大枣养血补血，人参、山药、茯苓健脾益气，乌梅、陈皮、砂仁行气化湿，枸杞子滋补肝肾，甘草调和诸药，具有改善气虚体质和调节免疫的作用。

研究发现，低、中、高剂量的参苓阿胶复方膏剂均能增加气虚小鼠的胸腺和脾脏指数、提高血清超氧化物歧化酶和 GSH-Px 活性，并降低 MDA 含量，且中、高剂量的效果更显著，提示参苓阿胶复方膏剂能够增强气虚体质小鼠免疫调节和抗氧化作用[113]。

参考文献

[1] 段晓宇，邓艾平，周文煜，等. 胶艾汤加味联合重组人促红细胞生成素治疗肾性贫血的临床观察 [J]. 时珍国医国药，2013，24（11）：2774-2775.

[2] 于光磊，李寿军. 重组人血小板生成素联合自拟补气摄血汤治疗特发性血小板减少性紫癜疗效分析 [J]. 中国中医急症，2015，24（8）：1475-1477.

[3] 陈绮明. 胶艾汤加减治疗疤痕子宫人流术后阴道流血的临床研究 [J]. 中外医疗，2016，35（17）：177-179.

[4] 郑永杰. 黄连阿胶汤加味治疗阴虚火旺型失眠临床疗效 [J]. 临床医学研究与实践，2016，1（14）：114.

[5] 石翎雁，石彦霞. 黄连阿胶汤加味治疗阴虚火旺型妊娠期失眠 51 例临床观察 [J]. 甘肃中医药大学学报，2017，34（5）：31-34.

[6] 张志伟，高玉广. 黄连阿胶汤治疗心肾不交型焦虑障碍临床研究 [J]. 亚太传统医药，2018，14（8）：181-183.

[7] 唐瑾. 大定风珠对肝肾阴虚型帕金森病非运动症状的影响 [J]. 中国中医药现代远程教育，2017，15（22）：95-97.

[8] 刘辉，刘美香，耿海威，等. 大定风珠加减联合西药治疗伴发疼痛的帕金森患者疗效及作用机制 [J]. 中国实验方剂学杂志，2018，24（13）：183-189.

[9] 吴瑞兰，王丹，周艳玲，等. 大定风珠加减配合辨证取穴针刺治疗面肌痉挛 48 例疗效观察 [J]. 中国医药导报，2010，7（7）：67-68.

[10] 尹海燕，赵柏庆，林庆葵. 阿胶鸡子黄汤治疗甲状腺功能亢进症阴虚风动证临床观察 [J]. 新中医，2017，49（7）：74-76.

[11] 赵诚，刘耀东，王志强，等. 阿胶鸡子黄汤加味治疗脑动脉硬化性头晕 [J]. 中国实用医药，2008，3（21）：145-146.

[12] 王尊状. 阿胶鸡子黄汤合通心络加减治疗面肌痉挛症 96 例 [J]. 中国民间疗法，2013，21（4）：36-37.

[13] 叶剑. 浅议中药阿胶的临床应用及药理作用 [J]. 现代中医药，2012，32（5）：79-81.

[14] 吴和柏. 加味补肺阿胶汤治疗外感后久咳 48 例 [J]. 甘肃中医学院学报，2009，26（4）：24-25.

[15] 屈红军，李婷婷，徐洪秋. 补肺阿胶汤联合酚妥拉明治疗支气管扩张咯血的疗效及对患者预后生活质量的影响 [J]. 内蒙古中医药，2018，37（12）：57-59.

[16] 张衡，马帅，刘金涛. 邵杏泉辨治咳嗽特色 [J]. 光明中医，2016，31（1）：46-47.

[17] 李莲嘉. 加味阿胶散治小儿干咳 130 例 [J]. 陕西中医，2009，30（7）：866-867.

[18] 简永英. 阿胶养血汤治疗肺结核咯血 67 例 [J]. 实用中医内科杂志，2008，22（9）：22.

[19] 车飞纲，黎鼎盛. 中药阿胶的临床应用及其药理研究 [J]. 内蒙古中医药，2018，37（10）：96.

[20] 杨绘坤. 寿胎丸合胶艾汤治疗胎动不安的临床价值研究 [J]. 智慧健康，2018，4（10）：134-135.

[21] 黄秋，韦丽荣. 寿胎丸联合胶艾汤治疗胎动不安疗效观察 [J]. 亚太传统医药，2016，12（13）：131-132.

[22] 苏秀梅，魏霞. 加减胶艾汤治疗胎漏、胎动不安 64 例 [J]. 中国中医药科技，2012，19（2）：130.

[23] 曹渊. 胶艾汤加减治疗黄体功能不全性经期延长的临床疗效 [J]. 中国合理用药探索，2018，15（10）：4-5.

[24] 郭京华. 芎归胶艾汤加减联合左炔诺孕酮治疗子宫腺肌症痛经临床研究 [J]. 实用中医药杂志，2017，33（12）：1395-1396.

[25] 韦丽君，刘玉．加味胶艾汤治疗肾虚血瘀型围绝经期功血 40 例临床研究 [J]．江苏中医药，2011，43（7）：36-37.
[26] 黄群，刘春香．胶艾汤加减治疗青春期功能性子宫出血 70 例临床观察 [J]．中医临床研究，2011，3（10）：37-38.
[27] 彭瑶，杨琦．温经汤治疗虚寒血瘀型月经不调临床观察 [J]．光明中医，2018，33（17）：2531-2533.
[28] 崔明华，李韬，李晓曦．温经汤加减治疗寒凝血瘀型原发性痛经临床研究 [J]．实用妇科内分泌杂志，2017，4（29）：56.
[29] 陈小娟．温经汤加减治疗原发性痛经 60 例疗效观察 [J]．大家健康（学术版），2016，10（6）：51-52.
[30] 夏添．温经汤加减治疗肾虚血瘀型崩漏临床疗效观察 [J]．保健医学研究与实践，2015，12（6）：67-68.
[31] 危兆璋，叶譞斐．温经汤治疗女性厥阴寒闭血瘀型不寐的临床疗效 [J]．中国药物经济学，2014，9（S2）：79-80.
[32] 陈娇．加味炙甘草汤治疗冠心病心绞痛阴阳两虚证 [J]．中西医结合心血管病电子杂志，2018，6（32）：155-156.
[33] 姚发元．炙甘草汤联合西药治疗缓慢性心律失常 35 例临床观察 [J]．中国民族民间医药，2018，27（13）：124-125.
[34] 王巍伟．炙甘草汤治疗小儿病毒性心肌炎合并心律失常临床分析 [J]．亚太传统医药，2015，11（13）：127-128.
[35] 张建伟．清燥救肺汤治疗慢性咽炎疗效观察 [J]．亚太传统医药，2015，11（20）：128-129.
[36] 王玉明．泻白散合清燥救肺汤在支气管扩张症治疗中的临床应用 [J]．内蒙古中医药，2012，31（10）：25-26.
[37] 傅饶，孔令苓．清燥救肺汤预防和治疗放射性肺炎的临床观察 [J]．中国医药指南，2011，9（11）：29-30.
[38] 葛丹霞，吴力，李中美．猪苓汤治疗导尿管相关性尿路感染临床观察 [J]．新中医，2017，49（10）：55-57.
[39] 段苇，黄秀贞，董彬．猪苓汤加减治疗女性反复尿路感染疗效观察 [J]．云南中医学院学报，2017，40（2）：58-61.
[40] 王致效．复方猪苓汤在慢性肾小球肾炎治疗中的应用研究 [J]．中国卫生标准管理，2015，6（9）：115-116.
[41] 伍庆华，延丽萍．猪苓汤与小蓟饮子治疗湿热型 IgA 肾病的临床效果 [J]．中国医药导报，2016，13（10）：104-107.
[42] 宋晓蕾．猪苓汤合膈下逐瘀汤治疗糖尿病性肾病 28 例临床研究 [J]．内蒙古中医药，2017，36（7）：50-51.
[43] 张根群．桂枝茯苓汤合猪苓汤加减治疗ⅢA 型前列腺炎湿热瘀阻型 42 例 [J]．中医研究，2017，30（7）：41-43.
[44] 崔璀，张志勇，薛敬东．一贯煎合猪苓汤联合西药治疗肝肾阴虚型肝硬化腹水临床观察 [J]．新中医，2017，49（2）：51-54.
[45] 金卫中．黄土汤联合西药治疗上消化道出血的临床疗效观察 [J]．中医临床研究，2014，6（11）：95-96.
[46] 陈凯旋，席作武，孟若兮．黄土汤加减联合康复新液保留灌肠对溃疡性结肠炎的临床观察 [J]．光明中医，2014，29（8）：1718-1719.
[47] 辛大永．九仙散加减治疗咳嗽变异性哮喘的临床观察 [J]．中医药信息，2015，32（1）：97-99.
[48] 张文富，黄晶晶，黄鸿娜，等．鳖甲煎丸辅助治疗乙肝后肝纤维化的疗效观察 [J]．安徽医药，2019（3）：584-587.
[49] 李恒飞，鄢灯莹，徐建，等．鳖甲煎丸治疗肝炎肝硬化的临床效果 [J]．中国当代医药，2018，25（27）：16-19.
[50] 王捷．恩替卡韦联合鳖甲煎丸治疗代偿性乙型病毒性肝炎肝硬化 58 例 [J]．国医论坛，2018，33（2）：49-50.

[51] 吕本林. 三甲复脉汤治疗心阴虚型快速性心律失常临床分析 [J]. 中西医结合心血管病电子杂志，2017，5(22)：134.
[52] 孙宁宁. 三甲复脉汤治疗快速性心律失常阴虚火旺证的临床研究 [D]. 济南：山东中医药大学，2016.
[53] 王新芝. 三甲复脉汤加减治疗产后津伤血虚痉病 19 例 [J]. 河南中医，2014，34(10)：2004-2005.
[54] 陈定一，王静竹，刘文林. 阿胶及其炮制品中氨基酸和微量元素的分析研究 [J]. 中国中药杂志，1991，16(2)：833-835.
[55] 潘登善. 论阿胶的补血作用 [J]. 陕西中医，2004，25(11)：1032-1033.
[56] 郭成浩，金毅，祁玉成，等. 阿胶结构与药理功能研究进展 [J]. 青岛医学院学报，1998，34(4)：310-311.
[57] 郑筱祥，杨勇，叶剑锋，等. 东阿阿胶的升白作用及机制研究 [J]. 中国现代应用药学杂志，2005，22(2)：102-105.
[58] 吴宏忠，杨帆，崔书亚，等. 阿胶酶解成分对贫血小鼠造血系统的保护机制 [J]. 华东理工大学学报(自然科学版)，2008，34(1)：47-52.
[59] 魏东，王瑛，张涛，等. 大剂量阿胶治疗晚期肿瘤化疗后血小板减少症的临床研究 [J]. 成都中医药大学学报，2002，25(1)：23-24.
[60] 苏晓妹，魏东，张涛，等. 阿胶对血虚证动物模型的作用 [J]. 中国药师，2006，9(7)：597-599.
[61] 汝文文，和娴娴，张建岭，等. 阿胶补血机理的现代研究概况 [C]// 首届(2015)中国驴业发展大会高层论坛论文汇编. 2015：139-142.
[62] 邸志权，胡金芳，张路，等. 阿胶补血、抗疲劳以及止血作用研究 [J]. 药物评价研究，2018，41(4)：562-566.
[63] 姜一朴，邸志权，王延涛，等. 小分子阿胶抗疲劳、抗氧化及止血作用研究 [J]. 中国药理学通报，2019，35(2)：203-208.
[64] 邓皖利，吴宏忠，徐文，等. 阿胶补血活性组分对环磷酰胺所致贫血小鼠骨髓造血微环境的影响 [J]. 时珍国医国药，2011，22(10)：2542-2544
[65] 安梦培，张守元，张淹，等. 阿胶对免疫低下模型小鼠免疫功能的影响 [J]. 药物评价研究，2018，41(4)：567-571.
[66] 李志，陈壁锋，黄俊明，等. 阿胶口服液对小鼠细胞免疫和体液免疫功能的影响 [J]. 中国卫生检验杂志，2008(7)：1426-1427.
[67] 宋怡敏，毛跟年，康荣荣，等. 阿胶泡腾颗粒对小鼠免疫功能的影响 [J]. 动物医学进展，2011，32(9)：73-75.
[68] 李宗铎，李天新，李宗铭，等. 阿胶的药理作用 [J]. 河南中医，1989，9(6)：27-29.
[69] 卢艳，韩丽，钤莉妍，等. 阿胶枣对小鼠免疫调节作用的研究 [J]. 中国药物评价，2016，33(5)：423-425.
[70] 刘元涛，张惠惠，王升光，等. 阿胶仿生酶解前后提高免疫力作用对比研究 [J]. 时珍国医国药，2016，27(9)：2158.
[71] TENG T S，JI A L，JI X Y，et al. Neutrophils and immunity：From bactericidal action to being conquered[J]. J Immunol Res，2017，2017：9671604.
[72] 应军，肖百全，杨威，等. 鸡血藤与阿胶升白细胞作用的比较研究 [J]. 中药新药与临床理，2011，22(2)：175-177.
[73] 李敏，庞萌萌，田晨颖，等. 不同阿胶酶解液相对分子量分布及补血升白作用对比研究 [J]. 中国食品添加剂，2017，28(6)：105.
[74] MA L X，AI P，LI H，et al. The prophylactic use of Chinese herbal medicine for chemotherapy -induced leucopenia in oncology patients：a systematic review and meta-analysis of randomized clinical trials[J]. Support Care Cancer，2015，23(2)：561

[75] 程博琳，苗明三. 阿胶的现代研究及特点 [J]. 中医学报，2015，30（3）：415-417.
[76] 张飘飘，凌亚豪，阎晓丹，等. 阿胶对人工细颗粒物所致大鼠呼吸系统损伤的保护作用 [J]. 癌变•畸变•突变，2017，29（5）：346-351.
[77] 张喆，李娜，刘谦，等. 阿胶对 COPD 模型小鼠的保护作用以及对 MMP-2、MMP-9、TGF-β_1 水平的影响 [J]. 基因组学与应用生物学，2018，37（4）：1813-1819.
[78] 张喆，马云，胡晶红，等. 阿胶对气道炎症小鼠 Th17/Treg 亚群失衡的逆转作用 [J]. 山东医药，2018，58（6）：11-14.
[79] 付玥，张茹，吴昊轩，等. 阿胶的研究进展 [J]. 新经济，2014（8）：18-19.
[80] 赵福东，董竞成，崔焱，等. 阿胶对哮喘大鼠气道炎症及外周血Ⅰ型 /Ⅱ型 T 辅助细胞因子的影响 [J]. 中国实验方剂学杂志，2006，12（6）：59-61.
[81] 刘颖，胡锐，白璐，等. 阿胶对正常雌性小鼠雌激素样作用研究 [J]. 山东中医杂志，2018，37（8）：681-683.
[82] 汝文文，和娴娴，钤莉妍，等. 阿胶对围绝经期大鼠卵巢颗粒细胞凋亡及 Bcl-2 和 Bax 表达的影响 [J]. 中国药物评价，2015，32（3）：147-150.
[83] 苏念军，杨翠莲，李冰，等. 口服阿胶改善子宫内膜容受性的初探 [J]. 中国保健，2006，14（16）：12-13.
[84] 王芳，温勤坚. 阿胶对正常大鼠及超促排卵大鼠子宫内膜的作用 [J]. 延安大学学报（医学科学版），2018，16（1）：1-7.
[85] PIKE C J，CARROLL J C，ROSARIO E R，et al. Protective actions of sex steroid hormones in Alzheimer's disease [J]. Front Neuroendocrinol，2009，30（2）：239-258.
[86] 杨华，屈秋民，韩建峰，等. 女性阿尔茨海默病与雌激素水平的关系 [J]. 西安交通大学，2006，7（6）：609-614.
[87] SHERWIN B B. Estrogen and cognitive aging in women [J]. Neuroscience，2006，138（3）：1021-1026.
[88] 张晓双，白黎明，白璐. 阿胶对去卵巢小鼠学习记忆及海马 Aβ 影响的研究 [J]. 中南药学，2021，19（8）：1600-1604.
[89] 李茂进，胡俊峰，张春玲，等. 天麻和阿胶对铅所致大鼠脑功能损害的保护作用 [J]. 劳动医学，2001（5）：269-271.
[90] 冯露夷. 加减黄连阿胶汤对 2 型糖尿病大鼠模型降糖机制的初探 [D]. 广州：广州中医药大学，2015.
[91] 陈丽，魏伟峰. 黄连阿胶汤对 2 型糖尿病小鼠血糖、血脂的影响 [J]. 中医研究，2015，28（10）：65-67.
[92] 杨桂染. 加味黄连阿胶汤对顺铂肾毒性大鼠 TGF-β_1 表达的影响 [J]. 浙江中医药大学学报，2009，33（6）：761-762.
[93] 杨桂染. 加味黄连阿胶汤对顺铂致肾毒性大鼠 TIMP-1 表达的影响 [J]. 江西医学院学报，2009，49（11）：23-26.
[94] 张喜奎，叶金连，黄国芳. 黄连阿胶汤化裁方治疗慢性非细菌性前列腺炎的实验研究 [J]. 国医论坛，2011，26（3）：28-30.
[95] 宁华英，黄维中. 黄连阿胶汤加肉桂治疗慢性咽炎 85 例疗效观察 [J]. 贵阳中医学院学报，1997（2）：14-15.
[96] 李凯，牛乐，贾利利，等. 黄连阿胶汤不同煎煮方法对慢性咽炎大鼠的影响 [J]. 中华中医药杂志，2014，29（3）：879-881.
[97] 李凯，贾利利，张振凌. 不同煎煮方法黄连阿胶汤对失眠小鼠作用的比较 [J]. 中国中医基础医学杂志，2013，19（10）：1191-1193.
[98] 陈汉裕，陈凤丽，林赞檬，等. 黄连阿胶汤对戊巴比妥钠致小鼠催眠作用及神经递质的影响 [J]. 广东医学，2016，37（21）：3165-3168.

[99] VGONTZAS A N，ZOUMAKIS M，PAPANICOLAOU D A，et al. Chronic insomnia is associated with a shift of interleukin-6 and tumor necrosis factor secretion from nighttime to daytime[J]. Metabolism，2002，51（7）：887-892.

[100] HAACK M，POLLMCHER T，MULLINGTON J M. Diunal and sleep-wake dependent variations of soluble TNF-α and IL-2 receptors in healthy volunteers[J]. Brain Behav Immun，2004，18（4）：361-367.

[101] GARCÍA-GARCÍA F，YOSHIDA H，KRUEGER J M. Interleukin-8 promotes non-rapid eye movement sleep in rabbits and rats[J]. Journal of Sleep Research，2004，13（1）：55-61.

[102] IRWIN M，CLARK C，KENNEDY B，et al. Nocturnal catecholamines and immune function in insomniacs，depressed patients，and control subjects[J]. Brain Behav Immun，2003，17（5）：365-372.

[103] 陈建，陈敏捷. 黄连阿胶汤对失眠大鼠血清 Th1/Th2 平衡的影响 [J]. 长春中医药大学学报，2014，30（5）：779-781.

[104] 赵玉堂. 黄连阿胶汤对高架十字迷宫焦虑大鼠模型的影响 [J]. 中国实验方剂学杂志，2012，18（20）：281-282.

[105] 汪坤. 基于小鼠焦虑模型研究黄连阿胶汤中鸡子黄的配伍作用 [J]. 中国民族民间医药，2018，27（10）：18-21.

[106] 杨满琴，谢若男，徐玥玮，等. 九味阿胶膏对血虚证小鼠的补血作用及其机制研究 [J]. 中国药学杂志，2018，53（24）：2096-2101.

[107] 贺卫和，王志琪，蒋孟良，等. 胶艾汤止血机制的实验研究 [J]. 世界中西医结合杂志，2012，7（12）：1032-1033，1041.

[108] 任利，张红瑞，翟亚平，等. 胶艾汤止血作用的机制研究 [J]. 山东中医杂志，2002，21（3）：170-172.

[109] 任利，张五洲，翟亚萍，等. 胶艾汤对虚寒失血小鼠血浆血管性假血友病因子含量的影响 [J]. 中国中医基础医学杂志，2000，6（11）：43-45.

[110] 黄世领，贾卫，管喜文. 芎归胶艾汤对小白鼠血细胞及纤维蛋白原的影响 [J]. 临床军医杂志，2000，28（2）：47.

[111] 李祥华，王文英，张家均，等. 胶艾汤补血健脾作用研究 [J]. 中药药理与临床，2005，21（1）：4-5.

[112] 贾梅，郑传柱，张丽，等. 对胶艾汤与四物汤对血虚模型大鼠补血功效的比较研究 [J]. 中草药，2015，46（11）：1640-1644.

[113] 黄宏轶，黄玲艳，张海燕，等. 参苓阿胶复方膏对气虚体质小鼠免疫调节和抗氧化作用 [J]. 美食研究，2016，33（6）：35-37.

第九章

养血之代表制剂——复方阿胶浆

第一节　复方阿胶浆应用历史

复方阿胶浆为补益类非处方中药制剂，是国家首批中药保护品种，于1979年上市，迄今已有40多年的应用历史。复方阿胶浆由阿胶、红参、熟地黄、党参、山楂5味中药配方组成，为棕褐色至黑褐色的液体；主要功能为补气养血，用于气血两虚，头晕目眩，心悸失眠，食欲不振及贫血；现代临床主要用于治疗气血亏虚之证，是治疗各种贫血的有效药物；亦常用作肿瘤、血液、妇产等疾病的辅助用药，是目前中医养血的代表方剂之一。

一、复方阿胶浆的组方源流考

复方阿胶浆，由阿胶、红参（人参）、熟地黄、党参、山楂5味中药组成。为发掘其组方理论和源流，首先从历代典籍所载的含有阿胶的组方中梳理复方阿胶浆的类方，考证其处方源流。类方，是在药物组成和主治病证上具有某种相似性的一类方剂，类方之间，应该在源流关系、组成药味、配伍特点、功能主治等方面具有一定的相似性。基于历代含有阿胶的1 800余首方剂，我们从组成药味及数量、功能主治及配伍意义等角度，探寻复方阿胶浆的相似组方，以考证其组方源流。

（一）组成药味的相似性

在所获取的含阿胶方剂中，未能发现与复方阿胶浆完全一致的古方。含4味相同中药的方剂有2首，均出自医案，为疾病诊治过程中的调治方，药味数量分别为8味和11味；与复方阿胶浆相同的药味，分别为人参、熟地黄、阿胶、山楂和人参、熟地黄、阿胶、党参。

含3味相同中药的类方有13首，组成药味数量均多于复方阿胶浆。其中含人参、熟地黄和阿胶的方剂有12首，含人参、熟地黄和山楂的方剂有1首。组成药味数量较少的为6味，如《鸡峰普济方》人参柏叶汤（人参、柏叶仁、芍药、熟地黄、当归、阿胶）和《圣济总录》人参汤（人参、桂、阿胶、紫菀、桑根白皮、熟干地黄）。

含2味相同中药的类方有36首，其中含人参、熟地黄的方剂有20首；含人参、阿胶的方剂有9首；含熟地黄、阿胶的方剂有7首。组成药味数量≤5的方剂有16首，如《景岳全书》五福饮（人参、熟地黄、当归、白术、炙甘草），《圣济总录》人参散方（人参、阿胶、甘草、黄芪），《张氏医通》三才丸（人参、熟地黄、天冬），《外科心法要诀》参术膏（人参、白术、熟地黄），《小儿卫生总微论方》华盖散（阿胶、黄芩、人参）等，其中有3首方剂完全包含于复方阿胶浆的组方，即《景岳全书》两仪膏（人参、熟地黄），《圣济总录》阿胶饮方（人参、阿胶），《医略六书》补阴丸（熟地黄、阿胶）。

（二）功用主治的相似性

上述复方阿胶浆的相似组方，多立足于养血补气；但在具体功用主治上仍有所差异。如主要用于治疗妇人血气虚损、崩漏、胎气不安及产后血虚的方剂有21首，如《瑞竹堂经验方》八珍散用于妇人滋养气血，《御药院方》当归地黄丸治妇人血气不和等；主要用于虚劳、气血不足而养血益气的方剂有14首，如《张氏医通》三才丸用于气血俱虚，《景岳全书》五福饮用于五脏气血亏损；主要用于肺虚损伤、久嗽不愈的方剂有8首，如《圣济总录》阿胶饮方用于肺虚久咳，《小儿卫生总微论方》华盖散用于唾血、吐血等；用于治疗血证、健忘、筋急等其他病证的方剂有8首，如《杂病源流犀烛》养血地黄汤用于治筋急，《医灯续焰》圣愈汤用于治失血等。

在这些类方中，亦有功能主治与复方阿胶浆一致者，如《御药院方》中记载当归地黄丸"常服平养气血"，《丹溪心法》八珍汤、《景岳全书》五福饮及两仪膏、《医学原理》人参当归散、《张氏医通》三才丸、《傅氏杂方》气血双补方等，均能养血益气，治疗气血俱虚之证。

（三）组方理论的相似性

在复方阿胶浆组方的5味中药中，人参、党参补气为主，熟地黄、阿胶养血为主，山楂活血并助运化。其中以人参、熟地黄、阿胶为主药，党参、山楂为辅药。在历代的补气养血方中，山楂与其他4味的配伍并不多见，党参与人参同用的组方亦较少。在有3味中药相同的类方中，除人参、熟地黄、山楂三者配伍有1首方剂外，其余均为人参、熟地黄、阿胶的配伍应用。因此，应以人参、熟地黄、阿胶三者配伍，用于益气养血的方剂中，探寻复方阿胶浆的组方来源。

在复方阿胶浆的类方中，同时含有人参、熟地黄、阿胶的组方，主要用于治疗妇人气血虚弱而下血、肺虚久嗽唾血等证。人参多功在补气，熟地黄意在补血，而阿胶则偏于补血止血。其中，人参和熟地黄，多为方中主药。人参、熟地黄、阿胶，均为历代常用的滋补中药；在三者的两两配伍中，人参与熟地黄的配伍更多，且多功在养血补气，治疗气血俱虚而致诸病证，与复方阿胶浆组方思路一致。代表性的类方，为张景岳的两仪膏及大补元煎。如《景岳全书》关于大补元煎治疗男妇气血大坏之证的记载中，阐明了人参"补气补阳，以此为主"，熟地黄"补精补阴，以此为主"，称其为"救本培元第一要方"。阿胶与人参的配伍，更多地被用于久咳嗽、咯血吐血及妇人胎漏等病证；阿胶与熟地黄的配伍，则主要用于妇人下血、血虚及经水不调等病证。

可以看出，人参与熟地黄，为复方阿胶浆类方用于补气养血的最基本、主要的基础方；人参峻补元气，熟地黄养血填精，人参得熟地黄则助气、化气；熟地黄得人参则生血、行血；二者相辅相成、共奏补气养血之功效。

通过如上药味组成、功能主治、组方理论的综合分析，可见张景岳的"两仪膏"在组成上，全部涵盖于复方阿胶浆组方；且一半以上的复方阿胶浆类方组成中含有两仪膏，数量为34首；其中，"两仪膏＋阿胶"的配伍数量为14首。人参与熟地黄配伍应用，功效上阴阳相济、气血并补，最能够体现复方阿胶浆的组方思路和功效特点。

因此，可认为复方阿胶浆的组方，源于张景岳的"两仪膏"。

（四）两仪膏及其历史沿革

两仪膏出自明张景岳著《景岳全书·新方八阵》中的"补阵"，原文记载为："两仪膏治精气大亏，诸药不应，或以克伐太过，耗损真阴。凡虚在阳分而气不化精者，宜参术膏；若虚在阴分而精不化气者，莫妙于此。其有未至大病而素觉阴虚者，用以调元，尤称神妙。

人参（半斤或四两）　大熟地（一斤）

上二味，用好甜水或长流水十五碗，浸一宿，以桑柴文武火煎取浓汁。若味有未尽，再用水数碗煎柤取汁，并熬稍浓，乃入瓷罐，重汤熬成膏，入真白蜜四两或半斤收之，每以白汤点服。若劳损咳嗽多痰，加贝母四两亦可。”

张景岳之后，对两仪膏的记载和应用亦较多，辑录如下：

（1）清吴澄《不居集》中，记载“张景岳治虚损法”，摘录了《景岳全书》中“两仪膏”的记载。

（2）清叶天士《临证指南医案》两仪膏：人参、熟地，熬膏。白蜜收。

（3）清吴仪洛《成方切用》中载有《景岳全书》中“两仪膏”。

（4）清魏之琇《续名医类案•吐血》：关太孺人，年七十七，久患胁痛，左半不能卧，食少不眠。十月间，忽吐血数口，进童便不应。或与之小剂生地、山栀、茅根、茜草之类亦不应。或谓有瘀，用方与前相仿。诊之，右关弦略数，左右寸俱鼓指，曰：凡吐血属瘀者，多杂紫黑成块，今所去皆散漫不凝，盖由肝木失养，燥而生火，值亥月木生之时，不能藏蛰，反腾而上，冲击胃络，致阳明之火，泛滥而出也。虽在寒月，必使加黄连于养荣之剂，以抑之使其下降潜伏，自无痛沸之患矣。用生熟地、沙参、麦冬、山药、杞子，入连三分，酒炒焦，数服血止食进，又十剂全愈。第此病属在年高病久，非大剂两仪膏，真元不易复元也。

（5）清沈金鳌《杂病源流犀烛•湿温证源流》：两仪膏（扶虚），人参、熟地熬膏，白蜜收。

（6）清林珮琴《类证治裁•暑症论治》：扶虚养正，如参附汤及两仪膏。〔补润〕两仪膏，人参、熟地熬膏，白蜜收。

（7）丹波元坚《杂病广要•内因类•虚劳》：《景岳》两仪膏，治精气大亏，诸药不应，或以克伐太过，耗损真阴。凡虚在阳分而气不化精者，宜参术膏；若虚在阴分而精不化气者，莫妙于此。其有未至大病而素觉阴虚者，用以调元，尤称神妙。

（8）清刘金方《临证经应录•妇女疾病门》：两仪膏，党参（人参更妙）、熟地（熬汁），白蜜收膏。

（9）清费伯雄《医方论•参乳丸》：人参末、人乳粉，等分蜜丸。平补气血，一壮水之源，一益气之主。后人两仪膏，从此化出。

（10）清韩氏《韩氏医课•景岳新方八阵歌•补阵》：两仪膏，治精气两虚，诸药不应者效；参术膏，凡虚在阳分而气不化精者，此主之。两仪膏是地黄参，精气双虚可渐增；气不化精阳弱者，还宜参术膏来陈。

（11）清汪喆《评注产科心法•产后门》：凡产妇妄投冷散，致舌黑而枯，或光红无底，皆危症也。有汗出多，或童便用多，而未顾其心肾者均有之。盖舌乃心之苗，肾之本也。如黑而带润色，尚可挽回。六味汤重用熟地，加人参、炮姜主之。若舌干黑而枯且渴者，为血液已亡，不可为也。斯时惟有独参汤两许，频频灌之，或可十中救一。若无力用参，亦无益。此症肾气已竭，不便用桂附刚烈之物以熬煎，惟人参能救气于无何有之乡。且阳能生阴，又生津液，庶望回春。此症初产十日内见者多，不然必是汗多亡阳，下虚亡阴。譬如痢疾见舌枯，或光如红缎而干渴者，皆在不治，即下虚亡阴也。独参汤：用好熟人参（一两），炖成一碗，或加五味子（一钱），频频灌入，或人参（五钱），大熟地（二两），名为两仪膏，煎服亦妙。

二、复方阿胶浆的成方理论

张景岳“两仪膏”，根据“形不足者温之以气，精不足者补之以味”的理论创制；“两仪膏”，以人参半斤、熟地黄一斤，加蜜炼制而成；人参大补元气，熟地黄滋阴补肾，一为阳气，一为阴血。而复方阿胶浆，即是在“两仪膏”基础上增加阿胶、党参、山楂 3 味而成；诸药配伍，阴阳相济、气血并调，达到益气养血、气血双补的功效。

复方阿胶浆自 1979 年上市，迄今已有 40 余年的应用历史；作为补益类非处方中药，是首批入选国家中药保护品种的中药复方制剂。现代临床主要用于治疗气血亏虚之证，是治疗各种贫血的有效药物，亦常用作肿瘤、血液、妇产等疾病的辅助用药。

（一）诸虚百损，不离气血

气与血是构成和维持人体生命活动的基础。如《素问•调经论篇》所云：“人之所有者，血与气耳。”《素问•阴阳应象大论篇》提出“阴阳者，血气之男女也”，将血、气比作“阴阳”“男女”，认为血和气为阴阳所化生；而气血的调和与充盈，也是认识人体健康与疾病状态的重要依据。历代医家都将气血作为在中医学理论体系中的重要部分进行阐述，正如清高士栻在《医学真传》中所言：“血、气二者，乃医学之大纲，学者不可不察也！”

在生理上，人体的气与血流行于全身，维系着脏腑、经络等机体各部分的功能，能够反映人体的生理病理状态。《灵枢•天年》云：“血气已和，荣卫已通，五脏已成，神气舍心，魂魄毕具，乃成为人。”《灵枢•本脏》曰：“人之血气精神者，所以奉生而周于性命者也。”均阐释了气血是人体生命活动过程及五脏六腑发挥功能的基础。《素问•五脏生成篇》中，提出“肝受血而能视，足受血而能步，掌受血而能握，指受血而能摄”；《素问•生气通天论篇》中所言“是以圣人陈阴阳，筋脉和同，骨髓坚固，气血皆从。如是则内外调和，邪不能害，耳目聪明，气立如故”，均论述了人体五脏六腑、筋骨毛皮须在气血充盈、调和的情况下，才能维持正常状态。此外，全身的气血活动，也是维持机体内外统一、内外环境协调的基础，是机体调节自身状态以维持健康的关键。正如《灵枢•邪气脏腑病形》所云：“十二经脉，三百六十五络，其血气皆上于面而走空窍；其精阳气上走于目而为睛，其别气走于耳而为听，其宗气上出于鼻而为臭，其浊气出于胃，走唇舌而为味，其气之津液皆上熏于面……故天气甚寒，不能胜之也。”《素问•至真要大论篇》云：“气血正平，长有天命。”此言气血充盛、平和、畅达，才能健康长寿。

从病理变化而言，气血的失常必然造成阴阳失于平衡，影响到机体的各种生理活动，而产生种种疾病，正所谓“血气不和，百病乃变化而生”（《素问•调经论篇》）。宋陈自明在《妇人大全良方•调经门》中说：“人之生，以气血为本；人之病，未有不先伤其气血者。”气血通达于全身上下，外至毫毛腠理，内注脏腑膜原。因此，大凡疾病，无论浅深，是虚是实，无有不伤及气血，提示了气血亏虚是从健康到疾病过程中的重要病机。明李中梓《医宗必读•古今元气不同论》中，亦提出“气血虚损，则诸邪辐辏，百病丛集”。总之，气血旺盛，则脏腑、经络、四肢百骸的各种功能正常，表现为身体康健，精力充沛，所谓“正气存内，邪不可干”。若劳逸失度，饮食不调，起居失常，居处不慎，情志过极，均可导致气血虚损，而引起疾病或亚健康状态的产生。《素问•宣明五气篇》中所言“久视伤血，久卧伤气”；《素问•举痛论篇》曰“劳则气耗”，正是此理。

复方阿胶浆源于张景岳的“两仪膏”，在人参、熟地黄基础上加用阿胶、党参、山楂，用以益气养血，气血双补。“劳者温之”“损者益之”“形不足者温之以气，精不足者补之以味”，复方阿胶浆所针对的正是气血失和，虚损不足的状态。气与血都由人身之精所化，而相对言之，则气属阳，血属阴，具有互根互用的关系。复方阿胶浆所主病证，在于气血；可补气生血，养血益气，气血互生，使阴阳相济。

（二）诸经同补，五脏并调

气血经脉，内达五脏六腑，外连四肢百骸；心主血、肺主气，肝藏血、肾纳气，脾胃为气血生化之源，气血与人体脏腑百骸的关系密切。气血亏虚则会影响人体五脏六腑、四肢百骸的功能发挥，产生劳倦、乏力、气短、体痛、失眠、不思饮食等症状。诚如清俞根初《重订通俗伤寒论•气血虚实•气血皆虚》中所论气血皆虚证的表现，“呼吸微，语言懒，动作倦，饮食少，身漉淅，体枯瘠，头眩晕，面皖白”。清王清任《医林改错》亦指出，脉即是血管，气血在内流通，周而复始，气血合脉；气血亏虚则会影响五脏六腑功能，产生各种病症。

复方阿胶浆养血补气，气血充盈则四肢百骸得养。从历代本草文献记载中可见，方中阿胶入手太阴肺经、足厥阴肝经、足少阴肾经，味甘气平，专入肝经养血，兼入肺、肾、心；人参入手太阴肺经，职专补气，肺家气旺，则心、脾、肝、肾四脏之气皆旺；熟地黄入手少阴心经、足少阴肾经、手厥阴心包络、足厥阴肝经，能补五脏之真阴；党参入心、脾、肺三经；山楂入脾、胃、肝经，可以同补诸经气血、并调五脏阴阳。

三、复方阿胶浆组方功效

中国传统哲学与中医学皆认为，阴阳是自然界事物运动变化的基本规律和普遍法则，人体亦然。《素问•阴阳应象大论篇》云：“阴阳者，天地之道也。万物之纲纪，变化之父母，生杀之本始，神明之府也。”《素问•宝命全形论篇》云：“人生有形，不离阴阳。”《素问•阴阳应象大论篇》谓“治病必求于本”。中医理论对虚损之证，主张“损者益之”“劳者温之”“形不足者温之以气，精不足者补之以味”。而“两仪膏”即是张景岳根据《内经》上述理论创制而成。方用人参半斤、熟地黄一斤，加蜜炼制成膏。人参大补元气，熟地黄滋阴补肾；一补阳气，一补阴血。复方阿胶浆在“两仪膏”基础上，增加阿胶、党参、山楂，诸药配伍，阴阳相济、气血并调。从复方阿胶浆组方中各药的阴阳、性味、归经、配伍及其对气血的作用，可以很好地阐释复方阿胶浆益气养血、气血双补的功效。

阿胶，味甘、辛，气微温，平补而润，无毒；味薄气厚，浮而升，属阳。《景岳全书》中谓阿胶气味颇厚，阳中有阴。其性降、养血，其味甘缓。能够益气养血，补肺气、养肝血、滋肾水，益中气、和血脉，补虚，安胎，坚筋骨。《本草纂要》谓阿胶，“一切气血两虚之症，皆能疗之。大抵此剂为补气血之药，必用阿井水煎黑驴皮为胶者妙。”《本草纲目》云：“阿胶大要只是补血与液，故能清肺益阴而治诸证。”《本草备要》谓阿胶为“肺与大肠要药”。《得配本草》谓阿胶“一切血虚致疾，服无不效”。故在复方阿胶浆组方中将阿胶列为主药，取其养血和血、益气补虚之效。

人参，味甘、苦，气微温、微寒，无毒；气味俱轻，升也，阳也，阳中微阴，为气中之血药。能够大补元气，补气养血活血，补五脏六腑，保中守神。《药性粗评》称其为补元气之要药。《景岳全书》言人参，“气虚血虚俱能补，阳气虚竭者，此能回之于无何有之乡。阴血崩溃者，此能障之于已决裂之后。”《本草通玄》谓人参补益之功独魁群草。《本草新编》称人参“乃补气之圣药，活人之灵苗也”。故在复方阿胶浆组方中，用人参补气养血和中。

熟地黄，味甘、苦，性温、微寒，无毒；味厚气薄，沉而降，阴中之阳也。能够大补血虚不足，滋肾水，益真阴；补心气，利血脉，养血和血。《本草发挥》言熟地黄“补血虚不足，虚损血衰之人须用”。《药性粗评》称熟地黄为血家至宝，尤为生精补血之药。《本草纂要》中，谓熟地黄“熟入少阴肾经，补肾而滋阴……盖心肾之要药也……与童便同用则能养血而和血，此血家之神药也”。《本草备要》中称熟地黄为补血之上剂。《许氏幼科七种》中称熟地黄为滋补肝肾血液之第一药。《罗氏会约医镜》中称熟地黄为补血、补精之仙品。故在复方阿胶浆组方中，用熟地黄补血滋阴、养血和血。

党参，味甘、微苦；性微温，属阳，无毒。能够补益中气，和脾胃。《本草从新》谓党参，“中气微虚，用以调补，甚为平妥”。在复方阿胶浆组方中，用党参益气和中。

山楂，味酸、甘；气和性平，微温，无毒；能升能降，属阴中有微阳。能够化饮食，健脾胃，行结气，消瘀血。《雷公炮制药性解》谓山楂“消食积而不伤于刻，行气血而不伤于荡”。《药品化义》言“山楂古方罕用，自朱丹溪始着其功，后遂为要药……抑且色类于血，诸失血后气血两亏，以此佐人参，疏理肝脾最为良品”。《本草述》谓山楂，“此所以不独行结气，更能化滞血也”。故在复方阿胶浆组方中，用山楂和血、行气、化滞。

综观全方，阿胶、人参、党参属阳，且阳中有微阴；熟地黄、山楂属阴，且阴中有微阳。方用以阿胶、熟地黄养血，人参、党参补气；气属于阳，血属于阴，全方阴阳相济、气血互生。复方阿胶浆以血肉有情、填精补髓之阿胶为君，补血和血，兼能益气，养肝滋肾；臣以“两仪膏”峻补气血，共助阿胶养血补气之功。人参大补元气，气足阳旺则能生阴血。张景岳认为，人参得气分者六，得血分者四，不失为气分之药；而血分之所不可缺者，为未有气不至，而血能自至者也。熟地黄滋阴养血，补精益髓，癸乙同治，为补血要药。人参与熟地黄相伍，阴阳双调，气血双补。正如《景岳全书•本草正》中所言：“且夫人之所以有生者，气与血耳，气主阳而动，血主阴而静。补气以人参为主，而芪、术但可为之佐。补血以熟地为主，而芎、归但可为之佐。然在芪、术、芎、归，则又有所当避，而人参、熟地则气血之必不可无。故凡诸经之阳气虚者，非人参不可。诸经之阴血虚者，非熟地不可。人参有健运之功，熟地禀静顺之德。此熟地之与人参，一阴一阳，相为表里，一形一气，互主生成，性味中正，无逾于此，诚有不可假借而更代者矣。”党参佐人参补气之功，又能和中健脾，补后天之本，助气血之运化；气血生化充足，精气阴血自生。佐以山楂活血行气，开胃助运，除阿胶、熟地黄之滋腻，破人参之滞气，补血之中寓于活血，补气之中寓于消导，滋补而不滞。诸药配伍，阴阳气血并调，先天后天兼顾，合“有形之血不能速生，无形之气所当急固”之理，益气养血，气活血旺，配伍精当，效专力宏，以膏浆之剂濡养周身，为气血双补之良方。

第二节　复方阿胶浆的临床应用

复方阿胶浆具有补气养血之功效，临床主要用于治疗气血两虚证，如贫血、白细胞减少及免疫力低下等。有学者[1]曾对2014年以前的文献进行综述，发现复方阿胶浆在妇科、肿瘤、血液系统、精神系统等疾病中已得到广泛运用；甚至在促进骨折愈合、控制室性心律失常、延缓糖尿病视网膜病变等方面联合复方阿胶浆，均能显示出一定的疗效优势。

一、妇科疾病

大量研究表明，复方阿胶浆可用于调节女性体内性激素的分泌，治疗女性月经不调，改善卵巢功能，辅助促卵；并增加患者子宫内膜厚度，提高子宫内膜容受性。并能促凝血，减少产后阴道出血，促进子宫恢复[2-6]；对各种类型的原发性痛经，能明显改善痛经患者的诸多伴随症状，如经期头痛、身倦乏力、经行腰酸不适、恶心欲呕、腹泻不适等。

（一）痛经

痛经，系指女性月经期前后或行经期间，出现下腹部及 / 或腰部痉挛性疼痛，并可伴有恶心、呕吐、头晕、乏力、腹泻、肢冷等不适症状，严重者可影响日常生活。原发性痛经即功能性痛经，指不伴有明显的盆腔器质性疾病的月经期疼痛。现代研究认为，原发性痛经主要与子宫肌肉活动增强导致子宫张力增高和过度痉挛性收缩有关，且收缩不协调或呈非节律性，它能使子宫血流量减少，造成子宫缺血，导致痛经的发生。近年来，不少研究报道了使用复方阿胶浆治疗痛经的临床疗效。

顾建军等[7]对 4 353 位服用复方阿胶浆的女性痛经患者进行调查研究，每人于经期前、后各服用复方阿胶浆 6 天，每日 2 次，每次 1 支；2 个周期后，对腰膝酸软的改善率为 60.7%，对小腹坠痛的改善率为 66.3%，对疲倦乏力的改善率为 78.6%。倪晓容[8]应用复方阿胶浆治疗原发性痛经 50 例，患者经前 7 天开始服用，10 天为 1 个疗程，治疗 3 个疗程；结果显示：治愈 26 例（占 52%），好转 22 例（占 44%），无效 2 例（占 4%），总有效率为 96%。一项对 1 000 名月经不调及痛经的女大学生服用复方阿胶浆的研究观察显示[9]，以月经前及月经后 6 天为 1 个周期，服用复方阿胶浆 1 个周期后，痛经的总有效率达 72.1%；服用复方阿胶浆 2 个周期后，总有效率达 92.2%；可明显改善腰膝酸软，小腹坠痛，疲倦乏力等不适症状；此外，对偏寒性体质、偏热性体质及平和体质的痛经者均具有显著疗效，治疗总有效率分别为 90.5%、92.7% 及 96.8%。另有研究报道[10]，将 100 例原发性痛经患者，随机分为治疗组 60 例和对照组 40 例，治疗组经前 1 周至经期结束予口服复方阿胶浆，对照组予口服吲哚美辛片；两组患者均治疗 3 个月经周期后，治疗组的总有效率达 91.7%，对照组为 77.5%。可见，复方阿胶浆对痛经具有较好的疗效作用，并能有效缓解痛经症状，且安全性良好，值得临床进一步观察总结和推广应用。

（二）月经不调

月经不调，是妇科的常见病，表现为月经周期的异常或出血量的异常，可伴月经前、经期时的腹痛及全身症状。可有月经先期、月经后期、月经先后不定期、经期延长、月经过多、月经过少等类型。复方阿胶浆对月经不调的治疗作用，亦有临床研究得到证实。

袁丽萍等[11]采用复方阿胶浆，治疗 30 例血虚型月经过少，连续服用该药 3 个月经周期；结果显示，治疗总有效率达 83.33%，可显著改善月经过少患者的月经量、色、质，同时可有效缓解神疲乏力、头晕眼花、下腹坠痛、面色萎黄以及心悸失眠等症状。介新平等[12]采用复方阿胶浆对 100 例月经量多及经期头痛的患者进行了疗效观察，于经期服用，连续 6 个月，结果显示，复方阿胶浆治疗组总有效率达 97%，明显优于 30 例服用当归片对照组的 80%，且治疗组半年以上未复发者达 83%；研究认为复方阿胶浆可通过补血止血的作用，有效调节月经周期及出血量。

（三）功能性子宫出血

功能性子宫出血，简称功血，是由于下丘脑 - 垂体 - 卵巢（H-P-O）轴异常调节引起的神经内分泌异常疾病，是以月经不调为特征的非器质性异常子宫出血。常分为青春期功血，以及围绝经期功血。

有研究报道[13]，将 60 例绝经期功能性子宫出血性贫血患者，随机分为对照组（26 例）和治疗组（34 例），对照组予维生素 B_{12} 及叶酸常规治疗，治疗组在此基础上加用复方阿胶浆，疗程均为 4 周；结果显示，治疗组患者的血红蛋白、红细胞及血细胞比容均较治疗前好转；治疗组治愈 26 例、好转 4 例，无效 4 例；对照组治愈 14 例、好转 3 例，无效 9 例。说明复方阿胶浆可辅助纠正功能性子宫出血性贫血状态。

（四）不孕症

不孕症，即正常性生活一年，未采取任何避孕措施，而没有成功妊娠，主要分为原发性不孕和继发性不孕。原发性不孕，指从未受孕；继发性不孕，为曾经妊娠后又不孕。不孕症的病因主要有排卵障碍、精液异常、输卵管异常、不明原因的不孕、子宫内膜异位症和其他如免疫学不孕等。其中，女性不孕主要以排卵障碍、输卵管因素、子宫内膜容受性异常为主，男性不孕主要是生精异常及排精障碍等。有研究表明，联合中药治疗能提高不孕症疗效，而运用复方阿胶浆观察对不孕症疗效作用的研究探索亦有报道。

李晶晶等[3]观察了复方阿胶浆联合枸橼酸氯米芬（CC）、尿促性腺激素（HMG）、绒毛膜促性腺激素（HCG）对排卵障碍性不孕患者促排周期子宫内膜及卵泡发育的影响；其将65例排卵障碍性不孕患者随机分两组，治疗组34例（59个周期）予复方阿胶浆联合CC/HMG/HCG，对照组31例（58个周期）予CC/HMG/HCG；结果显示，联合复方阿胶浆治疗可以降低HMG周期用量、未破卵泡黄素化综合征（luteinized unruptured follicle syndrome，LUFS）周期率；增加HCG日子宫内膜厚度、单卵泡发育周期率、周期排卵率、总妊娠率，疗效优于对照组。结论认为，复方阿胶浆联合CC/HMG/HCG可以在保证临床促排卵疗效的前提下，增加子宫内膜厚度，减少HMG周期用量，降低发生LUFS周期率，提高周期排卵率、单卵泡排卵周期率、妊娠率及总妊娠率。姚丽雯等[14]亦研究显示，复方阿胶浆联合CC可提高促卵泡激素（FSH）、黄体生成素（LH）、雌二醇（E_2）以及孕酮（P）水平，增加排卵率及子宫内膜厚度；其临床妊娠率优于单用CC以及单用复方阿胶浆。上述研究表明，复方阿胶浆可能通过改善子宫动脉血供，增加子宫局部血液灌流，促进子宫内膜发育，使子宫内膜容受性与卵泡同步发育。故其可作为辅助药物或联合用药，对部分不孕症患者可能具有一定的疗效作用。

（五）妊娠贫血

妊娠期贫血，系由于妊娠期血液系统的生理变化而出现贫血的情况，主要是营养不良和叶酸缺乏所致，是孕妇的一种常见多发的合并症。有报道，复方阿胶浆在治疗妊娠贫血中具有良好作用。

张洪涛等[15]将120例孕中、晚期的贫血患者，随机分为观察组、对照组1、对照组2，各40例，观察组采用复方阿胶浆联合维铁缓释片治疗，对照组1单用复方阿胶浆治疗，对照组2单用维铁缓释片治疗，疗程均为2个月；结果显示，3组治疗后血红蛋白（Hb）、血细胞比容（HCT）及血清铁蛋白水平等3项指标均高于治疗前；其中观察组治疗后3项指标高于其他2组。说明复方阿胶浆联合维铁缓释片，治疗妊娠期贫血较单用复方阿胶浆或维铁缓释片长期疗效更好，且治疗1月后即好转，治疗2月则患者指标改善更加显著。徐垲等[16]将120例妊娠贫血产妇，随机分为2组各60例，对照组予口服琥珀酸亚铁治疗，治疗组予复方阿胶浆及琥珀酸亚铁联合治疗，疗程均为30天。结果显示，治疗后血红蛋白、红细胞、血细胞比容均较治疗前改善，且治疗组优于对照组；治疗组总有效率（86.67%）优于对照组（63.33%）。可见，复方阿胶浆联合铁剂可以改善贫血状态，提高临床治疗效果，保护孕期妇女及胎儿安全。

（六）产后贫血

产后贫血，是指在产褥期（产后6周）内发生的贫血，是最常见的产后并发症。其主要原因，是生产过程中出血过多，或者饮食中铁的摄入不足，或吸收障碍。产后贫血不仅可导致产妇虚弱、疲劳，情绪不稳定，甚至产后抑郁，还可能诱发产褥感染，同时还可能引起乳汁分泌不足和乳汁的含铁量减少，影响新生儿的营养摄入等。目前，临床上针对产后贫血的药物主要以口服或静脉补充铁剂为主，如硫酸亚铁、琥珀酸亚铁及蔗糖铁等。然而，长期服用铁剂可出现胃肠道刺激，如恶心、呕吐、上腹部不适，大便干结及大便发黑等不良反应。而新近研究显示，缺铁并不是产后贫血的唯一原因，大约半数的患者并非缺铁性贫血。而复方阿胶浆对产后贫血有着良好的应用前景，有研究显示出临床的疗效优势。如李艳芳等[17]将275例顺产的轻度产后贫血患者（70g/L≤血红蛋白＜100g/L），随机分为试验组141例和对照组134例，试验组给予口服复方阿胶浆治疗，对照组给予口服多糖铁复合物治疗；治疗2周和6周后的随访观察结果显示：复方阿胶浆可改善血红蛋白（Hb）浓度、红细胞体积分布宽度（RDW）和未成熟网织红细胞比率，升高血清铁水平，显示出复方阿胶浆对产后贫血疗效优势。另有研究显示[18]，对轻度产后贫血患者予复方阿胶浆治疗6周后，SF-36生活质量量表统计显示，能明显改善产妇总体生活质量（生活质量量表SF-36简表）以及生理功能、精力、情感职能等维度，与口服铁剂相比，复方阿胶浆可更快更显著地改善贫血产妇的造血功能，提高Hb浓度，提高产妇的生活质量，对产妇体内的血清铁蛋白水平无明显影响，且副反应小。党纪红[19]亦将104例产后贫血患者，随机分为对照组和观察组各52例，对照组给予蔗糖铁注射液治疗，观察组在对照组基础上加用复方阿胶浆治疗28天；结果显示，蔗糖铁注射液联合复方阿胶浆临床治疗总有效率（88.46%），高于单用蔗糖铁注射液组（71.15%）；蔗糖铁注射液联合复方阿胶浆组患者的红细胞（RBC）、Hb、红细胞比容（HCT）及生活质量评分均有显著提高，研究结果提示联合复方阿胶浆治疗产后贫血可提高疗效。此外，王璐等[20]将439例产后贫血患者，随机分为对照组（219例）和观察组（220例），疗程4周；结果显示：蔗糖铁注射液与复方阿胶浆联合治疗的总有效率（82.0%），明显高于单用蔗糖铁注射液（66.0%）；且RBC、Hb、红细胞比容（HCT）、总铁结合力等相关指标明显提高。可见，复方阿胶浆联合蔗糖铁注射液治疗产后贫血效果显著，可改善患者贫血症状，提高生活质量。

（七）卵巢早衰

卵巢早衰（premature ovarian failure，POF），是指卵巢功能衰竭所导致的40岁之前即闭经的现象。其特点是，原发或继发闭经伴随血促性腺激素水平升高和雌激素水平降低，并伴有不同程度的一系列低雌激素症状，如潮热多汗、面部潮红、性欲低下等，在一定程度上影响了中年妇女的生活质量。

刘红姣等[4]研究证实，复方阿胶浆联合人工周期疗法对卵巢早衰具有客观的临床疗效。其将83例卵巢早衰患者，随机分为治疗组43例和对照组40例，对照组采用人工周期疗法，治疗组在对照组治疗基础上加服复方阿胶浆；治疗4个月后，结果显示，治疗组总有效率为90.7%，对照组为52.5%，说明复方阿胶浆联合人工周期疗法治疗卵巢早衰效果更显著。

（八）其他妇科疾病

1. 流产后出血及贫血 流产后出血和贫血临床较为常见，亦有将复方阿胶浆用于流产后出血和贫血治疗的报道。郎涤非等[21]将孕7周内需终止妊娠并要求药物流产的120例孕妇，随机分为试验组和对照组，各60例，均采用常规药物流产。试验组流产后服用复方阿胶浆（每日3次，每次20ml），对照组口服产复康颗粒（每日3次，每次10g）；7天后结果显示，流产后服用复方阿胶浆的完全流产率为90.0%，流产后出血量与平时月经量相似，或者出血量比平时多1倍以内的达98.1%，优于对照组。王永梅[22]对人工流产术后的250例贫血患者（Hb 80～105g/L）予复方阿胶浆服用14天，术后1月复查，236例患者Hb上升0.5～1.5g/L。可见，药物流产后服用复方阿胶浆口服液可减少流产后出血量，改善人工流产后贫血状态。

2. 围绝经期综合征 李真等[23]将103例围绝经期综合征的患者，采用Kupperman评分，分为轻度35例、中度34例及重度34例，予口服复方阿胶浆3个月后，33例Kupperman分值降至正常，17例下降＞1/2，18例下降＞1/3；其中，轻度、中度患者，治疗后情况较治疗前明显改善。患者潮热汗出、疲乏、失眠、眩晕及月经异常等临床症状明显改善。

上述可见，复方阿胶浆在妇科疾病的临床应用比较广泛，可以单独使用，亦可配合其他药物协同使用而增加疗效，通过其补气养血，温通经脉，调理冲任的中医功效而发挥不同的治疗作用，其在妇科疾病中的疗效作用有待进一步总结评价。

二、恶性肿瘤

现代医学对恶性肿瘤的治疗，目前仍以手术、放疗和化疗等为主。然而，鉴于癌症的易复发转移、放化疗毒副作用、免疫功能紊乱等，其治疗手段仍有一定的局限性。恶性肿瘤患者常会出现出血、铁代谢异常、骨髓功能抑制、营养不良等情况，以及放化疗的治疗作用而产生血液学毒性反应，严重影响患者的生活质量，阻碍治疗的正常实施。近年来，复方阿胶浆在防治肿瘤的临床研究领域，逐渐受到重视，在协同增强化疗作用，降低毒副反应，改善骨髓抑制，改善癌性疲乏，增强机体免疫功能，以及提高生存质量等方面，发挥了一定的作用。其主要的作用，与其具有抗氧化、抗肿瘤、抗辐射、抗疲劳、增强免疫力等药理作用相关。

（一）协同增强化疗作用

研究发现，肿瘤化疗患者联合运用复方阿胶浆能够协同增加疗效。如刘展华等[24]研究了复方阿胶浆对肺癌化疗增效减毒作用，将30例中晚期肺癌患者，随机分为两组，治疗组采用化疗联合复方阿胶浆，对照组为单纯化疗，观察两组临床症状的改善、Karnofsky评分分级、瘤体的变化情况、骨髓毒性分级情况以及治疗后白细胞恢复正常所需的时间；结果发现，联合复方阿胶浆后可以改善患者临床症状，提高生活质量，能改善化疗导致的骨髓抑制，缩短骨髓恢复时间，有利于化疗按时完成。魏宇森[25]等观察了复方阿胶浆联合化疗，治疗晚期结直肠癌的临床效果，将100例晚期结直肠癌患者，随机分为对照组和治疗组各50例，患者均给予XELOX方案化疗，治疗组在XELOX方案化疗基础上给予复方阿胶浆口服；结果发现复方阿胶浆联合化疗，可以提高疾病控制率，减轻化疗毒副反应，提高机体免疫力和患者生活质量。这些临床研究表明化疗联合复方阿胶浆具有增效作用，并可减少肿瘤相关性贫血，有利于肿瘤治疗，说明复方阿胶浆在肿瘤化疗或化疗后应用具有临床价值和意义。

（二）降低毒副反应

有研究报道，运用复方阿胶浆，能够减少肿瘤患者化疗的毒副作用。如赵井苓等[26]研究了复方阿胶浆防治肿瘤化疗毒性反应，将妇科肿瘤患者60例随机分为观察组和对照组，对照组给予TP方案化疗，观察组在TP方案的基础上给予复方阿胶浆21天口服；结果发现：复方阿胶浆可以减轻化疗的骨髓抑制反应，减少集落刺激因子的用量，能够减轻消化道的毒性，降低恶心呕吐的发生率。张宇航等[27]采用复方阿胶浆配合恶性肿瘤患者的化疗，将恶性肿瘤住院化疗患者60例随机分为治疗组37例和对照组23例，对照组给予化疗方案，治疗组在化疗的同时服用复方阿胶浆，评价复方阿胶浆对化疗的增效减毒作用；结果发现，治疗组生活质量高于对照组，且毒副作用低于对照组，说明复方阿胶浆在提高化疗效果的同时，可减少化疗药物的毒副作用，有望成为较好的化疗辅助药物，并在临床上得到推广应用。

（三）改善骨髓抑制

新近研究发现，复方阿胶浆具有升高血细胞和血红蛋白的作用，可以改善肿瘤化疗患者的骨髓抑制，改善化疗相关性贫血，临床疗效得到广泛的认可。如魏东等[28]探讨了大剂量阿胶对肿瘤化疗后引起外周血血小板减少症的治疗作用；其搜集了90例晚期肿瘤化疗出现了Ⅱ～Ⅳ度的毒性反应的患者，将其随机分为 3 组，对照组 1 给予静脉注射血小板，对照组 2 给予复方阿胶口服液，试验组给予口服大剂量阿胶；结果发现：复方阿胶浆组及大剂量阿胶组，均能明显提高外周血血小板数，表明阿胶及复方阿胶浆，治疗晚期肿瘤患者化疗引起的外周血血小板减少症，具有一定的疗效，并认为复方阿胶浆能刺激血小板的再生功能，提高骨髓的造血能力。谭秦湘等[29]也将 30 例中晚期肺癌患者，随机分为 2 组，对照组予以单纯化疗，治疗组在化疗的基础上给予复方阿胶浆，观察化疗过程中骨髓抑制分级情况；结果发现：治疗组未发现Ⅲ、Ⅳ期骨髓抑制，Ⅰ、Ⅱ期骨髓抑制明显少于对照组，说明复方阿胶浆可以防治化疗导致的骨髓抑制，有利于化疗进程。此外，管燕等[30]观察了复方阿胶浆对肿瘤化疗后骨髓抑制的效果和安全性，招募了 930 例接受了化疗产生了骨髓抑制的肿瘤患者，给予复方阿胶浆口服，2 个月后发现，患者外周血白细胞、红细胞、中性粒细胞、血小板等明显升高，血液毒性评级明显降低，且无不良反应，认为复方阿胶浆可以有效改善骨髓抑制，且具有安全性。张荻等[31]运用复方阿胶浆治疗 45 例肿瘤化疗相关性贫血，结果发现复方阿胶浆可以延缓和改善肿瘤化疗性贫血，缓解患者临床症状，改善生活质量。陈敏等[32]将 75 例肺癌化疗后患者，随机分为治疗组 38 例和对照组 37 例，两组均使用利可君片，治疗组加用复方阿胶浆治疗，4 周后发现配合复方阿胶浆能显著提高患者白细胞的数量。刘旭荣等[33]则评估了 90 例复方阿胶浆治疗恶性肿瘤化疗后骨髓抑制的效果，观察了治疗前后白细胞、中性粒细胞、红细胞、血红蛋白的变化，结果显示复方阿胶浆可以改善造血功能，减轻化疗对骨髓的损伤，提高患者的生活质量。周勇等[34]将确诊的 135 例小细胞肺癌患者，分为对照组 70 例给予 EP 方案常规化疗，治疗组 65 例在 EP 方案化疗同时口服复方阿胶浆；结果发现，治疗组在降低白细胞及中性粒细胞骨髓抑制发生率，改善化疗所致小细胞肺癌患者的白细胞及中性粒细胞减少等方面，显示出优势。邵玉英等[35]将 56 例乳腺癌患者，随机分为复方阿胶浆 + 化疗治疗组和单纯化疗对照组，研究发现，联合复方阿胶浆能够显著升高白细胞，纠正贫血，改善造血功能，减轻化疗对骨髓的损伤。宋腾等[36]将 92 例恶性肿瘤患者随机分为 3 组，30 例常规化疗为对照组，33 例常规化疗 + 复方阿胶浆高剂量组（40ml，3 次 /d）和 29 例低剂量组（20ml，3 次 /d），观察各组血红蛋白、中医证候评分、红细胞计数、血小板计数、癌性疲乏和药物不良反应发生率等；结果显示，联合复方阿胶浆的两组在改善放化疗相关性贫血，提高患者生活质量等方面显示出优势。付雷等[37]探讨复方阿胶浆对吉西他滨联合顺铂（GP 方案）化疗导致骨髓抑制的疗效及安全性，其将 119 例恶性肿瘤患者，分为对照组 55 例和治疗组 64 例，两组均给予 GP 方案，治疗组于化疗前 1～2 天开始口服复方阿胶浆，直至化疗结束后 1 周，21 天为 1 周期，结果发现，配合复方阿胶浆可改善骨髓抑制，有效提高外周血中血小板水平。李华碧等[38]将 88 例宫颈癌患者，分为观察组与对照组各 44 例，对照组采用常规治疗及护理干预，观察组在对照组的基础上，加服复方阿胶浆；结果发现，观察组能明显减轻宫颈癌化疗所致骨髓抑制和癌性疲乏症状，显著改善患者免疫功能，提高其健康状况。天津中医药大学通过 Meta 分析对复方阿胶浆防治癌症化疗后骨髓抑制疗效和安全性进行系统评价，共纳入 17 个随机对照试验，包含 7 个结局指标，1 139 例患者，研究显示复方阿胶浆联合化疗，能够改善癌症化疗后外周血象，改善患者生活质量，且安全性较好[39]。

（四）增强机体免疫功能

复方阿胶浆调节患者免疫功能的作用，越来越得到重视，在晚期肿瘤患者的放化疗过程中，也得到了应用。如张宇航等[40]研究观察了复方阿胶浆对恶性肿瘤化疗后白细胞减少症的临床疗效，将 60 例恶性肿瘤化疗白细胞减少症患者，随机分为对照组（采用推荐化疗方案）和治疗组（采用推荐化疗方案联合复方阿胶浆口服）；结果发现，加用复方阿胶浆可明显改善患者的白细胞和中性粒细胞数，具有改善白细胞减少症的作用，增强机体免疫功能。张再庆等 [41] 研究发现，复方阿胶浆对肿瘤化疗和放疗后的贫血以及白细胞减少，均具有很好的临床疗效，加用该药能够提高肿瘤患者生活质量，延长生存期。上述研究表明，复方阿胶浆能够提高患者的白细胞数及中性粒细胞比例，从而增强机体免疫功能，提高抗病防变的能力。

（五）提高生存质量

晚期肿瘤或接受放化疗患者，常出现头晕、乏力、烦躁、厌食、消瘦、贫血等症状，是严重影响生存质量的主要表现。不少研究表明，复方阿胶浆能改善此类患者的一系列症状，在改善患者生存质量方面具有较好的作用。如芦殿荣等 [42] 将 66 例气血两虚中晚期肿瘤患者，随机分为对照组和试验组，对照组给予西医的抗贫血治疗，试验组在西医抗贫血治疗的基础上加用复方阿胶浆；结果显示，试验组的总有效率明显高于对照组，其中医症状改善率、Karnofsky 评分情况均优于对照组，且安全性指标正常，研究显示复方阿胶浆对提高患者生活质量，延长患者生存期具有较好的作用，且对心、肝、肾功能无损害。李娜等 [43] 观察了复方阿胶浆对恶性肿瘤患者癌因性疲乏和提高生活质量的疗效，其将符合纳入病例标准的 73 例患者，随机分为治疗组 37 例和对照组 36 例，治疗组予常规基础治疗加复方阿胶浆，对照组予基础治疗，治疗 28 天后发现，配合复方阿胶浆后，具有治疗癌因性疲乏的作用，能有效降低疲乏等级，显著改善癌症相关性疲乏患者的中医症状和生活质量。张洪珍等 [44] 观察了复方阿胶浆治疗癌性恶病质的临床疗效，其将 76 例不宜接受放化疗的晚期癌症患者，随机分为治疗组 40 例和对照组 36 例，对照组给予常规补液纠正电解质紊乱等支持治疗，治疗组在对照组治疗基础上应用复方阿胶浆，2 个月后对两组的 Karnofsky 评分、血常规及免疫指标变化情况等进行比较，同样显示出复方阿胶浆在改善晚期肿瘤患者的生活质量和改善恶病质症状方面的优势。

三、其他疾病

（一）消化系统疾病

有研究报道，复方阿胶浆对一些消化系统疾病的治疗和康复有着积极作用。如陈东玉 [45] 发现，对幽门螺杆菌（helicobacter pylori，Hp）阳性的缺铁性贫血患者，采用根除 Hp 方案联合复方阿胶浆进行治疗，不仅能够改善患者的 Hb 水平，且对 Hp 具有较好的清除效果。郭鑫 [46]、徐宏建 [47] 发现，复方阿胶浆联合人参健脾丸、香砂六君子汤对脾虚型慢性腹泻、老年胃炎有较好的疗效。

梁韶春等 [48] 报道了复方阿胶浆治疗胃下垂的疗效作用，其治疗组 46 例采用复方阿胶浆，对照组 45 例用 ATP、多潘立酮、补中益气丸；治疗 45 天后，治疗组胃下垂患者平均提升 5.3cm，明显高于对照组的 2.7cm；且治疗组能明显提升外周血缩胆囊素（cholecystokinin，CCK）水平，其治疗作用与 CCK 升高正相关。研究认为，阿胶含多种氨基酸，可使胃肌肉强壮；党参中含红参素，能促使消化道平滑肌干细胞分化增生，并通过 CCK 的升高改善胃下垂形态及功能。

郭鑫等 [46] 则报道了运用复方阿胶浆联合人参健脾丸，治疗脾虚型慢性腹泻 52 例的疗效，疗程 6 个月，治疗前后自身对照结果显示，痊愈 34 例，好转 15 例，无效 3 例，总有效率

94%，认为运用复方阿胶浆取其补气养血、滋补化源之功效，联合人参健脾丸则健脾益气、和胃止泻。此外，陈东玉等[45]报道，采用复方阿胶浆联合根除 Hp 的方法对 114 例 Hp 阳性的缺铁性贫血（IDA）患者进行了临床疗效观察，其将患者分为 A 组（根除 Hp）、B 组（复方阿胶浆）和 C 组（根除 Hp＋复方阿胶浆）各 38 例，治疗 28 天后结果显示，联合复方阿胶浆后不仅改善了 Hb 水平，且对 Hp 具有较好的清除效果。研究认为给予复方阿胶浆联合根除 Hp 治疗可提高治疗效果，促进贫血的改善，值得临床推广。

徐宏建等[47]报道了运用复方阿胶浆联合香砂六君子汤治疗老年胃炎的临床观察结果。其将 98 例患者随机分为对照组和治疗组各 49 例，对照组予以香砂六君子汤加味，治疗组在对照组的基础上加用复方阿胶浆，疗程 8 周，结果显示，口干、胃中灼热、胃脘疼痛及血红蛋白上升数值、胃镜示胃黏膜改变等，治疗组显效 69.4%、好转 24.5%、无效 6.1%，总有效率为 93.9%；对照组显效 22.4%、好转 49.0%、无效 28.6%，总有效率为 71.4%，两者具有显著差异（$P<0.05$）。认为联合复方阿胶浆后，能提高补血、升血作用和机体免疫力，对老年人“干燥胃”具有保护、滋阴润燥、益气养血作用，从而改善胃肠黏膜的血液供应。联合复方阿胶浆治疗老年胃炎，值得总结探讨和推广应用。

（二）精神心理性疾病

复方阿胶浆治疗精神心理性疾病亦有报道。如杨俊伟等[49]观察了复方阿胶浆对气血两虚型精神病患者氯氮平治疗后不良反应的疗效，其收集了精神病医院住院患者 132 例，随机分为治疗组 68 例（氯氮平＋复方阿胶浆）和对照组 64 例（氯氮平＋中药安慰糖浆制剂），采用单盲对照，治疗 8 周；结果显示：治疗组总有效率为 73.53%（50/68），对照组为 65.63%（42/64），两组差异有统计学意义（$P<0.05$）；治疗组第 2、4、6、8 周阳性和阴性症状量表总分分别为 72.51 ± 27.55、60.54 ± 24.03、53.12 ± 15.27 和 48.15 ± 11.88，对照组分别为 70.71 ± 23.90、58.89 ± 18.95、53.06 ± 14.38 和 48.98 ± 9.78，治疗组治疗前后比较具有显著性差异（$P<0.05$）；治疗组不良反应发生率明显低于对照组（$P<0.05$）。研究说明，复方阿胶浆可缓解气血两虚型精神病患者氯氮平治疗后的不良反应，提高患者的药物耐受性。

另一组资料研究表明[50]，将 64 例精神分裂症患者分为两组，治疗组 32 例采用利培酮（2～6mg/d）加复方阿胶浆治疗，对照组 32 例单用利培酮加中药安慰糖浆制剂，服用 12 周，结果显示：治疗组显效 27 例，有效 4 例，无效 1 例，总有效率为 96.9%；对照组显效 18 例，有效 9 例，无效 5 例，总有效率为 84.32%；两组对比具有显著性差异（$P<0.05$）。

此外，亦有学者[51]观察了复方阿胶浆治疗神经衰弱的疗效，并与归脾丸、六味地黄丸和朱砂安神丸作为对比，结果均证实复方阿胶浆对神经衰弱的疗效显著优于上述对照药物，在改善头昏失眠、心悸怔忡、健忘等虚损症状方面疗效优于各对照组（$P<0.05$）；并发现复方阿胶浆对心脾两虚型和心肾两虚型神经衰弱疗效尤为显著。复方阿胶浆在神经精神性疾病治疗中的辅助作用得到肯定，并能降低其西药的副作用，值得进一步总结评价。

（三）骨科疾病

有研究报道，复方阿胶浆对骨折后骨痂的形成和康复具有较好作用。李少灿等[52]报道，将 130 例桡骨远端骨折患者，分为复方阿胶浆辨证治疗组 65 例，以及普通辨证治疗组 65 例，于手术处理后，服用复方阿胶浆，同时按伤科三期辨证治疗（初中期以活络效灵丹为主，中后期续骨活血汤为主），普通辨证治疗组仅按伤科三期辨证治疗，不加服复方阿胶浆；于 12 周时 X 线片检查发现，治疗组有骨痂影的占本组 90.77%，普通辨证治疗组为 75.38%。研究显示骨伤科三期辨证的基础上配合复方阿胶浆治疗，有助于骨折的早日愈合。

（四）干燥综合征

干燥综合征属免疫性疾病，其特点是发病缓慢、迁延难愈，病机虚实错杂，以阴虚为本，燥热、血瘀、痰湿为标。有报道运用复方阿胶浆治疗干燥综合征取得较好疗效[53]，其将50例干燥综合征患者，随机分为治疗组和对照组各25例，治疗组口服复方阿胶浆，对照组口服鲨肝醇和维生素 B_4，治疗6周，以白细胞回升到 $4.0 \times 10^9/L$ 以上及增加数在 $0.5 \times 10^9/L$ 以上为有效；结果显示，治疗组总有效率为96%，对照组总有效率88%，两组有显著性差异（$P<0.05$）。该研究认为，复方阿胶浆不但可以升高白细胞，还能提高患者免疫力，改善干燥综合征患者的阴虚内热体质，增强骨髓的造血功能。

（五）尿失禁

临床有运用复方阿胶浆治疗压力性尿失禁的观察报道。如梁韶春等[54]将91例轻中度压力性尿失禁患者，分治疗组40例（口服复方阿胶浆20ml，每日3次）配合"护元提肛"训练，对照组51例（口服新斯的明15mg，每日3次；肌苷0.2g，每日3次），30日为一疗程；结果显示：治疗组痊愈16例（40%），好转21例（52.50%），无效3例（7.5%），总有效率为92.50%；对照组痊愈2例（3.92%），好转13例（25.48%），无效36例（70.66%），总有效率为29.40%，治疗组显著优于对照组；治疗组仅1例出现口干副作用，而对照组10例出现心动过缓和腹泻等副作用。该研究分析认为，复方阿胶浆中阿胶能补血益气，从而可能增加尿道括约肌张力；同时又能滋养肠胃，而减少腹腔压力。复方阿胶浆对压力性尿失禁的临床作用有待进一步观察总结。

（六）视网膜病变

刘素英等[55]观察了复方阿胶浆治疗糖尿病视网膜病变的疗效，将符合《糖尿病视网膜病变标准》的患者68例（其中单纯型视网膜病变76只眼，增殖型视网膜病变56只眼），随机分为治疗组35例（68只眼）和对照组33例（64只眼），对照组给予糖尿病饮食、口服降血糖药二甲双胍，治疗组在对照的基础上加服复方阿胶浆，治疗3个月后，总有效率治疗组为89.7%，明显高于对照组的51.6%（$P<0.05$），认为复方阿胶浆通过补肾益气活血的作用而改善糖尿病视网膜病变。

第三节　复方阿胶浆的现代药理学研究进展

一、促进造血系统功能

李宗铎[56]等利用 $^{60}Co\gamma$ 射线辐射法、失血法、2%苯肼、环磷酰胺和白消安致贫血法，造成小鼠贫血；灌服复方阿胶膏，观察补血作用。结果显示，复方阿胶浆可以纠正辐射致贫血和失血性贫血；升高2%苯肼致溶血性贫血的Hb、RBC和HCT；对环磷酰胺、白消安等化疗药物致贫血小鼠模型有一定治疗作用。对 $^{60}Co\gamma$ 放射线、环磷酰胺、氯霉素所致骨髓抑制的小鼠模型，复方阿胶浆能够显著提高小鼠外周血细胞和骨髓单核细胞数量、增加小鼠身体质量、逆转胸腺和脾萎缩，并且存在剂量相关性[57]。杜先婕[58]等从复方阿胶浆对乙酰苯肼所致小鼠溶血性贫血模型的实验研究中发现：与模型组相比，复方阿胶浆可使溶血性贫血动物模型的凝血时间缩短、网织红细胞数增加、中性粒细胞百分数减少、淋巴细胞百分数增加、血红蛋白及平均红细胞血红蛋白量增加，对贫血有很好的治疗作用。徐雁霞[59]将复方阿胶浆与促红细胞生成素（EPO）合用，皮下注射EPO 2 000U，每周2次，同时加用复方阿胶浆 20ml，每日 2 次，用于治疗肾性患者贫血，治疗前后均检测 Hb、血细胞比容（HCT）等指标，结果表明复方阿胶浆联合 EPO 治疗肾性贫血较单用 EPO 长期疗效更好，作用更持久，使贫血程度有效降低。

二、抗疲劳耐缺氧的作用

刘培民[60-61]等探讨了复方阿胶浆对小鼠耐寒和耐缺氧的作用，研究显示：复方阿胶浆可显著提高置之于 −5℃冰箱中 2 小时小鼠的存活百分率，有效延长缺氧小鼠的存活时间。窦杨[62]通过试验得出复方阿胶浆能提高跆拳道运动员抗氧化酶过氧化氢酶和超氧化物歧化酶（SOD）的含量，减少自由基对不饱和脂肪酸和蛋白质的损伤，提高跆拳道运动员的血红蛋白含量及最大摄氧量；通过提高跆拳道运动员的携氧能力，改善有氧耐力，起到抗疲劳的作用。复方阿胶浆可使长距离速滑运动员血液中超氧化物歧化酶、过氧化氢酶和谷胱甘肽过氧化物酶水平升高，增强抗氧化能力；一定程度上能抑制丙二醛、羟自由基、和总羰基的生成。此外，对红细胞、血红蛋白和红细胞比容的增加具有促进作用，能够提高机体氧运输能力。在一定程度上，能够提高长距离速滑运动员耐缺氧能力，进而提高抗疲劳能力[63]。

三、调节机体免疫能力

苗明三等[64]采用放血和注射环磷酰胺并用法复制小鼠气血双虚模型，给予复方阿胶浆，对模型小鼠的血象、免疫均有一定的改善和调节作用；可显著或明显提高模型小鼠的白细胞、红细胞数和血红蛋白水平，增加模型小鼠的胸腺皮质厚度和胸腺淋巴细胞数，显著增加脾小结大小和脾脏淋巴细胞数。

四、抗肿瘤作用

刘培民针对复方阿胶浆的抗肿瘤作用做了较多研究，发现复方阿胶浆对 14～16g 雄性小鼠接种 Lewis 肺癌瘤液 15d 后抑瘤率可达到 23.12%[65]，对 18～22g 雄性小鼠接种 S_{180} 肉瘤 12d 后抑瘤率可达到 41.51%[66]，并明显延长荷瘤小鼠的生存期限，提高生存质量；对体外培养的肺癌 PG 细胞[67]和胃癌 SGC7901 细胞[68]有诱导凋亡作用，其作用机制为显著下调 Bcl-2 基因表达，发挥抑瘤、诱导肿瘤细胞凋亡的作用。

孙叙敏[69]等通过对复方阿胶浆协同化疗减毒增效作用及其机制的研究发现，复方阿胶浆可提升 Lewis 肺癌小鼠外周血 RBC、WBC 计数，解除环磷酰胺化疗引起的骨髓抑制，可以保护骨髓造血功能；对肿瘤环磷酰胺化疗导致的免疫损伤具有保护作用，能够提升胸腺指数，增强脾淋巴细胞增殖功能，可推广成为肺癌化疗期间增强免疫力的辅助用药；复方阿胶浆及联合用药的抗肿瘤作用与影响凋亡相关蛋白 Bcl-2，Bax 表达，下调 Cyclin D1 表达、下调黏附分子 $CD44^+$ 表达有关。

五、调节生殖内分泌激素

丁桂清等[70]探讨复方阿胶浆对小鼠子宫内膜的作用，结果显示，与假手术组相比，假手术中药组小鼠子宫增大，内膜增厚，腺体数量增多，子宫内膜血管内皮生长因子 A（VEGF-A）表达量增多；去势中药组与去势组相比差异无显著性。提示复方阿胶浆可促进假手术组小鼠子宫内膜的生长，并可改善子宫内膜容受性，其作用机制可能是通过调节卵巢功能而间接作用于子宫。李洪梅等[71]在考察复方阿胶颗粒对月经不调和痛经的治疗作用中结果显示，复方阿胶颗粒高剂量组对幼鼠性腺发育具有促进作用，可明显提高其卵巢指数，子宫指数和血清中雌激素水平有增高趋势；对雌激素和催产素所致小鼠的疼痛反应具有明显抑制作用，高、中、低剂量可明显减少扭体次数，与模型对照组相比有显著差异；对醋酸所致小鼠疼痛的扭体反应具有一定的抑制作用。结果提示，复方阿胶颗粒具有促进性腺发育、调节激素水平、治疗原发性痛经的作用，临床可用于月经不调以及痛经的治疗。

六、模块药理学背景下的益气养血类方的功效定位

（一）益气养血类方及其证候具有“内实外虚”的特征

在中医的理论体系中，“证候”包含了现代医学的多种疾病和/或多种生理病理状态，是一个非线性的“内实外虚”“动态时空”“多维界面”的复杂巨系统[72]。作为典型证候之一的气血亏虚证，其“内实”部分是指对证候诊断最具意义的内容，是该证候人群所具有的共性规律，“外虚”则指多种非特异性的内容，是疾病进程中的个体化特征。

类方是指在临床功效、药物组成上具有一定相似性的方剂的集合。类方的概念与证候是相对的，类方中治疗证候的“内实”部分是核心基本方，而治疗多种“外虚”内容的则是类方中每个方剂的特征用药变化。治疗气血亏虚证候的方剂则可以称之为益气养血类方，然而该证候中对应的“内实”和“外虚”的生物学基础，以及该类方剂的药效学生物学基础均未明确。

（二）多组学与网络科学为类方功效的精准定位提供了机遇

方剂是在中医整体观指导下，由多个含有多种成分的中药，按照一定的规矩和方法有序排布、相互作用组成的复杂系统，是中药应用的基本形式；其针对的目标，是有主次之分的靶点和通路的系统整合[73]。同一类方剂（类方）是指在药物组成和功效主治上具有一定相似性的方剂的集合。类方中多个方剂的比较，则可以视为多个相似的复杂系统之间的比较。因此，重循现代科学“靶点-药理-临床”的经典药理的途径，比较同类方剂的科学内涵，面临着巨大的挑战。而高质量、前瞻性临床研究，由于混杂因素多、投入大，因此无法同时全面评价类方中多个方剂的区别和靶向特征。20世纪起，东西方思维的持续碰撞，随着多组学数据、中药靶点数据库的发展，涌现了系统生物学、整合药理学等方法，用于诠释方剂的现代科学基础。因此，在系统论指导下的还原分析，依托复杂科学从“人体系统-药物系统”的角度表征方剂多成分、多靶点、多途径的药理机制，为揭示方剂的特征靶向空间，精确定位方剂的应用范围，做到精准选方和“方证对应”，提供了新的机遇。

（三）益气养血类方功效定位与比较

临床常用益气养血类方剂包括：复方阿胶浆、十全大补丸、气血康口服液、两仪膏等，这些方剂之间既有相同的中药配伍，也有特异的中药，在气血亏虚证的多种疾病中，如何选择合适的方剂，做到“方证对应”？精准定位益气养血类方的特征靶向空间，定义其临床应用范围，是进一步明确其临床价值的关键。以复方阿胶浆为例，该方源自明张介宾在《景岳全书》中记载的“两仪膏”。两仪膏由红参与熟地黄组成，原书载其主治“精气大亏，诸药不应，或以克伐太过，耗损真阴……若虚在阴分而精不化气者，莫妙于此，其有未至大病而素觉阴虚者”。复方阿胶浆在两仪膏的基础上，增加了补中益气的党参，补血滋阴的阿胶，活血化瘀的山楂，以补气养血。而复方阿胶浆与两仪膏，在主治病证的区别，及其个体化用药特征，尚缺少相关研究。而同类方剂的比较，定位方剂的临床应用指征，恰恰是“方证对应”“效如桴鼓”的关键。

（四）益气养血类方的模块化对比分析与应用

按照以上思路，我们选择了四个益气养血类上市中成药：复方阿胶浆、十全大补丸、两

仪膏、气血康口服液，其主要功效均为益气养血，用于治疗气血亏虚证。首先，通过数据库挖掘四个方剂的靶点蛋白谱，整合作为气血亏虚证候的生物学网络，通过识别网络主要模块，阐释气血亏虚证候“内实”和“外虚”的生物学基础。其次，对比分析不同方剂的靶向调控特征，探究本类方剂之间共同与特异的生物分子基础和药理机制，定位复方阿胶浆的特异性适用范围，以期找到精准处方的依据，指导临床用药。最后，以气血证候网络为背景，探索“气”与“血”的科学内涵[74]。

1. 气血亏虚证候网络整合与主要生物功能　首先，基于 TCMSP 数据库[75]分别获取四个方剂中每味中药的化学成分和靶点信息，分别融合为四个方剂的靶点谱，同时映射至 STRING[76]蛋白相互作用数据库，获得四个复方靶点融合的蛋白相互作用网络，命名为益气养血方剂组网络，并将其作为气血亏虚证候生物学网络。结果显示，复方阿胶浆、十全大补丸、两仪膏、气血康口服液分别含有 127、581、85、169 个活性成分和 296、372、118、285 个蛋白靶点，融合后的气血亏虚证候的生物网络共包含 579 个相关蛋白。

通过采用 MCODE[77]（molecular complex detection）法，对气血亏虚证候的生物网络进行模块（module）划分，并通过连接度识别主要模块，发现网络主要模块为模块 1、模块 2、模块 4，其生物学功能分别主要集中在神经活性配体 - 受体相互作用、细胞因子与炎症反应过程、细胞 / 组织 / 器官分化与发育（图 9-3-1）。因此，以上三个生物学功能是气血亏虚证候涉及的主要生物功能。

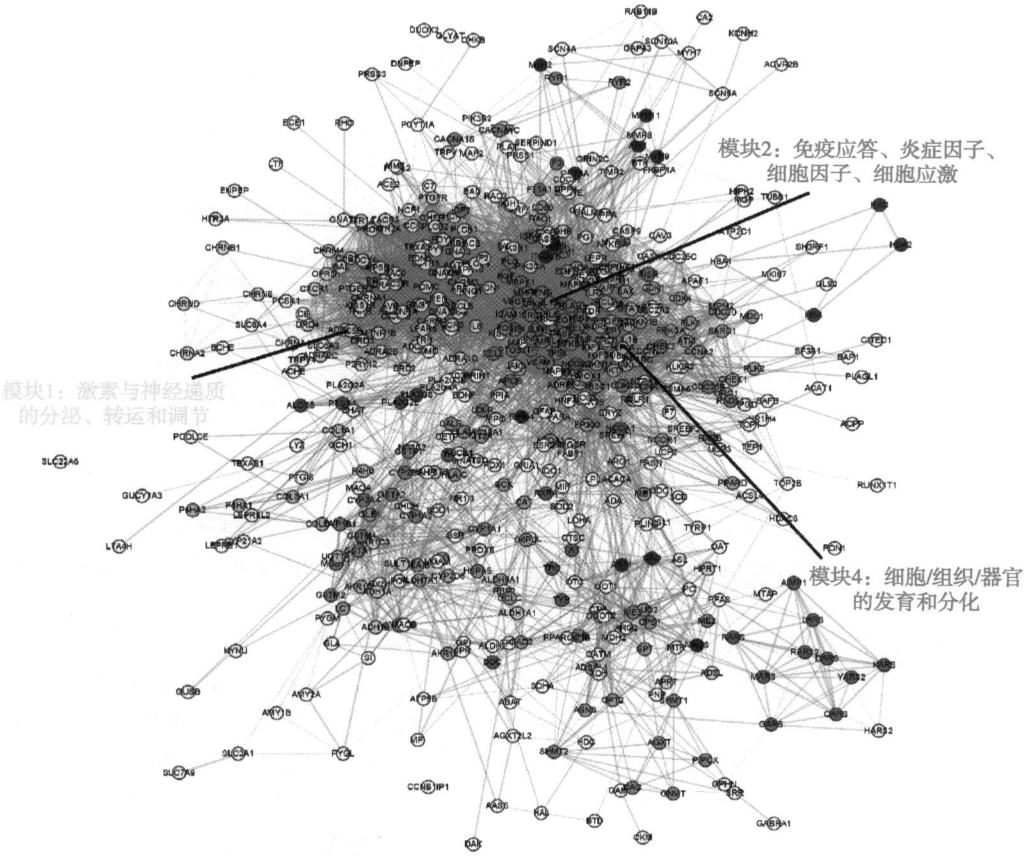

图 9-3-1　气血亏虚证候生物网络的模块分布及主要模块 1、2、4 的生物学功能

2. 益气养血类方剂对比分析 在气血亏虚证候生物网络中，对比分析四个复方的靶点分布特征。在化合物和调控的靶点数量中，十全大补丸的活性成分和靶点最多，两仪膏的活性成分和靶点全部与复方阿胶浆重叠。在气血亏虚证候生物网络中，复方阿胶浆靶点分布集中，40.88% 的靶点不与其他方剂重叠，即：单独分布，特异性调控；十全大补丸与气血康的靶点分布广泛，且二者的 201 个靶点重叠分布。通过度中心性分析中，连接度最高的靶点为 PIK3CA，仅被复方阿胶浆特异性调控；复方阿胶浆具有优势调控主要靶点的作用，针对网络中的重要节点进行调控。

通过分别计算四个复方对每个模块的调控率，识别每个复方的优势调控模块（调控率 > 50%）[74]。结果显示，复方阿胶浆与十全大补丸、气血康口服液有多个重叠的调控范围（图 9-3-2），例如模块 2 的功能涉及免疫应答与炎症、细胞因子、细胞应激等；模块 3 的功能为脂肪酸代谢；模块 4 的生物学功能集中在细胞 / 组织 / 器官分化与发育；模块 15 功能为有丝分裂与细胞周期；模块 17 为醇代谢与甾体类分解代谢。而这种调控的共性规律，我们认为即为气血亏虚证候的“内实”部分所在，主要集中在机体应激状态下的炎症和免疫反应、机体的生长发育与细胞周期、氨基酸 / 核苷酸 / 脂质 / 能量代谢等生理进程。可以说在机体生长发育的过程中和应激状态下，气血都起了重要作用。

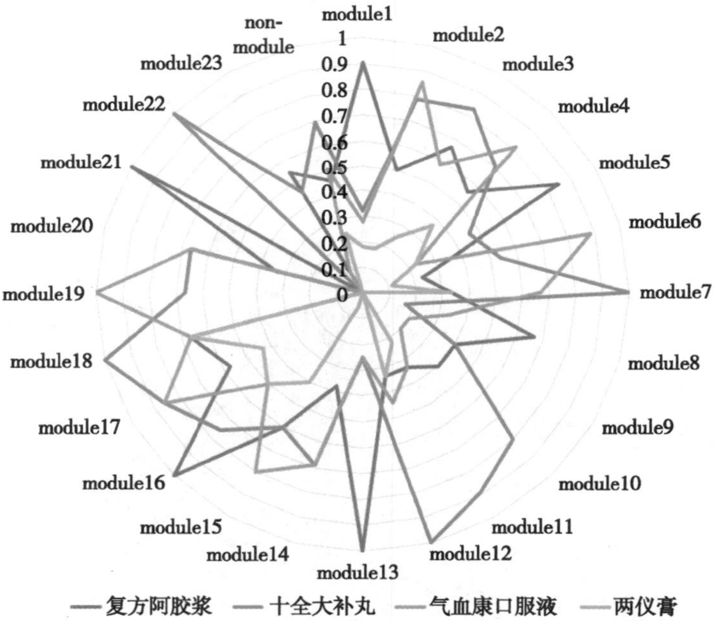

图 9-3-2 复方阿胶浆、十全大补丸、气血康口服液、两仪膏对气血亏虚网络模块的调控率

在不同益气养血方剂的比较中，发现复方阿胶浆特异性优势调控了多个模块：模块 1，功能主要集中在激素与神经递质的分泌转运调节；模块 5，涉及氨基酸活化；模块 8，其功能为抗原反应与细胞毒调节；模块 13，涉及其细胞对药物的反应；模块 21，涉及过氧化氢 / 氧 / 辅因子 / 抗生素分解代谢；模块 23，其功能涉及血小板聚集。因此，复方阿胶浆不仅针对气血亏虚证的“内实”的共有规律，而且对“外虚”的个体化症状体征具有调节作用，而复方阿胶浆特异性优势调控的“外虚”范畴主要涉及了激素与神经递质的分泌转运调节。

与神经系统密切相关的症状是复方阿胶浆特异性的适用范围。这与在伤寒论中记载的含有阿胶的方剂主治“失眠”，相互印证。例如黄连阿胶汤主治“心中烦，不得卧”(《伤寒论·辨少阴病脉证并治》)，猪苓汤主治“少阴病，下利六七日，咳而呕渴，心烦不得眠者”(《伤寒论·辨少阴病脉证并治》)。同时，出血证也是复方阿胶浆的特异性的主治范围，如含有阿胶的方剂黄土汤主“下血，先便后血，此远血也”(《金匮要略·惊悸吐衄下血胸满瘀血病脉证治》)。因此，复方阿胶浆的益气养血的功效体现为促进机体生长发育与调节机体应激状态，尤其适用于伴有神经系统症状或出血证。

与复方阿胶浆对比，十全大补丸特异性优势调控的模块 11 与 12，其功能在氨基酸代谢。可见十全大补丸的贡献更倾向于对氨基酸等物质的代谢调节。在主成分分析中，四个复方对模块的调控方向，呈现出明显的不同，卡方检验 $P<0.01$；十全大补丸与气血康方向相似度最高，复方阿胶浆调控方向与其他三个复方不同，说明复方阿胶浆具有不同于其他益气养血方剂的特异性的调控靶向。

综上可知，复方阿胶浆针对网络中的重要节点进行调控，与其他益气养血类方剂相同的是，均具有促进机体生长发育与调节机体应激状态的作用，同时其具有特异性的调控靶向作用，主要涉及调节激素与神经递质的分泌转运、血小板聚集过程等。

3. 气血物质基础的相关性分析　在气血的理论中，气血分别属于人体的阳和阴，阴阳互根互用，气血不可须臾相离，气血不调则百病由生，治疗以调和气血，阴平阳秘为期。然而，气血的生物学物质基础是什么？不同益气养血类方剂对气和血的调节，是否有所偏重？因此，我们基于以上方剂现代科学内涵，整合益气养血方剂组的“气象”和“血象”靶点，探讨气血的生物学物质基础，以及四个复方对气血的调节作用机制。

首先，我们将益气养血方剂组中入气分的中药作为“气部”，入血分的中药作为“血部”，分别将“气部”与“血部”中药的靶点作为“气象靶点”和“血象靶点”，分析“气象”和“血象”靶点在网络中的分布规律。分别计算四个复方对“气象靶点”和“血象靶点”的调控率。结合上部分模块划分的结果，将“气象”靶点率大于 50% 的模块称为“气象模块”，“血象模块”亦然，“气象”靶点率和“血象”靶点率都大于 50% 的模块称为“气血平调模块”[74]。并通过计算四个复方对“气象”和“血象”模块的优势调控情况，判别方剂对气血的调控作用。此外，采用模块间一致性得分，定量分析每个方剂调控的“气象模块”和“血象模块”之间的关系紧密程度，分析不同方剂在气血中的特异性调控作用和对气与血的偏重性调控。

通过区分入气分和血分的药物，我们分别识别“气部”和“血部”化合物 406 和 369 个(图 9-3-3A 左上)，“气象”和“血象”的靶点 386 和 416 个(图 9-3-3A 左下)。在益气养血类方剂组的网络中，“气象”的靶点主要分布于网络的外围，而“血象”的靶点主要分布在网络的内核(图 9-3-3A 中)。

在“气象”与“血象”模块的分析中，对每个模块的气象率和血象率进行分析，共有“血象模块”8 个，“气象模块”4 个，“气血平调模块”11 个(图 9-3-3A 右，图 9-3-3B)。在 8 个“血象模块”中，复方阿胶浆共调控了 7 个，具有明显的优势调控，且均为特异性调控，即复方阿胶浆调控了其他方剂不能调控的“血象靶点”(图 9-3-3C)。在 4 个“气象模块”和 11 个“气血平调模块”中，十全大补丸均优势调控。

在对“气象”和“血象”靶点的调控分析中，我们发现，复方阿胶浆对“血象”模块靶点的调控率是最高的，达到 70.2%，在“气象”模块靶点的调控率中，十全大补丸的调控率最高为 79.3%。在“气血平调”的模块靶点调控中，十全大补丸的调控率最高，为 97.8%。可见，复方阿胶浆调控以“血象”为主，而十全大补丸则气血同补，以气为主(图 9-3-4)。

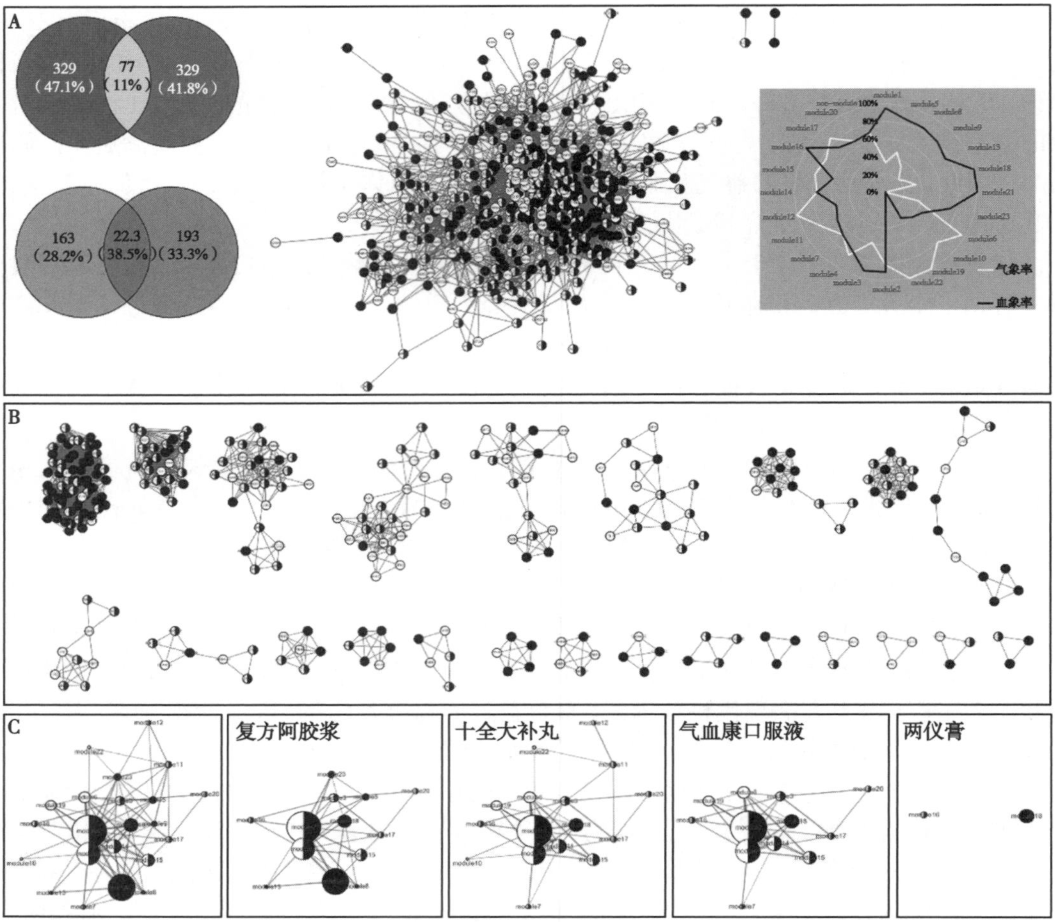

图 9-3-3　气象与血象的模块分析

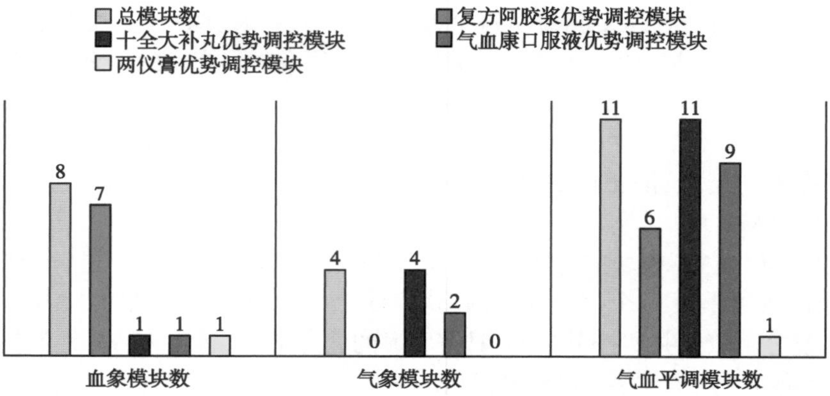

图 9-3-4　四方剂调控气象和血象模块的数量

“血象模块”涉及的生物学功能包括：激素调节与神经递质分泌转运调节、离子与小分子细胞膜内外转运，昼夜规律与行为调节、血小板聚集等。“气象模块”涉及的生物学功能包括：细胞周期与有丝分裂、核酸 / 氨基酸 / 能量代谢等。“气血平调模块”的功能，集中在细胞应激、细胞因子调控、免疫调节、炎症反应、凋亡、抗氧化、以及器官/组织/细胞的发育分化重塑相关过程等（表9-3-1）。

表9-3-1 模块的生物学功能与气血属性

象	模块	功能分组
血象	模块1	激素调节，神经递质分泌转运调节，中枢神经细胞与受体过程，离子/小分子细胞膜内外转运，昼夜规律与行为调节
	模块5	tRNA过程及蛋白修饰，胆汁酸与胆汁盐转运
	模块8	抗原反应与细胞毒调节
	模块9	氨基酸代谢，芳香化合物合成
	模块13	细胞对药物的反应，释放螯合钙离子
	模块18	淋巴细胞共刺激
	模块21	过氧化氢/氧/辅因子/抗生素分解代谢
	模块23	氨基酸及其分解产物代谢，血小板聚集
气象	模块6	细胞周期与有丝分裂，衰老，核酸/氨基酸/能量代谢
	模块10	突触后信号传递
	模块19	无
	模块22	无
气血平调	模块2	细胞应激，细胞因子调控，免疫调节，炎症反应，凋亡，抗氧化，氨基酸/核苷酸/能量/小分子过程
	模块3	脂肪酸/肽类代谢，细胞应激
	模块4	器官/组织/细胞的发育分化重塑，蛋白与核酸相关过程
	模块7	氨基酸/肽类代谢，纤维胶原组织
	模块11	氨基酸过程，糖分解代谢，甘油三酯代谢
	模块12	氨基酸/过氧化物酶/叶酸/一氧化碳代谢
	模块14	凝血止血过程，胞饮作用，酪氨酸磷酸化肽，脂质储存
	模块15	有丝分裂，细胞周期与核复制
	模块16	类胡萝卜素生物合成过程
	模块17	醇代谢，甾体类分解代谢，细胞激素代谢
	模块20	无

可见“气象模块”集中在细胞生长发育的过程；而“血象模块”集中在人体内部的固有的生理进程。这与中医理论提到的“人有阴阳，即为血气”（《景岳全书·血证》）。“阴者，藏精而起亟也；阳者，卫外而为固也”（《素问·生气通天论篇》）是一致的，印证了气主生长，血主收藏。而在“气血平调模块”中，多涉及机体应激的过程，在应激过程中，是阴阳气血的共同作用。复方阿胶浆优势调控“血象模块”，其作用也主要在机体固有的生物学进程；十全大补丸调控“血象模块”，其作用集中于调控机体的生长发育。

“气象”和“血象”的靶点之间是相互联系的。我们通过计算“气象模块”与“血象模块”的一致性得分，发现复方阿胶浆、十全大补丸、气血康口服液、两仪膏的“气象”“血象”一致性得分，分别为 0.437 5、0.812 5、0.687 5、0.062 5。十全大补丸的“气血调控联系”最为紧密，主要为调控紧密联系的“气象”和“血象”模块，并调控多个“气血平调模块”。复方阿胶浆仅通过调控“气血平调模块”增加气和血的联系。因此，我们将四个复方的调控气血的特征归结为：十全大补丸优势调节“气象靶点”，既益气又养血，气血同补，偏重于气，全面补；复方阿胶浆优势调控“血象靶点”，补血以益气，补血为主，大补血分；气血康口服液补气为主，平补；两仪膏气血平补。因此，复方阿胶浆特异性优势调控“血象”靶点和模块，调节“藏精而起亟”，补血为主，补血以益气（图 9-3-5）。

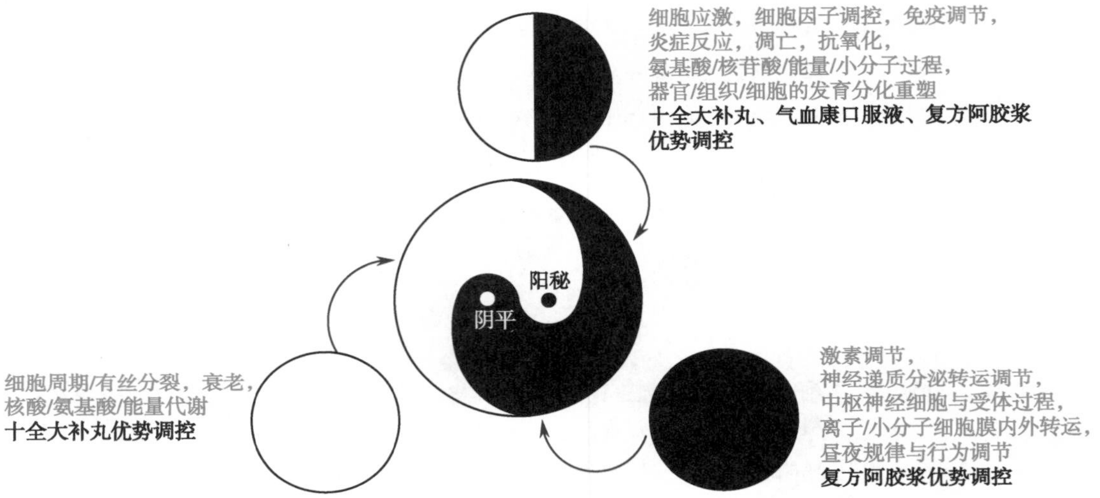

注：白色代表气象模块，黑色代表血象模块，黑白各半代表气血平调的模块。

图 9-3-5　气象模块与血象模块的功能

4. 小结　多组学联合网络分析背景下类方的比较分析，为方剂功效的精准定位提供了新的思路和方法，为解决多个复杂系统之间的比较提供了可行的策略。然而，仍存在数据库来源的不完整性、网络分析结论的不确定性等不足，仍需从实验、临床进行多方互证，从而进一步推进方剂的临床应用范围的精准定位。

参考文献

[1] 周勇，牛俊婕，徐英. 复方阿胶浆临床研究进展 [J]. 辽宁中医药大学学报，2014，16（6）：158-161.

[2] 况华进，陈琳. 复方阿胶浆联合克罗米芬治疗排卵障碍性不孕患者临床研究 [J]. 中国性科学，2017，26（2）：122-125.

[3] 李晶晶，谈勇. 复方阿胶浆对排卵障碍性不孕患者促排周期子宫内膜及卵泡发育的影响 [J]. 现代中医药，2014，34（3）：12-14，36.

[4] 刘红姣，喻芬，梁世昌. 复方阿胶浆联合人工周期疗法治疗卵巢早衰 43 例效果观察 [J]. 临床合理用药，2012，5（1B）：71-72.

[5] 陈丹. 克罗米芬与复方阿胶浆联合治疗排卵障碍性不孕患者临床效果观察 [J]. 中外医学研究，2018，16（14）：44-46.
[6] 范培，梁瑞宁. 复方阿胶浆对子宫内膜及卵泡发育作用 50 例临床观察 [C]// 第十一次全国中医妇科学术大会论文集. 中华中医药学会. 2011：379-380.
[7] 顾建军，王令仪. 复方阿胶浆用于女性月经周期的调查分析 [J]. 中国现代医生，2013，51（27）：13-15.
[8] 倪晓容. 复方阿胶浆治疗原发性痛经的疗效观察 [J]. 中国妇幼保健，2009，24（17）：2462.
[9] 顾建军，王令仪. 复方阿胶浆用于女大学生月经失调及痛经的疗效调查分析 [J]. 西部中医药，2013，26（11）：86-88.
[10] 何慧仪，王妍，林悦欢，等. 复方阿胶浆治疗原发性痛经的临床观察 [J]. 国际中医中药杂志，2013，35（3）：252-253.
[11] 袁丽萍，林芸，杜娟，等. 复方阿胶浆治疗血虚型月经过少 30 例临床观察 [C]// 第十一次全国中医妇科学术大会论文集. 中华中医药学会. 2011：365-366.
[12] 介新平，王颖. 复方阿胶浆治疗月经量多及经期头痛 100 例 [J]. 洛阳医专学报，1997，16（4）：261-261.
[13] 刘凤莲. 复方阿胶浆治疗绝经过渡期功能性子宫出血性贫血的疗效观察 [J]. 临床合理用药，2013，6（9C）：105.
[14] 姚丽雯，付卫星，张云，等. 复方阿胶浆提高排卵障碍性不孕患者妊娠率的疗效和机理研究 [J]. 广州医学院学报，2015，43（3）：65-68.
[15] 张洪涛，齐广涛，刘智慧. 复方阿胶浆联合福乃得治疗妊娠期贫血 40 例效果观察 [J]. 临床合理用药，2012，5（1B）：74-75.
[16] 徐垲，谢伟，薛晓鸥. 复方阿胶浆用于妊娠贫血 60 例的疗效观察 [J]. 国际中医中药杂志，2012（11）：1063-1064.
[17] 李艳芳，马丹丽，李道成. 复方阿胶浆治疗产后贫血患者的临床疗效观察 [J]. 广州中医药大学学报，2018，35（4）：599-605.
[18] 李艳芳，李相宜，马丹丽. 复方阿胶浆治疗 133 例产后贫血的 SF-36 简易生活质量观察 [J]. 时珍国医国药，2018，29（1）：123-126.
[19] 党纪红. 蔗糖铁注射液联合复方阿胶浆对改善产妇产后贫血的影响 [J]. 实用中西医结合临床，2017，17（11）：83-84.
[20] 王璐，李祥雯，侯燕. 蔗糖铁注射液与复方阿胶浆用于产后贫血治疗的大样本随机对照研究 [J]. 河北医药，2017，39（2）：242-243，246.
[21] 郎涤非，李文，孙宁霞. 药物流产后服用复方阿胶浆的临床观察 [J]. 第二军医大学学报，2012，33（6）：688-689.
[22] 王永梅. 复方阿胶浆防治人工流产术后贫血的疗效观察 [J]. 国际中医中药杂志，2012，34（11）：1036.
[23] 李真，张利宏，吴晓华. 复方阿胶浆治疗围绝经期综合征 103 例疗效观察 [J]. 国际中医中药杂志，2012，34（11）：3-4.
[24] 刘展华，史建文. 复方阿胶浆对肺癌化疗增效减毒作用的临床观察 [J]. 中华中医药学刊，2007，25（11）：2427-2429.
[25] 魏宇森，王宝亮，张俊焕，等. 复方阿胶浆联合化疗治疗晚期结直肠癌疗效观察 [J]. 现代中西医结合杂志，2017，26（35）：3912-3914.
[26] 赵井苓，赵玉梅，徐红，等. 复方阿胶浆联合化疗治疗中晚期妇科肿瘤 30 例 [C]// 第十一次全国中医妇科学术大会论文集. 中华中医药学会. 2011：402-403.

[27] 张宇航，李要轩，李雁. 复方阿胶浆对恶性肿瘤化疗增效减毒的临床研究 [J]. 中国医药导报，2010，7（17）：38-39.
[28] 魏东，王瑛，张涛，等. 大剂量阿胶治疗晚期肿瘤化疗后血小板减少症的临床研究 [J]. 成都中医药大学学报，2002，25（1）：23-24.
[29] 谭秦湘，龙德，周明强. 复方阿胶浆在肿瘤患者化疗中的应用 [J]. 现代中西医结合杂志，2009，18（36）：4502-4503.
[30] 管燕，李艳，王丽杰，等. 恶性肿瘤化疗后骨髓抑制患者复方阿胶浆应用观察 [J]. 山东医药，2013，53（47）：51-52.
[31] 张荻，侯丽，孙韬，等. 复方阿胶浆改善化疗相关性贫血的临床研究 [J]. 北京中医药大学学报（中医临床版），2012，19（3）：15-18.
[32] 陈敏，沈健，周徐涛，等. 复方阿胶浆联合利可君片治疗恶性肿瘤化疗后白细胞减少临床观察 [J]. 实用中医药杂志，2015，31（5）：406.
[33] 刘旭荣，周毅. 复方阿胶浆治疗恶性肿瘤化疗骨髓抑制的临床观察 [J]. 山西大同大学学报（自然科学版），2014，30（6）：48-49.
[34] 周勇，侯华英，徐英，等. 复方阿胶浆对化疗所致小细胞肺癌骨髓抑制的影响 [J]. 山东大学学报（医学版），2018，56（2）：14-17.
[35] 邵玉英，刘培民. 复方阿胶浆对乳腺癌患者化疗后骨髓保护作用的临床观察 [J]. 中国医药导报，2009，6（28）：161，164.
[36] 宋腾，梁绍平，王华庆，等. 复方阿胶浆改善化疗后骨髓抑制的临床疗效观察 [J]. 天津医科大学学报，2016，22（1）：24-27.
[37] 付雷，付慧，刘立青，等. 复方阿胶浆对吉西他滨联合顺铂方案发生骨髓抑制的疗效 [J]. 临床肿瘤学杂志，2014，19（8）：739-742.
[38] 李华碧，周琪敏. 复方阿胶浆联合个性化综合护理对宫颈癌化疗致骨髓抑制及癌疲乏的影响 [J]. 中国肿瘤临床与康复，2017，24（7）：884-887.
[39] 张明妍，郑文科，杨丰文，等. 复方阿胶浆防治癌症化疗后骨髓抑制疗效和安全性的系统评价 [J]. 天津中医药，2019，36（5）：459-465.
[40] 张宇航，李要轩，李雁. 复方阿胶浆对恶性肿瘤化疗后白细胞减少症的临床观察 [J]. 中国当代医药，2010，17（12）：77-78.
[41] 张再庆. 复方阿胶浆对肿瘤患者红细胞和白细胞的影响 [J]. 中国社区医师，2005，21（1）：24.
[42] 芦殿荣，芦殿香，殷玉琨，等. 复方阿胶浆改善恶性肿瘤患者生活质量的临床研究 [J]. 云南中医中药杂志，2015，36（3）：14-17.
[43] 李娜，陈信义，李潇，等. 复方阿胶浆治疗癌因性疲乏的临床观察 [J]. 中华中医药杂志，2013，28（2）：565-567.
[44] 张洪珍，尤金花，段昕波，等. 复方阿胶浆治疗癌性恶病质的疗效观察 [J]. 临床合理用药杂志，2011，4（22）：10-11.
[45] 陈东玉. 复方阿胶浆联合根除幽门螺杆菌治疗 Hp 阳性缺铁性贫血 114 例 [J]. 中国民间疗法，2015，23（6）：73-74.
[46] 郭鑫. 人参健脾丸合复方阿胶浆治疗脾虚型慢性腹泻 52 例 [J]. 中国民间疗法，2009，17（12）：38.
[47] 徐宏建，王仁强. 复方阿胶浆联合香砂六君子汤加味治疗老年胃炎疗效观察 [J]. 实用中医药杂志，2016，32（2）：131.

[48] 梁韶春，王娜，李娜，等. 复方阿胶浆治疗胃下垂疗效观察及治疗前 CCK 的变化 [J]. 世界最新医学信息文摘，2013（19）：215.
[49] 杨俊伟，罗诚，张超，等. 复方阿胶浆对气血两虚型精神病患者氯氮平治疗后不良反应的影响 [J]. 国际中医中药杂志，2013，35（5）：431-434.
[50] 杨俊伟，王延军，王忠. 复方阿胶浆辅助治疗精神分裂症阴性症状临床观察 [J]. 云南中医中药杂志，2012，33（4）：37-38.
[51] 姚桂初，张德明. "复方阿胶浆"治疗神经衰弱症 25 例临床观察 [J]. 基层医学论坛，2004，8（2）：141-142.
[52] 李少灿，纪姝花. 复方阿胶浆促进桡骨远端骨折愈合临床观察 [J]. 河南中医，2007，27（9）：79-80.
[53] 李增变，纠三伟. 复方阿胶浆治疗干燥综合征导致的白细胞减少症 50 例 [J]. 中国民间疗法，2016，24（7）：71-72.
[54] 梁韶春，任兴业，亓敏，等. 复方阿胶浆配合护元提肛治疗轻中度压力性尿失禁四十例分析 [J]. 特别健康，2013（12）：383.
[55] 刘素英，叶卫东. 复方阿胶浆治疗糖尿病视网膜病变的疗效观察 [J]. 中国药师，2007，10（8）：810-811.
[56] 李宗铎，李文超. 复方阿胶膏对贫血动物模型的作用 [J]. 河南中医学院学报，2004，19（2）：33-34
[57] LIU M，TAN H，ZHANG X，et al. Hematopoietic effects and mechanisms of Fufang ejiao jiang on radiotherapy and chemotherapy-induced myelosuppressed mice[J]. J Ethnopharmacol，2014，152（3）：575.
[58] 杜先婕，宋林奇，谢人明，等. 复方阿胶浆对乙酰苯肼所致小鼠溶血性贫血模型的实验研究 [J]. 中成药，2009，31（5）：790.
[59] 徐雁霞. 复方阿胶浆联合促红细胞生成素治疗肾性贫血 28 例疗效观察 [J]. 中国医药导报，2008，5（27）：62.
[60] 刘培民，周东红，解福生. 复方阿胶浆对小鼠耐寒作用的影响实验 [J]. 内蒙古中医药，2005（6）：29-30.
[61] 刘培民，胡永水，周东红. 复方阿胶浆对小鼠耐缺氧作用的研究 [J]. 河南中医学院学报，2005（6）：32.
[62] 窦杨. 复方阿胶浆对跆拳道运动员抗氧化能力的影响 [D]. 沈阳：沈阳体育学院，2014.
[63] 张日辉. 复方阿胶浆对长距离速滑运动员耐缺氧能力的影响 [C]// 2015 第十届全国体育科学大会. 中国体育科学学会. 2015：2.
[64] 苗明三，周立华，侯江红，等. 四种中成药对气血双虚模型小鼠血象及免疫水平的影响 [J]. 中国组织工程研究与临床康复，2007（11）：2025-2028.
[65] 刘培民，蔡宝昌，尤金花，等. 复方阿胶浆对 Lewis 肺癌的抑瘤作用研究 [J]. 中药药理与临床，2005，21（5）：44.
[66] 刘培民，秦玉峰，蔡宝昌. 复方阿胶浆对 S_{180} 肉瘤抑瘤增效延长生存期实验 [J]. 中成药，2006，28（9）：1366.
[67] 刘培民，田守生，尤金花，等. 复方阿胶浆对体外培养人肺癌 PG 细胞的凋亡作用实验 [J]. 时珍国医国药，2006，17（1）：40.
[68] 刘培民，郭建平，李龙华. 复方阿胶浆含药血清对胃癌 SGC7901 细胞 Bcl-2 基因表达作用实验 [J]. 辽宁中医杂志，2008，35（2）：185.
[69] 孙叙敏. 复方阿胶浆对化疗药物的减毒作用及抗肿瘤机制实验研究 [D]. 北京：北京中医药大学，2011：64.
[70] 丁桂清，魏华芳，王立群，等. 复方阿胶浆对小鼠子宫内膜作用研究 [J]. 中国比较医学杂志，2018，28（9）：27-32.
[71] 李洪梅，孙建辉，赵婷婷，等. 复方阿胶颗粒对月经不调和痛经的药理作用研究 [J]. 中医药导报，2016，22（12）：48-50.

[72] 郭蕾，王永炎，张志斌. 关于证候概念的诠释 [J]. 北京中医药大学学报，2003，26（2）：5-8.

[73] WANG Z，LIU J，CHENG Y，et al. Fangjiomics：in search of effective and safe combination therapies[J]. J Clin Pharmacol，2011，51（8）：1132-1151.

[74] WANG P Q，ZHOU W W，LIU J，et al. Modulome-Fangjiome Association Study（MoFAS）reveals differential target distribution among four similar fangjis（formulas）[J]. J Ethnopharmacol，2021，279：113822.

[75] RU J，LI P，WANG J，et al. TCMSP：a database of systems pharmacology for drug discovery from herbal medicines[J]. J Cheminf，2014，6：13.

[76] SZKLARCZYK D，GABLE A L，LYON D，et al. STRING v11：protein-protein association networks with increased coverage，supporting functional discovery in genome-wide experimental datasets[J]. Nucleic Acids Res，2019，47（D1）：607-613.

[77] BADER G D，HOGUE C W. An automated method for finding molecular complexes in large protein interaction networks[J]. BMC Bioinf，2003，4：2.

附：养血四要四治

《素问·调经论篇》曰："人之所有者，血与气耳。"生命之根基在气血，气和血虽为二字，实为一体，有气无血或有血无气则生命均不存也。清丹波元坚《杂病广要》谓："夫人之生，以气血为本，人之病，未有不先伤其气血者。"气血阴阳互根互用，阳气为阴血之引导，阴血为阳气之依归。《素问·生气通天论篇》说："凡阴阳之要，阳密乃固……故阳强不能密，阴气乃绝；阴平阳秘，精神乃治，阴阳离决，精气乃绝。"这是古人用阴阳气血形容人体生理状态和病理变化的关系，血气不和，百病乃变化而生。《景岳全书·血证》云："阳主气，故气全则神王；阴主血，故血盛则形强。人生所赖，惟斯而已。"《难经·二十二难》载："气主呴之，血主濡之。"

然血者神气也，得之则存，失之则亡，是知血盛则形盛，血弱则形衰。真实之人，天人合一，形神一体，偶遇六淫外感、七情内伤、跌仆损伤，"内生五邪"等一因或多因杂至而血失所养。故血衰则形萎，血败则形坏，凡血亏之处，则必随所在而各见其偏废之病，甚血脱而形不立，气无所归，现亡阴亡阳之危象也。医者精诚，医意良知，辨瞬息万变之象，明草蛇灰线之机，定阴阳和谐之策。

虽血之失养病机经纬万端，然执养血四要则纲举目张也。四要：滋，益，和，活之谓也。

一曰滋，"滋"为生长，如滋生、滋芽；引申为增益，加多，如滋养补益。滋也和阴血津液有关，所以有滋阴而无滋阳。滋阴又称育阴、养阴、补阴或益阴。滋阴者，阴主血也；补血者，补不足之谓也；填精者，精亏则血少，血虚则精衰，经血亏虚之象也。然精能化血，血能生精，精血互生，故"精血同源"之意也。《类经》云"精足则血足"，《诸病源候论》载"精者，血之所成也"；生津者，血与津液同源互化，津可入血，血可成津，"水中有血，血中有水"且"水与血并行而不悖"，"津血同源"也。《灵枢·邪气脏腑病形》云："十二经脉，三百六十五络，其血气皆上于面而走空窍……其气之津液，皆上熏于面。"故有"夺血者无汗""夺汗者无血""衄家不可发汗""亡血家不可发汗"之说，乃"血汗同源"也。

二曰益，益气指增添元气，为治疗气虚的方法之一，属补法，有补气、提气、升举的意思。《内经》云"形不足者，温之以气"，"气为血帅"即生血之源也。《血证论·阴阳水火气血论》云"运血者，即是气"，气充神旺，气机调畅，气行则血行，血液的正常运行便得以保证。《血证论·吐血》曰"血为气之守"，旨在气存于血中，依附于血而不致散失，赖血之运载而运行全身。《张氏医通·诸血门》说："气不得血，则散而无统。"《温病条辨》概言之："善治血者，不求之有形之血，而求之无形之气。"

三曰和，中医八法之和法，有和解、调脾之意，通过调盈济虚、平亢扶脾的方法，以恢复脏腑气血功能的失调。《内经》云"精不足者，补之以味"。脾为后天之本，气血生化之源。气血亏虚多因脾气虚损及血量不足或血液功能失常所致，和脾益气有利于气血化生，因此两者之间是相互影响的。《景岳全书》载："血者水谷之精也。源源而来，而实生化于脾。"《济阴纲目》云："血生于脾，故云脾统血。"五脏六腑之血全赖脾气统摄，脾气健旺，则气血旺盛，脾气之固摄作用健全。

四曰活，活血也。"瘀血不去，新血不生"，瘀血是病理性产物，已经失去对身体的濡养滋润作用，且瘀血日久不散就会严重的影响气血的运行和新血的生成，所以补血应先活血化瘀。《血证论》曰："瘀血不去，新血且无生机，况是干血不去，则新血断无生理，故此时虽诸虚毕见，总以去干血为主也。"血活，则有生机也。

养血四要纲目之谓也，血失养并非全在虚象，气逆、火热等亦十居一二，少见但可见也。临证尚偶见因寒或瘀而血失养之病症，不可不查也。

究四要之药与方乃论治肯綮。举四治之药，滋之药，阿胶、熟地黄；益之药，紫河车、红景天；和之药，党参、大枣；活之药，鸡血藤、当归。列四治之方，滋之方，天王补心丹（《校注妇人良方》）、加减复脉汤（《温病条辨》）；益之方，当归补血汤（《内外伤辨惑论》）、圣愈汤（《医宗金鉴》）；和之方，归脾汤（《重辑严氏济生方》）、黄土汤（《金匮要略》）；活之方，生化汤（《傅青主女科》）、大黄䗪虫丸（《金匮要略》）。

辨诸药及合方意境，养血之效更赖四要药方之相生，经方中再创新方以期益气血、补脾肾，使生血有源；既补血又能活血，补血而不滞血，行血而不伤血；温而不燥，滋而不腻。复方阿胶浆由阿胶、红参、熟地黄、党参、山楂组成。方中以阿胶、熟地黄为君药，阿胶甘平，质地滋润，为滋阴、补血要药；熟地黄味甘厚，性微温，质地柔润，功擅补血滋阴，益精填髓，为补肝肾阴血之要药。两参为臣，红参功擅大补元气，元气充沛则血旺津生，又能补脾益肺，益气血生化之源，既为救脱扶危之良剂，亦为疗虚劳内伤之第一要药。党参甘平，力较平和，不腻不燥，功擅补中益气，养血生津。两参同用，元气、中气同补，使气旺血生，气血生化有源。君臣配伍，脾肾同补，亦使血生化有源，同时，两参益气和脾又可防阿胶、熟地黄滋腻碍脾胃。妙配山楂为佐，消食化积，行气活血，既配阿胶、熟地黄补血而不滞血，又理气使君臣益气而不滋腻脾胃，补而不碍气。该方融四要法则为一体，配伍精妙，旨远义奥，以养血而论，实为主方之一也。

王 忠

2023 年 3 月 19 日

编后记

癸卯兔年，早春二月，钟山南麓，梅花谷畔，终于迎来了《养血论》定稿会的召开。这一天，我始终铭记着，2023 年 2 月 25 日，是我们南北两个编写团队面对面会师团聚、再叙友情的难忘日子，也是我们历经五年零四个半月的思想碰撞、精心策划、用心打磨而正式成稿、大功将成的美好日子。

五载征程，实属不易。回想五年之初，我与申春悌教授、王忠教授相会之时，只是针对中医药学术之热点、难点共谈体会、互诉心声，抑或是务虚畅谈、头脑风暴，未曾想过要共同编写一部专著。由于我兼任中华中医药学会膏方分会副主任委员和江苏省中医药学会膏方研究专业委员会主任委员，膏方制作中有“无胶不成膏”之说，肩负的学术使命和切身的临床体会，让我对阿胶及其功效和药理研究有了更多的关注。而就在此前不久，江苏省中医药发展研究中心、江苏省中医药学会刚刚与国家胶类中药工程技术研究中心签署战略合作协议，也计划对阿胶和膏方组织开展全方位协作研究。思想需要碰撞才能产生智慧的火花。在那次思想碰撞中，我们三人不约而同谈到了阿胶的养血功效，认为可以在养血理论研究方面做些文章，并琢磨着如何开展课题协作。

“一个篱笆三个桩，一个好汉三个帮”。在一群志同道合的学术挚友的倾情加盟和鼎力支持下，我们萌生了编写《养血论》的想法。那是 2018 年的 9 月初，我们邀约群贤会聚齐鲁，各位专家学者促膝长谈、交流学术，谈及养血理论，大家兴致盎然，觉得很有必要就此深入开展学术研究，并畅所欲言、各抒己见，提出颇多良好思路。专家建言均契合申春悌教授、王忠教授与我共同之心愿，遂提议执笔著书。诸位学术挚友无不一一应允，我等三人颇为感激，虽感压力之大，但觉信心之满。我们坚信：道虽远，行则将至；事虽难，做则必成。至此，著书一事由务虚正式转为实干。与此同时，我们约定由申春悌教授领衔全面负责本书编撰工作，王忠教授负责统筹北方团队组稿，我负责统筹南方团队组稿，并特别邀请了王永炎院士、中国中医科学院中医基础理论研究所潘桂娟研究员作为本书主审。

万事开头难。欲著书，首当立意开题。王忠教授携手朱方石教授首先对书稿框架精心设计，我们线上线下多次商议、反复斟酌，确定框架结构，明确编写定位，对书稿方案多次优化。在此基础上，我们按框架结构结合专家特长进行了南北方撰稿分工。北方团队方面，王忠教授团队利用中国中医科学院优势，联合本单位养生保健研究室主任彭锦教授团队、北京中医药大学刘振权教授团队、长春中医药大学熊丽辉教授团队和广西中医药大学中诊方药系主任杨力强教授团队进行编写；南方团队方面，我牵头邀请了时任南京中医药大学副校长曾莉教授团队、江苏省中医药研究院中西医结合临床研究室主任朱方石教授团队、南京中医药大学中医内科教研室主任王旭教授团队进行编写。8 个专家编写团队均具有大型书籍、重点教材的丰富编写经验，在学科学术方面均具有代表性、权威性。明确分工后，

8 个专家团队迅速投入紧张而高效的编写工作。此后，南北团队先后于 2018 年 12 月、2019 年 5 月、2020 年 10 月、2022 年 7 月与 9 月 5 次召开专题审稿会，有序推进编写工作。检索文献、搜集资料、撰写文稿是一个艰辛的过程。南京中医药大学图书馆李文林馆长、南京中医药大学卞尧尧副研究员、江苏省中西医结合学会副秘书长陈宁等在此过程中均付出了大量的心血。

2022 年 7 月，在本书定稿前，王永炎院士详细审阅了书稿，并为之亲笔作序。2022 年 8 月和 2023 年 4 月，潘桂娟研究员作为主审专家，对书稿的学术价值、结构体例、文字水平等方面进行全面细致地审查，作为统合南北稿件的总负责人中国中医科学院刘骏研究员和负责南方稿件整理的江苏省中医药发展研究中心冯广清研究员，逐字逐句对书稿进行详细修订，纠正错漏，统一体例，弥补不足，完善书稿内容，形成文本准确、校勘精良、标点合理的《养血论》终稿。

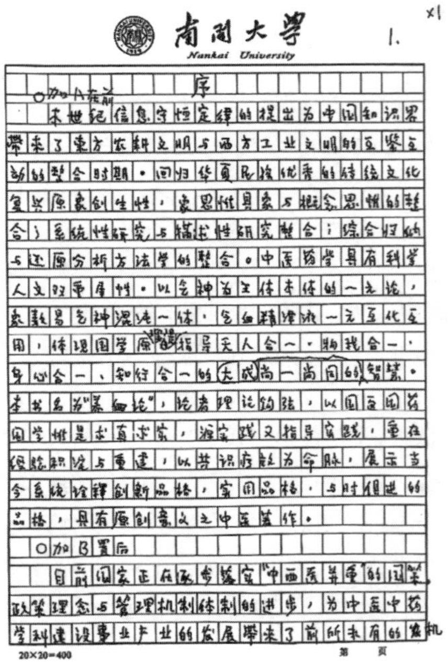
南開大學 Nankai University 1. ×1

序

○加A在前

本世纪信息守恒定律的提出为中国知识界带来了东方农耕文明与西方工业文明的互鉴互动的整合时期。回归华夏民族优秀的传统文化复兴原创生性，象思维具象与概念思维的整合；系统性研究与描述性研究整合；综合归纳与还原分析方法学的整合。中医药学具有科学人文双重属性。以气神为主体本体的一元论，象数易气神混沌一体，气血精津液一元互化互用，体现国学原创思维指导天人合一、物我合一、身心合一、知行合一的大成尚一尚同的智慧。本书名为"养血论"，论者理论钩玄，以国医国药国学惟是求真求实，源实践又指导实践，重在经验积淀与重建，以辨识病证为命脉，展示当今系统诠释创新品格，实用品格，与时俱进的品格，具有原创意义之中医著作。

○加B置后

目前国家正在逐步落实"中西医并重"的国策，政策理念与管理机制体制的进步，为中医中药学科建设事业产业的发展带来了前所未有的机遇

20×20=400 第 页

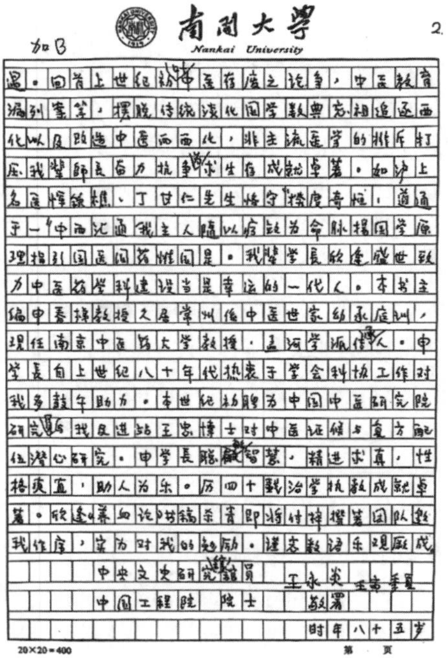
南開大學 Nankai University 2.

加B

遇。回首上世纪初中医存废之论争，中医教育漏列事等，摆脱传统淡化国学数典忘祖追逐西化以及改造中医西医化，非主流医学的排斥打压，我辈师长奋力抗争求生存成就卓著。如沪上名医恽铁樵、丁甘仁先生坚守"揆度奇恒，道通于一"中西汇通我主人随以病证为命脉揭国学原理指引国医国药惟同是。我辈学长欣逢盛世致力中医药学科建设当是幸运的一代人。本书主编申春悌教授久居常州係中医世家幼承庭训，现任南京中医药大学教授，孟河学派传人。申学长自上世纪八十年代热衷于学会科协工作对我多鼓年助力。本世纪初聘为中国中医研究院研究员与我及进站王忠博士对中医证候与复方配伍潜心研究。申学长聪颖智慧，精进求真，性格爽直，助人为乐。历四十载治学执教成就卓著。欣逢《养血论》书稿杀青即将付梓撰著团队邀我作序，实为对我的勉励。谨写数语乐观厥成。

中央文史研究馆馆员 王永炎 王寅季夏

中国工程院 院士 敬署

时年八十五岁

20×20=400 第 页

王永炎院士亲笔序初稿

事欲求精，须用苦功。清末名医唐容川历经 11 年完成了经典医著《血证论》，对后世影响巨大。前人为我们树立了榜样，我们编写《养血论》就要按照高质量精品著作的目标去完成。我深深感受到，我们所有编写人员在 5 年编写《养血论》过程中，充分体现出了严谨求真的治学态度和不辞艰辛的工匠精神，大家按照高质量、高标准的要求，呕心沥血，精心打磨，诸多辛劳，诸多感慨。作为共同主编，借此机会谨表敬意。

《养血论》即将付梓，祈望本书的出版于读者有所裨益，于学术有所推进。

黄亚博

2023 年 5 月 5 日